"十二五"职业教育国家规划教材
经全国职业教育教材审定委员会审定

供高等职业教育药学类、中医药类、食品药品管理类、医学技术类、康复治疗类、健康管理与促进类等相关专业使用

# 临床医学概要

（第五版）


主　编　於　平

副主编　陈　千　黄冬冬　赖满香　谢　云　张小娟

编　者（按姓氏汉语拼音排序）

陈　千　广州卫生职业技术学院
董　靖　重庆医药高等专科学校
董惠萍　首钢技师学院
黄冬冬　沧州医学高等专科学校
赖满香　广东食品药品职业学院
刘　冰　山东药品食品职业学院
孟　松　漯河医学高等专科学校
商秋璐　聊城职业技术学院
宋香全　邢台医学高等专科学校
王　玮　山东医学高等专科学校
谢　云　长沙卫生职业学院
於　平　中国药科大学
岳冉冉　滨州职业学院
张小娟　重庆医药高等专科学校
周文龙　开封大学



科学出版社

北　京

## 内 容 简 介

本教材共分18章，其前4章介绍疾病概论、诊断学基础、常用医学检查及肿瘤基础知识，第5～18章分别介绍内科、外科、妇产科、儿科、传染科、精神神经科、五官科、皮肤科等临床各科常见疾病，以常见病、临床多发病为主，简要阐述各类疾病的病因、发病机制、病理、主要临床表现、诊断及主要治疗方法。本教材采用大量临床实际案例，激发学生的学习兴趣。每章配有学习目标，使学生更明确学习重点。章末附有自测题，供学生巩固学习要点。

本教材供高等职业教育药学类、中医药类、食品药品管理类、医学技术类、康复治疗类、健康管理与促进类等相关专业学生使用。

**图书在版编目（CIP）数据**

临床医学概要 / 於平主编. -- 5版. -- 北京 : 科学出版社，2025. 2.
（“十二五”职业教育国家规划教材）. -- ISBN 978-7-03-080915-5

Ⅰ. R4

中国国家版本馆CIP数据核字第2024YZ1266号

责任编辑：王昊敏 / 责任校对：周思梦
责任印制：师艳茹 / 封面设计：涿州锦晖



科学出版社 出版
北京东黄城根北街16号
邮政编码：100717
http://www.sciencep.com
天津市新科印刷有限公司印刷
科学出版社发行　各地新华书店经销
*
2004年8月第　一　版　开本：850×1168　1/16
2025年2月第　五　版　印张：17 3/4
2025年8月第三十二次印刷　字数：523 000
**定价：69.80元**
（如有印装质量问题，我社负责调换）

# 前　言

党的二十大报告指出“人民健康是民族昌盛和国家强盛的重要标志。把保障人民健康放在优先发展的战略位置，完善人民健康促进政策。”贯彻落实党的二十大决策部署，积极推动健康事业发展，离不开人才队伍建设。“培养造就大批德才兼备的高素质人才，是国家和民族长远发展大计。”教材是教学内容的重要载体，是教学的重要依据、培养人才的重要保障。本次教材修订旨在贯彻党的二十大精神，坚持为党育人、为国育才。

随着我国医药卫生体制改革的深入发展，我国药学教育也必然要与之相适应。临床药师的工作范围由医院内逐步扩展到整体卫生健康系统，直接为患者提供咨询服务，更好地与医师进行沟通，参与用药决策，提供药品和用药知识，观察用药后的疗效、不良反应和相互作用，加强用药的合理性。这就要求药师具备充足的药学知识和更丰富的临床医学知识。

为了进一步促进药学类、中医药类、食品药品管理类、医学技术类、康复治疗类、健康管理与促进类等相关专业的学生适应现代医药工作的需要，按照培养实用型人才的思路，开设了有关临床医学方面的课程。

本教材第五版在第四版的基础上，扩充了执业药师资格考试大纲里面所要求掌握的医学相关知识点，并附具体案例，以激发学生兴趣，引导学生学习，加深对知识点的理解，使其更顺利地将医学知识融入药学学习中去。对课后习题中的选择题进行了精选，使其更贴近执业药师资格考试考点。

由于编者的水平有限，书中不妥之处，恳请各位读者给予批评指正。

编　者

2024年8月

# 配 套 资 源

欢迎登录“中科云教育”平台，**免费** 数字化课程等你来！

本系列教材配有图片、视频、音频、动画、题库、PPT 课件等数字化资源，持续更新，欢迎选用！

## “中科云教育”平台数字化课程登录路径

### 电脑端

- 第一步：打开网址 http://www.coursegate.cn/short/28Z5V.action
- 第二步：注册、登录
- 第三步：点击上方导航栏“课程”，在右侧搜索栏搜索对应课程，开始学习

### 手机端

- 第一步：打开微信“扫一扫”，扫描下方二维码

中科云教育

- 第二步：注册、登录
- 第三步：用微信扫描上方二维码，进入课程，开始学习

**PPT 课件，请在数字化课程中各章节里下载！**

# 目 录

# 第1章
# 疾病概论

## 学习目标

**1. 知识目标**：掌握疾病、健康、脑死亡的概念；熟悉疾病的致病原因和致病条件，疾病经过的分期和转归；了解疾病发生发展的一般规律。

**2. 能力目标**：能运用临床知识判断人体是否健康。

**3. 素质目标**：具有严谨的职业素养。

## 第1节　健康、疾病与亚健康的概念

**案例1-1**

患者，女，25岁，公司职员，由丈夫陪同就诊。自述：精神紧张，失眠，情绪低落。体检无异常。

从其丈夫处了解到患者在一家大型跨国公司工作，工作压力大。近段时间有传闻其所在部门的裁员计划，而患者这段时间工作业绩不佳，时常感到情绪抑郁，心情沉重，害怕走进办公室，觉得工作令人厌倦，晚上失眠、多梦、易醒，体重明显下降，容易感冒。心理医生与她沟通后，调整了工作目标，并合理地调整工作、休息和娱乐时间。半年多后症状逐渐消失。

**思考题**：该患者体检没有任何异常，能否诊断没有疾病发生？可能处于哪种状态？

为了更好地理解疾病，首先必须明确什么是健康。健康（health）与疾病（disease）是一组对应的概念，两者之间没有明确的界线。本章仅根据目前的认识予以阐述。

### 一、健　康

目前世界卫生组织（World Health Organization，WHO）关于健康的定义是：健康不仅是没有疾病和病痛，而且是身体上、心理上、社会上和道德上处于完好状态。这是一个多维的健康观，也就是说健康除了有强壮的体魄外，还需要有健全的心理状态、良好的社会适应能力和道德健康。此外，健康的标准并不是固定不变的，它随着经济发展和社会进步而变化，在不同地域、不同群体中健康的要求也不同。增强健康意识，保障个人和社会大众的健康是每个人的权利，同时也是每个人的义务。

**链接**　健康的标准

WHO提出衡量健康的10项标准是：精力充沛，能从容不迫地应付日常生活和工作；处事乐观，态度积极，乐于承担任务，不挑剔；善于休息，睡眠良好；适应环境，应变能力强；对一般感冒和传染病有一定抵抗力；体重适当，体态匀称；眼睛明亮，不发炎，反应敏捷；牙齿清洁，无缺损，无疼痛，牙龈颜色正常，无出血；头发有光泽，无头屑；骨骼健康，肌肉、皮肤有弹性，走路轻松。

## 二、疾　病

疾病相对健康而言，是指机体在一定条件下，受到病因的损害作用后，因其自稳调节紊乱而发生的一系列异常的生命活动过程。疾病过程中，机体对病因及其损伤产生抗损伤反应，体内出现包括生理功能、代谢和形态结构的改变，临床上表现出相应的症状、体征，包括心理障碍和社会行为异常，以及对环境的适应能力下降、劳动力减弱甚至丧失。

## 三、亚 健 康

除健康和疾病的状态外，还有一种既不健康也无疾病的状态，即亚健康状态，它是人体处于健康和疾病之间的过渡阶段，又称其为第三状态，处于该状态的群体大多分布在20～45岁，女性占多数。这部分人群在躯体上、心理上没有发现疾病，但主观上却有许多不适的症状和心理体验，主要表现为记忆力减退、注意力难集中、精神不振、多梦、疲劳困倦、失眠、易感冒等，严重者可能无法正常生活和工作，但在医院经过全面系统检查后，往往找不到明确病因。亚健康状态是一种中间阶段，它既可以恢复到健康状态，也可以发展成为各种疾病，提高对其的认识，有利于促进健康和防治疾病。

# 第2节　病因概论

与疾病发生有关系的所有因素称为病因，主要包括致病原因和致病条件。

## 一、致病原因

致病原因是作用于机体的众多因素中，能引起疾病并决定该疾病特异性的因素。疾病的病因很多，可以大致归纳为以下几大类。

**1. 生物因素**　是一类最常见的病因，主要包括各种病原微生物（细菌、病毒、衣原体、支原体、立克次体、螺旋体和真菌等）和寄生虫（原虫、蠕虫等）。这些病原体的致病性取决于其侵入宿主的数量、致病力（毒力、侵袭力）和宿主机体的感受性、状态、防御及抵抗能力等。

**2. 理化因素**　包括机械力、温度、大气压、噪声、电离辐射、强酸、强碱、化学毒物或动植物毒性等。物理因素的致病作用及其所致疾病的严重程度，主要取决于其作用强度、作用部位、持续时间等，其致病作用，对机体各器官组织来说，大都没有明显的选择性。化学因素的性质不同，其致病方式也不一样，有的是通过与机体接触，引起接触部位组织变性、坏死和炎症，如强酸、强碱等；有些毒物对机体的组织、器官有一定的选择毒性作用，如四氯化碳主要引起肝细胞损伤，重金属铅、砷等常引起肾损伤等。

**3. 营养因素**　一切维持生命活动所必需的物质缺乏或过量均可导致疾病，包括氧气、水、蛋白质、糖类、脂肪、维生素及微量元素等。

**4. 免疫因素**　指影响到机体免疫功能状态而致病的因素。某些机体的免疫系统对外来抗原刺激发生异常强烈的抗原抗体反应，从而导致组织细胞的损伤及其功能、代谢的障碍，这种异常的免疫反应称为变态反应或超敏反应，如青霉素引起的过敏性休克，粉尘、花粉等引起的支气管哮喘、荨麻疹等；一些个体对自身的某些物质发生抗原抗体反应，引起自身组织的损害，称其为自身免疫性疾病，如系统性红斑狼疮、类风湿关节炎、溃疡性结肠炎等；免疫功能严重不足或缺陷可引起免疫缺陷病，如艾滋病、先天性丙种球蛋白缺乏症等。

**5. 遗传因素**　遗传物质的改变，如染色体畸变、基因突变等，可引起遗传性疾病，如由基因突变引起的血友病、珠蛋白生成障碍性贫血（地中海贫血）、家族性腺瘤性息肉病；由染色体畸变引起的唐氏综合征（又名21-三体综合征或先天愚型）、两性畸形等。由于机体某种遗传上的缺陷，其后代具有易于发生某种疾病的倾向，即遗传基础所决定不同个体的患病风险，称为遗传易感性，往往好发于同一家族的成员，如高血压、冠心病、精神分裂症、消化性溃疡等。

**6. 先天因素** 指可以损害在母体内发育胎儿的有害因素。胎儿在发育过程中受有害因素的作用，可出现先天性疾病。例如，孕妇妊娠早期感染风疹病毒可能引起先天性心脏病；母亲的不良习惯，如吸烟、酗酒等也可能对胎儿发育产生影响。

**7. 心理和社会因素** 近年来随着传统的生物医学模式向生物-心理-社会医学模式的转换，心理、社会因素引起的疾病越来越受到重视，心理状态、受教育程度、生活方式、个人卫生、处世态度、人际关系、社会环境、风俗习惯、经济条件、社会制度等，均可通过对机体大脑皮质与皮质下结构相互协调的影响，导致疾病的发生。例如，长期忧虑、焦虑、悲伤、恐惧等不良情绪和强烈的精神创伤易引起神经症和高血压的发生。

### 二、致病条件

致病条件是指能够促进和影响疾病发生发展的因素。致病条件虽然不直接引起疾病，但对许多疾病的发生发展有重要的影响作用，在临床上把能够促进疾病发生发展的因素称为诱因。例如，高血压是脑血管意外的病因，而情绪激动、寒冷刺激、酗酒等诱因的存在，往往会促使血压突然上升而使原有病变的脑血管更易破裂。因此，在疾病的病因学防治中，应该考虑致病条件的重要影响，积极消除诱因。

此外，致病原因和致病条件是相对的，它是针对某个具体的疾病而言的，对于不同的疾病，同一个因素可以是某一个疾病发生的原因，也可以是另一个疾病发生的条件。例如，营养不良是营养不良症的原因，而营养不良使机体抵抗力降低，又是某些疾病（如肺结核）发生发展的致病条件。因此要明确某一疾病的致病原因和致病条件，以及认识它们在疾病发生发展中的作用，必须进行具体的分析和研究。正确认识疾病致病原因和致病条件在疾病发生发展过程中的作用，对于疾病的防治具有重要的意义。

## 第3节 发 病 学

发病学主要研究疾病发生、发展过程中的一般规律和共同的机制。

### 一、疾病发生发展的一般规律

疾病发生发展的一般规律主要是指各种疾病过程中普遍存在的一些基本规律，一般存在以下几个基本规律。

**1. 损伤与抗损伤规律** 病因导致机体损伤的同时，机体则调动各种防御、代偿机制来对抗，也就是说损伤与抗损伤的斗争贯穿于疾病的始终，两者间相互联系又相互斗争，成为推动疾病发展的动力，而且在疾病的过程中，损伤与抗损伤作用是在不断变化的。如炎症时，致炎因子的作用使适量液体渗出，对机体有防御功能，但过多的液体渗出又可以导致阻塞、机化、粘连。

**2. 因果转化规律** 指在疾病发生发展过程中，原因和结果可以相互转化和相互交替。致病因素作用于机体后，机体产生一定的变化，这些变化在一定的条件下又会引起新的变化，也就是说，由病因引起结果，该结果可以在一定条件下转化为引起新的变化的病因。这种因果转化可以形成一条反应链，甚至可以形成恶性循环，从而使病情不断加重。临床治疗中必须有效阻断这种因果转化，从而使疾病朝着有利于机体的良性方向发展。

**3. 局部和整体的相互影响** 大部分疾病都属于整体疾病，而各组织、器官以及病因作用部位出现的病理变化，都是全身疾病的局部表现。同时局部的病变也可以通过神经和体液途径影响到整体，而机体的全身功能状态也可以通过这些途径影响局部病变的发生。如局部的疖，它在局部引起充血、水肿、疼痛等炎症反应，如果机体的抵抗力下降或局部处理不当就会影响到全身，表现为发热、白细胞升高等全身性反应。反之有时对于部分疖，只给单纯的局部治疗，效果不明显，如做详细检查，结果发现局部的疖仅是全身性疾病——糖尿病的局部表现，只有把血糖控制好后，局部的疖才可能得到控制。因此，正确认识局部和整体的相互关系对疾病的诊治具有重要意义。

### 二、疾病发生的基本机制

各种疾病的发生发展过程中存在着一些共同的基本机制，疾病发生的机制包括神经机制、体液机制和细胞分子机制等多个方面。

## 第4节 疾病的经过和转归

**案例1-2**

患者，女，17岁，因车祸伤急诊入院，经检查诊断为脑干出血。入院时，患者已无自主呼吸，通过药物、呼吸机和电子除颤仪维持心跳呼吸。瞳孔散大固定，脑电波消失，脑血流停止。

**思考题：** 1. 该患者是否发生脑死亡？是否还有继续治疗的意义？

2. 家属愿捐献其器官，在目前的法律体制下能否进行器官移植？

疾病都有一个发生发展的过程，大多数疾病发生发展到一定阶段后终将结束，这就是疾病的转归。疾病的经过一般分为四期。

**1. 潜伏期** 是指从致病因素作用于人体到出现最初症状之前的这段时期。不同疾病的潜伏期长短不一，传染病的潜伏期比较明显，有一定的时间，但有的疾病没有潜伏期，如机械力所致的创伤等。

**2. 前驱期** 是指患者从出现最初临床症状到出现疾病的典型症状之前的这段时期。此期主要出现一些非特异性症状，如全身不适、食欲减退、头痛、发热、乏力等。及时发现处于前驱期的症状，有利于疾病的早期诊断和治疗。

**3. 症状明显期** 是指出现疾病的典型症状和体征的这段时期。临床上常将此期的临床表现作为疾病的重要诊断依据。此期时间的长短取决于病原的特点、疾病的特异性、机体的反应性和治疗的情况。

**4. 转归期** 是指疾病发展的最后阶段。疾病的转归取决于疾病过程中损伤与抗损伤反应的力量对比和治疗情况。一般有两种形式。

（1）康复 可以分为完全康复与不完全康复两种。完全康复是指疾病时所发生的损伤性变化完全消失，机体的自稳调节恢复正常。不完全康复是指疾病时损伤性变化得到控制，但基本病理变化仍没有完全消失，经机体代偿后，功能代谢恢复，主要症状消失，有时可留有后遗症。

（2）死亡 是指生命活动的终止。长期以来，一直把心跳呼吸停止和反射消失作为死亡的标志。传统的观念认为死亡是一个过程，并将其分为三个阶段：濒死期、临床死亡期、生物学死亡期。但近年来随着医疗技术水平的提高，同时也为了更好地开展器官移植，人们对死亡有了新的认识。死亡是指机体作为一个整体的功能永久停止，但并不意味着各器官组织同时均死亡。因此引出了脑死亡的概念。

脑死亡指包括端脑、间脑、脑干在内的全脑功能发生不可逆的永久性的停止。脑死亡的判断标准为：①判定先决条件：昏迷原因明确、排除了各种原因的可逆性昏迷。②临床判断标准（三项临床判定标准必须全部符合）：深昏迷、脑干反射消失、无自主呼吸（依赖呼吸机维持通气，自主呼吸激发试验证实无自主呼吸）。③确认试验标准（三项确认试验至少两项符合）：脑电图显示电静息；正中神经短潜伏期体感诱发电位显示双侧N9（臂丛）和（或）N13（颈髓后角）存在，P14（延髓内侧丘系）、N18（脑干网状结构）和N20（初级感觉皮层）消失；经颅多普勒超声显示颅内前循环和后循环血流呈振荡波、尖小收缩波或血流信号消失。脑死亡并不表示全身各器官组织均已死亡，这为器官移植提供了良好的供体；同时脑死亡的判断标准可协助医务人员判断死亡时间和确定终止复苏抢救的界限，减少部分不必要的卫生资源的浪费。

## 自测题

### 一、名词解释

1. 健康 2. 疾病 3. 脑死亡

### 二、填空题

1. 疾病的病因中最常见的是________因素。
2. 疾病的经过分为________期、________期、________期、________期。
3. 疾病的转归有________和________两种形式。

### 三、选择题

【A型题】

1. 疾病的概念是指（ ）
   A. 在致病因子的作用下，躯体上、精神上及社会上的不良状态
   B. 在致病因子的作用下出现的共同的、成套的功能、代谢和结构的变化
   C. 在病因作用下，因机体自稳调节紊乱而发生的异常生命活动过程
   D. 机体与外界环境间的协调发生障碍的异常生命活动
   E. 生命活动中的表现形式，体内各种功能活动进行性下降的过程
2. 关于疾病原因的概念下列哪项是正确的（ ）
   A. 引起疾病发生的致病因素
   B. 引起疾病发生的体内因素
   C. 引起疾病发生的体外因素
   D. 引起疾病发生的体内外因素
   E. 引起疾病并决定疾病特异性的特定因素
3. 下列对疾病条件的叙述哪一项是错误的（ ）
   A. 疾病条件是左右疾病对机体的影响因素
   B. 疾病条件是疾病发生必不可少的因素
   C. 疾病条件是影响疾病发生的各种体内外因素
   D. 某些疾病条件可以促进疾病的发生
   E. 某些疾病条件可以延缓疾病的发生
4. 疾病发生发展的方向取决于（ ）
   A. 病因的数量 B. 病因的强度
   C. 诱因 D. 机体的抵抗力
   E. 损伤与抗损伤力量的对比
5. 脑死亡的概念是指（ ）
   A. 心跳停止
   B. 呼吸停止
   C. 各种反射消失
   D. 全脑功能不可逆性的永久性丧失
   E. 不可逆性深昏迷

### 四、简答题

简述脑死亡的判断标准。

（於 平 谢 云）

# 第2章
# 诊断学基础

## 第1节 问　诊

**学习目标**

**1. 知识目标：**掌握问诊的内容，熟悉问诊的方法及技巧，了解问诊的注意事项。掌握常见症状的临床表现及药物治疗，熟悉常见症状的用药注意事项，了解常见症状的病因。

**2. 能力目标：**能运用所学知识进行问诊，完成与不同类型患者的沟通。能对患者的症状进行初步分析，并能对患者进行用药指导。

**3. 素质目标：**在问诊过程中能做到良好的人文关怀。在对症状进行分析的过程中养成细致、严谨的工作态度。

问诊（inquiry）是医生通过对患者或相关人员进行全面、系统询问获取临床资料，并对其进行综合分析而做出临床判断的一种诊断方法，又称病史采集（history taking）。

问诊是最基本的诊断方法，通过问诊可获取资料。详细了解疾病的发生、发展、诊疗经过，患者既往健康状况和曾患疾病的情况，对现患疾病的诊断具有极其重要的意义。问诊时应态度和蔼，注意仪表，创造一种宽松和谐的环境。一般由主诉开始逐步深入，应先提一些简单易答的问题，如“您哪里不舒服？”等。提问不能使用医学术语，不能带暗示性，对特殊患者应根据情况个性化对待。问诊应系统、全面、真实、完整。问诊内容包括以下几个方面。

### 一、一般项目

一般项目包括姓名、性别、年龄、民族、籍贯、出生地、婚姻、通信地址（电话号码）、工作单位、职业、入院日期、记录日期、病史陈述者及可靠程度等。若病史陈述者不是本人，则应注明与患者的关系。

### 二、主　诉

主诉为患者感受最痛苦的症状或体征，也就是本次就诊的最主要原因。主诉常可初步反映病情轻重与缓急，并提供对某系统疾病的诊断线索。

主诉由三要素构成：即症状、体征和持续时间。如“高热、咽痛2天”“畏寒、发热、咳嗽、右胸痛3天”“活动后心慌气短2年，下肢水肿2周余”。对当前无症状，诊断资料和入院目的又十分明确的患者，也可以用以下方式记录主诉，如“超声检查发现胆囊结石2周”。

### 三、现 病 史

现病史是病史中的主体部分，是记述疾病的发生、发展、演变和诊治情况的全过程。

**1. 起病情况与患病时间**　包括起病时的环境、具体时间及发病缓急。患病时间是指从起病到就诊或入院的时间。如先后出现几个症状则需追溯到首发症状的时间，并按时间顺序询问整个病史，然后分别记录，如心悸3个月，劳累后呼吸困难2周，下肢水肿3天。

**2. 病因与诱因** 尽可能了解与本次发病有关的病因（如外伤、中毒、感染等）和诱因（如气候变化、环境改变、情绪、起居饮食失调等），有助于明确诊断与拟定治疗措施。

**3. 主要症状的特点** 包括主要症状出现的部位、性质、持续时间和程度、缓解或加剧的因素。以消化性溃疡为例，其主要症状的特点为慢性反复发作的上腹部节律性疼痛，呈隐痛、钝痛或烧灼样不适，有一定季节性，与饮食有关，胃溃疡常于餐后1小时内出现疼痛；十二指肠溃疡常于餐后2～3小时出现疼痛，进食可缓解。

**4. 病情的发展与演变** 包括患病过程中主要症状的变化或新症状的出现。

**5. 伴随症状** 在主要症状的基础上又同时出现一系列的其他症状，这些伴随症状常常是鉴别诊断的依据，或提示出现了并发症。如腹泻可能为多种疾病的共同症状，单凭这一症状还不能诊断某病，如问明伴随症状则诊断的方向会比较明朗。如呕吐伴腹泻水样便，则可能为饮食不洁或误食毒物引起的胃肠炎；腹泻伴里急后重、黏液脓血便，结合季节更容易考虑为细菌性痢疾。

**6. 诊治经过** 患者于本次就诊前已经接受过其他医疗单位诊治时，则应询问已经接受过何种检查及其结果；若已进行治疗则应问明使用过的药物名称、剂量、时间和疗效，为本次诊治疾病提供参考。

**7. 病程中的一般情况** 现病史的最后应记述患者患病后的精神和体力状态、食欲及食量的改变、睡眠与大小便的情况等。

## 四、既 往 史

既往史包括患者既往的健康状况和过去曾经患过的疾病（包括各种传染病）、外伤手术史、预防接种史、过敏史，特别是与现病有密切关系的疾病。此外，患者居住或生活地区的主要传染病和地方病应记录于既往史中。

## 五、系统回顾

**1. 呼吸系统** 咳嗽的性质、程度、频率、与气候变化及体位改变的关系。咳痰的颜色、黏稠度和气味。咯血的性状、颜色和量。呼吸困难的性质、程度和出现的时间。胸痛的部位、性质，以及与呼吸、咳嗽、体位的关系，有无畏寒、发热、盗汗、食欲不振等。

**2. 循环系统** 心悸发生的时间与诱因，心前区疼痛的性质、程度，以及出现和持续的时间，有无放射及放射的部位，引起疼痛发作的诱因和缓解因素。呼吸困难出现的诱因和程度，发作与体力活动和体位的关系，有无咳嗽、咯血等。水肿出现的部位和时间。尿量多少及昼夜间的改变。有无腹水、肝区疼痛、头痛、头晕、晕厥等。有无风湿热、心脏疾病、高血压、动脉粥样硬化等病史。女性患者应询问妊娠、分娩时有无高血压和心功能不全的病史。

**3. 消化系统** 有无食欲改变、嗳气、反酸、腹胀、腹痛、腹泻，及其出现的缓急、程度、持续的时间及进展情况。呕吐的诱因、次数，呕吐物的内容、量、颜色及气味。呕血的量及颜色。腹痛的部位、程度、性质和持续时间，有无规律性，是否向其他部位放射，与饮食、气候及精神因素的关系，按压时疼痛是否减轻或加重。排便次数，粪便颜色、性状、量和气味；排便时有无腹痛和里急后重，有无发热与皮肤巩膜黄染等。

**4. 泌尿系统** 有无尿频、尿急、尿痛和排尿困难；尿量、尿的颜色（洗肉水样或酱油色）、尿的清浊度，有无尿潴留及尿失禁；有无水肿、腹痛、腰痛等。

**5. 造血系统** 皮肤黏膜有无苍白、黄染、出血点、瘀斑、血肿，以及有无淋巴结，肝、脾肿大，有无骨骼痛等。

**6. 内分泌及代谢系统** 有无畏寒、怕热、多汗、乏力、头痛、视力障碍、心悸、食欲异常、烦渴、多尿、水肿等；有无肌肉震颤及痉挛；性格、智力、体格、性器官的发育；骨骼、甲状腺、体重、皮肤、毛发的改变；有无产后大出血等。

**7. 神经系统** 有无头痛、失眠、嗜睡、记忆力减退、意识障碍、晕厥、痉挛、瘫痪、视力障碍、感觉及运动异常、性格失常、感觉与定向障碍。如疑有精神状态改变，还应了解情绪状态、思维过程、智力、能力、自知力等。

**8. 肌肉骨骼系统** 有无肢体肌肉麻木、疼痛、痉挛、萎缩、瘫痪等。有无关节肿痛、运动障碍、外伤、骨折、关节脱位、先天畸形等。

### 六、个 人 史

**1. 社会经历** 包括出生地、居住地区和居留时间（尤其是疫源地和地方病流行区）、受教育程度、经济状况和业余爱好等。

**2. 职业及工作条件** 包括工种、劳动环境、对工业毒物的接触情况及时间等。

**3. 习惯与嗜好** 起居与卫生习惯、饮食的规律与质量。烟酒嗜好时间与摄入量，以及其他异嗜物和麻醉药品、毒品等。

**4. 冶游史** 有无不洁性交史，是否患过淋病性阴道炎、尖锐湿疣、软下疳等。

### 七、婚 姻 史

记述未婚或已婚，结婚年龄，配偶健康状况，性生活情况，夫妻关系等。

### 八、月经史和生育史

月经史包括：月经初潮的年龄；月经周期和经期天数；经血的量和颜色；经期症状，有无痛经与白带异常；末次月经日期、闭经日期、绝经年龄。记录格式如下。

例：$14\frac{3\sim6\text{天}}{28\sim30\text{天}}$ 2019年6月8日（或50岁）。

生育史包括：妊娠与生育次数，人工或自然流产的次数，有无死产、手术产、围生期感染及计划生育状况等。对男性患者也应询问是否患过影响生育的疾病。

### 九、家 族 史

询问双亲与兄弟、姐妹及子女的健康与疾病情况，特别应询问是否有与患者同样的疾病，有无与遗传有关的疾病。

## 第2节 常见症状

患者主观感觉到的异常感觉或不适感觉称为症状（symptom），如疼痛、乏力、食欲减退等。患者自己发现的或经医生检查发现的体格上的异常表现称为体征（sign），如肝脾肿大、淋巴结肿大、杂音等。

### 一、发 热

正常人体温相对恒定，一天内体温波动小于1℃。任何原因导致体温升高超过正常范围，称为发热。

**【病因】** 发热的病因很多，临床上大致分为两大类。

**1. 感染性发热** 主要见于细菌、病毒、支原体、寄生虫感染等。尤以上呼吸道感染最为常见。

**2. 非感染性发热** 常见于血液系统疾病、恶性肿瘤、心血管疾病、内脏出血、中枢神经系统疾病、内分泌疾病、外科大手术后，以及物理化学因素、精神因素引起的体温失衡等。

**【临床表现】**

**1. 发热的分度** 口腔温度在37.3～38.0℃时为轻度发热（低热）；38.1～39.0℃时为中度发热；39.1～41.0℃为高热；超过41℃为超高热。

**2. 发热的分期**

（1）体温上升期 常有皮肤苍白、干燥无汗、疲乏无力、肌肉酸痛、畏寒或寒战等。

（2）高热期 常有头痛、皮肤潮红灼热、呼吸加深加快、心率加快、出汗等。

（3）体温下降期 体温骤降时常伴大汗淋漓等。

**【治疗】**

**1. 对乙酰氨基酚** 解热作用强，镇痛作用较弱，作用缓和而持久，对胃肠道刺激小，正常剂量对肝脏无损害，可作为退热药的首选，尤其适宜老年人和儿童服用。

**2. 阿司匹林** 解热镇痛作用较强，作用于下丘脑体温调节中枢，引起外周血管扩张、皮肤血流增加、出汗，使散热增强而起到解热作用。对正常体温几乎无影响。可以抑制血小板聚集。

**3. 布洛芬** 镇痛作用比阿司匹林强，退热作用与阿司匹林相似但较持久，抗炎作用较弱。对胃肠刺激为同类药物最小。

**4. 贝诺酯** 是对乙酰氨基酚与阿司匹林的酯化物。对胃肠道的刺激性小于阿司匹林。疗效与阿司匹林相似，作用时间较阿司匹林及对乙酰氨基酚长。

**【用药注意事项】**

1. 解热镇痛药用于退热系对症治疗，可能掩盖病情。
2. 发热是人体的一种保护性反应，也可能造成机体损害。
3. 应严格掌握用量，避免滥用。
4. 为避免药物对胃肠道的刺激，多数解热镇痛药（肠溶制剂除外）宜在餐后服药。
5. 老年人、肝肾功能不全者、出血倾向者应慎用或禁用。孕妇及哺乳期妇女不宜用。
6. 警惕药物的交叉过敏反应。
7. 解热镇痛药用于解热一般不超过3日。
8. 不宜同时应用两种以上的解热镇痛药。
9. 多饮水和及时补充电解质，注意休息，保持充足的睡眠，不宜饮酒。
10. 年老体弱者应用解热镇痛药时应注意观察，大量出汗可出现循环障碍。

## 二、头　痛

头痛是指额、顶、颞及枕部的疼痛，为临床上常见的症状之一。

**【病因与临床表现】**

**1. 颅脑感染性疾病** 常伴发热、呕吐、脑膜刺激征。

**2. 鼻窦炎** 常伴头部沉重感、鼻腔脓性分泌物。

**3. 脑血管病变** 常伴颅内高压表现、脑膜刺激征及其他神经系统症状。

**4. 偏头痛** 头痛多在一侧，较为剧烈。

**5. 紧张性头痛** 与焦虑、抑郁、妄想等精神因素有关。

**6. 三叉神经痛** 疼痛范围局限于三叉神经分布的部位，常由洗脸、刷牙、咀嚼等动作诱发。

**7. 颅内占位性病变** 头痛进行性加剧，伴颅内压增高及其他神经系统症状。

**8. 其他** 全身急性感染、中毒、高血压、颈椎病等。

**【治疗】** 头痛的治疗因头痛类型的不同而不同。一些病因明确的疾病引起的头痛，应先控制病情，以缓解疼痛。

可选用对乙酰氨基酚，布洛芬镇痛作用较强，阿司匹林也有明显的镇痛作用，对紧张性头痛，长期精神紧张者，推荐合并应用谷维素、维生素$B_1$。

紧张性头痛、长期精神比较紧张者，推荐应用地西泮（安定）片；反复性偏头痛推荐应用抗偏头痛药，如麦角胺咖啡因片、罗通定片、天麻素、苯噻啶、舒马曲坦、佐米曲坦。三叉神经痛可选用卡马西平。

**【用药注意事项】**

1. 维生素$B_1$可缓解血管性或精神紧张性头痛。
2. 解热镇痛药对钝痛效果较好，对创伤性剧痛和内脏绞痛几乎无效。
3. 首先治疗原发病，不宜先选用镇痛药。
4. 不宜长期服用。一般不超过5日。
5. 餐后服，不宜饮酒。
6. 布洛芬属耐受性最好的一种。

## 三、咳嗽与咳痰

咳嗽是一种保护性反射。轻度咳嗽，无须使用镇咳药。剧烈的干咳，或有痰过于频繁的咳嗽，应适当应用镇咳药。

**【病因与临床表现】**

**1. 咳嗽的性质** 咳嗽无痰或痰量少，称为干咳。常见于急性咽喉炎、急性支气管炎早期等。咳嗽伴有痰液，称为湿性咳嗽。常见于支气管扩张、肺炎、肺脓肿等。

**2. 咳嗽的时间** 晨起或就寝时咳嗽，多见于慢性支气管炎、支气管扩张、肺脓肿等；夜间咳嗽，多见于左心功能不全；突发性咳嗽，常由吸入刺激性气体或异物所致。

**3. 咳嗽的音色** 嘶哑见于喉炎、喉癌等；金属音调见于肿瘤压迫气道等；犬吠声见于喉头狭窄、气管受压等；声音极低见于声带麻痹、极度衰弱等。

**4. 痰的性质和量** 铁锈色痰见于肺炎链球菌肺炎；血痰见于支气管扩张、肺结核、肺癌；脓臭痰见于肺脓肿、支气管扩张；草绿色痰见于铜绿假单胞菌感染；果酱样痰见于肺吸虫病；棕褐色痰见于阿米巴肺脓肿；白色或粉红色泡沫痰见于急性肺水肿。

**【治疗】**

1. 以刺激性干咳或阵咳为主者，宜选苯丙哌林或喷托维林。
2. 剧咳者宜选用苯丙哌林；咳嗽较弱者选用喷托维林。
3. 感冒所伴随的咳嗽可选服酚麻美敏、美酚伪麻、双酚伪麻、美息伪麻、伪麻美沙芬等。
4. 对频繁、剧烈无痰干咳及刺激性咳嗽，可考虑应用可待因。
5. 对呼吸道有大量痰液并阻塞呼吸道，应用司坦类黏液调节剂如羧甲司坦，或祛痰剂如氨溴索。
6. 应用镇咳药的同时，宜注意控制感染，服用抗菌药物（磺胺类药、喹诺酮类）；或抗过敏（抗组胺药、糖皮质激素类药）治疗。

**【用药注意事项】**

1. 干性咳嗽可单用镇咳药；痰液较多，以祛痰为主；痰液特别多，慎用镇咳药。
2. 对持续1周以上的咳嗽，伴发热、哮喘等应就诊；连续口服药物1周者，应向医师咨询。
3. 支气管哮喘常合用平喘药。
4. 苯丙哌林整片吞服对黏膜有麻醉作用；喷托维林对儿童有呼吸抑制，故儿童不宜使用。

## 四、咯　血

咯血是指气管、支气管或肺组织出血，经咳嗽而咯出。咯血多见于支气管扩张、肺结核、支气管肺癌、风湿性心脏病伴二尖瓣狭窄等。

**【病因与临床表现】** 肺结核、支气管扩张、支气管肺癌、二尖瓣狭窄为咯血的四大常见病因。

**1. 年龄**　青壮年：以肺结核、支气管扩张、风湿性心脏病二尖瓣狭窄多见。40岁以上、有吸烟史者，除慢性支气管炎外，应警惕肺癌。

**2. 咯血量**　24小时咯血量＜100ml为小量；100～500ml为中量；＞500ml或一次咯血量＞100ml或出现窒息者为大量。

**3. 全身情况**　长期咯血而全身情况差，多见于肺结核、肺癌。全身情况好，多见于支气管扩张等。大咯血可出现循环障碍、窒息等。

**【治疗】**

**1. 病因治疗**　肺结核患者进行抗结核化疗，支气管扩张患者应用抗菌药物治疗。

**2. 止血药**　维生素K、氨甲苯酸、酚磺乙胺等。

**3. 其他**　预防窒息，液体疗法。

## 五、胸　痛

**【病因与临床表现】**

**1. 胸痛部位**　①胸壁疾病引起的胸痛：部位固定，局部有压痛；②带状疱疹表现为成簇的水疱，沿一侧肋间神经分布伴剧痛；③肋软骨炎多侵犯第2、3肋骨交界处，有剧痛无红肿；④心绞痛和急性心梗多在胸骨后或心前区疼痛；⑤食管疾病也引起胸骨后疼痛；⑥自发性气胸、胸膜炎、肺梗死的胸痛多位于患侧的腋下。

**2. 胸痛性质**　①肋间神经痛呈阵发性灼痛或刺痛；②食管炎呈烧灼痛；③心绞痛呈压榨样伴窒息感；④肺梗死为突然剧烈刺痛伴呼吸困难、发绀。

**3. 发病年龄**　青壮年发病多见于胸膜炎、气胸、肺结核、风湿性心脏病（风心病）等；老年人发病多见于心绞痛、肺梗死、肺癌、食管疾病等。

**4. 影响因素**　心绞痛常于劳动或精神紧张时发作，经休息或服用硝酸甘油而缓解；心肌梗死呈持续剧痛，服硝酸甘油无效；胸膜炎、自发性气胸、心包炎可因咳嗽、深呼吸而加重；食管炎可因吞咽而加剧。

**【治疗】**

解热镇痛药，如阿司匹林、吲哚美辛、布洛芬、双氯芬酸等。

麻醉性镇痛药，如吗啡、哌替啶、曲马多等；心绞痛可用硝酸甘油等；带状疱疹可使用镇痛药，以及抗病毒药物，如阿昔洛韦、伐昔洛韦或泛昔洛韦等；反流性食管炎可以用质子泵抑制药，如奥美拉唑，配合胃肠促动药（又称促胃动力药），如多潘立酮（吗丁啉）、西沙必利等。

**【用药注意事项】**

1. 阿片类药物反复用药易引起耐受性和依赖性，应严格控制使用。
2. 临产前及哺乳期妇女禁用吗啡，可抑制新生儿的呼吸。
3. 解热镇痛药有胃肠道反应，尤其是老年患者及原有溃疡病史者禁用。

## 六、腹　痛

**【病因与临床表现】**

**1. 部位**　一般来说，腹痛的部位即是病变所在。①上腹部多是胃、十二指肠病变疼痛的部位；

②肝胆疾病的疼痛多位于右上腹，并放射至右肩；③小肠疾病的疼痛多位于脐周；④阑尾炎的疼痛多位于右下腹；⑤结肠与盆腔的疼痛多位于下腹部。

**2. 疼痛的性质**

（1）急性腹痛　起病急，可呈刀割样、绞痛、钻顶样等锐痛。如突然发生的全腹持续性剧痛伴有腹肌紧张或板状腹，提示有急性弥漫性腹膜炎的可能；胆石症或泌尿系结石多为阵发性绞痛；胆道蛔虫病主要表现为右上腹钻顶样疼痛。

（2）慢性腹痛　常表现为隐痛、钝痛、胀痛等。如慢性周期性节律性上腹烧灼痛、钝痛提示有消化性溃疡可能；小肠、结肠的疼痛呈痉挛性、间歇性；结肠病变在便后腹痛可减轻。

（3）影响因素　与饮食、体位有关。如高脂饮食可使胆囊炎、胆石症疼痛加剧；暴饮暴食可诱发胰腺炎；胃溃疡进食后疼痛加重；十二指肠溃疡进食后疼痛可减轻；反流性食管炎前屈时疼痛明显，直立时疼痛减轻等。

**【治疗】** 胃黏膜保护剂铝碳酸镁，抑酸药（质子泵抑制药）奥美拉唑。

$H_2$受体阻断药法莫替丁，钾离子竞争性酸阻滞药伏诺拉生。

**【用药注意事项】** 患者用药前需要专业医师诊治，如果是外科急腹症，如阑尾炎可抗感染保守治疗或手术治疗，肝脾破裂出血、异位妊娠（宫外孕）破裂则需急诊手术治疗。

## 七、消化不良

消化不良是一种由胃动力障碍引起的疾病，也包括胃蠕动不良的胃轻瘫和食管反流病。表现为间断的上腹部不适或疼痛、饱胀、烧心（反酸）、嗳气等。常因胸闷、早饱感、腹胀等不适而不愿进食或尽量少进食，夜间也不易安睡，睡后常有噩梦。

**【病因与临床表现】**

**1. 胃和十二指肠的慢性炎症**　使食管、胃、十二指肠的蠕动功能失调。

**2. 精神因素**　患者的精神不愉快、长期闷闷不乐或突然受到强烈的刺激等均可引起。

**3. 胃动力不足**　多由糖尿病、原发性神经性厌食和胃切除术所致。

**4. 老年人的消化功能减退**　易受情绪影响，食物粗糙或生冷及食物过多过油腻时也可诱发。

**【治疗】**

1. 食欲缺乏者可服用增加食欲药维生素$B_1$、维生素$B_6$、干酵母片、人参健脾丸、保和丸。

2. 消化酶不足使用胰酶片、多酶片、胃蛋白酶、复合消化酶胶囊、复合乳酸菌胶囊、双歧杆菌胶囊。偶发性消化不良可用乳酶生、胃蛋白酶合剂。

3. 中度功能性消化不良或餐后伴有上腹痛、腹胀，可使用胃肠促动药，如多潘立酮、西沙必利。

4. 精神因素引起者必要时口服地西泮。

5. 功能性消化不良服用莫沙必利等胃动力药。

6. 慢性胃炎、胃溃疡、十二指肠溃疡服用抗酸药、胃黏膜保护剂等。

**【用药注意事项】**

1. 酶或活菌制剂不耐热或易于吸湿，需要冷暗干燥处储存，超过有效期后不得再用，不宜用热水送服。

2. 助消化药不宜与抗生素、吸附剂同时服用，如有需要，应间隔2～3小时。

3. 胃蛋白酶在弱酸性环境消化力强，不宜与抗酸药同服。

4. 胰酶在酸性环境中活力减弱，宜与等量碳酸氢钠同服，可增强疗效。

## 八、腹　泻

凡因肠黏膜的分泌旺盛、吸收障碍、肠管的蠕动增强，肠内容物通过的速度加快，造成排便次数增多，大便稀薄或水样，称为腹泻。

【病因】

**1. 感染性腹泻**　细菌、真菌、病毒感染，如伤寒、副伤寒、细菌性痢疾等。

**2. 肠道非感染性病变**　克罗恩（Crohn）病，药物、中毒等引起的非感染性病变，小肠和结肠恶性肿瘤等。

**3. 消化性腹泻**　消化、吸收不良或暴饮暴食等。

**4. 功能性腹泻**　精神紧张、外界刺激所致，如受凉，过食辛辣食物、海鲜、牛奶等。

**5. 激素性腹泻**　免疫反应或肿瘤生成激素所致。

**6. 菌群失调性腹泻**　长期使用抗生素、肾上腺皮质激素使正常菌群失去平衡所致。

**7. 肠易激综合征**　有腹泻症状，但无感染，原因不明。

【临床表现】与年龄、职业、服药史、流行区、摄入毒物或食物过敏史等因素有关。

**1. 起病及病程**　起病急、病程短多为感染或食物中毒所致。起病慢、病程较长多见于慢性感染、非特异性炎症、吸收不良、肠道肿瘤或神经功能紊乱等。

**2. 腹泻次数及粪便性质**　急性感染引起的腹泻每天排便次数可达十余次。细菌性痢疾常为黏液脓血便，阿米巴痢疾为果酱样大便。慢性腹泻次数较少。粪便中带黏液而无病理成分者常见于肠易激综合征。

**3. 腹泻与腹痛的关系**　小肠疾病常在脐周疼痛，便后不缓解。结肠疾病疼痛多在下腹，便后可缓解。分泌性腹泻常无明显腹痛。

【治疗】

**1. 轻度急性腹泻**　应选用盐酸小檗碱或口服药用炭或鞣酸蛋白，餐前服用；鞣酸蛋白空腹服用。

**2. 消化性腹泻**　由胰腺功能不全引起的消化不良性腹泻，应服用胰酶；对摄食脂肪过多者可服用胰酶和碳酸氢钠；对摄食蛋白质过多而致消化不良者宜服胃蛋白酶；对同时伴腹胀者可选用乳酶生或二甲硅油。

**3. 激惹性腹泻**　由化学刺激引起的腹泻，可选用蒙脱石散（双八面体蒙脱石）、乳酶生或微生态制剂。

**4. 肠道菌群失调性腹泻**　可补充微生态制剂，如复方嗜酸乳杆菌片、双歧三联活菌胶囊。

**5. 感染性腹泻**　抗生素如左氧氟沙星、氧氟沙星、环丙沙星等，抗病毒药如阿昔洛韦、泛昔洛韦等。

**6. 腹痛较重或反复呕吐腹泻**　山莨菪碱片、颠茄浸膏片。

**7. 激惹性腹泻**　硝苯地平、匹维溴铵（钙通道阻滞药）、阿洛司琼。

**8. 功能性腹泻**　可选用洛哌丁胺或地芬诺酯。

**9. 炎症性肠病**　可选用抗炎药物，如美沙拉秦、糖皮质激素、免疫调节剂（硫唑嘌呤、6-巯基嘌呤、甲氨蝶呤）、生物制剂等。

【用药注意事项】

1. 应用止泻药治疗的同时，实施对因治疗不可忽视。

2. 注意补充钾盐。

3. 胰腺功能不全引起的消化不良性腹泻，应用胰酶。

4. 长期或剧烈腹泻可口服补液盐或静脉补液。

5. 腹泻可诱发脑动脉闭塞、脑血流不足、脑梗死，也应给予关注。

6. 盐酸小檗碱不宜与鞣酸蛋白合用，鞣酸蛋白不宜与铁剂同服。

7. 微生态制剂：对由细菌或病毒引起的感染性腹泻早期不用；不宜与抗生素、药用炭、盐酸小檗碱和鞣酸蛋白同时应用，以避免效价的降低；如需合用，至少也应间隔3小时。

8. 药用炭可影响儿童的营养吸收，3岁以下儿童不宜长期用。

## 九、便　　秘

便秘是排便次数明显减少，每2～3天或更长时间一次，无规律，粪质干结，常伴有排便困难。有些正常人数天才排便一次，但无不适感，这种情况不属便秘。

【病因与临床表现】

**1. 意识性便秘**　无病理状况，仅有便意未尽的感觉。

**2. 功能性便秘**　偏食、不吃蔬菜、饮水过少、饮食过于精细、未养成按时排便的习惯、情绪紧张等引起粪便干结，不易排出。

**3. 痉挛性病变**　主要为肠易激综合征或肠痉挛。慢性腹痛伴便秘或腹泻便秘交替出现，腹绞痛在排气或排便后缓解，检查无其他阳性发现。

**4. 低张力性便秘**　多见于中老年和经产妇，由结肠蠕动功能减弱或丧失引起。

**5. 药物性便秘**　解热镇痛药，如布洛芬、萘普生、吲哚美辛等；消化系统药物，如氢氧化铝、硫糖铝等制酸剂，溴丙胺太林、阿托品、东莨菪碱等抗胆碱药都可导致便秘。

【治疗】

1. 功能性便秘选用乳果糖。
2. 慢性或习惯性便秘可选比沙可啶，睡前整片吞服。
3. 低张力性便秘可使用甘油栓，或与山梨醇混合制成灌肠剂（开塞露）。
4. 急性便秘可使用硫酸镁。
5. 痉挛性便秘可选用聚乙二醇粉、羧甲基纤维素钠。
6. 欧车前亲水胶为容积性泻药，可用于功能性便秘。
7. 替加色罗可用于女性便秘型肠易激综合征。

【用药注意事项】

1. 改善饮食结构，多食粗纤维丰富的食物，以刺激肠道蠕动；多喝水；养成定时排便的习惯；适宜运动锻炼，保持身心愉快。
2. 对长期慢性便秘，不宜长期大量使用刺激性泻药。
3. 排便反射减弱引起腹胀时，应禁用硫酸镁导泻。
4. 儿童不宜应用缓泻药。
5. 缓泻药连续使用不宜超过7日。
6. 一般缓泻药可在睡前给药。开塞露即时应用。
7. 对伴有阑尾炎、肠梗阻、不明原因的腹痛、腹胀者禁用缓泻药；妊娠期妇女慎用。

## 十、呕血与便血

【病因与临床表现】

**1. 呕血**　上消化道出血，经口腔呕出者称为呕血。消化性溃疡、食管胃底静脉曲张破裂出血、急性胃黏膜病变是引起呕血最常见的三大原因。肝癌、白血病、血友病、过敏性紫癜等也可引起呕血。

（1）呕血及黑便　呕血可呈鲜红色、暗红色混有食物残渣；部分血液经肠道硫化为硫化亚铁而形成黑便。

（2）急性循环衰竭　大出血时，出现皮肤苍白、头晕、无力、口干、出冷汗、心悸、脉搏细数、血压下降甚至休克。

（3）发热　24小时内可发热，一般体温不超过38.5℃，持续3～5天。

（4）氮质血症　血红蛋白被肠道细菌分解吸收所致，可有尿素氮升高。

**2. 便血**　是指消化道出血由肛门排出。便血颜色可呈鲜红、暗红或柏油样便（出血量在50ml以上）。少量出血（少于20ml）不造成粪便颜色改变，须经隐血试验才能确定者，称隐血便。

便血颜色可因出血部位、出血量多少、血液在肠腔内停留时间的长短而异。出血部位越低，出血量越多，排出越快，则血便越鲜红。

（1）鲜红色不与粪便混合，仅黏附于粪便表面或于排便后有鲜血滴出或喷射出者，提示为肛门或肛管疾病出血。如痔、肛裂或直肠肿瘤引起的出血。

（2）上消化道或小肠出血并在肠内停留时间较长，则因红细胞破坏后，血红蛋白在肠道内与硫化物结合形成硫化亚铁，使粪便呈黑色，更由于附有黏液而发亮，类似柏油，故又称柏油便。

（3）阿米巴痢疾的粪便多为暗红色果酱样大便；急性细菌性痢疾多有黏液脓血便；急性出血坏死性肠炎可排出洗肉水样血便，并有特殊的腥臭味。

**【治疗】**　治疗消化性溃疡药，如西咪替丁、奥美拉唑等。止血药，如维生素K、氨甲苯酸、酚磺乙胺等。

**【用药注意事项】**

1. 要进行病因治疗，如肝硬化门静脉高压需要介入及手术治疗。

2. 失血量大者，需给予输血、扩容等液体疗法。

3. 应用氨甲苯酸患者要监护血栓形成并发症的可能性。有血栓形成倾向或过去有栓塞性血管病者禁用或慎用氨甲苯酸。

## 十一、尿频、尿急、尿痛

**【病因与临床表现】**

**1. 尿频**　指排尿次数增多。

（1）炎症性　每次尿量少，伴有尿急、尿痛。见于膀胱炎、尿道炎。

（2）多尿性　排尿次数多，每日总尿量增多。见于糖尿病、尿崩症。

（3）精神性　每次尿量少，无尿急、尿痛。见于神经症、精神紧张等。

（4）膀胱容量减少性　每次尿量少，治疗难以控制。见于膀胱占位性病变、妊娠中晚期。

**2. 尿急**　突然有强烈尿意难以控制，需立即排尿。见于急性膀胱炎、尿道炎、前列腺炎。

**3. 尿痛**　指排尿时下腹部、会阴和尿道内疼痛或烧灼感。常与尿急同时出现。

**【治疗】**

1. 男性要排除前列腺炎。如果是前列腺炎，可选用α受体阻断药，常用的药物有阿夫唑嗪、特拉唑嗪、坦索罗辛或盐酸酚苄明。

2. 根据病因选用不同方法治疗。细菌性感染选用抗菌药物，如氨基糖苷类、喹诺酮类等。结核性则进行抗结核治疗。

**【用药注意事项】**

1. 尿道相关性无症状性细菌尿，如医疗需要的导尿插管，不需要使用抗生素治疗。

2. 治疗男性前列腺炎时可以配合前列腺按摩帮助患者康复。多种理疗，如微波、射频、超短波、中波和热水坐浴，对松弛前列腺、后尿道平滑肌及盆底肌肉，加强抗菌药物的疗效和缓解疼痛症状有一定帮助。

3. 用药疗程因不同原因而不同，如急性膀胱炎一般建议疗程为7天，急性肾盂肾炎建议疗程为10～14天。

## 十二、黄　疸

黄疸是由于胆红素代谢障碍致血中胆红素增多，皮肤、黏膜和巩膜呈黄染的现象。正常人血中总胆红素为3.4～17.1μmol/L，如超过34.2μmol/L，即可出现黄疸。如血清胆红素超过正常，肉眼未见黄染者称为隐性黄疸。

【病因与临床表现】

**1. 溶血性黄疸**

（1）病因　①先天性：如地中海贫血、遗传性球形红细胞增多症等；②后天获得性：自身免疫性贫血、新生儿贫血、葡萄糖-6-磷酸脱氢酶缺乏症、血型不合输血、阵发性睡眠性血红蛋白尿、毒蛇咬伤等。

（2）临床表现　寒战、发热、头痛、呕吐、四肢酸痛，并有不同程度的贫血和血红蛋白尿（呈酱油色或浓茶色）。黄疸轻微，呈浅柠檬色。由于非结合性胆红素增多，结合性胆红素的形成也相应增多，因此尿胆原增加，粪胆素随之增加，粪色加深。

**2. 肝细胞性黄疸**

（1）病因　各种致肝损害的疾病，如病毒性肝炎、中毒性肝炎、药物性肝炎、肝硬化等。

（2）临床表现　皮肤呈浅黄至深黄。有肝功能减退症状，如疲乏、纳差、厌油、恶心等，重者有出血倾向、神经精神症状。

**3. 胆汁淤积性黄疸**

（1）病因　①肝内：泥沙性结石、癌栓、寄生虫病等；②肝外：炎症、结石、蛔虫、肿瘤等。

（2）临床表现　如急性胆囊炎、胆结石患者常有发热、恶心、呕吐、右上腹痛等症状；严重者皮肤黄绿色，伴瘙痒，尿色深，大便呈白陶土样。

【治疗】

**1. 溶血性黄疸**　祛除病因，应用肾上腺皮质激素及免疫抑制药，脾切除等。

**2. 肝细胞性黄疸**　抗病毒、护肝、应用中药等。

**3. 胆汁淤积性黄疸**　消炎利胆等。

## 十三、水　肿

水肿是组织间隙液体增多导致组织肿胀的现象，分为全身性和局限性两类。

【病因与临床表现】

**1. 全身性水肿**

（1）心源性水肿　常见于右心衰竭。水肿首先出现在身体下垂部位（重力性水肿），伴颈静脉怒张、肝大、静脉压升高等。

（2）肾源性水肿　常见于各种肾炎、肾病综合征。水肿首先出现在颜面、眼睑，伴高血压、蛋白尿、血尿等。

（3）肝源性水肿　常见于慢性肝炎、肝硬化等。水肿首先出现在踝部，以后逐渐向上蔓延，面部及上肢常无水肿，常以腹水为主要表现。

（4）营养不良性水肿　见于慢性消耗性疾病。水肿发生前常有消瘦、体重减轻的表现，重者可出现胸腔积液、腹水。

（5）黏液性水肿　见于甲状腺功能减退。常在颜面、眼睑及下肢出现非凹陷性水肿，伴皮肤干燥、毛发脱落等。

**2. 局限性水肿**　常由感染、外伤、静脉回流和淋巴回流受阻所致，还见于药物、食物过敏所致血管神经性水肿。

【治疗】

1. 利尿药，如呋塞米、氢氯噻嗪、螺内酯、氨苯蝶啶等。

2. 丝虫病引起的淋巴水肿可以使用呋喃唑酮进行杀虫治疗。

3. 甲状腺功能减退引起的水肿使用甲状腺片替代治疗。

【用药注意事项】

1. 病因治疗，如治疗心力衰竭、各类肾病、肝硬化等。

2. 控制盐、液体摄入。

3. 利尿药长期使用可引起水与电解质紊乱。

4. 呋塞米与氨基糖苷类及第一、二代头孢菌素类同用可增加耳毒性，与强心苷或肾上腺皮质激素合用可加重低血钾。

## 十四、痛　　经

凡在月经前或月经期出现明显下腹痛、坠胀、腰酸等症状，称为痛经（dysmenorrhea）。生殖器官无器质性病变的痛经称为原发性痛经，也称功能性痛经。继发性痛经则指生殖器官有明显病变者，如子宫内膜异位症、盆腔炎、肿瘤等。

【病因】

**1. 原发性痛经**　病因目前尚未完全明了。初潮不久后即出现痛经，有时与精神因素密切相关。也可能由于子宫肌肉痉挛性收缩，子宫缺血而引起痛经。多见于子宫发育不良、子宫颈口或子宫颈管狭窄、子宫过度屈曲，使经血流出不畅，造成经血潴留，从而刺激子宫收缩引起痛经。原发性痛经多在生育后缓解。

**2. 继发性痛经**　多见于生育后及中年妇女，由盆腔炎症、肿瘤或子宫内膜异位症引起。子宫内膜异位症系子宫内膜组织生长于子宫腔以外，如子宫肌层、卵巢或盆腔内其他部位，同样有周期性改变及出血，月经期间因血不能外流而引起疼痛。

【临床表现】

1. 痛经多发生于月经初潮后不久的未婚妇女。

2. 于经前一天开始，经期加剧，尤为经期第一天，为下腹痛，可向腰骶、会阴、肛门等部位放射。

3. 可伴有头痛、心悸、恶心、呕吐等，妇科检查无异常发现。

【治疗】

1. 解热镇痛药有对乙酰氨基酚、布洛芬、阿司匹林、贝诺酯、萘普生；对乙酰氨基酚镇痛作用较弱，但缓和而持久。布洛芬镇痛作用较强，作用持久，易耐受。

2. 解痉药有氢溴酸山莨菪碱、颠茄浸膏片。氢溴酸山莨菪碱或颠茄浸膏片可明显缓解子宫平滑肌痉挛而镇痛。

3. 对伴有精神紧张者可口服谷维素。

4. 内分泌治疗可用黄体酮、口服避孕药等。

5. 严重疼痛可选用可待因片或氨酚待因片。

6. 解痉药可用阿托品。

【用药注意事项】

1. 解热镇痛药和解痉药用于治疗痛经连续服用不宜超过5日。

2. 对痛经伴月经过多，或者有盆腔炎、子宫肌瘤等继发性痛经者，需要在医师指导下用药。

## 十五、神经、肌肉骨骼疼痛

【病因临床表现】

**1. 神经性疼痛**

（1）伤害感受性神经痛　主要表现为神经走行区域的胀痛感，活动后加重，休息后减轻。常见疾病有颈椎病引起的上肢疼痛、腰椎间盘突出症引起的坐骨神经痛等。

（2）神经病理性疼痛　主要表现为持续存在的烧灼感或者针刺感，沿神经走行区域分布，伴疼痛敏感，常见疾病有三叉神经痛、蝶腭神经痛、带状疱疹后神经痛等，癌痛是这类疼痛的特殊类型。

**链接**　带状疱疹后神经痛

带状疱疹皮疹愈合后持续1个月及以上的疼痛称为带状疱疹后神经痛，是带状疱疹最常见的并发症，是最常见的一种神经病理性疼痛，可表现为间断或持续性。疼痛部位常在单侧胸部（占50%）、头面部、颈部、腰部、骶尾部等，极少数患者会发生双侧疱疹。疼痛性质可为烧灼样、电击样、刀割样、针刺样或撕裂样。可表现为自发痛、痛觉过敏、痛觉超敏、感觉异常。30%～50%的患者疼痛持续超过1年，部分病程可达10年或更长。

**2. 肌肉骨骼疼痛**　多指源于肌肉、骨骼、关节或肌腱的慢性疼痛，持续或反复发作超过3个月。分为原发和继发两种，具有炎症的临床特征及疼痛敏感度增加表现。原发性慢性肌肉骨骼疼痛常伴有显著焦虑、愤怒或沮丧等情感异常，以及日常、社会活动参与减少等功能障碍。

【治疗】

**1. 营养神经可用B族维生素**　维生素$B_1$。

**2. 镇痛抗炎可用非甾体抗炎药的非选择性COX抑制剂**　布洛芬、对乙酰氨基酚等。

**3. 镇痛抗炎可用非甾体抗炎药的选择性COX-2抑制剂**　塞来昔布、吡罗昔康等。

**4. 抗惊厥药**　钙通道阻滞药，如加巴喷丁和普瑞巴林；钠通道阻滞药，如卡马西平和奥卡西平。

**5. 抗抑郁药**　阿米替林、5-羟色胺、度洛西汀。

**6. 阿片类药物**　吗啡和羟考酮等可作为治疗痛性糖尿病周围神经病和带状疱疹后神经痛的二线药物。

**7. 局部镇痛药物**　5%利多卡因贴膏。

【用药注意事项】

1. 治疗应遵循尽早、足量、足疗程及联合治疗的原则。
2. 慢性疼痛药物有效缓解疼痛后避免立即停药，要维持治疗至少2周。
3. 除药物治疗外，必要时配合外科手术及康复治疗。

## 十六、鼻　塞

鼻塞是耳鼻咽喉科常见的症状之一，最常见的原因包括鼻炎、鼻中隔偏曲、鼻息肉、鼻窦炎等。

【病因与临床表现】

**1. 过敏性鼻炎**　典型的症状有打喷嚏、流清涕、鼻塞、眼及鼻痒等。

**2. 鼻中隔偏曲合并慢性肥厚性鼻炎**　单侧替换性或双侧鼻塞、头痛、注意力不集中等。

**3. 慢性鼻窦炎**　头痛、鼻塞、脓鼻涕、鼻涕倒流等。

【治疗】

1. 口服伪麻黄碱，常与解热镇痛药组成复方制剂，用于缓解感冒后鼻黏膜充血（鼻塞）症状。

2. 急、慢性鼻炎和鼻窦炎，局部用药可选用麻黄碱、唑啉类滴鼻剂（萘甲唑啉滴鼻剂、羟甲唑啉滴鼻剂、赛洛唑啉滴鼻剂）。

3. 对以打喷嚏、流鼻涕为主，选用含氯苯那敏和苯海拉明等制剂。

4. 对鼻塞严重者，可滴用麻黄碱、唑啉类滴鼻剂（萘甲唑啉滴鼻剂、羟甲唑啉滴鼻剂、1%麻黄碱滴鼻剂）。

5. 鼻窦炎应尽早采用足量抗菌药物控制感染。

**【用药注意事项】**

1. 肾上腺素α受体激动药滴鼻后偶见全身反应，久用可致药物性鼻炎，可致反应性充血，应采用间断给药。可引起血压升高。

2. 肾上腺素α受体激动药禁用对象：儿童、高血压、前列腺增生、癫痫、闭角型青光眼、幽门梗阻、膀胱颈梗阻、鼻腔干燥和萎缩性鼻炎、甲状腺功能亢进患者，以及妊娠、哺乳期妇女。

3. 驾驶员、高空作业者、精密仪器操作者在服用或滴药后4小时内不宜从事本职工作。

4. 口服一般不超过7日，滴鼻剂不宜超过3日。

5. 过敏性鼻炎治疗的首要原则是找出过敏原并且避开过敏原，症状严重时可口服抗组胺药或使用鼻喷剂。

6. 鼻中隔偏曲合并慢性肥厚性鼻炎，可通过施行手术矫正过度弯曲的鼻中隔和过度肥厚的鼻甲。

## 自测题

### 一、名词解释

1. 主诉 2. 消化不良 3. 腹泻 4. 黄疸 5. 水肿 6. 痛经

### 二、填空题

1. 问诊的内容包括：_____、_____、_____、_____、_____、_____、_____、_____、_____。

2. 现病史的内容包括：_____、_____、_____、_____、_____、_____、_____。

3. 常引起咯血的呼吸系统疾病为_____、_____、_____。

4. 全身性水肿的常见病因有_____、_____、_____、_____、_____。

### 三、选择题

**【A型题】**

1. 下列哪项是属于暗示性提问或逼问（　　）
   A. 您哪儿不舒服？
   B. 您腹痛有多久？
   C. 您什么时间开始起病的？
   D. 您上腹痛时向右肩放射吗？
   E. 您曾经有过类似的腹痛吗？

2. 下列哪项属现病史的内容（　　）
   A. 生育史
   B. 习惯与嗜好
   C. 本次发病到就诊为止的经过
   D. 曾患过的疾病
   E. 职业及工作条件

3. 下列哪项属于既往史的内容（　　）
   A. 发病时间
   B. 预防注射
   C. 血吸虫疫水接触史
   D. 病因与诱因
   E. 工业毒物接触史

4. 有关主诉的描述，下列哪项不对（　　）
   A. 患者感受最主要的疾苦或最明显的症状或体征
   B. 可初步反映病情轻重与缓急
   C. 本次就诊最主要原因
   D. 主诉是现病史的纲领
   E. 尽可能用患者自己的言辞

5. 问诊时应避免下列哪项（　　）
   A. 医生态度要诚恳友善
   B. 先从易回答的问题开始
   C. 先进行过渡性交流
   D. 按时间顺序询问
   E. 使用医学术语

6. 下列哪项不属于个人史（　　）
   A. 受教育程度
   B. 业余爱好
   C. 经济情况
   D. 工业毒物接触史
   E. 计划生育状况

7. 发热最常见的原因是（　　）
   A. 无菌性坏死物质吸收
   B. 变态反应
   C. 自主神经功能紊乱
   D. 病原体感染
   E. 体温调节中枢功能失调

8. 下列哪种情况属于感染性发热（　　）
A. 颅脑外伤　　B. 脑出血
C. 甲亢　　D. 癫痫持续状态
E 过敏性皮炎出现感染

9. 引起慢性腹痛的疾病是（　　）
A. 急性胰腺炎　　B. 急性胆囊炎
C. 尿路结石　　D. 结核性腹膜炎
E. 卵巢囊肿蒂扭转

10. 常可引起肝细胞性黄疸的疾病是（　　）
A. 胆总管狭窄
B. 病毒性肝炎
C. 胆管癌
D. 原发性胆汁性肝硬化
E. 毛细胆管型病毒性肝炎

11. 下列腹痛部位叙述正确的是（　　）
A. 胃、十二指肠溃疡疼痛多在脐周
B. 急性阑尾炎疼痛在右下腹麦克伯尼点（麦氏点）
C. 小肠疾病多在右上腹部
D. 胆囊炎疼痛多在左上腹
E. 肝脓肿疼痛多在中下腹

12. 尿频、尿急、尿痛症状，一般的抗菌药物治疗一周无效，尿普通培养无细菌生长的是（　　）
A. 膀胱炎　　B. 膀胱结石
C. 膀胱癌　　D. 膀胱结核
E. 肾小球肾炎

13. 下列引起腹泻的疾病中属于肠道非感染性病变的是（　　）
A. 慢性阿米巴痢疾
B. 肠结核
C. 慢性细菌性痢疾
D. 血吸虫病
E. 慢性非特异性溃疡性结肠炎

14. 水肿从眼睑开始，伴有血尿、蛋白尿可能为（　　）
A. 右心衰竭　　B. 肝硬化
C. 慢性肾炎　　D. 营养不良
E. 全心衰竭

15. 便秘是7天以内排便次数少于（　　）
A. 5次　　B. 4次
C. 3次　　D. 2次
E. 1次

16. 金属音调咳嗽见于（　　）
A. 喉癌　　B. 百日咳
C. 支气管扩张　　D. 支气管肿瘤
E. 肺炎

17. 呕血最常见的疾病是（　　）
A. 食管静脉曲张破裂出血
B. 食管溃疡
C. 急性胃黏膜病变
D. 消化性溃疡
E. 胃癌

18. 上消化道出血最常见的原因是（　　）
A. 食管癌　　B. 消化性溃疡
C. 肝硬化　　D. 胃肠癌
E. 急性胃黏膜病变

19. 头痛同时伴发热常见于（　　）
A. 青光眼　　B. 偏头痛
C. 感染性疾病　　D. 脑血管畸形
E. 三叉神经痛

20. 胸骨后烧灼痛见于（　　）
A. 肺梗死　　B. 肺癌
C. 干性胸膜炎　　D. 心绞痛
E. 食管炎

21. 铁锈色痰最常见于（　　）
A. 肺泡癌　　B. 支原体肺炎
C. 急性肺脓肿　　D. 肺炎链球菌肺炎
E. 急性支气管炎

22. 作为退热药，尤其适合老年人和儿童服用的药品是（　　）
A. 阿司匹林　　B. 布洛芬
C. 酮咯酸　　D. 对乙酰氨基酚
E. 安乃近

**【B型题】**

（第23～25题备选答案）
A. 布洛芬　　B. 对乙酰氨基酚
C. 阿司匹林　　D. 吲哚美辛
E. 贝诺酯

23. 解热且具有抑制血小板聚集作用，增加出血危险的是（　　）
24. 为两种解热镇痛药结合的化合物，对胃肠的刺激性较小的是（　　）
25. 非甾体抗炎药中镇痛作用较强，对胃肠刺激性最小的是（　　）

（第26～29题备选答案）
A. 胰酶
B. 山莨菪碱
C. 双歧三联活菌制剂
D. 匹维溴铵
E. 左氧氟沙星

26. 对肠道菌群失调性腹泻者宜选用（　　）
27. 对细菌感染的急性腹泻者宜选用（　　）
28. 对以腹泻为主要症状的肠易激综合征者宜选用（　　）
29. 对消化不良性腹泻者宜选用（　　）

（黄冬冬）

# 第3章 常用医学检查

**学习目标**

1. **知识目标**：掌握常用医学检查结果的参考区间；熟悉常用医学检查的临床意义。

2. **能力目标**：了解实验室检查的局限性及影响因素，能够正确解读检查结果，根据结果初步分析病情，进行药物咨询服务。

3. **素质目标**：培养学生树立科学、规范、严谨的职业精神。

## 第1节 血液检查

### 一、红细胞计数

在正常情况下，红细胞（red blood cell，RBC）的生成和破坏在红细胞生成素及神经体液因素的调节下保持着动态的平衡。病理情况能破坏这种平衡，导致疾病的发生。

【参考区间】

**1. 成年男性** （4.0～5.5）$\times 10^{12}$/L。

**2. 成年女性** （3.5～5.0）$\times 10^{12}$/L。

**3. 28天～＜6月龄** （3.5～5.6）$\times 10^{12}$/L（末梢血）。

【临床意义】

**1. 红细胞计数减少** 见于各种类型贫血，如缺铁性贫血、失血性贫血、营养不良性贫血、再生障碍性贫血等，以及感染、肝病、出血性疾病、白血病、甲状腺功能减退症、胃切除术后等所致的贫血。有的老年人由于骨髓造血功能下降，也可能产生中度贫血。

**2. 红细胞计数增多** ①慢性心、肺疾病：如慢性肺源性心脏病、某些发绀型先天性心脏病、肺气肿、心力衰竭等。②真性红细胞增多症。③慢性一氧化碳中毒。④大量失水、严重烧伤等。

### 二、血红蛋白测定

血红蛋白（hemoglobin，Hb）测定方法很多，如比色法、比重法、血氧法、血铁法等。

【参考区间】

**1. 成年男性** 120～160g/L。

**2. 成年女性** 110～150g/L。

**3. 28天～＜6月龄** 99～196g/L（末梢血）。

【临床意义】

**1. 血红蛋白减少**

（1）血红蛋白减少的程度比红细胞减少的程度严重，见于缺铁性贫血，即小细胞低色素性贫血，主要由慢性反复性出血所致，如消化性溃疡、钩虫病、痔出血及妇女月经过多等。

（2）血红蛋白减少的程度与红细胞减少的程度相同，见于正细胞正色素性贫血，如大出血、再生障碍性贫血、类风湿关节炎、慢性肾炎所致的贫血。

（3）红细胞减少的程度比血红蛋白减少的程度严重，见于大细胞高色素性贫血，如维生素$B_{12}$或叶酸缺乏的营养不良性贫血和慢性肝病所致的贫血。

**2. 血红蛋白增多** 慢性肺源性心脏病、真性红细胞增多症、发绀型先天性心脏病、大量失水、严重烧伤、休克、高原病等。

## 三、白细胞计数

白细胞（white blood cell，WBC）计数是测定血液中各种白细胞的总数。

**【参考区间】**

**1. 成人** （4～10）$\times10^9$/L。

**2. 新生儿** （15～20）$\times10^9$/L。

**3. 28天～＜6月龄** （5.6～14.5）$\times10^9$/L（末梢血）。

**【临床意义】**

**1. 白细胞计数减少**

（1）某些病毒性疾病，如病毒性肝炎、流行性感冒、麻疹、风疹、流行性腮腺炎等；某些原虫感染，如疟疾、利什曼病等；伤寒、结核病、极严重败血症等。

（2）某些血液病，如再生障碍性贫血、噬血细胞综合征、部分巨幼细胞贫血、严重缺铁性贫血、阵发性睡眠性血红蛋白尿症及骨髓转移癌等。

（3）使用抗癌药物、放射治疗（放疗）和长期接触放射性物质者，以及药物反应（如氯霉素、磺胺类药）等。

（4）自身免疫性疾病，如系统性红斑狼疮等。

（5）营养不良、恶病质等。

**2. 白细胞计数增多**

（1）急性细菌性感染 如扁桃体炎、中耳炎、肺炎链球菌肺炎、化脓性脑膜炎、感染性心内膜炎、阑尾炎、肾盂肾炎、输卵管炎、肝脓肿、疖肿、脓胸、急性风湿热、白喉、百日咳、败血症等，以及由感染引起类白血病反应等。

（2）某些病毒性疾病 如流行性乙型脑炎、流行性出血热、传染性单核细胞增多症等。

（3）某些螺旋体病 如钩端螺旋体病、回归热等。

（4）急、慢性白血病等。

## 四、白细胞分类计数

白细胞分类计数（white blood cell differential count）指分别计算5种类型白细胞占白细胞总数的比值（百分数）。

**【参考区间】**

**1. 中性粒细胞（N）** 中性杆状核粒细胞（N-st）0～5%；中性分叶核粒细胞（N-sg）50%～70%。

**2. 嗜酸性粒细胞（E）** 0.5%～5.0%。

**3. 嗜碱性粒细胞（B）** 0～1%。

**4. 淋巴细胞（L）** 20%～40%。

**5. 单核细胞（M）** 3%～8%。

**【临床意义】**

**1. 中性粒细胞**

（1）增多 急性感染特别是化脓性感染、慢性髓细胞性白血病、中毒、急性出血或溶血等。

（2）减少　某些病毒性感染（流感、病毒性肝炎）、革兰氏阴性杆菌感染（伤寒、结核病）、药物中毒、放射线损伤、再生障碍性贫血、噬血细胞综合征等。提示机体抵抗力差。

**2. 嗜酸性粒细胞**

（1）增多　寄生虫病，如钩虫病、蛔虫病、肺吸虫病等；过敏性疾病，如支气管哮喘、荨麻疹、过敏性鼻炎等；某些皮肤病，如湿疹、银屑病、天疱疮等；慢性髓细胞性白血病、嗜酸性粒细胞白血病、多发性骨髓瘤、淋巴瘤等。

（2）减少　较严重的疾病进行期，待到恢复期时可转为正常。长期应用肾上腺皮质激素后亦可减少。

**3. 嗜碱性粒细胞**

（1）增多　慢性髓细胞性白血病、嗜碱性粒细胞白血病、慢性溶血性贫血及脾切除术后等。

（2）减少　无临床意义。

**4. 淋巴细胞**

（1）增多　淋巴细胞白血病、百日咳、结核病、某些病毒性感染如传染性单核细胞增多症、传染病或中毒后的恢复期、淋巴瘤等。

（2）减少　传染病的初期、淋巴系统广泛破坏后、接触放射线、细胞免疫缺陷及应用肾上腺皮质激素等。

**5. 单核细胞**

（1）增多　单核细胞白血病、传染性单核细胞增多症、急性传染病的恢复期、活动性结核病、疟疾、利什曼病等。

（2）减少　一般无临床意义。

## 五、血小板计数

血小板（platelet，PLT）计数是指单位容积周围血液中血小板的数量。

【参考区间】（125～350）$\times 10^9$/L。

【临床意义】

**1. 血小板增多**　当＞400$\times 10^9$/L 时为血小板增多。原发性血小板增多常见于骨髓增生性疾病，如慢性髓细胞性白血病、真性红细胞增多症、原发性血小板增多症等；反应性血小板增多症常见于急慢性炎症、缺铁性贫血及癌症患者，此类增多一般不超过500$\times 10^9$/L，经治疗后情况改善，血小板很快下降至正常水平；脾切除术后血小板会有明显升高，常高于600$\times 10^9$/L，随后会缓慢下降到正常范围。

**2. 血小板减少**　当＜100$\times 10^9$/L 即为血小板减少。血小板生成障碍，如再生障碍性贫血、急性白血病、急性放射病等；血小板破坏增多，如原发免疫性血小板减少症、脾功能亢进；消耗过度，如弥散性血管内凝血（DIC）；家族性血小板减少，如巨血小板综合征等。

## 六、红细胞沉降率

红细胞沉降率（erythrocyte sedimentation rate，ESR）又称血沉，是指红细胞在一定条件下沉降的速率。

【参考区间】

**1. 男性**　0～15mm/1h。

**2. 女性**　0～20mm/1h。

【临床意义】

**1. 红细胞沉降率生理性加快**　月经期和妊娠期妇女、12 岁以下的儿童及 60 岁以上老年人血沉均加快。

**2. 红细胞沉降率病理性加快**

（1）各类炎症 急性细菌性炎症、风湿热、结核病等。

（2）组织损伤与坏死 急性心肌梗死、大面积烧伤、大手术等。

（3）恶性肿瘤 与肿瘤细胞分泌糖蛋白、肿瘤组织坏死、继发感染等有关。

（4）各种原因所致血浆球蛋白相对或绝对增高 多发性骨髓瘤、肝硬化、慢性肾炎、系统性红斑狼疮、利什曼病等。

（5）其他 如严重酒精中毒、部分贫血、动脉粥样硬化、糖尿病、肾病综合征等。

另外血沉加快的程度与病情的轻重有关，如风湿热和结核病时，可作为疾病的预后及治疗观察的指标。

**3. 红细胞沉降率减慢** 一般意义较小。

## 第2节 尿液检查

### 一、一般检查

（一）尿量

**【参考区间】**

**1. 成人** 1000～2000ml/24h。

**2. 儿童** 按体重计算排尿量，为成人的3～4倍。

**【临床意义】**

**1. 尿量减少** 成人尿量低于400ml/24h或17ml/h，称为少尿；低于100ml/24h，称为无尿。见于①生理性：饮水少、出汗多等。②病理性：肾炎、肾衰竭少尿期、休克、脱水、严重烧伤、心功能不全、泌尿系结石、尿路狭窄等。

**2. 尿量增多** 成人尿量超过2500ml/24h，称为多尿。见于①生理性：出汗少、饮水过多、饮浓茶、精神紧张、癔症等。②病理性：尿崩症、糖尿病、慢性肾炎、慢性肾盂肾炎、肾衰竭多尿期等。

（二）颜色

**【参考区间】** 正常新鲜尿液清澈透明。

**【临床意义】** 灰白色云雾状浑浊，常见于脓尿；红色云雾状浑浊常为血尿；酱油色多为急性血管内溶血所引起的血红蛋白尿；深黄色为胆红素尿，见于阻塞性或肝细胞性黄疸；乳白色为乳糜尿，常见于血丝虫病；浑浊多为无机盐结晶尿。

（三）相对密度

**【参考区间】** 正常人一天中尿相对密度为1.015～1.025；新生儿在1.002～1.004。

**【临床意义】**

**1. 尿相对密度减低** 常见于慢性肾盂肾炎、尿崩症、慢性肾小球肾炎、急性肾衰竭的多尿期等。

**2. 尿相对密度增高** 多见于糖尿病、高热、脱水、急性肾小球肾炎等。

（四）酸碱性

**【参考区间】** 尿pH在4.5～8.0，一般情况下在6.5左右。

**【临床意义】**

**1. 尿pH小于正常值** 多见于酸中毒、糖尿病、痛风、服酸性药物等。

**2. 尿pH大于正常值** 多见于碱中毒、膀胱炎或服用碱性药物等。

## 二、尿沉渣检查

### （一）细胞

**1. 红细胞**

（1）参考区间　红细胞0～3个/高倍视野（HP）。

（2）临床意义　红细胞增多：见于肾小球肾炎，泌尿系结石、结核、肿瘤，肾盂肾炎。

**2. 白细胞**

（1）参考区间　白细胞0～5个/HP。

（2）临床意义　白细胞增多：见于泌尿系感染，如肾盂肾炎、肾结核、膀胱或尿道炎等。

### （二）管型

**1. 透明管型**

（1）参考区间　正常人无或偶见/HP。

（2）临床意义　老年人清晨浓缩尿中可见到，在运动、重体力劳动、麻醉、用利尿药、发热时可一过性增多；在肾病综合征、恶性高血压、心力衰竭可见增多。

**2. 颗粒管型**

（1）参考区间　正常人0/HP。

（2）临床意义　见于慢性肾炎、急性肾小球肾炎后期。

**3. 细胞管型**

（1）参考区间　正常人0/HP。

（2）临床意义

1）红细胞管型：常见于急性肾小球肾炎。

2）白细胞管型：常见于急性肾盂肾炎、间质性肾炎。

**4. 蜡样管型**

（1）参考区间　正常人0/HP。

（2）临床意义　提示有严重的肾小管变性坏死，预后不良。

## 三、化学检验

### （一）尿蛋白

一般正常尿液中仅含微量蛋白质，尿液中蛋白质含量超过150mg/24h，称为蛋白尿。尿液中正常尿蛋白来自血浆，因肾小球滤过膜有对蛋白质的控制装置，肾小管对蛋白质有选择性重吸收作用，比白蛋白分子量大的大分子蛋白质被限制滤出，比白蛋白的分子量小的蛋白质虽易通过，但这些低分子蛋白质多被肾小管重吸收，因此正常尿蛋白中来自血浆蛋白的以白蛋白为主。

**【参考区间】**

**1. 定性**　阴性。

**2. 定量**　0～80mg/24h。

**【临床意义】**

**1. 生理性增多**　指在无病理改变的基础上，在某种生理状态下出现暂时尿蛋白增多。常见于剧烈运动后（运动性蛋白尿）、体位变化（体位性蛋白尿）、身体突然受冷暖刺激、情绪激动等。

**2. 病理性增多**　见于急性肾小球肾炎、肾病综合征、肾盂肾炎、慢性肾炎、高血压肾病、系统性红斑狼疮、苯中毒等。

### （二）尿糖

正常人尿中含糖量甚少，尿糖增加超过正常值则属病态反应。

【参考区间】

**1. 定性** 阴性。

**2. 定量** 0.56～5.00mmol/24h。

【临床意义】尿糖增多：常见于糖尿病、肾病综合征、库欣综合征、嗜铬细胞瘤、胰腺炎、肢端肥大症等疾病。

（三）尿胆红素

【参考区间】定性：阴性。

【临床意义】尿胆红素阳性：常见于肝细胞性黄疸、胆汁淤积性黄疸等。

（四）尿酮体

【参考区间】

**1. 定性** 阴性。

**2. 定量** 丙酮3mg/24h。

【临床意义】尿酮体阳性：常见于糖尿病酮症酸中毒、剧烈运动后、妊娠剧烈呕吐、饥饿、消化吸收障碍、脱水等。

（五）尿胆原

【参考区间】

**1. 定性** 阴性或弱阳性。

**2. 定量** ≤10mg/L。

【临床意义】

**1. 尿胆原增多** 多见于病毒性肝炎、溶血性黄疸、心力衰竭、肠梗阻、便秘等。

**2. 尿胆原减少** 多见于胆汁淤积性黄疸等。

（六）隐血试验

【参考区间】阴性。

【临床意义】隐血试验阳性：见于葡萄糖-6-磷酸脱氢酶缺乏症、疟疾、伤寒、大面积烧伤、金属（砷、苯、铅）中毒及毒蛇咬伤所引起的血红蛋白尿。

（七）尿淀粉酶

【参考区间】阴性。

【临床意义】尿淀粉酶增高：常见于急性胰腺炎、胰管阻塞。

# 第3节 粪便检查

## 一、一般检查

（一）颜色

【参考区间】黄褐色，婴儿为黄色或金黄色。

【临床意义】

**1. 柏油色** 见于上消化道出血、服中药、铁剂、活性炭等。

**2. 鲜红色** 见于下消化道出血，如痢疾、痔、肛裂、直肠息肉、直肠癌等。

**3. 白陶土色** 见于胆道阻塞、胆汁缺乏、服用硫酸钡等。

**4. 绿色** 见于食用大量绿色蔬菜、婴儿消化不良等。

**5. 果酱色** 见于阿米巴痢疾、肠套叠等。

（二）性状

【参考区间】 正常人为软便且成形，婴儿便是糊状。

【临床意义】

**1. 脓血便** 多见于细菌性痢疾、溃疡性结肠炎、血吸虫病等。

**2. 黏液便** 多见于肠炎、阿米巴痢疾、细菌性痢疾、急性血吸虫病、结肠癌等。

**3. 米汤样便** 多见于霍乱、副霍乱等。

**4. 蛋花样便** 多见于婴儿消化不良。

**5. 羊粪样便** 多见于痉挛性便秘。

**6. 水样便** 多见于消化不良、急性肠炎等。

### 二、显微镜检查

【参考区间】 无红细胞、虫卵、原虫，偶见少量白细胞或上皮细胞。

【临床意义】

**1. 红细胞增多** 多见于肠炎、痢疾、结肠或直肠肿瘤、息肉等。

**2. 白细胞增多** 多见于过敏性肠炎、肠寄生虫病、细菌性痢疾等。

**3. 寄生虫卵** 多见于肠道及肝胆寄生虫病，如蛔虫病等。

## 第4节 肝功能检查

肝功能检查标本采集：空腹静脉采血4ml，不抗凝送检。其检查内容如下。

### 一、蛋白质代谢功能检查

主要查血清总蛋白（TP）、白蛋白（A）、球蛋白（G）及A/G值。肝脏是合成蛋白质的主要场所，当肝脏有病变时，血浆中蛋白质的含量就会发生改变。因此，测定血中蛋白质含量可作为肝脏疾病的诊断、治疗及预后观察指征。

【参考区间】

**1. 血清总蛋白**（TP） 60～80g/L。

**2. 白蛋白**（A） 40～55g/L。

**3. 球蛋白**（G） 20～30g/L。

**4. A/G值** （1.5～2.5）：1。

【临床意义】

**1. 急性肝损害** 一般无明显变化，如白蛋白降低，则提示肝损害严重。

**2. 慢性肝病** 如慢性肝炎、肝硬化、肝癌等，白蛋白降低，球蛋白增多。当A/G值＜1.25时，提示肝功能异常；A/G值＜1时，提示有严重的肝病，预后不良。

**3. 肝外疾病**

（1）白蛋白减少 见于①蛋白质丢失过多，如肾病综合征。②消耗过多，如甲状腺功能亢进症（甲亢）、恶性肿瘤等。③摄入不足，如营养不良、慢性胃肠道疾病等。

（2）球蛋白增多 可见于利什曼病、亚急性细菌性心内膜炎、系统性红斑狼疮等。

## 二、胆红素代谢功能检查

正常血清中有血清总胆红素（serum total bilirubin，STB）、结合胆红素（conjugated bilirubin，CB）和非结合胆红素（unconjugated bilirubin，UCB）。

【参考区间】 成人：总胆红素3.4～17.1μmol/L；结合胆红素0～6.8μmol/L；非结合胆红素1.7～10.2μmol/L。

【临床意义】

**1. 总胆红素、非结合胆红素增多** 见于溶血性黄疸。

**2. 总胆红素、结合胆红素、非结合胆红素均增多** 见于肝细胞性黄疸。

**3. 总胆红素、结合胆红素增多** 见于胆汁淤积性黄疸。

## 三、酶学检查

肝脏内有许多作为催化剂的特殊蛋白——酶。当发生肝病时这些酶便释放出来，测定这些酶的含量，可作为诊断肝病类型的依据。

### （一）血清丙氨酸氨基转移酶

丙氨酸氨基转移酶（alanine transaminase，ALT）又称谷丙转氨酶（GPT）。广泛存在于肝、心、脑、肾、肠等，以肝含量最高，当肝损害时，即有ALT升高。

【参考区间】 速率法：5～40U/L（37℃）。

【临床意义】

**1. 急性肝炎** 早期即有ALT升高，当＞80U/L可确诊。

**2. 慢性肝炎、肝硬化、肝癌等** ALT可中度升高。

**3. 胆道疾病、心肌炎、心肌梗死、脑血管疾病时** 有ALT轻度升高。

### （二）血清天冬氨酸氨基转移酶

天冬氨酸氨基转移酶（aspartate transaminase，AST）又称谷草转氨酶（GOT）。以心肌含量最高，其次是肝、肾等，当肝损害时，即有AST升高。

【参考区间】 速率法：8～40U/L（37℃）。

【临床意义】

**1. 急性心肌梗死** AST显著升高且速度快，幅度大。

**2. 急性肝炎** AST也升高，但不如ALT显著。

**3. 慢性肝炎、肝硬化、肝癌、心肌炎、胆道疾病、胸膜炎、皮肌炎、脑血管疾病等** AST可轻度升高。

### （三）血清碱性磷酸酶

血清碱性磷酸酶（ALP、AKP）在骨、肝、肾及肠含量较高。

【参考区间】 连续监测法（37℃）：成人40～110U/L；儿童＜250U/L。

【临床意义】 ALP显著升高：见于肝癌、胆汁淤积性黄疸等，骨组织病（骨细胞瘤、骨折恢复期、变形性骨炎等）也升高。

### （四）γ-谷氨酰转肽酶

γ-谷氨酰转肽酶（γ-GT）存在于肾、胰、肝、脾等组织中。

【参考区间】 连续监测法（37℃）：成人＜50U/L。

【临床意义】 肝癌（原发性或继发性）、阻塞性黄疸时γ-GT显著升高，而其他肝病时也轻度升高。

## 四、病毒性肝炎检查

### （一）甲型肝炎病毒（HAV）检查

感染HAV后，血清中可出现抗HAV-IgG和抗HAV-IgM抗体。其中抗HAV-IgM的特异性高，早期即可出现（发病后2周最高），一旦出现即可确诊；抗HAV-IgG的出现，提示既往感染HAV。

### （二）乙型肝炎病毒（HBV）检查

有三种不同的抗原-抗体系统，即两对半：①表面抗原（HBsAg）和表面抗体（抗HBs）；②e抗原（HBeAg）和e抗体（抗HBe）；③核心抗体（抗HBc）。它们检测结果的临床意义见表3-1。

**1. HBsAg（+）** 说明处于乙型肝炎（乙肝）感染期。即①乙型肝炎潜伏期。②乙型肝炎急性期。③慢性或迁延性乙型肝炎活动期。④肝炎后肝硬化或原发性肝癌。⑤无症状HBsAg长期携带者。

**2. 抗HBs（+）** 抗HBs是一种保护性抗体，其阳性说明机体有一定免疫力。其意义①曾患过乙型肝炎。②注射疫苗后，如抗体滴度明显升高，表明免疫效果好。③观察乙型肝炎病程：当抗HBs出现，表示疾病处于恢复期，预后好。

**3. HBeAg（+）** 乙型肝炎处于活动期，提示HBV在体内复制，传染性强。如出现HBsAg（+）、HBeAg（+）和抗HBc（+）俗称大三阳，具有高度的传染性，难以转阴；如出现HBsAg（+）、抗HBe（+）和抗HBc（+）俗称小三阳，为急性HBV感染者，趋向恢复。

**4. 抗HBe（+）** 说明大部分HBV被清除，复制减少，传染性降低。

**5. 抗HBc（+）** 说明患者正处于急性感染恢复期，有传染性。

**表3-1 HBV五项指标检测结果的临床意义**

| HBsAg | 抗HBs | HBeAg | 抗HBe | 抗HBc | 临床意义 |
|---|---|---|---|---|---|
| − | − | − | − | − | 未感染HBV |
| − | − | − | − | + | 曾感染HBV，急性感染恢复期 |
| − | − | − | + | + | 乙型肝炎恢复期，弱传染性 |
| − | + | − | − | − | HBV感染恢复或接种乙型肝炎疫苗后 |
| − | + | − | + | + | 急性HBV感染恢复期 |
| + | − | − | + | + | 急性HBV感染趋向恢复 |
| + | − | − | − | + | 急性或慢性乙型肝炎，慢性HBsAg携带者 |
| + | − | + | − | + | 急性或慢性乙型肝炎，传染性强HBV复制活跃 |
| + | − | − | − | − | 急性HBV感染早期，慢性HBsAg携带者 |
| + | − | + | − | − | 急性HBV感染中期 |

# 第5节 其他常用检查

### （一）肾功能检查

肾功能检查主要检查血尿素氮（blood urea nitrogen，BUN）和血肌酐（serum creatinine，Scr）。

**【参考区间】**

**1. BUN** 成人3.2～7.1mmol/L；儿童1.8～6.5mmol/L。

**2. Scr** 男性53～106μmol/L；女性44～97μmol/L。

**【临床意义】** 血尿素氮和血肌酐增高见于如下疾病。

**1. 器质性肾脏疾病** 急性肾小球肾炎、慢性肾小球肾炎、严重肾盂肾炎、肾结核等。

**2. 肾前或肾后因素引起的尿量明显减少或尿闭** 如休克、尿路梗阻等。

**3. 体内蛋白质分解过多** 上消化道出血、大面积烧伤等。

### （二）血清淀粉酶检查

淀粉酶（amylase，AMY）是一种水解淀粉、糊精和糖原的酶，主要来自胰腺和腮腺。

**【参考区间】** 血清淀粉酶：35～135U/L。

**【临床意义】**

**1. 血清淀粉酶活性增高**

（1）胰腺炎 急性胰腺炎一般于发病6～12小时开始升高，12～72小时达到峰值，3～5天恢复正常，增高越明显其损伤越严重。敏感度为70%～95%，特异度为33%～34%。

（2）胰腺癌。

（3）非胰腺疾病 腮腺炎、消化性溃疡穿孔、上腹部手术、机械性肠梗阻、胆管梗阻、急性胆囊炎等。

**2. 血清淀粉酶活性降低** 多由于胰腺组织严重破坏或肿瘤压迫时间过长。

## 自测题

### 一、名词解释

1. 大三阳 2. 蛋白尿

### 二、选择题

**【A型题】**

1. 贫血是外周血单位容积中（ ）
   A. RBC低于正常
   B. PCV低于正常
   C. RBC、Hb低于正常
   D. RBC、Hb、PCV低于正常
   E. 循环血量较正常减少

2. 重度贫血的Hb含量为（ ）
   A. ＜90g/L B. ＜70g/L
   C. ＜60g/L D. ＜50gL
   E. ＜40g/L

3. 血沉加快不出现在（ ）
   A. 结核病 B. 风湿热
   C. 缺铁性贫血 D. 恶性肿瘤
   E. 高胆固醇血症

4. 少尿是指24小时尿量少于（ ）
   A. ＜100ml B. ＜200ml
   C. ＜300ml D. ＜400ml
   E. ＜800ml

5. 镜下血尿指尿红细胞数（ ）
   A. ＞3个/Hp B. ＞5个/Hp
   C. ＞8个/Hp D. ＞10个/Hp
   E. ＞20个/Hp

6. 尿中见大量白细胞及白细胞管型见于（ ）
   A. 急性肾小球肾炎 B. 肾盂肾炎
   C. 肾病综合征 D. 急性膀胱炎
   E. 肾肿瘤

7. 患者酗酒后，上腹部剧痛10小时。测定哪项对急性胰腺炎有诊断意义（ ）
   A. 血尿淀粉酶 B. 尿酮体
   C. 尿糖 D. 血常规
   E. 尿常规

8. 下列哪项反映肝损害最为灵敏（ ）
   A. AFP B. ALT C. AST
   D. γ-GT E. ALP

9. HbsAg（+）、HbeAg（+）说明（ ）
   A. 无传染性 B. 具有免疫力
   C. 病情较稳定 D. 处于乙型肝炎恢复期
   E. 具有传染性

**【B型题】**

（第10、11题备选答案）
A. 黏液脓血便 B. 米泔水样便
C. 冻状便 D. 白陶土样便
E. 柏油样便

10. 细菌性痢疾的大便呈（ ）

11. 阻塞性黄疸，大便性状为（ ）

**【X型题】**

12. 临床上称为“小三阳”的乙型肝炎病毒检查结果是指下列哪几项指标为阳性（ ）
   A. HBsAg B. 抗HBs
   C. HBeAg D. 抗HBe
   E. 抗HBc

（周文龙）

# 第4章 肿　瘤

## 学习目标

**1. 知识目标：** 掌握肿瘤的概念，良、恶性肿瘤的区别，肿瘤的治疗；理解肿瘤的异型性，肿瘤细胞的代谢特点，肿瘤的扩散；了解肿瘤的命名原则及分类。

**2. 能力目标：** 能正确命名肿瘤。能正确区别良、恶性肿瘤。

**3. 素质目标：** 具有同情心，对肿瘤患者能耐心引导并帮助其建立对抗疾病的信心。

肿瘤（tumor，neoplasm）是一种常见病、多发病。根据肿瘤生物学特性及其对机体危害性的不同，可将其分为良性肿瘤和恶性肿瘤。恶性肿瘤即人们一般所说的癌症（cancer），它是当前严重影响人类健康、威胁人类生命的主要疾病之一。

我国最常见的恶性肿瘤，依次为肺癌、肝癌、胃癌、结直肠癌、食管癌、胰腺癌、女性乳腺癌等。这些肿瘤的病因学、发病学及其防治，均成为我国肿瘤研究的重点。

**案例4-1**

患者，男，65岁，公司职员。胃溃疡15年，近1年腹痛不规律，抗溃疡治疗无效，体重明显减轻，2个月来出现呕吐、食量下降、饭后左上腹饱胀不适等症状，半小时前解柏油样便、吐鲜血，突然昏迷急诊入院。查体：消瘦、面色苍白、四肢厥冷，体温（T）37℃、血压（BP）90/60mmHg（1mmHg=0.133kPa）、脉率（P）120次/分、呼吸（R）20次/分，左锁骨上淋巴结肿大、质硬、可推动。

**思考题：** 该患者可能诊断为什么疾病？

## 第1节　概　　述

### 一、肿瘤的概念

肿瘤是机体在各种致瘤因素的作用下，局部组织的某一个细胞在基因水平上失去了对其生长和分化的正常调控，导致克隆性异常增生而形成的新生物。这种新生物常形成局部肿块，因而得名。

**链接**　肿瘤细胞与正常的细胞的重要区别

肿瘤细胞来源于正常的细胞，两者之间有两个重要区别：①瘤细胞失去了分化成熟的能力。②瘤细胞失控性增生，即使致瘤因素已不存在时，仍能持续性生长。

机体在生理状态下以及在炎症、损伤修复时的病理状态下也常有组织、细胞的增生。但一般来说，这类增生有的属于正常新陈代谢所需的细胞更新；有的是针对一定刺激或损伤的适应性反应，皆为机体生存所需。所增生的组织能分化成熟，并能恢复原来正常组织的结构和功能。并且这类增生是有一定限度的，一旦增生的原因消除后就不再继续增生。但肿瘤性增生却与此不同，二者有着本质上的区别。

根据肿瘤生物学特性及其对机体危害性的不同，一般分为良性和恶性肿瘤两大类。这种分类在肿瘤的诊断、治疗和判断预后上均有十分重要的意义。

## 二、肿瘤的异型性

**链接** 肿瘤的实质与间质

任何肿瘤的组织成分都可以分为实质和间质两部分：实质是肿瘤细胞的总称，是主要成分；间质由结缔组织和血管、淋巴管组成。

---

肿瘤组织无论在细胞形态还是在组织结构上，都与其来源的正常组织有不同程度的差异，这种差异称为异型性（atypia）。肿瘤组织异型性的大小反映了肿瘤组织的成熟程度（即分化程度，在此指肿瘤的实质细胞与其来源的正常细胞和组织在形态和功能上的相似程度）。异型性小者，说明它和正常组织相似，肿瘤组织成熟程度高（分化程度高）；异型性大者，表示肿瘤组织成熟程度低（分化程度低）。异型性是诊断肿瘤，确定其良、恶性和判断恶性程度高低的主要组织学依据。恶性肿瘤常具有明显的异型性。

## 三、肿瘤细胞的代谢特点

**1. 核酸代谢** 肿瘤组织合成DNA和RNA的聚合酶活性均较正常组织高，而其核酸分解过程明显降低。

**2. 蛋白质代谢** 肿瘤组织的蛋白质合成及分解代谢都增强，但合成代谢超过分解代谢，甚至可夺取正常组织的蛋白质分解产物，合成肿瘤本身所需要的蛋白质，结果可使机体处于严重消耗的恶病质状态。

## 四、肿瘤的扩散

恶性肿瘤在生长过程中，肿瘤细胞在局部浸润到周围组织的同时，还可以转移到身体的其他部位。恶性肿瘤细胞的局部浸润和远处转移称为癌症的扩散。扩散是恶性肿瘤最重要的特点，并且是威胁患者健康和生命的主要原因。尤其肿瘤的远处转移是一个严重的问题，大约半数癌症患者在被确诊时已有转移。

### （一）直接蔓延

随着肿瘤的生长，肿瘤细胞在原发部位连续不断地沿着组织间隙、淋巴管、血管或神经束膜浸润，破坏邻近正常组织或器官，称为直接蔓延。如晚期宫颈癌可蔓延到直肠、膀胱或骨盆壁；晚期肺癌可侵犯胸膜和胸腔，有的甚至达到胸壁。

### （二）转移

恶性肿瘤细胞从原发部位侵入局部淋巴管、血管或体腔后，迁徙到他处继续繁殖增生，形成与原发部位相同类型的肿瘤，这一过程称为肿瘤转移（tumor metastasis，图4-1），所形成的肿瘤称为继发瘤或转移瘤。肿瘤转移时有以下几种途径。

**1. 淋巴转移** 常见于各种癌，侵入淋巴管的癌细胞随淋巴回流首先到达局部淋巴结，继续发展可转移到下一站的其他淋巴结，最后可经胸导管或右侧淋巴导管进入血液循环再继发血行转移。如外上象限的乳腺癌首先转移到同侧腋窝淋巴结，之后可转移到同侧锁骨下、锁骨上淋巴结，甚至对侧腋窝淋巴结。

**2. 血行转移** 常见于各种肉瘤、内分泌癌和未分化癌，肿瘤细胞侵入血管后，随血流到达远处器官，继续生长，形成转移瘤。由于静脉管壁较薄，管内压力较低，瘤细胞常经静脉侵入，血行转移的途径与血液流向是一致的。肺、骨、脑和肝是最常被累及的器官。

**3. 种植转移** 体腔内器官的肿瘤蔓延至器官表面时，瘤细胞可以脱落并像播种一样种植在体腔内各器官的表面，形成多个转移瘤。这种转移的方式称为种植性转移。种植性转移常见于来源于腹腔器官的肿瘤。如胃癌破坏胃壁侵及浆膜后，可种植到大网膜、腹膜、腹腔内器官表面甚至卵巢等处，库肯伯格（Krukenberg）瘤就是指胃癌种植转移到卵巢。

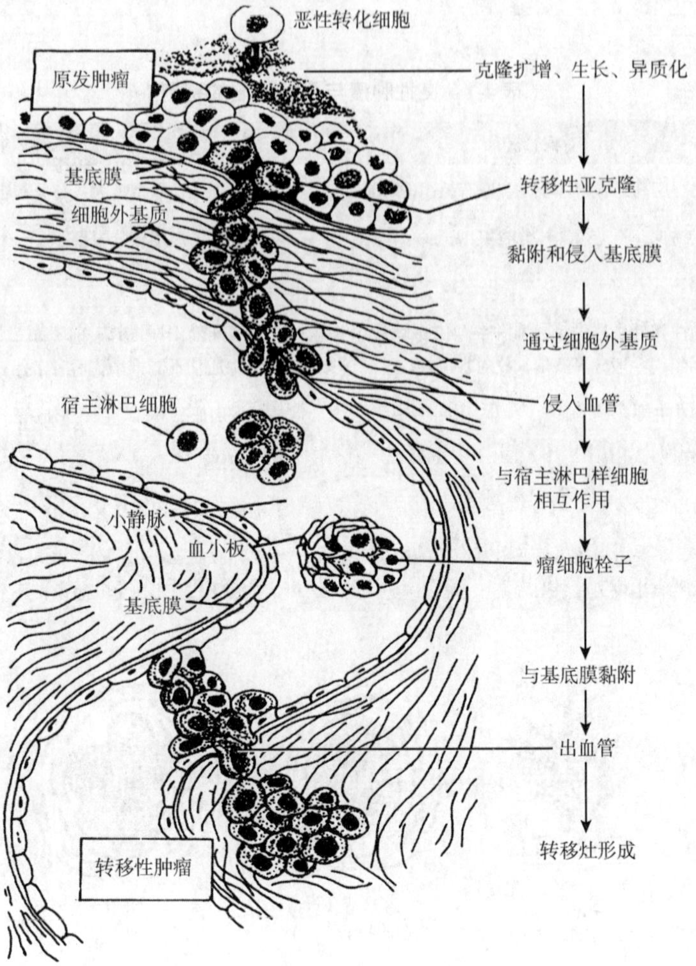


**图4-1** 恶性肿瘤浸润和转移机制

## 五、肿瘤对机体的影响

肿瘤因其良恶性、大小和发生的部位不同，对机体的影响也有所不同。

良性肿瘤：因其分化较成熟，生长缓慢，停留于局部，不浸润，不转移，故一般对机体的影响相对较小，主要表现为局部压迫和阻塞症状。内分泌腺的良性肿瘤则常因能引起某种激素分泌过多而产生全身性影响，如嗜铬细胞瘤因大量分泌肾上腺素可导致恶性高血压。

恶性肿瘤：由于分化不成熟，生长较迅速，浸润破坏器官的结构和功能，除可引起上述良性肿瘤症状外，易并发溃疡、出血、感染、发热和顽固性疼痛。恶性肿瘤的晚期患者，往往发生恶病质（cachexia），最终可致患者死亡。恶病质是指机体严重消瘦、乏力、贫血和全身衰竭的状态。

## 六、良性肿瘤与恶性肿瘤的区别

良性肿瘤和恶性肿瘤在生物学特点上是明显不同的，对机体的影响也不同。良性肿瘤一般对机体影响小，易于治疗，疗效好；恶性肿瘤危害较大，治疗措施复杂，疗效不够理想。如果把恶性肿瘤误诊为良性肿瘤，就会延误治疗或治疗不彻底，造成复发、转移。相反，如把良性肿瘤误诊为恶性肿瘤，可能会进行一些不当治疗，使患者遭受不应有的痛苦、损害和精神负担。因此，区别良性肿瘤与恶性肿瘤，对于正确的诊断和治疗具有重要的实际意义。现将良性肿瘤与恶性肿瘤的区别列于表4-1。

**表4-1　良性肿瘤与恶性肿瘤的鉴别**

| 鉴别点 | 良性肿瘤 | 恶性肿瘤 |
|---|---|---|
| 组织分化程度 | 分化程度高，异型性小，与原有组织的形态相似 | 分化程度低，异型性大，与原有组织的形态差别大 |
| 核分裂 | 无或稀少，不见病理核分裂象 | 多见，可见病理核分裂象 |
| 生长速度 | 缓慢 | 迅速 |
| 肿瘤外形和生长方式（图4-2） | 膨胀性和外生性生长，前者常有包膜形成，与周围组织一般分界清楚，故通常可推动 | 浸润性和外生性生长，前者无包膜，一般与周围组织分界不清楚，通常不能推动，后者常伴有浸润性生长 |
| 继发改变 | 很少发生坏死、出血 | 常发生出血、坏死、溃疡形成等 |
| 转移 | 不转移 | 常有转移 |
| 复发 | 手术后很少复发 | 手术等治疗后较多复发 |
| 对机体影响 | 较小，主要为局部压迫或阻塞作用。如发生在重要器官也可引起严重后果 | 较大，除压迫、阻塞外，还可以破坏原发处和转移处的组织，引起坏死、出血合并感染，甚至造成恶病质 |

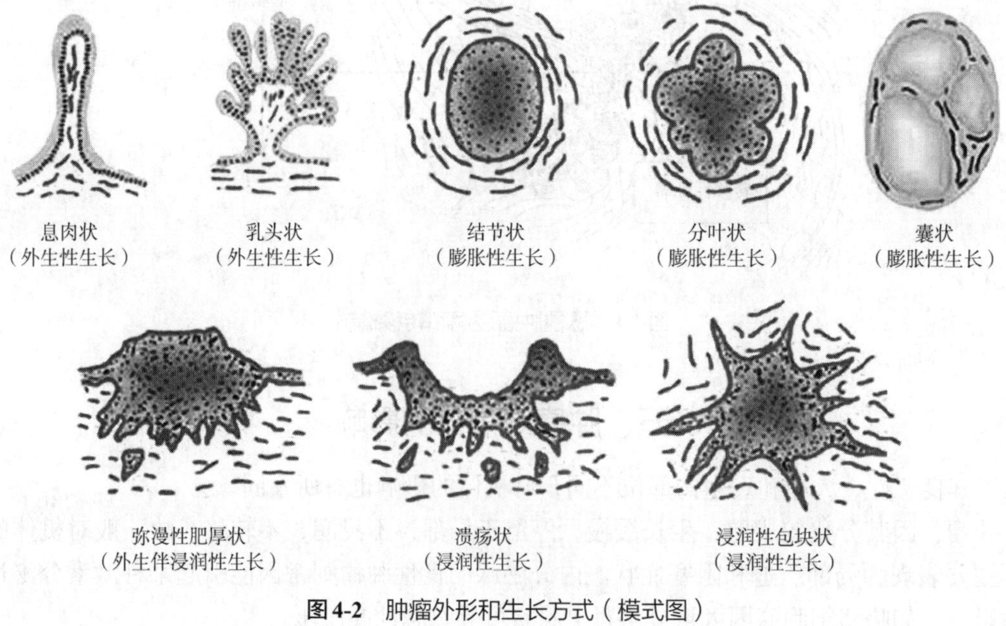


**图4-2　肿瘤外形和生长方式（模式图）**

**链接**　交界性肿瘤

良、恶性肿瘤间有时并无绝对界限，有些肿瘤的组织形态介于两者之间，称为交界性肿瘤。此类肿瘤有恶变倾向，在一定条件下，可逐渐向恶性发展，故临床上应加强随访。

# 第2节　肿瘤的命名与分类

## 一、肿瘤的命名

人体任何部位、任何组织、任何器官几乎都可发生肿瘤，因此肿瘤的种类繁多，命名也复杂。一般根据其组织来源和生物学行为来命名。

### （一）良性肿瘤的命名

良性肿瘤的命名方式一般为在其起源组织名称后加“瘤”字，来源于子宫肌层的良性肿瘤，如子宫肌瘤。有时还结合肿瘤的形态特点命名，如腺瘤呈乳头状生长并有囊腔形成者称为乳头状囊腺瘤。

### （二）恶性肿瘤的命名

恶性肿瘤一般亦根据其组织来源来命名。

**1. 癌**　来源于上皮组织的恶性肿瘤统称为癌（carcinoma），命名时在其起源组织名称之后加“癌”字，如来源于鳞状上皮的恶性肿瘤称为鳞状细胞癌，来源于腺上皮呈腺样结构的恶性肿瘤称为腺癌。

**2. 肉瘤**　来源于间叶组织的恶性肿瘤统称为肉瘤（sarcoma），其命名方式是在起源组织名称之后加“肉瘤”二字。如起源于纤维结缔组织的恶性肿瘤称纤维肉瘤，起源于横纹肌组织的恶性肿瘤称横纹肌肉瘤。

**3. 癌肉瘤**　有的肿瘤既有癌的成分，又有肉瘤的成分，则称为癌肉瘤（carcinosarcoma）。

### （三）肿瘤的特殊命名

有少数恶性肿瘤不按上述原则命名，如有些来源于幼稚组织的恶性肿瘤称为母细胞瘤，如神经母细胞瘤、髓母细胞瘤、肾母细胞瘤等；有些恶性肿瘤成分复杂或由于习惯沿袭，则在肿瘤的名称前加“恶性”，如恶性畸胎瘤等；有些恶性肿瘤冠以人名，如尤因肉瘤（Ewing sarcoma）、霍奇金淋巴瘤（Hodgkin lymphoma）；有些恶性肿瘤按肿瘤细胞的形态命名，如骨巨细胞瘤、肺小细胞癌。至于白血病、精原细胞瘤则是少数采用习惯名称的恶性肿瘤，虽称为“瘤”或“病”，实际上都是恶性肿瘤。

## 二、肿瘤的分类

肿瘤的分类通常是以其组织来源为依据，每一类别又分为良性与恶性两大类。见表4-2。

**表4-2　肿瘤分类举例**

| 组织来源 | | 良性肿瘤 | 恶性肿瘤 | 好发部位 |
|---|---|---|---|---|
| 上皮组织 | 鳞状上皮 | 乳头状瘤 | 鳞状细胞癌 | 乳头状瘤见于皮肤、鼻、鼻窦、喉等处；鳞状细胞癌见于宫颈、皮肤、食管、鼻咽、肺、喉和阴茎等处 |
| | 基底细胞 | — | 基底细胞癌 | 头面部皮肤 |
| | 腺上皮 | 腺瘤 | 腺癌（各种类型） | 甲状腺、乳腺、胃、肠等 |
| | | 囊性腺瘤 | 囊腺癌 | 卵巢 |
| | | 多形性腺瘤 | 恶性多形性腺瘤 | 涎腺 |
| | 移行上皮 | 乳头状瘤 | 移行上皮癌 | 膀胱、肾盂 |

续表

| 组织来源 | | 良性肿瘤 | 恶性肿瘤 | 好发部位 |
|---|---|---|---|---|
| 间叶组织 | 纤维结缔组织 | 纤维瘤 | 纤维肉瘤 | 四肢 |
| | 纤维组织细胞 | 纤维组织细胞瘤 | 恶性纤维组织细胞瘤 | 四肢 |
| | 脂肪组织 | 脂肪瘤 | 脂肪肉瘤 | 皮下组织、腹膜后 |
| | 平滑肌组织 | 平滑肌瘤 | 平滑肌肉瘤 | 子宫和胃肠 |
| | 横纹肌组织 | 横纹肌瘤 | 横纹肌肉瘤 | 头颈、四肢 |
| | 血管和淋巴管组织 | 血管瘤 | 血管肉瘤 | 皮肤和皮下组织、舌、唇等 |
| | | 淋巴管瘤 | 淋巴管肉瘤 | |
| | 骨组织 | 骨瘤 | 骨肉瘤 | 颅骨、长骨 |
| | | 巨细胞瘤 | 恶性骨巨细胞瘤 | 长骨 |
| | 软骨组织 | 软骨瘤 | 软骨肉瘤 | 手足短骨、盆骨、肋骨 |
| | 滑膜组织 | 滑膜瘤 | 滑膜肉瘤 | 膝、踝、肩和肘等关节附近 |
| | 间皮 | 间皮瘤 | 恶性间皮瘤 | 胸膜、腹膜 |
| 淋巴造血组织 | 淋巴组织 | — | 淋巴瘤 | 颈部、纵隔、肠系膜和腹膜后淋巴结 |
| | 造血组织 | — | 各种白血病 | 淋巴造血组织 |
| | | — | 多发性骨髓瘤 | 椎骨、胸骨、肋骨、颅骨和长骨 |
| 神经组织 | 神经纤维组织 | 神经纤维瘤 | 神经纤维肉瘤 | 皮肤神经、深部神经及内脏神经 |
| | 神经鞘细胞 | 神经鞘瘤 | 恶性神经鞘瘤 | 头、颈、四肢等处神经 |
| | 胶质细胞 | 胶质细胞瘤 | 恶性胶质细胞瘤 | 大脑 |
| | 原始神经细胞 | — | 髓母细胞瘤 | 小脑 |
| | 脑膜组织 | 良性脑膜瘤 | 恶性脑膜瘤 | 脑膜 |
| | 交感神经节 | 节细胞神经瘤 | 神经母细胞瘤 | 前者多见于纵隔和腹膜后，后者多见于肾上腺髓质 |
| 其他肿瘤 | 黑色素细胞 | 黑痣 | 黑色素瘤 | 皮肤、黏膜 |
| | 胎盘组织 | 葡萄胎 | 绒毛膜癌、侵蚀性葡萄胎 | 子宫 |
| | 性腺 | 支持细胞瘤、间质细胞瘤 | 恶性支持细胞瘤、恶性间质细胞瘤 | 卵巢、睾丸 |
| | | 颗粒细胞瘤 | 恶性颗粒细胞瘤 | 卵巢 |
| | 生殖细胞 | — | 精原细胞瘤 | 睾丸 |
| | | — | 无性细胞瘤 | 卵巢 |
| | | — | 胚胎性癌 | 睾丸、卵巢 |
| | 三个胚叶组织 | 畸胎瘤 | 恶性畸胎瘤 | 卵巢、睾丸、纵隔和骶尾部 |

## 第3节 肿瘤病因学

肿瘤的发生过程复杂而又漫长，一般将整个变化过程分为：启动（initiation）、促进（promotion）和演进（progression）三个阶段。三者各有本身的特点，又互相连续逐渐过渡，有一定程度的重叠，没有截然分明的界限。

各种致癌物质影响肿瘤发生的强弱程度差异很大，就它们在致癌过程中的作用而言，可以分为启动剂和促进剂、完全致癌物和不完全致癌物。

启动剂是指某些化学、物理或生物因子，它们可以直接改变细胞遗传物质DNA的成分或结构，一般一次接触即可完成，其作用似无明确的阈剂量，启动剂引起的细胞改变一般是不可逆的。

促进剂本身不能诱发肿瘤，只有在启动剂作用后再以促进剂反复作用，方可促使肿瘤发生。促癌物的种类也很多，如某些激素、药物等。有的促癌物只对诱发某种肿瘤起促进作用，而对其他肿瘤的发生不起作用，如糖精可促进膀胱癌的发生，但对诱发肝癌不起促进作用；苯巴比妥促进肝癌的发生，但不影响膀胱癌的发生。

一些致癌物的作用很强，兼具启动和促进两种作用，单独作用即可致癌，称为完全致癌物，如多环芳香烃、芳香胺、亚硝胺、致癌病毒等；另一些物质作用较弱，只能起到启动或促进作用，称为不完全致癌物。

引起肿瘤发生的原因非常复杂，既涉及外界因素，如化学致癌物质、电离辐射、病毒等多种多样的环境致癌因素，又与机体细胞的DNA改变、遗传特性、免疫功能、激素水平的变化等密切相关。恶性肿瘤是体内、外两方面各种因素之间相互作用的最终结果，是多原因、多阶段与多次突变所引起的一大类疾病。

## 一、外界致癌因素

70%～80%的人类肿瘤与环境致癌因素直接或间接有关。某种物质对人类是否致癌，往往需要经过长期复杂的研究、分析方能做出明确的鉴定。外界致癌因素可分为化学性、物理性和生物性致癌因素三大类。

### （一）化学性致癌因素

环境中化学致癌物质的种类非常多，它们的化学性质千差万别，引起人体肿瘤的作用机制也很复杂。环境中只有少数种类的致癌物质在进入人体后可以直接诱发肿瘤，这种物质称为直接致癌物；而大多数化学致癌物进入人体后，需要经过体内代谢活化或生物转化，成为具有致癌活性的最终致癌物，这种物质称为间接致癌物。化学致癌物进入人体的途径很多，其中主要是通过消化道、呼吸道和皮肤接触，大多与环境污染和职业因素有关。常见的化学致癌物及致癌作用见表4-3。

**表4-3　常见的化学致癌物存在形式及致癌作用**

| 化学致癌物 | 存在形式 | 致癌作用 |
|---|---|---|
| 多环芳香烃（苯丙芘、甲基胆蒽、沥青、煤焦油等） | 石油、煤焦油、烟草燃烧的废气、烟雾和烟熏烧烤的鱼肉食品 | 在肝内经氧化后与核酸结合而致突变，引起肺癌、胃癌 |
| 芳香胺类与氨基偶氮染料（联苯胺、硝基联苯、乙萘胺等） | 工业用品和原料 | 在肝内、泌尿系统活化为羟胺致膀胱癌；奶油黄、猩红则引起肝癌 |
| 亚硝胺类 | 食品保存剂和着色剂 | 在胃内与来自食物的二级胺合成亚硝胺，再经羟化而活化形成烷化碳离子引起食管癌、胃癌、肝癌 |
| 烷化剂与酰化剂 | 抗癌药 | 髓细胞性白血病 |
| 其他致癌物 | 金属元素镍、铬、镉等 | 鼻咽癌、肺癌、肾癌、前列腺癌 |
|  | 非金属元素砷、苯 | 皮肤癌、白血病 |

### （二）物理性致癌因素

已证实的物理性致癌因素有电离辐射（X线、γ射线、亚原子微粒等）以及紫外线照射。文献中记载300多年前捷克斯洛伐克的约希姆斯托和德国的施内伯克两地矿工的肺癌是由矿石中所含的放射性沥青铀所致，矿井中的放射性氡可引起肺癌；日本广岛、长崎在第二次世界大战时受原子弹爆炸影响的幸存居民，白血病的发病率明显增高；放射工作者长期接触X线而又无必要的防护措施时，可发生手部放射性皮炎以及皮肤癌；动物实验和临床观察均证实，紫外线长期过度照射可引起外露皮肤的鳞状细胞癌、基底细胞癌或黑色素瘤。

（三）生物性致癌因素

现已知有上百种病毒可引起人或动物的肿瘤，其中2/3为RNA病毒，1/3为DNA病毒，病毒与人体肿瘤的关系最为重要，研究也最深入。

**1. 病毒** 反转录病毒可引发人T细胞白血病；乙型肝炎病毒与肝细胞癌密切相关；人乳头瘤病毒与宫颈癌的发生密切相关；伯基特（Burkitt）淋巴瘤、鼻咽癌的发生可能与EB病毒有关。

**2. 幽门螺杆菌** 幽门螺杆菌感染与胃的黏膜相关淋巴组织（MALT）发生的黏膜相关淋巴组织淋巴瘤密切相关。幽门螺杆菌与一些胃腺癌的发生也有关系。

**3. 寄生虫感染** 日本血吸虫病与结肠癌的发生有关，华支睾吸虫病与肝内胆管癌的发生有关。

## 二、影响肿瘤发生发展的内在因素

环境因素对机体的影响是普遍存在的，但肿瘤的发生是相对有限的，因此机体的内在因素也起着重要作用，可分为以下几方面。

**1. 遗传因素** 视网膜母细胞瘤、肾母细胞瘤、结直肠家族性腺瘤性息肉病等有明显的家族史，属常染色体显性遗传的肿瘤；着色性干皮病患者经紫外线照射后易患皮肤癌，毛细血管扩张性共济失调症患者多发生急性白血病和淋巴瘤，这些遗传综合征均累及DNA修复基因，属于常染色体隐性遗传的肿瘤；乳腺癌、胃癌、结肠癌、食管癌、肝癌、鼻咽癌、白血病等有明显的家族史，决定这类肿瘤的遗传因素是多基因的，而环境因素更为重要。

**2. 免疫因素** 正常细胞发生恶性转化是由基因的改变引起的。有些异常基因表达的蛋白可以引起免疫系统的反应，从而使机体能消灭这些“非己”的转化细胞。机体的抗肿瘤免疫以细胞免疫为主，其中$CD8^+$的细胞毒性T细胞扮演最重要的角色。

**3. 种族因素** 有些肿瘤的发生有明显的种族差异性。这些差异可能与不同的地理环境、生活习惯、遗传等多种因素的影响有关。

**4. 年龄、性别和激素因素** 年龄对肿瘤的发生有一定的影响。如白血病、肾母细胞瘤等好发于儿童，而大部分癌则以老年人多见。胃癌、食管癌、肺癌、大肠癌、肝癌等男性较女性多见，而生殖器官、甲状腺、乳腺及胆囊肿瘤等女性较男性多见；肿瘤发生的性别差异，可能与体内激素水平不同以及接触致癌物质的机会不同有关。内分泌功能的紊乱与某些肿瘤的发生发展有一定的关系，如雌激素水平过高可能会引起乳腺癌和子宫内膜癌。

# 第4节 肿瘤的治疗

目前用于肿瘤治疗的主要手段有手术、放射治疗、化学治疗、中医治疗和免疫治疗，其他有效手段还包括内分泌治疗、热疗、射频消融治疗和生物治疗等。现有治疗手段有其最佳适应证，也有其不足，为了提高治愈率，常将几种有效手段有序进行综合合理运用。

## 一、肿瘤的手术治疗

手术治疗是采取手术切除肿瘤的方法以达到治疗肿瘤的目的，是早、中期实体肿瘤最主要的有效治疗方法，约60%的实体瘤以手术作为主要治疗手段。但对已有扩散的肿瘤，手术治疗往往只能作为姑息性治疗手段。

## 二、肿瘤的化学治疗

肿瘤化学治疗（化疗）是应用一种或数种抗肿瘤化学药物，通过口服或注射达到治疗肿瘤的方法。不同肿瘤的化疗效果差别很大，如儿童急性淋巴细胞白血病、霍奇金淋巴瘤、睾丸精原细胞癌等化疗治愈率较高；而有些肿瘤化疗治愈率较低，如小细胞肺癌、急性粒细胞白血病、非霍奇金淋巴瘤等；还有一些只能起到姑息作用，即缓解症状和减轻痛苦，如前列腺癌、胃癌、食管癌等。手术前后的合理化疗，有助于提高疗效。化疗药物毒副作用较大，主要有恶心、呕吐、脱发、白细胞减少等。

抗肿瘤药物可以分为以下几类。

**1. 细胞毒素类**　烷化剂类药物的氮芥基团作用于DNA、RNA、蛋白质和酶，引起细胞死亡，如环磷酰胺、氮芥、卡莫司汀（卡氮芥）、洛莫司汀（环已亚硝脲）、白消安（马利兰）等。

**2. 抗生素类**　如放线菌素D（更生霉素）、多柔比星、丝裂霉素、平阳霉素、博来霉素等抗生素具有抗肿瘤作用。

**3. 抗代谢类**　此类药物与核酸代谢物相互竞争酶的结合部位，影响与阻断核酸的合成，如氟尿嘧啶、替加氟（呋喃氟尿嘧啶）、甲氨蝶呤、阿糖胞苷等。

**4. 生物碱类**　长春碱类主要干扰细胞内纺锤体的形成，使细胞停留在有丝分裂中期。其他还有紫杉醇、羟喜树碱及鬼臼毒素和依托泊苷（VP-16）等。

**5. 激素和抗激素类**　通过改变内环境而影响肿瘤生长，有的能增强机体对肿瘤的抵抗力。例如，他莫昔芬（三苯氧胺）、氟他胺、己烯雌酚、枸橼酸托瑞米芬、黄体酮、丙酸睾酮、甲状腺素、泼尼松等。

**6. 分子靶向药物**　是指针对肿瘤发生、发展过程中的关键大分子和重要靶点，特异性阻断该靶点的生物学功能，选择性从分子水平逆转靶细胞生物学行为的药物。它们在化学特性上可以是单克隆抗体和小分子化合物，其作用靶点可以是信号转导、细胞受体和抗血管生成等。单抗类常用的有曲妥珠单抗、西妥昔单抗、贝伐单抗和利妥昔单抗等；小分子化合物有伊马替尼、吉非替尼等。

**7. 其他**　如羟基脲、门冬酰胺酶、铂类、丙卡巴嗪、达卡巴嗪等。

此外，还可根据化疗药物对细胞增殖周期作用的不同分类：①细胞周期特异性药物：作用于细胞增殖的全部或大部分周期时相，如氟尿嘧啶等抗代谢药物。②细胞周期非特异性药物：对增殖或非增殖细胞均有作用，如氮芥类或抗生素类。③细胞周期时相特异性药物：药物选择性作用于某一时相，如阿糖胞苷、羟基脲抑制S期，长春新碱抑制M期。

## 三、肿瘤的放射治疗

放射治疗是利用同位素衰变和加速器产生的射线治疗恶性肿瘤。主要适用于肿瘤全身扩散前、相对局限、对射线敏感的肿瘤，有的肿瘤经过放疗甚至可以治愈或代替手术治疗，如鼻咽癌、食管癌、淋巴瘤等。肿瘤一旦扩散或局部浸润广泛，放射治疗就达不到治疗效果，且放射治疗本身也会带来一些近期或远期副作用。

## 四、肿瘤的中医治疗

中医治疗肿瘤的方法多种多样，其中口服汤药为辨证个体化论治的主要部分，其他的还有口服中成药、膏方、静脉使用中药针剂、药膳、针灸等方法。中医治疗的特点体现在肿瘤预防、肿瘤围术期、体质恢复、减轻放化疗副作用、延长生存期、提高生活质量等多个方面。在肿瘤根治术、放化疗完成后进行中医治疗，对抗肿瘤转移复发具有一定作用。

## 五、肿瘤的免疫治疗

根据免疫反应的性质，免疫治疗大致可分为以下几种类型。

**1. 主动性免疫治疗** 利用患者自身的肿瘤组织并经过灭活处理，制成瘤苗再回输给患者以激发毒性T细胞来杀伤肿瘤组织；也可以利用卡介苗及小棒状杆菌菌苗等来激活体内巨噬细胞和杀伤细胞从而消灭肿瘤。

**2. 被动免疫治疗** 给患者输注肿瘤特异性抗体或行抗体与化学药物结合的导向治疗使药物更多地集中于肿瘤部位，从而提高治疗效果。

**3. 继承免疫治疗** 将有免疫活性的自体或异体的免疫细胞输给患者，提供现成的免疫力以对抗肿瘤。如输入淋巴因子激活的杀伤细胞（LAK细胞）及肿瘤浸润细胞等。

**4. 细胞因子治疗** 一些细胞因子如干扰素、白细胞介素-2及肿瘤坏死因子等均可对肿瘤细胞起到抑制和杀伤作用，有的还可增强机体的免疫功能来对抗肿瘤。

**5. 免疫基因治疗** 将细胞因子基因导入肿瘤细胞，从而使肿瘤细胞消退。

从理论上说免疫治疗应该是一种理想的治疗方法，它能消灭肿瘤细胞而不损害正常细胞。但目前免疫治疗的特异性还不强，只能作为一种辅助手段。只有经过其他治疗消除了大部分肿瘤细胞后，对仅留的少量残余肿瘤细胞，免疫治疗才能取得一定效果。对晚期肿瘤患者单纯用免疫治疗往往效果不好。

## 六、其他疗法

生物、基因、内分泌疗法多作为辅助应用或尚待发展，临床上多与化疗药物联合应用。此外还有如多弹头射频治疗、全身及局部热疗、激光、冷冻等方法，在治疗肿瘤方面都积累了一定经验，但其应用范围较局限。

## 自测题

### 一、名词解释

1. 肿瘤 2. 异型性 3. 恶病质 4. 癌 5. 肉瘤

### 二、填空题

1. 根据肿瘤对机体的危害程度及生物学特性，将其分为________和________。
2. 肿瘤的________是确定肿瘤良、恶性的主要组织学依据。
3. 恶性肿瘤的转移有________、________和________三种途径。
4. 外界致癌因素一般分为________因素、________因素和________因素三种。

### 三、选择题

【A型题】

1. 下列各项中哪项不属于区别良恶性肿瘤的要点（　　）
   A. 肿瘤的组织结构
   B. 生长方式
   C. 复发与转移
   D. 压迫与阻塞
   E. 生长速度
2. 肿瘤恶性程度的高低取决于（　　）
   A. 肿瘤的生长速度
   B. 肿瘤细胞的分化程度
   C. 肿瘤发生的部位
   D. 肿瘤患者的临床表现
   E. 肿瘤体积的大小
3. 淋巴转移常见于（　　）
   A. 良性肿瘤　B. 肉瘤
   C. 癌　D. 交界性肿瘤
   E. 血管瘤
4. 癌和肉瘤区别是（　　）
   A. 组织来源　B. 外在环境
   C. 内在因素　D. 形成方式
   E. 以上均不对
5. 不属于抗代谢类化疗药物的是（　　）
   A. 氟尿嘧啶　B. 甲氨蝶呤
   C. 阿糖胞苷　D. 环磷酰胺

E. 替加氟

【B型题】

（第6～10题备选答案）

A. 直接浸润　　B. 淋巴转移

C. 血行转移　　D. 肿瘤复发

E. 恶病质

6. 外上象限乳腺癌患者同侧腋窝淋巴结无痛性肿大，可能发生（　　）

7. 甲状腺癌患者，气管受压，呼吸困难，可能发生（　　）

8. 直肠癌患者，B超发现肝内肿块影，可能发生（　　）

9. 肝癌患者晚期体重明显下降超过原体重30%，可能发生（　　）

10. 子宫肌瘤术后3年，复查再次确诊，可能发生（　　）

【X型题】

11. 下列哪些肿瘤有明显的遗传倾向（　　）

A. 视网膜母细胞瘤

B. 结直肠家族性腺瘤性息肉病

C. 神经纤维瘤

D. 肝细胞癌

E. 乳腺癌

12. 肿瘤的分级依据是（　　）

A. 肿瘤体积的大小

B. 肿瘤的生长速度

C. 肿瘤细胞的分化程度

D. 肿瘤是否转移

E. 肿瘤异型性的大小

## 四、简答题

1. 如何鉴别良性肿瘤与恶性肿瘤？

2. 肿瘤的治疗方法有哪些？

（谢　云）

# 第5章
# 常见传染病

学习目标

**1. 知识目标：** 掌握传染病的定义、流行的基本条件及传染科常见病的病因、流行病学、临床表现和治疗方法；理解传染病的基本特征及传染科常见病的辅助检查及诊断；了解传染病的分类及传染科常见病的发病机制及预防。

**2. 能力目标：** 具有辨识常见传染病的能力；能够个体化制订治疗方案，并与专业人员共同防控传染病；具备公共卫生服务的基本能力。

**3. 素质目标：** 树立“爱伤”意识；培养科学、严谨的工作态度。

## 第1节 传染病概述

### 一、传染病的概念

传染病是指病原生物感染人体后产生的具有传染性的疾病。病原生物包括病原微生物（如朊粒、病毒、细菌、立克次体、衣原体、真菌和螺旋体等）和人体寄生虫（如蠕虫和原虫等）。

### 二、传染病流行的基本条件

**1. 传染源** 是指病原体已在体内生长繁殖并能排出体外的人和动物。传染源主要包括隐性感染者、患者、病原携带者、受感染的动物。

**2. 传播途径** 病原体离开传染源，感染另一个易感者的途径，称为传播途径。常见的传播途径为：①呼吸道传播（空气、飞沫、尘埃）；②消化道传播（水、食物、餐具）；③血液、体液传播（血液制品、分娩、手术、器官移植、性交、共用注射器）；④接触传播（含有病原体的水、土壤、物品）；⑤虫媒传播（蚊子、跳蚤、人虱、恙螨）。

**3. 易感人群** 对某种传染病缺乏特异性免疫力的人称为易感人群。易感者的比例在人群中达到一定水平时，如果遇有传染源和合适的传播途径，传染病的流行则很容易发生。

### 三、传染病的基本特征

**1. 有特异性病原体** 每一种传染病都由特异的病原体引起，包括微生物与寄生虫。

**2. 有传染性** 是传染病与其他感染性疾病的主要区别。

**3. 有流行病学特征** 有散发性、流行、大流行和暴发流行之分。

**4. 有感染后免疫** 人体感染病原体后，无论是显性或隐性感染，都能产生针对病原体及其产物（如毒素）的特异性免疫。

### 四、传染病分类

#### （一）按管理制度分类

甲类：强制管理传染病，如鼠疫、霍乱。

乙类：严格管理传染病，如新型冠状病毒感染、严重急性呼吸综合征（SARS）、艾滋病、病毒性肝炎、脊髓灰质炎、人感染高致病性禽流感、麻疹、流行性出血热、狂犬病、流行性乙型脑炎、登革热、炭疽、细菌性痢疾和阿米巴痢疾、肺结核、伤寒和副伤寒、流行性脑脊髓膜炎、百日咳、白喉、新生儿破伤风、猩红热、布鲁氏菌病、淋病、梅毒、钩端螺旋体病、血吸虫病、疟疾、人感染H7N9禽流感、猴痘。

丙类：监测管理传染病，如流行性感冒、流行性腮腺炎、风疹、急性出血性结膜炎、麻风病、流行性和地方性斑疹伤寒、黑热病、包虫病、丝虫病，除霍乱、细菌性痢疾和阿米巴痢疾、伤寒和副伤寒以外的感染性腹泻病、手足口病。

### （二）按传播途径分类

呼吸道传染病、消化道传染病、血液体液传染病、虫媒传染病等。

## 第2节 病毒性肝炎

**案例5-1**

患者，男，43岁。因“乏力、食欲减退伴右上腹胀痛5年、加重1年”就诊。腹软，肝肋下2cm，质软，有压痛及叩击痛。辅助检查结果如下。①乙型肝炎病毒标志物：乙型肝炎表面抗原（HBsAg）（+）、乙型肝炎e抗原（HBeAg）（+）、乙型肝炎核心抗体（抗HBc）（+）、HBV-DNA（+）。②肝功能：ALT 500U/L。③肝脏超声检查：肝实质光点增粗。

**思考题：** 1. 该患者最可能的诊断是什么？

2. 该患者如何治疗？

### 一、概 述

病毒性肝炎是由多种肝炎病毒引起的，以肝脏损害为主的一组全身性传染病。引起病毒性肝炎的病原，目前已确定的有甲型肝炎（甲肝）病毒、乙型肝炎（乙肝）病毒、丙型肝炎（丙肝）病毒、丁型肝炎（丁肝）病毒、戊型肝炎（戊肝）病毒，近几年新发现已型肝炎病毒、庚型肝炎病毒和TT型肝炎病毒。

甲型肝炎和戊型肝炎主要经粪-口途径传播，乙型肝炎、丙型肝炎和丁型肝炎主要经血液、体液等途径传播。甲型肝炎和戊型肝炎表现为急性感染；乙型肝炎、丙型肝炎和丁型肝炎大多呈慢性感染，其中部分患者可发展为肝硬化或肝细胞癌。各型病毒性肝炎临床表现相似，以疲乏、食欲减退、厌油、肝大、肝功能异常为主，部分患者出现黄疸。目前对病毒性肝炎主要是抗病毒治疗。

### 二、流行病学

**1. 传染源** 甲型肝炎的传染源为急性期患者和隐性感染者，以后者更多见。戊型肝炎的传染源与甲型肝炎相似。乙型肝炎、丙型肝炎、丁型肝炎的传染源是急、慢性患者和无症状病毒携带者。

**2. 传播途径** 甲型肝炎可以由水源或食物污染致暴发流行。乙型肝炎通过输血、注射、手术、透析、器官移植、性行为、母婴传播、破损的消化道黏膜等途径而传播。丙型肝炎和丁型肝炎的传播途径与乙型肝炎相似。戊型肝炎传播途径与甲型肝炎相似。

**3. 易感人群** 凡是未隐性或显性感染过肝炎病毒，也未接种过有关疫苗的人都是易感者。

### 三、病因与发病机制

#### （一）甲型肝炎

甲型肝炎病毒（HAV）经口进入体内后，由肠道进入血流，引起短暂的病毒血症，约1周后进入肝细胞并复制，2周后由胆汁随粪便排出体外。

发病机制：发病早期，由于HAV在肝细胞中大量增殖及$CD8^+$细胞毒性T细胞的杀伤作用共同造成肝细胞损害，肝细胞变性坏死，肝内炎症反应明显。抗HAV是保护性抗体。

### （二）乙型肝炎

**1. 乙型肝炎病毒（HBV）的抗原抗体系统**

（1）乙型肝炎表面抗原（HBsAg）与乙型肝炎表面抗体（抗HBs） 成人感染HBV后最早1～2周，最迟11～12周血中首先出现HBsAg。在慢性患者和无症状携带者中可持续存在多年。HBsAg还存在于各种体液和分泌物中，如唾液、尿液、精液之中。

抗HBs出现于HBsAg转阴后一段时间，在疾病的恢复期开始出现，在6～12个月内逐步上升至高峰，是一种保护性抗体。

（2）乙型肝炎核心抗原（HBcAg）与乙型肝炎核心抗体（抗HBc） 血液中的HBcAg主要存在于丹氏（Dane）颗粒的核心，游离HBcAg极少，故较少用于临床常规检测。血清中的抗HBc出现于HBsAg出现后3～5周，当时抗HBs尚未出现，HBsAg已消失，只检出抗HBc，此阶段称为窗口期（window phase）。IgM型抗HBs只存在于乙型肝炎急性期和慢性肝炎急性发作期，有鉴别诊断意义。低水平HBV感染时，血清中可出现单独抗HBc阳性。抗HBc是非保护性抗体。

（3）乙型肝炎e抗原（HBeAg）与乙型肝炎e抗体（抗HBe） HBeAg一般仅见于HBsAg阳性血清，是HBV活动性复制和有传染性的重要标记。若抗HBe长期阳性，且HBV-DNA也同为阳性，说明病程较长，常提示HBV的DNA已和宿主肝细胞DNA发生了整合，预后不良。

（4）HBV-DNA 是病毒复制和具有传染性的直接标志。可用分子杂交和聚合酶链反应（PCR）法进行检测。HBV-DNA定量测定对于判断病毒复制程度、传染性大小、抗病毒药物疗效都有重要意义。

**2. 发病机制** 急性期，病毒抗原刺激机体的免疫系统进行识别和清除，造成了肝细胞免疫性的损伤。慢性肝炎患者，乙型肝炎病毒的抗原与肝细胞膜结合产生新的抗原即肝细胞膜特异性脂蛋白（LSP），也引起自身免疫反应。另外HBV可产生基因突变或氨基酸序列的变异，这也是造成慢性病变的因素之一。

### （三）丙型肝炎

丙型肝炎病毒（HCV）是丙型肝炎的病原体，是引起输血后肝炎的主要原因。

发病机制与乙型肝炎相似。抗HCV是非保护性抗体。

### （四）丁型肝炎

丁型肝炎病毒（HDV）是丁型肝炎的病原体，这是一种缺陷RNA病毒，必须有HBV或其他嗜肝DNA病毒的辅助才能在肝细胞内复制。

发病机制：HDV对肝细胞有直接损害作用，也可造成宿主免疫性损伤。与HBV重叠感染后，使肝损害加重，并易发展为慢性活动性肝炎、肝硬化和重型肝炎。抗HDV是非保护性抗体。

### （五）戊型肝炎

戊型肝炎病毒（HEV）是戊型肝炎的病原体。

发病机制：HEV通过对肝细胞的直接损伤和免疫病理作用，引起肝细胞的炎症或坏死。机体产生的抗HEV持续时间短，保护意义不大。

## 四、潜 伏 期

甲型肝炎潜伏期2～6周，平均4周。乙型肝炎潜伏期1～6个月，平均3个月。丙型肝炎潜伏期2周～6个月，平均40天。丁型肝炎潜伏期4～20周。戊型肝炎潜伏期2～9周，平均6周。

## 五、临床表现

### （一）急性肝炎

五型肝炎病毒均可引起急性肝炎。甲型肝炎、戊型肝炎为急性感染，不转为慢性。成年人急性乙型肝炎约10%转为慢性，丙型肝炎和丁型肝炎转为慢性的比例更高。

**1. 急性黄疸型肝炎** 以甲型肝炎和戊型肝炎多见，并呈典型的三个阶段。

（1）黄疸前期 可有发热，体温在38～39℃，乏力、食欲减退、厌油、肝区不适，尿色加深，ALT增高，平均持续5～7天。

（2）黄疸期 发热消退，尿黄加深，巩膜和皮肤出现黄染，1～3周内黄疸达高峰。肝大，质软、边缘锐利，有压痛及叩击痛。部分患者有轻度脾大。部分患者可有皮肤瘙痒、心动缓慢等胆汁淤积性黄疸表现。肝功能检查ALT和胆红素升高，尿胆红素阳性，本期持续2～6周。

（3）恢复期 症状逐渐消失，黄疸消退，肝、脾回缩，肝功能逐渐恢复正常。本期持续2周至4个月，平均1个月。孕妇若患戊型肝炎，病情重，病死率高。

**2. 急性无黄疸型肝炎** 甲型肝炎和戊型肝炎无黄疸型起病较缓慢，除无黄疸外，其他临床表现与黄疸型相似，但症状稍轻，主要表现为全身乏力、食欲下降、恶心、腹胀、肝区痛、肝大、有轻压痛及叩痛等。恢复较快，病程大多在3个月内。部分无黄疸型乙型肝炎和丙型肝炎起初无明显症状，易被忽视。实际上，这类无黄疸型肝炎发病率远高于黄疸型肝炎，它们常转为慢性肝炎。

急性丁型肝炎可与HBV感染同时发生或继发于HBV感染者中（重叠感染），使其临床表现复杂化，如出现热度增高、黄疸等，少数可发展为重型肝炎，大多会向慢性化发展。

### （二）慢性肝炎

慢性肝炎：急性肝炎病程超过半年；或原有乙型肝炎、丙型肝炎、丁型肝炎或HBsAg携带史而因同一病原再次出现肝炎症状、体征及肝功能异常者；或发病日期不明确，但根据肝组织病理学或根据症状、体征、实验室检查及B超检查综合分析符合慢性肝炎表现者。慢性肝炎仅见于乙型肝炎、丙型肝炎、丁型肝炎。

根据病情轻重可分为轻、中、重度慢性肝炎。

**1. 轻度** 病情较轻，反复出现乏力、食欲减退、厌油、尿黄、肝区不适、肝稍大有轻触痛。肝功能检查指标轻度异常。

**2. 中度** 症状、体征、实验室检查居于轻度和重度之间。

**3. 重度** 有明显或持续的肝炎症状，如乏力、食欲减退、腹胀、尿黄等，伴肝病面容、肝掌、蜘蛛痣、脾大，ALT和（或）AST反复或持续升高，白蛋白降低免疫球蛋白明显升高。

### （三）重型肝炎（肝衰竭）

重型肝炎是病毒性肝炎中最严重的一种类型，占全部肝炎中的0.2%～0.5%，病死率高。所有肝炎病毒均可引起重型肝炎，但HAV、HCV少见。

**1. 急性重型肝炎** 又称暴发型肝炎，以急性黄疸型肝炎起病，病情发展迅猛，2周内迅速恶化。肝功能检查出现“胆酶分离”现象，血氨升高，本型病死率高。病程不超过三周。

**2. 亚急性重型肝炎** 又称亚急性肝坏死，临床表现与急性重型肝炎相似。但发展速度稍慢，病程较长，常超过3周至数月。容易转化为慢性肝炎或肝硬化。

**3. 慢加急性**（亚急性）**重型肝炎** 是在慢性肝病基础上出现的急性或亚急性肝功能失代偿。

**4. 慢性重型肝炎** 是在肝硬化基础上，肝功能进行性减退导致的以腹水或门脉高压、凝血功能障碍和肝性脑病等为主要表现的慢性肝功能失代偿。

### （四）淤胆型肝炎

淤胆型肝炎又称为毛细胆管炎型肝炎，是以肝内淤胆为主要表现的一种特殊临床类型。急性淤胆型肝炎起病类似急性黄疸型肝炎，但黄疸持续3周以上，甚至数月或更长。以肝内胆汁淤积性黄疸为主，皮肤瘙痒，大便颜色变浅，肝大。少数会发展为胆汁性肝硬化。肝功能检查血清胆红素明显升高，以直接胆红素（结合胆红素）为主。

## 六、辅助检查

### （一）病原学检查

**1. 甲型肝炎** 抗HAV（IgM）有早期诊断价值，可用免疫电镜检测粪便中HAV颗粒，PCR检查血及粪便中的HAV-RNA。

**2. 乙型肝炎** HBV抗原抗体系统常见检测结果的临床分析具体见第3章病毒性肝炎检查相关内容（表3-1）。

**3. 丙型肝炎** 做抗HCV、HCV-RNA等检测，免疫组化法检测肝组织HCV抗原为较特异的方法。

**4. 丁型肝炎** 做HDAg和抗HDV及HDV-RNA检测。免疫组化法检测肝组织HDAg。

**5. 戊型肝炎** 可检测抗HEV，免疫电镜法检测粪便或胆汁中HEV抗原。免疫荧光法检测肝组织内的HEV抗原。

### （二）肝功能检查

**1. 反映肝细胞损伤的项目** 丙氨酸氨基转移酶（ALT）、天冬氨酸氨基转移酶（AST）、碱性磷酸酶（ALP）、γ-谷氨酰转移酶（γ-GT）等。

**2. 反映肝脏分泌和排泄功能的项目** 病毒性肝炎、溶血性黄疸等，都可出现血清总胆红素（STB）升高。肝炎患者的黄疸一般为肝细胞性黄疸，即直接胆红素（结合胆红素）与间接胆红素（非结合胆红素）均升高，而淤胆型肝炎的患者以直接胆红素升高为主。

**3. 反映肝脏合成储备功能的项目** 肝脏合成功能下降，使总蛋白（TP）、白蛋白（A）降低，球蛋白（G）升高，A/G值下降或倒置；凝血酶原活动度（PTA）降低，其＜40%是重型肝炎的诊断依据。

### （三）肝脏肿瘤血清标志物检查

甲胎蛋白（AFP）是原发性肝癌的相关抗原。对慢性乙型肝炎、丙型肝炎等患者应重视此项目的检查。

## 七、诊　断

根据流行病学资料，临床症状和体征，以及实验室检查各项指标进行综合判断。病原学检查和肝功能检查，对肝炎分型和病情判断有指导性意义。

## 八、治　疗

病毒性肝炎目前尚缺乏可靠的特效治疗方法。各型肝炎的治疗原则均以足够的休息、合理的营养为主，辅以适当药物，避免饮酒、过劳和使用损害肝脏的药物。

### （一）急性肝炎

急性肝炎尤其是甲型肝炎和戊型肝炎，一般为自限性，多可完全康复。急性期应进行相应的隔离，一般不采用抗病毒治疗，但是急性丙型肝炎容易转为慢性，早期应用抗病毒药可减少转慢率。如索磷布韦/维帕他韦、格卡瑞韦/哌仑他韦、格拉瑞韦/艾尔巴韦，或来迪派韦/索磷布韦治疗8周，对丙型肝炎可以获得较大的治愈率。肝功能正常1～3个月后可恢复工作。

### （二）慢性肝炎

**1. 一般治疗** 足够休息，合理饮食，心理治疗等。

**2. 药物治疗**

（1）抗炎、抗氧化、保肝治疗　甘草酸制剂、水飞蓟素制剂、多不饱和卵磷脂制剂和双环醇等具有抗炎、抗氧化和保护肝细胞等作用，有望减轻肝脏炎症损伤。

（2）使用干扰素（interferon，IFN） IFN是一种广谱抗病毒剂，属于结构类似、功能相近的低分子糖蛋白。干扰素有α、β和γ等类型，其中α和β具有直接抗病毒作用。

聚乙二醇化干扰素是将干扰素分子和聚乙二醇（PEG）结合，以减慢干扰素吸收和排出的速度。目前有两种聚乙二醇化干扰素制剂，分子量为$1.2\times10^4$（IFNα-2b）和$4.0\times10^4$（IFNα-2a），可每周注射1次。

干扰素在抗病毒时可提高人体的免疫力，作用时间长，减少肝硬化和肝癌发生。虽然干扰素具有抗病毒作用，但其具有使人产生流感样症状、肌肉疼痛、白细胞及血小板减少、脱发、抑郁等副作用。

（3）使用核苷（酸）类药物 该药物其主要作用位点为HBV聚合酶，可迅速降低患者的血清病毒水平。恩替卡韦、富马酸替诺福韦酯、富马酸丙酚替诺福韦、艾米替诺福韦等4种核苷（酸）类药物用于乙型肝炎的治疗。

（4）使用免疫调节剂 胸腺肽$\alpha_1$是一种重要免疫调节药物，可能和增强T细胞及自然杀伤（NK）细胞应答功能有关。

（5）抗纤维化治疗 中药方剂，如安络化纤丸、复方鳖甲软肝片、扶正化瘀片。

### （三）重型肝炎

重型肝炎采用以支持和对症疗法为基础的综合性治疗，促进肝细胞再生，预防和治疗各种并发症。有条件时可采用人工肝支持系统，或肝移植。

### （四）淤胆型肝炎

早期治疗同急性黄疸型肝炎，黄疸持续不退时，可加用泼尼松口服或静脉滴注地塞米松，2周后如血清胆红素显著下降则逐步减量。

## 九、预 防

**1. 控制传染源** 急性患者应隔离治疗至病毒消失。慢性患者和病毒携带者可根据病毒复制指标评估传染性大小。凡现症感染者不能从事食品加工，饮食服务，托幼保育等工作。

**2. 切断传播途径** 重点抓好水源保护、食品卫生、粪便管理等对切断甲型肝炎和戊型肝炎的传播有重要意义。对乙型肝炎和丙型肝炎，重点在于防止通过血液和体液的传播。

**3. 保护易感人群** 主动免疫是接种甲型肝炎和乙型肝炎疫苗以获得特异性免疫力，被动免疫如注射乙型肝炎免疫球蛋白。

**链接** 力克丙型肝炎——开启丙型肝炎泛基因治疗新纪元

7月28日是世界肝炎日。丙型肝炎因其发病隐匿，疾病进展为肝硬化和肝癌的风险大，因此也被称为“沉默杀手”。

“凯因方案”，即中国1类新药盐酸可洛派韦胶囊（凯力唯）及国产索磷布韦片（赛波唯）的联用方案，是首个国产泛基因型全口服丙型肝炎治疗方案，病毒学治愈率高达97%以上，被写入《丙型肝炎防治指南（2022版）》。凯因方案的上市并进入国家医保，让更多的患者有药可治，助力健康中国战略目标和2030年清除丙型肝炎威胁目标的实现，让丙型肝炎患者治愈疾病不再是负担。

# 第3节 艾 滋 病

**案例5-2**

患者，男，40岁，司机。因“发热、乏力、消瘦半年”就诊。患者于半年前无明显诱因出现发热，一般不超过38℃，伴乏力，大便每天2～3次，稀便，无脓血。半年来体重下降约8kg，5年前因阑尾炎化脓穿孔行急诊手术时曾输过血。

查体：体温37.5℃，呼吸、脉搏、血压均正常。略消瘦，右腹股沟、右颈部和左腋窝各触及1个2cm×2cm大小淋巴结，活动无压痛。巩膜无黄染，心肺（–），肝肋下2cm，软，无压痛，脾肋下可触及，移动性浊音（–），肠鸣音6～8次/分。

实验室检查：Hb 100g/L，WBC $3.5\times10^9$/L，N 70%，L 30%，PLT $78\times10^9$/L；血清抗HIV（+）。

**思考题**：1. 该患者最可能的诊断是什么？
2. 患者的治疗措施如何？
3. 试制订抗病毒治疗方案。

## 一、概　述

艾滋病是获得性免疫缺陷综合征（acquired immune deficiency syndrome，AIDS）的简称，是人类因为感染人类免疫缺陷病毒（human immunodeficiency virus，HIV），破坏机体免疫功能，最终并发各种严重机会性感染和肿瘤。该病属于乙类传染病，具有潜伏期长、病死率高的特点。

## 二、流行病学

### （一）传染源

艾滋病患者和HIV感染者为传染源。病毒存在于传染源的血液、精液、阴道分泌物、胸腔积液、腹水、脑脊液、羊水和乳汁等体液中。

### （二）传播途径

**1. 性接触**　是本病的主要传播途径，包括不安全的同性、异性和双性性接触。

**2. 通过血液及血制品传播**　静脉药物依赖者共用针具、不安全规范的介入性医疗操作、文身；输入含病毒的血液和血制品等均可传播。

**3. 母婴传播**　感染本病毒的孕妇可通过胎盘或在分娩过程中及产后哺乳传染给婴儿。

**4. 其他途径**　职业暴露如医务人员被污染的针头刺伤或破损皮肤受传染；应用病毒携带者的器官移植或人工授精亦可传染。

### （三）易感人群

人群普遍易感。高危人群有同性恋者、不洁性行为者、静脉药物依赖者、多次接受输血及使用血制品者等。

### （四）流行特征

2023年，联合国艾滋病规划署（UNAIDS）发布全球HIV感染者约3990万人。

## 三、病因与发病机制

HIV为一种反转录病毒。主要感染$CD4^+$T淋巴细胞，也能感染单核巨噬细胞、B淋巴细胞和小神经胶质细胞、骨髓干细胞等。其导致$CD4^+$免疫细胞和其他易感细胞死亡，使机体细胞免疫和体液免疫功能遭到严重破坏，最终发生免疫缺陷。临床上表现为各种机会性感染和继发性肿瘤的发生。

HIV侵入人体后虽然能刺激机体产生抗HIV，但中和抗体很少，且作用极弱，是非保护性抗体。

## 四、临床表现

潜伏期较长，一般经2～10年发展为艾滋病。根据《中国艾滋病诊疗指南（2024版）》，一般分为三个时期。

### （一）急性期

约有80%的感染者在感染后6个月内出现类似流感样的症状，有喉痛、发热、疲劳、肌肉痛、关节痛、盗汗、腹泻、全身淋巴结肿大、皮肤出现斑丘疹、荨麻疹等。症状将持续1～3周后自行缓解。

### （二）无症状期

可从急性期进入此期，或无明显的急性期症状而直接进入此期。持续时间一般为4～8年。

### （三）AIDS期

此期患者出现5种表现：①体质性疾病，有发热、消瘦、慢性腹泻等HIV相关症状，还可出现持续性全身淋巴结肿大。②神经系统症状，有头痛、癫痫、进行性痴呆、下肢瘫痪等。③严重的各种机会性感染，如卡氏肺孢菌、隐球菌、假丝酵母菌、结核杆菌、弓形虫、疱疹病毒、EB病毒等病原体造成的呼吸系统、消化系统、神经系统等的感染。④继发性肿瘤，如卡波西肉瘤、非霍奇金淋巴瘤等。⑤免疫缺陷并发的其他疾病，如慢性淋巴性间质性肺炎等。总之，患者最终死于严重的机会性感染或继发性肿瘤。

## 五、辅助检查

急性期血液中可检测到HIV RNA，HIV抗体2～3周内逐渐由阴转阳，随着病情进展，$CD4^+T$淋巴细胞计数逐渐减少，$CD4^+/CD8^+T$淋巴细胞值倒置。HIV核酸定量和$CD4^+T$淋巴细胞计数是判断疾病进展、临床用药、疗效和预后的两项重要指标；HIV基因型耐药检测可为高效抗反转录病毒治疗（HAART）方案的选择和更换提供指导。

## 六、诊　断

**1. 流行病学资料**　是否属高危人群，有无可疑接触史。

**2. 临床资料**　有不明原因的发热、乏力、消瘦、长期腹泻；多处淋巴结无痛性肿大；机会性感染；卡波西肉瘤等。

**3. 辅助检查资料**　血清HIV抗体阳性、病毒分离阳性、HIV核酸检测及反转录酶测定阳性等可以确诊。

## 七、治　疗

目前病毒性疾病尚无特别有效的治疗药物，早期的抗病毒治疗有一定的作用，可减缓免疫功能的衰退。

### （一）抗病毒治疗

高效抗反转录病毒治疗（HAART）又称鸡尾酒疗法，通过3种或3种以上的抗病毒药物联合使用，既可阻止艾滋病病毒复制，又能防止体内产生抗药性的病毒。临床疗效已得到肯定。

**1. 抗病毒药物**　核苷类反转录酶抑制药（nucleoside reverse transcriptase inhibitor，NRTI）、非核苷类反转录酶抑制药（non-nucleoside reverse transcriptase inhibitor，NNRTI）、蛋白酶抑制药（protease inhibitor，PI）、整合酶抑制药（integrase inhibitor，INSTI）、融合抑制药等5类药物。

（1）核苷类反转录酶抑制药　与HIV反转录酶（RT）有很高的亲和力，其作用机制就是阻断病毒将RNA反转录成双链DNA，提前终止病毒DNA的合成，抑制其复制。目前已上市的有齐多夫定（AZT）、拉米夫定（3TC）、恩曲他滨（FTC）、阿巴卡韦（ABC）、替诺福韦（TFV）、齐多夫定/拉米夫定（AZT/3TC）、恩曲他滨/替诺福韦（FTC/TFV）、恩曲他滨/丙酚替诺福韦（FTC/TAF）和拉米夫定/替诺福韦（3TC/TFV）。

（2）非核苷类反转录酶抑制药　作用于HIV RT本身，结合到病毒RT的活性点，通过抑制RT，阻止病毒复制DNA。目前已上市的有：奈韦拉平（NVP）、依非韦伦（EFV）、利匹韦林（RPV）、艾诺韦林（ANV）和多拉韦林（DOR），优点是它们能在体内很好地被吸收，半衰期较长，不良反应小；缺点是易产生抗药性，不宜单一治疗。

（3）蛋白酶抑制药　主要是通过抑制成熟病毒蛋白的形成而发挥作用。近年来相继上市的药物有洛匹那韦/利托那韦（LPV/r）、达芦那韦/考比司他（DRV/c）等。临床应用表明：此类药物单独使用4～12周体内的病毒会降低2～3个数量级，而与NRTI联合使用，60%～95%的患者体内的病毒会降到血液中检测不出，所以PI是联合治疗的主要药物。

（4）整合酶抑制药　主要有以下几类：DNA结合剂、核苷酸类似物及寡核苷酸、硫酸酯化合物、多肽和羟基取代的芳香化合物等。

**2. 抗病毒治疗方案**

（1）首选方案　2 NRTI+1 NNRTI或+1增强型PI或+1 INSTI；复方单片制剂（single-tablet regimen，STR）。若产生耐药性，则使用替代方案。

（2）替代方案　AZT（ABC）+3TC+1 NNRTI或+1 PI或+1 INSTI；TDF+3TC（FTC）+1 NNRTI；FTC/TAF；TDF+阿兹夫定+1 NNRTI。

### （二）免疫功能重建不全

AIDS患者接受有效HAART后，部分病毒控制良好的患者$CD4^+$T淋巴细胞计数无法恢复，被称为免疫功能重建不全者（immunological non-responder，INR）。这些患者发生机会性感染、恶性肿瘤、非艾滋病定义性并发症及死亡的风险均显著增高。尽早实行HAART是预防INR发生最重要的举措。目前，INR缺乏明确有效的治疗方法，临床应定期监测，并需根据$CD4^+$T淋巴细胞水平进行机会性感染的预防和非艾滋病定义性并发症的筛查。

### （三）常见机会性感染及肿瘤

**1. 肺孢子菌肺炎**　首选复方磺胺甲噁唑（复方新诺明，SMZ/TMP），轻-中度患者口服甲氧苄啶15～20mg/（kg·d），SMZ 75～100mg/（kg·d），分3～4次用，疗程为21天，必要时可延长疗程。

**2. 结核病**　艾滋病患者结核病的治疗原则与普通患者相同，建议先抗结核治疗，之后启动抗病毒治疗。但使用抗结核药物时应注意与抗病毒药物之间的相互作用及配伍禁忌。

**3. 鸟型分枝杆菌感染**　首选方案为克拉霉素500mg/次，2次/天（或阿奇毒素500mg/d）+乙胺丁醇15mg/（kg·d），同时联合应用利福布汀（300～600mg/d）。

**4. 病毒感染**　全身性CMV感染、单纯疱疹和水痘-带状疱疹可用更昔洛韦、阿昔洛韦和膦甲酸钠治疗。

**5. 弓形虫脑病**　首选乙胺嘧啶（负荷量为100mg，口服，2次/天，此后50～75mg/d维持）+磺胺嘧啶（1～1.5g，口服，4次/天）。疗程至少为6周。

**6. 真菌感染**　口腔念珠菌感染者首选口服氟康唑100～200mg/d，共7～14天。食管念珠菌感染者口服或静脉注射氟康唑100～400mg/d，或伏立康唑200mg，2次/天，口服；疗程为14～21天。新型隐球菌性脑膜炎或脑膜脑炎用两性霉素B+氟胞嘧啶。

**7. 艾滋病相关肿瘤**　主要有非霍奇金淋巴瘤、卡波西肉瘤和宫颈癌。确诊需病理活检。具体应根据病情给予个体化综合治疗，包括手术、化学治疗、靶向治疗、免疫治疗、介入和放射治疗。

### （四）支持及对症治疗

输血、营养支持、补充维生素（维生素$B_{12}$、叶酸）等。

## 八、预 防

### （一）控制传染源

对患者和无症状病毒携带者，应采取血液体液的隔离措施。健全艾滋病感染的监测系统，加强国境检疫。

### （二）切断传播途径

普及艾滋病防治知识。正确使用安全套，采取安全的性行为。不吸毒，不共用注射器。确保血源安全，用一次性注射器。严格执行消毒制度，杜绝医源性感染，预防职业暴露与感染。对HIV感染者/AIDS患者的配偶和性伴、与HIV感染者/AIDS患者共用注射器的静脉药物依赖者、HIV感染者/AIDS患者所生的子女，以及具有疑似HIV感染高危行为和（或）临床症状的临床就诊者，医务人员主动提供HIV相关检测及相应的咨询服务。对于HIV感染的孕妇采取服用抗反转录病毒药物干预+安全助产+产后喂养指导预防母婴传播。

# 第4节 肺 结 核

**案例5-3**

患者，女，25岁。因“间断低热、乏力、咳嗽1个月”就诊。体检：体温37.5℃、脉搏79次/分、呼吸22次/分、血压120/70mmHg。右上肺呼吸音粗，未闻及啰音，余未见明显异常。血常规：WBC $8\times10^9$/L。X线检查：右上肺絮状阴影，边缘模糊。

**思考题：** 1. 该患者最可能的诊断是什么？

2. 该患者还要做什么检查帮助确诊？

3. 怎样指导患者正确用药？

## 一、概 述

肺结核是由结核分枝杆菌引起的肺部慢性传染性疾病。痰中排菌的患者是传染源，主要经呼吸道传播。有低热、消瘦、乏力等全身症状和咳嗽、咯血等呼吸系统表现。

近年来耐多药结核病的出现，以及AIDS/HIV的流行，给结核病的防治带来了新问题。

## 二、流行病学

**1. 传染源** 痰中排菌的患者是传染源。排菌量越大，与他人接触时间越长，传染性越大。

**2. 传播途径** 呼吸道感染是主要途径，经飞沫传播是最常见的方式，经消化道感染是次要途径。

**3. 易感人群** 未受过结核分枝杆菌自然感染（隐性感染/显性感染）或人工感染（接种卡介苗）者，都为易感者。

## 三、病因与发病机制

结核分枝杆菌，生长缓慢，涂片染色具有抗酸性，亦称抗酸杆菌。镜检为细小、稍弯的杆菌，对外界抵抗力较强，在室内阴暗潮湿处，结核分枝杆菌能数个月不死。结核分枝杆菌对紫外线比较敏感，太阳光直射下痰中结核分枝杆菌经2～7小时可被杀死，实验室或病房常用紫外线灯消毒，10W紫外线灯距照射物0.5～1.0m，照射30分钟具有明显杀菌作用。

结核菌分为人型、牛型及鼠型等种类。前两型（尤以人型，标准菌株H37RV）为人类结核病的主要病原菌。

根据药物对不同代谢状态和不同部位的结核分枝杆菌群的作用将其分为A、B、C、D 4群。①A菌群：快速繁殖，占结核分枝杆菌群的绝大部分。细菌数量大，易产生耐药变异菌。②B菌群：处于半静止状态，多位于巨噬细胞内酸性环境中和空洞壁坏死组织中。③C菌群：处于半静止状态。④D菌群：处于休眠状态，不繁殖，数量很少。

抗结核药物对不同菌群的作用各异。通常大多数抗结核药物可以作用于A菌群，异烟肼和利福平具有早期杀菌作用，即在治疗的48小时内迅速杀菌的作用，使菌群数量明显减少，传染性减少或消失，痰菌转阴。B和C菌群由于处于半静止状态，抗结核药物的作用相对较差，抗结核药物对D菌群无作用。

人体初次感染结核分枝杆菌（初感染），因机体无特异性免疫力，细菌经淋巴管至肺门淋巴结，使淋巴结肿大。此时若机体免疫力过于低下，细菌可通过血液循环播散，导致血行播散型肺结核。成年人往往在儿童时期已受过轻度结核菌感染或已接种卡介苗，机体已有一定的免疫力，若发生感染（再感染），多不引起局部淋巴结肿大，亦不易发生全身播散，而是在局部发生剧烈组织反应，出现渗出、增生、变质等不同病理改变，表现为充血、水肿、炎症细胞浸润，出现结核结节、干酪样坏死甚至液化而形成空洞。

## 四、临床表现

### （一）症状

呼吸道症状有咳嗽、咳痰、咯血，严重者可有胸痛、胸闷或呼吸困难。痰量不多，有空洞时可较多，有时痰中有干酪样物，1/3～1/2肺结核有咯血。大量胸腔积液或纤维空洞型肺结核并发肺源性心脏病（肺心病）时，可有呼吸困难。全身症状常有低热、盗汗、食欲缺乏、消瘦、乏力、女性月经不调等。

### （二）体征

病灶小或位置深者多无异常体征，范围大者可见患侧呼吸运动减弱，叩诊浊音，呼吸音减弱或有支气管肺泡呼吸音。大量胸腔积液可有一侧胸中下部叩诊浊音或实音。锁骨上下及肩胛间区的啰音，尤其是湿啰音往往有助于肺结核的诊断。

### （三）临床分型

**1. 原发性肺结核** 多发生在肺上叶底部、肺中叶和肺下叶上部。多见于儿童初感染。大多症状类似感冒，有低热、轻咳等，数周好转，若免疫力明显低下的儿童可发展为血行播散型肺结核。

**2. 血行播散性肺结核** 包括急性血行播散型肺结核、亚急性血行播散型肺结核和慢性血行播散型肺结核。

急性血行播散型肺结核起病急，大多由原发型肺结核发展而来。亚急性或慢性血行播散型肺结核，临床症状不明显，病情发展缓慢，系少量结核菌分批血行播散入肺引起。

**3. 继发性肺结核** 包括浸润性肺结核、结核球、慢性纤维空洞性肺结核、干酪性肺炎。

**4. 气管、支气管结核** 包括气管、支气管黏膜及黏膜下层的结核病。

**5. 结核性胸膜炎** 包括结核性干性胸膜炎、结核性渗出性胸膜炎、结核性脓胸。有发热、胸痛、干咳等症状，随着病情发展，可出现胸闷、心悸、呼吸困难等。

除肺结核外，结核病变发生在肺以外的器官和部位，如淋巴结（除外胸内淋巴结）、骨、关节、泌尿生殖系统、消化道系统、中枢神经系统等部位称为肺外结核，通常按部位及脏器命名，如骨关节结核、结核性脑膜炎、肾结核、肠结核等。

## 五、辅助检查

### (一)结核菌检查

痰中找到结核分枝杆菌是确诊肺结核最主要的依据，并依此判断患者是否具有传染性。结核性胸膜炎的胸腔积液也可作结核分枝杆菌培养。

### (二)影像学检查

肺部X线检查可早期发现肺结核，是肺结核分型的依据，也能对病变的部位、范围、性质、发展情况和治疗效果做出判断。胸部CT对微小或隐蔽性病变，观察病变范围及病型鉴别等均有帮助。

### (三)结核菌素皮肤试验

结核菌素皮肤试验是应用结核菌素纯蛋白衍生物（PPD）来测定机体对结核菌是否有细胞免疫能力及引起超敏反应的一种皮肤试验。在前臂掌侧前1/3中央皮内注射PPD 5IU，48～72小时观察，若红肿硬结大于5mm为阳性，表示曾有结核菌感染或接种过卡介苗；红肿硬结大于15mm或局部出现水疱为强阳性，一般表示体内有活动性结核病灶；但阴性反应也不能排除结核感染，患者感染初期、机体免疫力低下或使用免疫抑制药时可为阴性。PPD试验对婴幼儿诊断价值高于成人。

### (四)γ干扰素释放试验分析和结核抗体检测

γ干扰素释放试验分析（IGRA）是通过检测结核菌特异性抗原早期分泌抗原6（ESAT-6）和培养滤液蛋白10（CFP-10）刺激T淋巴细胞所产生的γ干扰素水平，进一步判断机体是否存在结核分枝杆菌感染。

### (五)其他检查

**1. 血常规与红细胞沉降率检查** 血常规可发现淋巴细胞与单核细胞比例增高。严重患者可有贫血。血沉于病灶活动期增快。

**2. 免疫学血清学检查** 酶联免疫吸附试验（ELISA）查血清特异性结核抗体，特异度可＞95%，敏感度可达60%～70%。

**3. 纤维支气管镜检查** 可观察有无内膜结核、肿瘤、支气管阻塞或狭窄，出血及来源；可取活检、刷检涂片，吸取分泌物或支气管肺灌洗液分别做病理学、细菌学、免疫学和生化检查。

## 六、诊　断

**1. 流行病学资料** 询问卡介苗接种史；有无与开放性肺结核患者接触史；既往疾病史等。

**2. 临床资料** 是否有相应的症状、体征。

**3. 辅助检查** 痰涂片检查、影像学检查、PPD试验等有助于诊断，痰涂片阳性是确诊最特异性的方法。

## 七、治　疗

抗结核化学药物治疗对控制结核病起着决定性作用，合理化疗可使病灶内细菌消灭，疾病痊愈。适当的休息和营养也起辅助作用。

### (一)化疗

结核病的化学治疗的原则：早期、联合、适量、规律、全程。整个治疗方案分强化期和巩固期两个阶段。

**1. 常用治疗药物** 抗结核药分为杀菌剂和抑菌剂2大类。杀菌剂有异烟肼、利福平、链霉素、吡嗪酰胺；抑菌剂有乙胺丁醇、对氨基水杨酸钠等。

（1）异烟肼（isoniazid，INH，H） 为治疗结核病的首选药和必选药。目前仍是单一抗结核菌杀菌力最强的药物，它对巨噬细胞内外的结核分枝杆菌均有杀菌作用，肝功能异常者需要慎用。

（2）利福平（rifampicin，RFP，R） 杀菌力仅次于异烟肼，对巨噬细胞内外的结核分枝杆菌均有杀菌作用，代谢产物为橘红色，服用后体液呈现橘红色，如有肝损伤注意保肝治疗。利福喷丁（rifapentine，RFT）是治疗结核病的高效、长效、低毒、方便的新药。

（3）吡嗪酰胺（pyrazinamide，PZA，Z） 具有独特的杀灭菌作用，主要是杀灭巨噬细胞内酸性环境中的B菌群。常见不良反应为高尿酸血症、肝损害。

（4）链霉素（streptomycin，SM，S） 干扰结核菌的酶活性，阻碍蛋白合成，对巨噬细胞外碱性环境中的结核分枝杆菌有杀菌作用。不良反应为耳毒性、前庭功能损害和肾毒性。

（5）卡那霉素（kanamycin，KM，K） 可作为复治结核的后备方案选药。

（6）乙胺丁醇（ethambutol，EMB，E） 与其他抗结核药物联用，可延缓细菌对其他药物产生耐药性。主要不良反应为视神经炎，治疗期间注意检测视力及视野。

（7）其他 目前临床已用于抗结核治疗的喹诺酮类药物有氧氟沙星、左氧氟沙星、环丙沙星、司氟沙星、莫西沙星和加替沙星，其中以莫西沙星的抗结核作用最强。新大环内酯类包括阿奇霉素、克拉霉素、罗红霉素，对结核病治疗可能有效，以克拉霉素应用较广泛。

**2. 化疗方案举例**

（1）初治活动性肺结核（含痰涂片阳性和阴性） 2HRZE/4HR。强化期：每日1次，共2个月。巩固期：每日1次，共4个月。总疗程6个月。

（2）复治活动性肺结核（含痰涂片阳性和阴性） 2HRZSE/6HRE，3HRZE/6HR，2HRZSE/1HRZE/5HRE。总疗程8个月。

（3）耐多药结核病（MDR-TB） 选择患者以往从未使用过的药物或药物敏感试验证实敏感的药物；按杀菌药物和抑菌药物活性分类原则，选择化疗方案。

### （二）对症治疗

（1）重症结核在中毒症状较重时可以在联合应用抗结核药的同时使用皮质激素。常用泼尼松，每日用量为15～20mg，持续6～8周，逐渐减量。

（2）中等量以上咯血一般应用垂体后叶素止血。

（3）手术治疗。

## 八、预　　防

**1. 控制传染源** 积极治疗患者；做好患者痰液消毒、用具消毒、居室空气紫外线照射消毒工作。

**2. 切断传播途径** 勿随地吐痰；保持环境空气清洁和流通。

**3. 保护易感人群** 接种卡介苗是预防结核病最有力的措施。

# 第5节　蛔　虫　病

**案例5-4**

患儿，男，5岁。间歇性脐周疼痛1个月余，痛时喜揉按。1天前大便中曾排出蛔虫1条。近来夜寐不安，磨牙。

**思考题：** 1. 该患者诊断为肠蛔虫病的依据有哪些？

2. 该患儿如何治疗？

## 一、概 述

蛔虫病是由似蚓蛔线虫寄生于人体小肠所引起的肠道传染病。通过误食感染期虫卵而感染，除引起肠蛔虫病外，还可引起胆管蛔虫症、蛔虫性肠梗阻等严重并发症。儿童多见。驱虫治疗效果好。

## 二、流行病学

蛔虫病是最常见的蠕虫病。农村发病率高于城市。

**1. 传染源** 人是蛔虫的唯一终宿主，蛔虫患者是唯一传染源。

**2. 传播途径** 感染期虫卵经口进入人体，含感染期虫卵的土壤、蔬菜、瓜果等是主要媒介。

**3. 易感人群** 人群普遍易感。儿童在地上爬行、吸吮手指，故更易感。3～10岁年龄组感染率最高。

## 三、病因与发病机制

蛔虫是人体最大的寄生线虫，寄生于小肠上段，活体为乳白色或粉红色。宿主体内的成虫数目一般为一至数十条，最多可寄生1000多条。蛔虫的寿命为一年左右。蛔虫幼虫经过肺部时，其蜕皮的代谢产物具有免疫原性，以及幼虫移行产生的直接损伤，发生蛔蚴性肺炎。成虫寄生于空肠与回肠上段，掠夺营养。大量成虫可缠结成团，引起部分性肠梗阻。蛔虫有钻孔习性，可引起胆道蛔虫病、胰管蛔虫症及阑尾蛔虫症等。

## 四、临床表现

**1. 蛔蚴性肺炎** 蛔虫幼虫经肺移行可引起发热、乏力、咳嗽、哮喘、严重者咯血。肺部可闻及干啰音，X线胸片示肺门阴影增粗、肺纹增多与点状、絮状浸润影。病程持续7～10天。

**2. 肠蛔虫病** 蛔虫主要寄生于空肠和回肠，大多无症状。少数患者出现间歇性脐周疼痛，有时呈绞痛。儿童感染者可有体重下降、贫血等营养不良表现，甚至影响发育。虫体数量多者可引起肠梗阻。

**3. 异位蛔虫症** 蛔虫异位寄生，可引起相应的病变和症状。常见的有胆道蛔虫病、胰管蛔虫症及阑尾蛔虫症。胆管蛔虫病是最常见的并发症，有阵发性“钻顶样”剧烈绞痛，伴呕吐，甚至呕吐出蛔虫。

**4. 蛔虫性脑病** 幼儿多见。蛔虫的某些分泌物可作用于神经系统，引起头痛、失眠、智力发育障碍，严重时可出现癫痫、脑膜刺激征，甚至昏迷。经驱蛔虫治疗后病情迅速好转。

## 五、辅助检查

**1. 病原学检查** 粪便涂片法或饱和盐水漂浮法，可检出虫卵。

**2. 血常规** 蛔蚴性肺炎，外周血中嗜酸性粒细胞增多。异位蛔虫症并发感染时外周血白细胞增多。

**3. B超和逆行胰胆管造影** 有助于异位蛔虫症的诊断。

## 六、诊 断

有食入感染期虫卵的机会，目前出现乏力、咳嗽或哮喘样发作、间歇性腹痛、体重下降等，粪便检查发现蛔虫卵，或有粪便排出或吐出蛔虫史者，均可明确蛔虫病的诊断。

出现胆绞痛、胆管炎、胰腺炎时应考虑异位蛔虫症的可能。B超、逆行胰胆管造影可帮助诊断。

## 七、治　疗

蛔虫病的治疗可分为驱虫治疗和并发症治疗，最根本的是驱虫治疗。

### （一）驱虫治疗

常用的药物有：①甲苯咪唑，成人0.2g，一次顿服；4岁以下儿童剂量减半。若未驱尽，2周后可再用第二疗程。②阿苯达唑（肠虫清），成人和12岁以上儿童0.4g一次顿服，2～12岁儿童剂量减半。③左旋咪唑，成人用量为0.15g，儿童每日每千克体重2～3mg，一次服用。

### （二）并发症治疗

**1. 胆道蛔虫病** ①阿托品、氯丙嗪或哌替啶解痉镇痛；②腹痛缓解后再进行驱虫治疗；③及时采用青霉素、链霉素等抗生素控制胆管感染。

**2. 蛔虫性肠梗阻** 不完全性肠梗阻者先用内科治疗包括镇静、解痉、镇痛及胃肠减压，待腹痛缓解后再进行驱虫。完全性梗阻应手术治疗。

## 八、预　防

应采取综合性措施。培养良好的个人卫生习惯，尤其应在儿童群体、托幼机构、学校中开展卫生宣传教育，注意个人卫生，治疗患者和感染者以及加强粪便管理等。

## 自测题

### 一、名词解释

1. 传染病 2. 传染源 3. 慢性活动性肝炎 4. 艾滋病 5. 结核菌素（PPD）试验 6. 肠蛔虫病

### 二、填空题

1. 传染源包括_______、_______、_______和_______。
2. 传染病的传播途径有_______、_______、_______、_______、_______等。
3. 传染病按管理制度分为甲、乙、丙三类，分别称为_______、_______、_______。
4. 甲型、戊型肝炎的传染源是_______、传播途径主要是_______；乙型、丙型、丁型肝炎的传染源是_______、_______，传播途径有_______、_______等。
5. 目前通过预防接种可预防肝炎的疫苗是_______、_______。
6. 艾滋病的高危人群有_______、_______、_______、_______等。

### 三、选择题

【A型题】

1. 传染病与感染性疾病的主要区别是（　　）
   A. 有病原体　B. 有传染性
   C. 有感染后免疫　D. 有发热等症状
   E. 有血常规白细胞增高
2. 病毒性传染病不包括（　　）
   A. 结核病　B. 艾滋病
   C. 乙型肝炎　D. 手足口病
   E. 流感
3. 属于保护性抗体的是（　　）
   A. 抗HIV　B. 抗HBs
   C. 抗HBc　D. 抗HCV
   E. 抗HDV
4. 乙型肝炎病毒复制的指标为（　　）
   A. HBV-DNA（+）
   B. HBeAg（+）
   C. 抗HBc-IgM（+）
   D. HBV-DNA（+）的同时，抗HBe（+）
   E. 以上全是
5. 男，20岁，在一次体检中发现HBsAg阳性，当时无自觉症状及体征，肝功能正常。次年5月，因突然乏力、恶心、厌食、尿黄而入院。化验：ALT 500U，血清总胆红素85μmol/L，抗HAV-IgM（+）。该患者的诊断可能为（　　）
   A. 乙型肝炎，慢性迁延型，既往感染过甲型肝炎
   B. 乙型肝炎，慢性活动型，既往感染过甲型肝炎
   C. 急性甲型黄疸型肝炎，乙型肝炎病毒携带者
   D. 急性乙型肝炎，合并甲型肝炎
   E. 急性黄疸型肝炎，甲乙型肝炎病毒混合感染
6. 对HAART叙述不正确的是（　　）
   A. 即高效抗反转录酶病毒联合疗法
   B. 可阻止艾滋病病毒复制

C. 也能防止体内产生抗药性病毒
D. 在其他方法治疗效果不佳时再用此方法
E. 采用三种或三种以上的抗病毒药物联合使用

7. 一线抗结核药不包括（　　）
A. 异烟肼　B. 利福平
C. 乙胺丁醇　D. 氨硫脲
E. 吡嗪酰胺

8. 不符合异烟肼特性的是（　　）
A. 是治疗结核病的首选药和必选药
B. 杀菌力最强
C. 易产生耐药性
D. 能抑制结核杆菌细胞壁中分枝菌酸的合成
E. 对其他细菌无作用

9. 下列配对有误的是（　　）
A. 利福平——杀菌剂
B. 乙胺丁醇——抑菌剂
C. 对氨基水杨酸——诱导肝药酶
D. 异烟肼——周围神经炎
E. 链霉素——耳毒、肾毒

【B型题】

（第10～13题备选答案）
A. 核苷类反转录酶抑制药（NRTI）
B. 非核苷类反转录酶抑制药（NNRTI）
C. 整合酶抑制药（INSTI）
D. 蛋白酶抑制药（PI）

10. 拉夫米定是（　　）
11. 利托那韦是（　　）
12. 依非韦仑是（　　）
13. 替诺福韦是（　　）

【X型题】

14. 蛔虫病的临床表现有（　　）
A. 脐周或上腹呈间歇反复疼痛
B. 儿童常有精神不安、哭闹、失眠、头痛、磨牙
C. 伴有食欲减退、恶心、呕吐、便秘、腹泻
D. 可有过敏症状，反复出现荨麻疹、哮喘、瘙痒、血管神经性水肿
E. 可呕吐出或便出虫体，镜检可见蛔虫卵

15. 抗艾滋病联合治疗的目的包括（　　）
A. 减少HIV-1病毒载量和减低血浆HIV-RNA水平
B. 增加机体免疫T淋巴细胞数量
C. 调整产生耐药性患者的抗病毒治疗
D. 减少药品不良反应的发生
E. 延长患者的生命和提高生活质量

（商秋璐）

# 第6章

# 呼吸系统常见疾病

**学习目标**

**1. 知识目标**：掌握急性上呼吸道感染、慢性支气管炎、慢性阻塞性肺疾病、支气管哮喘、肺炎链球菌肺炎、支气管扩张症、慢性肺源性心脏病、慢性呼吸衰竭的临床表现及治疗；熟悉呼吸系统常见疾病的病因、实验室检查和诊断；了解其的并发症和预防。

**2. 能力目标**：能够运用临床思维，对患者进行正确的病情评估，制订合理的治疗方案。

**3. 素质目标**：通过本章的学习，培养学生对患者的同理心、积极投身医学事业的热情及救死扶伤的使命感和热爱生命、关爱患者、救死扶伤的医者精神。

呼吸系统（respiratory system）由呼吸道和肺组成，承担机体通气换气功能，兼有嗅觉和发音作用。呼吸道包括鼻、咽、喉、气管和各级支气管，肺由肺实质及肺间质构成。临床上常将鼻、咽、喉称为上呼吸道，气管和各级支气管称为下呼吸道。

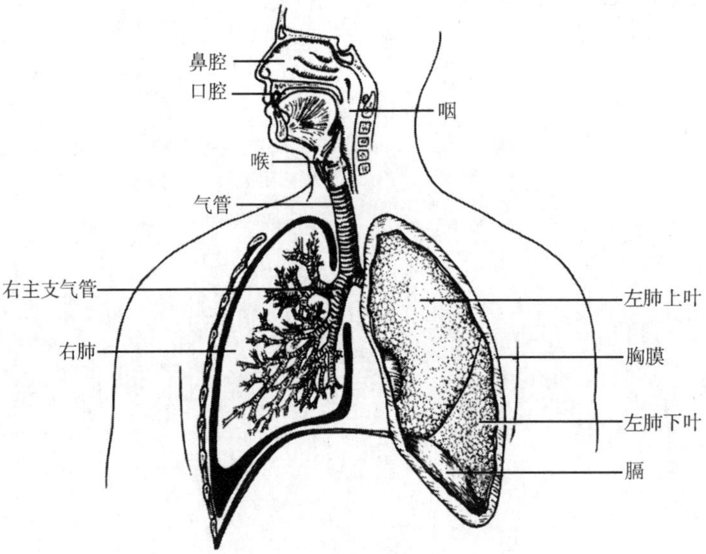


**图6-1　呼吸系统**

## 第1节　急性上呼吸道感染

**案例6-1**

患者，男，25岁。因受凉于昨日上午起发热，鼻塞，流清涕，感咽喉不适。体检：体温38.5℃，咽充血，心肺正常。肺部X线检查未见明显异常。血常规示WBC7.6×$10^9$/L，L 52%。

**思考题**：1. 该患者初步诊断为什么疾病？

2. 该患者可用哪些药物进行治疗？

急性上呼吸道感染（acute upper respiratory infection）是指鼻腔、咽或喉部急性炎症的概称。常见病因为病毒感染，少数由细菌引起。

## 一、病因和发病机制

急性上呼吸道感染70%～80%由病毒引起。主要有流感病毒（甲、乙、丙型）、副流感病毒、呼吸道合胞病毒、腺病毒、鼻病毒、埃可病毒、柯萨奇病毒、麻疹病毒、风疹病毒等。细菌感染可直接或继病毒感染之后发生，以溶血性链球菌为多见。其感染的主要表现为鼻炎、咽喉炎或扁桃体炎。

当有受凉、淋雨、过度疲劳等诱发因素，使全身或呼吸道局部防御功能降低时，原已存在于上呼吸道或从外界侵入的病毒或细菌可迅速繁殖，引起发病，尤其是老、幼、体弱或有慢性呼吸道疾病如鼻窦炎、扁桃体炎者，更易患病。由于病毒的类型较多，人体对各种病毒感染后产生的免疫力较弱且短暂，并无交叉免疫，同时在健康人群中有病毒携带者，故一个人一年内可有多次发病。

## 二、临床表现

根据病因不同，临床表现可有不同的类型。

### （一）普通感冒

普通感冒又称急性鼻炎，以鼻咽部卡他症状为主要表现。常见病原体为冠状病毒、鼻病毒、流感和副流感病毒、呼吸道合胞病毒、柯萨奇病毒和埃可病毒等。起病较急，初期有咽干、咽痒或烧灼感，发病同时或数小时后，可有喷嚏、鼻塞、流清水样鼻涕，2～3天后鼻涕变稠。可伴咽痛，有时由于耳咽管炎使听力减退，也可出现流泪、味觉迟钝、呼吸不畅、声嘶、轻微咳嗽等。一般无发热及全身症状，或仅有低热、不适、轻度畏寒和头痛。检查可见鼻腔黏膜充血、水肿、有分泌物，咽部轻度充血。如无并发症，一般经5～7天痊愈。

### （二）病毒性咽炎、喉炎和支气管炎

根据病毒对上、下呼吸道感染的解剖部位不同，临床可表现为咽炎、喉炎和支气管炎。急性病毒性咽炎由鼻病毒、副流感病毒、腺病毒、肠病毒及呼吸道合胞病毒等引起。临床特征为咽部发痒和灼热感，可有吞咽疼痛。咳嗽少见。流感病毒和腺病毒感染时可有发热和乏力。体检咽部明显充血和水肿。颌下淋巴结肿大且触痛。

急性病毒性喉炎多为流感、副流感病毒和腺病毒等引起的。临床特征为声嘶、讲话困难、咳嗽时疼痛，常有发热、咽炎或咳嗽，体检可见喉部水肿、充血，局部淋巴结轻度肿大和触痛。

急性病毒性支气管炎多由冠状病毒、鼻病毒、呼吸道合胞病毒、流感病毒、副流感病毒、腺病毒等引起的。临床表现为咳嗽、无痰或痰呈黏液性，伴有发热和乏力。其他症状常有声嘶、非胸膜性胸骨下疼痛。干啰音或湿啰音不常见。

### （三）疱疹性咽峡炎

疱疹性咽峡炎常由柯萨奇病毒A引起，表现为明显咽痛、发热，病程约一周。检查可见咽充血，软腭、悬雍垂、咽及扁桃体表面有灰白色疱疹及浅表溃疡，周围有红晕。多于夏季发作，多见儿童，偶见于成人。

### （四）咽结膜热

咽结膜热主要由腺病毒、柯萨奇病毒等引起。临床表现有发热、畏光、流泪、咽痛，咽及结膜明显充血。病程4～6天，常发生于夏季，游泳中传播。儿童多见。

### （五）细菌性咽-扁桃体炎

细菌性咽-扁桃体炎多由溶血性链球菌引起，其次为流感嗜血杆菌、肺炎链球菌、葡萄球菌等引

起。起病急，畏寒、发热，明显咽痛，体温可达39℃以上。检查可见咽部明显充血，扁桃体肥大、充血，表面有黄色点状渗出物，颌下淋巴结肿大、触痛，肺部无异常体征。

## 三、辅助检查

**1. 血常规** 病毒性感染见白细胞计数正常或偏低，淋巴细胞比例升高。细菌感染有白细胞计数与中性粒细胞增多和核左移现象。

**2. 病原学检查** 因病毒类型繁多，且明确类型对治疗无明显帮助，一般无须病原学检查。需要时可用鼻拭子、咽拭子或鼻咽拭子免疫荧光法、酶联免疫吸附法、血清学诊断或病毒分离鉴定等方法确定病毒的类型。细菌培养可判断细菌类型并做药物敏感试验以指导临床用药。

## 四、并发症

可并发急性鼻窦炎、中耳炎、气管-支气管炎。部分患者可继发风湿病、肾小球肾炎、心肌炎等。

## 五、诊断和鉴别诊断

根据病史、流行情况、鼻咽部发炎的症状和体征，结合血常规和胸部X线检查可做出临床诊断。进行细菌培养和病毒分离，或病毒血清学检查、免疫荧光法、酶联免疫吸附检测法等，可确定病因诊断。但本病需与过敏性鼻炎、流行性感冒、一些急性传染病（如麻疹、脊髓灰质炎、脑炎）前驱症状相鉴别。

## 六、治疗

由于病毒感染是最常见病因，治疗原则以休息、多饮水、对症处理等措施为主，无须积极抗病毒治疗和使用抗菌药物；如判定为细菌感染或合并细菌感染，可根据上感病原学特点及患者个体因素，推断可能的致病菌，经验性选择目标性抗菌药物。

### （一）对症治疗

**1. 解热镇痛药** 有头痛、发热、全身肌肉酸痛等症状者，可酌情使用解热镇痛药，如对乙酰氨基酚、布洛芬等。

**2. 抗鼻塞、抗过敏的复方制剂** 有频繁喷嚏、多量流涕等症状的患者，可酌情选用马来酸氯苯那敏、氯雷他定或苯海拉明等抗过敏药物；有鼻塞、鼻黏膜充血、水肿、咽痛等症状者，应用盐酸伪麻黄碱等可选择性收缩上呼吸道黏膜血管的药物。临床常用于缓解感冒症状的药物多为复方非处方药制剂。这类药物有头晕、嗜睡等不良反应，故宜在睡前服用，驾驶员和高空作业者避免使用。

**3. 镇咳药** 对于咳嗽症状较为明显者，可给予可待因等镇咳药。

### （二）病因治疗

**1. 抗病毒药物治疗** 一般无须积极抗病毒治疗。

**2. 抗菌药物治疗** 单纯病毒感染无须使用抗菌药物，有白细胞计数升高、咽部脓苔、咳黄痰等细菌感染证据时，可酌情使用青霉素、第一代头孢菌素、大环内酯类或喹诺酮类。极少需要根据病原菌选用敏感的抗菌药物。

## 七、预防

重在预防，隔离传染源有助于避免传染。加强锻炼、增强体质、改善营养、饮食生活规律、避免受凉和过度劳累有助于降低易感性，是预防上呼吸道感染最好的方法。年老体弱易感者应注意防护，上呼吸道感染流行时应戴口罩，避免在人多的公共场合出入。

# 第2节 慢性支气管炎

**案例6-2**

患者，男，56岁。于5年前开始咳嗽、咳痰反复发作，尤其冬季，可长达数月，3天前因受凉咳嗽、咳痰加剧，痰为黄色脓痰，伴发热，体温38.8℃。两肺可闻及散在干、湿啰音。血常规示：WBC $12\times10^9$/L，N 82%。X线可见两肺纹理增粗，伴斑片状阴影。

**思考题**：1. 该患者初步诊断为什么疾病？

2. 该患者可选用哪些药物治疗？

慢性支气管炎（chronic bronchitis）简称慢支，是指气管、支气管黏膜及其周围组织的慢性非特异性炎症。临床上以长期咳嗽、咳痰或伴有喘息及反复发作为特征。慢性咳嗽、咳痰或伴有喘息，每年发作持续3个月，连续2年或以上，并能排除其他慢性心、肺疾病，即可做出诊断。部分患者可发展成阻塞性肺气肿、慢性阻塞性肺疾病（慢阻肺）、慢性肺源性心脏病。

## 一、病因和发病机制

慢性支气管炎的发生多为个体易感因素与环境因素交互作用的结果。

**1. 吸烟** 是慢性支气管炎最重要的环境发病因素，被动吸烟也可能导致呼吸道症状及慢性支气管炎的发生，孕妇吸烟可能会影响胎儿肺脏的生长及其在子宫内的发育，进而成为慢性支气管炎的危险因素；使用电子烟同样可以增加慢性支气管炎的发病风险。

**2. 职业性粉尘** 二氧化硅、煤尘、有机粉尘、过敏原等的浓度过大或接触时间过久，均可导致慢性支气管炎的发生。

**3. 空气污染** 颗粒物质（PM）和有害气体物质（二氧化硫、二氧化氮、臭氧和一氧化碳等）与慢性支气管炎的发病呈暴露剂量、时间相关性。

**4. 遗传因素** 目前已知和慢性支气管炎有关的基因位点多达80余个。除了*SERPINA1*基因突变所致$\alpha_1$-抗胰蛋白酶缺乏外，慢性支气管炎的发病往往是多基因作用的结果。

**5. 感染因素** 病毒、支原体、细菌等感染是慢性支气管炎发生发展的重要原因之一，如流感病毒、鼻病毒、腺病毒和呼吸道合胞病毒，以及继发于病毒感染的细菌感染，常见病原体如肺炎链球菌、流感嗜血杆菌、卡他莫拉菌和葡萄球菌等。

**6. 其他因素** 免疫功能紊乱、气道高反应性、自主神经功能失调、年龄增大、胎儿和生命早期暴露于有害因素所致的肺生长发育不良；早产或低出生体重等机体因素与慢性支气管炎的发生和发展有关。

## 二、临床表现

### （一）症状

慢性支气管炎起病大多隐蔽。部分患者起病之前先有急性上呼吸道感染如急性咽喉炎，感冒、急性支气管炎等病史，且起初多在寒冷季节发病，以后症状即持续，反复发作。

慢性支气管炎的主要临床表现为咳嗽、咳痰、气喘及反复呼吸道感染。

**1. 咳嗽** 长期、反复、逐渐加重的咳嗽是本病的突出表现。轻者仅在冬春季节发病，尤以清晨起床前后最明显，白天咳嗽较少。夏秋季节，咳嗽减轻或消失。重症患者则四季均咳，冬春加剧，日夜咳嗽，早晚尤为剧烈。

**2. 咳痰** 一般痰呈白色黏液泡沫状，晨起较多，常因黏稠而不易咳出。在感染或受寒后症状迅速加剧，痰量增多，黏度增加，呈黄色脓性痰或伴有喘息。偶因剧咳而痰中带血。

**3. 气喘** 由于细支气管黏膜充血水肿、平滑肌痉挛、痰液阻塞及支气管管腔狭窄，可产生气喘（喘息）症状。

**4. 反复感染** 寒冷季节或气温骤变时，容易发生反复的呼吸道感染。此时患者气喘加重，痰量明显增多且呈脓性，伴有全身乏力，畏寒、发热等。肺部出现湿啰音。反复的呼吸道感染尤其易使老年患者的病情恶化。

总之，咳、痰、喘为慢性支气管炎的主要症状，并按其类型、病程及有无并发症，临床可有不同表现。

### （二）体征

本病早期多无特殊体征，多数患者可闻及少许湿或干啰音。在咳嗽或咳痰后可暂时消失。喘息性慢性支气管炎发作时，两肺可闻及广泛的哮鸣音，喘息缓解后又消失。长期发作的患者可发现有肺气肿的征象。

## 三、辅助检查

**1. X线检查** 早期可无异常。病变反复发作，引起支气管管壁增厚，细支气管或肺泡间质炎症细胞浸润或纤维化，可见两肺纹理增粗、紊乱，呈网状或条索状、斑点状阴影。

**2. 血液检查** 慢性支气管炎急性发作期或并发肺部感染时，可见白细胞计数或中性粒细胞增多。喘息型者嗜酸性粒细胞增多。缓解期多无变化。

**3. 痰液检查** 涂片或培养可见肺炎链球菌、流感嗜血杆菌、甲型链球菌及奈瑟球菌等。涂片中可见大量中性粒细胞、已破坏的杯状细胞，喘息型者常见较多的嗜酸性粒细胞。

## 四、诊断和鉴别诊断

根据咳嗽、咳痰或伴喘息，每年发病持续三个月，连续两年或以上，并排除其他心、肺疾病（如肺结核、肺尘埃沉着病、哮喘、支气管扩张、肺癌、心力衰竭等）时，可做出诊断。如每年发病持续不足三个月，而有明确的客观检查依据（如X线、呼吸功能检查等）亦可诊断。

慢性支气管炎须与支气管哮喘、支气管扩张、肺结核、肺癌等疾病相鉴别。

## 五、治　疗

首先是预防为主，吸烟是引起慢性支气管炎的重要原因。烟雾对周围人群也会带来危害，应大力宣传吸烟的危害性，教育青少年杜绝吸烟，同时针对慢性支气管炎的发病因素，注意个人卫生，加强体育活动、呼吸锻炼和耐寒锻炼，以增强体质，预防感冒，减少发病。

慢性支气管炎根据临床表现可分为三期：急性发作期、慢性迁延期和临床缓解期，慢性支气管炎的治疗须依据三期的不同表现给予相应的治疗。

### （一）急性发作期及慢性迁延期的治疗

以控制感染和祛痰、镇咳为主，伴发喘息时，加用解痉平喘药物。

**1. 控制感染** 一般患者可按常见致病菌为用药依据，可选用β-内酰胺类/β-内酰胺酶抑制药、第二代头孢菌素、大环内酯类或喹诺酮类等。抗菌治疗一般为7～10天，反复感染的患者可适当延长，经治疗3天后，病情未见好转者，应根据痰细菌培养药物敏感试验的结果，选择抗生素。严重感染时应用抗生素静脉滴注。

**2. 祛痰镇咳治疗** 可予氯化铵棕色合剂、溴己新、乙酰半胱氨酸、鲜竹沥等，若痰液黏稠时可使用盐酸氨溴索30mg，每日3次，或口服化痰片0.5g，每日3次，或用超声雾化吸入，以稀释气道内的分泌物。干咳或刺激性咳嗽为主时，可选用喷托维林25mg，3次/日。需要注意的是，慢性支气管炎除刺激性干咳外，不宜单纯采用镇咳药，因痰液不能排出，反而使病情加重。

**3. 解痉平喘治疗** 常选用的解痉平喘药物如氨茶碱（0.1～0.2g，3次/日）、沙丁胺醇（2～4mg，2～3次/日）、特布他林（2.5mg，3次/日）等，如有可逆性阻塞者应常规应用支气管舒张剂，如溴化异丙托品、特布他林等气雾剂吸入治疗。阵发性咳嗽常伴有不同程度的支气管痉挛，采用支气管舒张剂后可改善症状，有利于痰液的清除。

### （二）临床缓解期的治疗

应以增强体质，提高机体抗病能力和预防复发为主，反复呼吸道感染者可试用免疫调节剂，如流感疫苗、肺炎疫苗、卡介苗多糖核酸、胸腺素等，可预防慢性反复呼吸道感染。

## 第3节　慢性阻塞性肺疾病

**案例6-3**

患者，男，77岁。30年前每于受凉后出现咳嗽、咳痰，病情反复发作。10年前出现活动后胸闷、喘憋，劳动耐力下降。1周前受凉后喘憋加重，并咳嗽、咳黄色黏痰。查体：体温38.1℃。桶状胸，双肺叩诊呈过清音，听诊呼吸音减弱，可闻及散在干湿啰音。心率88次/分，双下肢无水肿。血常规示WBC $12.1\times10^9$/L，N 79%；胸部X线示双肺纹理增粗，双下肺片状模糊影；血气分析示动脉血氧分压（$PaO_2$）48mmHg，动脉血二氧化碳分压（$PaCO_2$）72mmHg。肺通气功能（舒张后）：第1秒用力呼气容积（$FEV_1$）% 45%，$FEV_1$/FVC 56%。

**思考题：** 1. 该患者初步诊断为什么疾病？

2. 该患者可选用哪些药物治疗？

慢性阻塞性肺疾病（chronic obstructive pulmonary disease，COPD）简称慢阻肺，是一种常见的、可以预防和治疗的疾病，其特征是持续存在的呼吸系统症状和气流受限，通常与显著暴露于有害颗粒或气体引起的气道和（或）肺泡异常有关。肺功能检查对确定气流受限有重要意义，在吸入支气管扩张剂后，第一秒用力呼气容积（$FEV_1$）占用力肺活量（FVC）百分比（$FEV_1$/FVC）< 70% 表明存在持续气流受限。

### 一、病因和发病机制及病理

**1. 病因** 本病的病因与慢性支气管炎相似，慢性阻塞性肺疾病的发生、发展取决于生命过程中个体易感因素与环境因素的交互作用，多为多个因素共同作用的结果。

**2. 发病机制** 慢性阻塞性肺疾病的发病机制尚未完全阐明。慢性阻塞性肺疾病的发病机制尚未完全明确，氧化应激、炎症反应、蛋白酶/抗蛋白酶失衡等多种因素导致组织重构，进而发生慢性呼吸系统症状和气流受限。近年的研究表明，自身免疫调控机制、遗传危险因素以及肺发育相关因素也可能在慢性阻塞性肺疾病的发生、发展中起到重要作用。

**3. 病理表现** 慢性阻塞性肺疾病的特征性病理改变表现为气道、肺实质及肺血管的慢性炎症、气道壁重构、肺实质破坏，这些改变共同构成固定性气流受限的病理学基础。

**4. 病理生理** 慢性阻塞性肺疾病主要病理生理学改变包括气流受限、气体陷闭、动态过度充气和气体交换异常，可伴有黏液高分泌等。随着疾病进展，可出现低氧血症和（或）高碳酸血症。疾病晚期往往出现肺动脉高压，进而导致慢性肺源性心脏病及右心衰竭，提示预后不良。

## 二、临床表现

### （一）症状

起病缓慢、病程较长。主要症状慢性咳嗽、咳痰和呼吸困难。早期慢性阻塞性肺疾病患者可以没有明显的症状，随病情进展日益显著；咳嗽、咳痰症状通常在疾病早期出现，而后期则以呼吸困难为主要表现。

**1. 慢性咳嗽** 是慢性阻塞性肺疾病常见的症状，迁延多年，初起咳嗽呈间歇性，多晨间明显，以后早晚或整日均有咳嗽，夜间有阵咳或排痰。

**2. 咳痰** 多为咳嗽伴随症状，痰液常为白色黏液浆液性，常于早晨起床时剧烈阵咳，咳出较多黏液浆液样痰后症状缓解；急性加重时痰液可变为黏液脓性而不易咳出。

**3. 气短或呼吸困难** 早期在劳累时出现，后逐渐加重，以致在日常活动甚至休息时也感到气短，是慢性阻塞性肺疾病的标志性症状。

**4. 喘息和胸闷** 部分患者特别是重度患者或急性加重时出现喘息、胸闷，常见于重症或急性加重患者。

**5. 其他** 症状较重或晚期患者会出现全身症状，如体重下降、食欲减退等。

### （二）体征

早期体征可无异常，随疾病发展可出现以下体征。

**1. 视诊** 胸廓前后径增大，肋间隙增宽，剑突下胸骨下角增宽，称为桶状胸。呼吸运动减弱，部分患者呼吸变浅、频率增快，缺氧患者可有口唇发绀，伴有右心衰竭者可有下肢水肿及肝脏增大。

**2. 触诊** 双侧语颤减弱。

**3. 叩诊** 呈过清音，心浊音界缩小，肺下界及肝浊音界下移。

**4. 听诊** 双肺呼吸音减弱，呼气相延长，双肺可闻及湿啰音和（或）干啰音，心音遥远。

## 三、辅助检查

**1. 肺功能检查** 是慢性阻塞性肺疾病诊断的金标准。慢性阻塞性肺疾病患者第一秒用力呼气容积占用力肺活量百分比（$FEV_1/FVC$）下降。吸入支气管舒张剂后$FEV_1/FVC < 70\%$是判断存在持续气流受限，诊断慢性阻塞性肺疾病的肺功能标准。

**2. 血气分析** 对确定发生低氧血症、高碳酸血症、酸碱平衡失调以及判断呼吸衰竭的类型有重要价值。

**3. 胸部X线检查** 主要X线征象为肺过度充气，表现为肺野透亮度增高，双肺外周纹理纤细稀少，胸腔前后径增大，肋骨走向变平，膈位置低平，心脏悬垂狭长，严重者常合并有肺大疱的影像学改变。

**4. CT检查** 可见慢性阻塞性肺疾病小气道病变的表现、肺气肿的表现以及并发症的表现，但其主要临床意义在于排除其他具有相似症状的呼吸系统疾病。

**5. 其他检查** 慢性阻塞性肺疾病合并细菌感染时，外周血白细胞及中性粒细胞计数增高，核左移。合并感染时，痰涂片可见大量中性粒细胞，痰培养可能培养出病原菌。

## 四、诊 断

慢性阻塞性肺疾病的诊断主要依据危险因素暴露史、症状、体征及肺功能检查等临床资料，并排除可引起类似症状和持续气流受限的其他疾病，综合分析确定。肺功能检查表现为持续气流受限是确诊慢性阻塞性肺疾病的必备条件，吸入支气管舒张剂后$FEV_1/FVC < 70\%$即明确存在持续的气流受限。

## 五、治 疗

### (一)急性加重期的治疗

**1. 氧疗**

(1)低流量吸氧 发生低氧血症者可用鼻导管吸氧，或通过文丘里面罩吸氧。鼻导管给氧时，吸入的氧浓度为28%～30%。

(2)经鼻高流量氧疗(HFNC) 与传统氧疗相比，HFNC对慢性阻塞性肺疾病急性加重患者的呼吸困难有一定的改善作用，舒适性及耐受性优于常规的无创通气。其适应证包括：轻中度呼吸衰竭($100mmHg < PaO_2/FiO_2 < 300mmHg$，$pH > 7.30$)，轻度呼吸窘迫(呼吸频率＞24次/分)。

**2. 抗生素治疗** 慢性阻塞性肺疾病急性加重期多由感染诱发，其应用指征为患者呼吸困难加重，咳嗽伴痰量增加、有脓性痰。病情较轻和可以接受口服药物治疗的患者，推荐口服抗菌药物作为一线治疗。静脉使用抗菌药物病情好转后，应考虑转换为口服治疗。门诊可用阿莫西林/克拉维酸、头孢唑肟、头孢呋辛、左氧氟沙星、莫西沙星口服治疗；较重者可应用第三代头孢菌素。住院患者应根据预计的病原菌及当地细菌耐药情况选用抗生素，如β-内酰胺类/β-内酰胺酶抑制药、大环内酯类或呼吸喹诺酮类，一般多静脉滴注给药。

**3. 支气管舒张剂**

(1)$β_2$肾上腺素受体激动药 分为短效和长效两种类型。急性加重期一般不推荐吸入长效$β_2$受体激动药(LABA)，可增加短效$β_2$受体激动药(SABA)的剂量和(或)次数，也可联合应用短效抗胆碱能药物SAMA。SABA主要有特布他林、沙丁胺醇及左旋沙丁胺醇等。

(2)抗胆碱药 可分为短效和长效两种类型。短效抗胆碱能药物(SAMA)主要品种有异丙托溴铵，如异丙托溴铵气雾剂。长效抗胆碱能药物(LAMA)常用LAMA包括噻托溴铵、格隆溴铵、乌美溴铵和阿地溴铵等，如噻托溴铵粉吸入剂，剂量为18μg，每天吸入1次。

(3)茶碱类药 可解除气道平滑肌痉挛。缓释型或控释型茶碱0.2g口服1～2次/天可以达到稳定的血浆药物浓度，对治疗稳定期慢性阻塞性肺疾病有一定效果。

**4. 糖皮质激素** 在中重度慢性阻塞性肺疾病急性加重患者中，推荐剂量为甲泼尼龙40mg/d，治疗5天，静脉应用与口服疗效相当。非危重患者中应用雾化吸入糖皮质激素(ICS)，建议在应用短效支气管舒张剂雾化治疗的基础上联合雾化ICS治疗。

**5. 机械通气** 对于并发较严重呼吸衰竭的患者可使用机械通气治疗。

**6. 其他治疗措施** 合理补充液体和电解质以保持身体水电解质平衡。注意补充营养，根据患者胃肠功能状况调节饮食，保证热量和蛋白质、维生素等营养素的摄入，必要时可以选用肠外营养治疗。

### (二)稳定期的治疗

**1. 教育与管理** 其中最重要的是劝导吸烟的患者戒烟，这是减慢肺功能损害最有效的措施，也是最难落实的措施。因职业或环境粉尘、刺激性气体所致者，应脱离污染环境。

**2. 支气管扩张剂** 药物同急性发作期，但更推荐使用长效支气管舒张剂。

**3. 吸入糖皮质激素(ICS)** 不推荐对稳定期慢性阻塞性肺疾病患者使用单一ICS治疗。在使用1种或2种长效支气管舒张剂的基础上可以考虑联合ICS治疗。常用的有布地奈德/福莫特罗、氟替卡松/沙美特罗、倍氯米松/福莫特罗、糠酸氟替卡松/维兰特罗吸入剂。

**4. 联合治疗**

(1)ICS+LABA联合 目前已有布地奈德/福莫特罗、氟替卡松/沙美特罗、倍氯米松/福莫特罗、糠酸氟替卡松/维兰特罗等多种联合制剂。

（2）LABA+LAMA联合　常用的LABA和LAMA联合制剂有福莫特罗/格隆溴铵、奥达特罗/噻托溴铵、维兰特罗/乌美溴铵、茚达特罗/格隆溴铵。

（3）ICS+LAMA+LABA联合　目前国内有布地奈德/富马酸福莫特罗/格隆溴铵和糠酸氟替卡松/维兰特罗/乌美溴铵2种三联制剂。

**5. 祛痰药**　对痰不易咳出者可应用。常用药物有盐酸氨溴索、*N*-乙酰半胱氨酸、羧甲司坦、厄多司坦、福多司坦等。

**6. 其他药物**

（1）磷酸二酯酶-4抑制药　罗氟司特用于具有慢性阻塞性肺疾病频繁急性加重病史的患者，可以降低急性加重风险。有研究表明大环内酯类药物（红霉素或阿奇霉素）应用1年可以减少某些慢性阻塞性肺疾病患者的急性加重频率，但有可能导致细菌耐药及听力受损。

（2）免疫调节剂　采用常见呼吸道感染病原菌裂解成分生产的免疫调节药物，此类药物可降低慢性阻塞性肺疾病急性加重的严重程度和频率，在有反复呼吸道感染的慢性阻塞性肺疾病患者中建议使用。

（3）中医治疗　对慢性阻塞性肺疾病患者也应根据辨证施治的中医治疗原则，某些中药如蛤蚧定喘丸、金水宝胶囊等具有祛痰、支气管舒张和免疫调节等作用，可有效缓解临床症状，改善肺功能和免疫功能，提高生活质量。

**7. 非药物治疗**

（1）疫苗接种　接种流感疫苗可减少慢性阻塞性肺疾病患者发生严重疾病和死亡，所有年龄≥65岁的患者推荐注射肺炎链球菌疫苗。

（2）体力活动和肺康复　鼓励所有慢性阻塞性肺疾病患者保持适当活动，包括但不限于有氧运动、呼吸肌训练、抗阻训练、咳嗽训练和中医康复运动等。肺康复是对患者进行全面评估后为患者量身打造的个体化综合干预，是改善呼吸困难、健康状况和运动耐力的最有效的非药物治疗策略。

（3）氧疗　慢性阻塞性肺疾病稳定期患者进行长期家庭氧疗的具体指征：$PaO_2$≤55mmHg或动脉血氧饱和度（$SaO_2$）≤88%；$PaO_2$为55～60mmHg或$SaO_2$＜89%，并有肺动脉高压、右心衰竭或红细胞增多症（血细胞比容＞0.55）。长期氧疗一般是经鼻导管吸入氧气，流量1.0～2.0L/min，每日吸氧持续时间＞15小时。

（4）无创通气　已广泛用于极重度慢性阻塞性肺疾病稳定期患者。无创通气联合长期氧疗对某些患者，尤其是在日间有明显高碳酸血症的患者有一定益处。

## 第4节　支气管哮喘

**案例6-4**

患儿，女，10岁，于2小时前突然感胸闷、气喘。体检：两肺布满哮鸣音，呼气时间延长。有类似发作3年，每年3～5次，每次经治疗数小时可消失。

**思考题：** 1. 该患者初步诊断为什么疾病？

2. 该患者可选用哪些药物治疗？

支气管哮喘（bronchial asthma，简称哮喘），是一种以嗜酸性粒细胞、肥大细胞反应为主的气道反应性炎症和气道高反应性为特征的疾病。表现为不同程度的可逆性气道阻塞症状，如反复发作性伴有哮鸣音的呼气性呼吸困难、胸闷或咳嗽，可自行或治疗后缓解。儿童的发病率高于成人，常发生于秋冬及春季。

## 一、病因和发病机制

### （一）病因

哮喘是一种复杂的、具有多基因遗传倾向的疾病，其发病具有家族集聚现象，亲缘关系越近，患病率越高。环境因素包括变应原性因素，如室内变应原（尘螨、家养宠物、蟑螂）、室外变应原（花粉、草粉）、职业性变应原（油漆、活性染料）、食物（鱼、虾、蛋类、牛奶）、药物（阿司匹林、抗生素）和非变应原性因素，如大气污染、吸烟、运动、肥胖等。

### （二）发病机制

哮喘的发病机制尚未完全阐明，目前可概括为气道免疫-炎症机制、神经调节机制及其相互作用。

**1. 气道免疫-炎症机制**

（1）气道炎症形成机制　气道慢性炎症反应是由多种炎症细胞、炎症介质和细胞因子共同参与相互作用的结果。外源性变应原进入机体后，被抗原提呈细胞内吞并激活T细胞。一方面，活化的辅助性2型T细胞（Th2细胞）产生白细胞介素（IL）如IL-4、IL-5和IL-13等激活B淋巴细胞并合成特异性IgE，后者结合于肥大细胞和嗜碱性粒细胞等表面的IgE受体。若变应原再次进入体内，可与结合在细胞表面的IgE交联，使该细胞合成并释放多种活性介质，导致气道平滑肌收缩、黏液分泌增加和炎症细胞浸润，产生哮喘的临床症状。另一方面，活化的辅助性Th2细胞分泌的IL等细胞因子可直接激活肥大细胞、嗜酸性粒细胞及巨噬细胞等，并使之聚集在气道。这些细胞进一步分泌多种炎症因子，导致气道慢性炎症。

（2）气道高反应性　是指气道对各种刺激因子，如变应原、理化因素、运动、药物等呈现的高度敏感状态，表现为患者接触这些刺激因子时气道出现过强或过早的收缩反应。气道慢性炎症是导致气道高反应性的重要机制之一，当气道受到变应原或其他刺激后，多种炎症细胞释放炎症介质和细胞因子，引起气道上皮损害、上皮下神经末梢裸露等，从而导致气道高反应性。

**2. 神经调节机制**　支气管受复杂的自主神经支配，除肾上腺素能神经、胆碱能神经外，还有非肾上腺素能非胆碱能（NANC）神经系统。哮喘患者β肾上腺素受体功能低下，而患者对吸入组胺和醋甲胆碱的气道反应性显著增高则提示存在胆碱能神经张力的增加。NANC神经系统能释放舒张支气管平滑肌的神经递质，如血管活性肠肽、一氧化氮，以及收缩支气管平滑肌的介质，如P物质、神经激肽，两者平衡失调则可引起支气管平滑肌收缩。此外，从感觉神经末梢释放的P物质、降钙素基因相关肽、神经激肽A等导致血管扩张、血管通透性增加和炎症渗出，此即为神经源性炎症。神经源性炎症能通过局部轴突反射释放感觉神经肽而引起哮喘发作。

## 二、临床表现

### （一）前驱症状

哮喘发作前常有咳嗽、胸闷或连续喷嚏等先兆症状。

### （二）发作期症状和体征

急性发作时出现呼吸困难、哮喘、咳嗽及多痰，呼气困难尤为明显，因而有“呼气性呼吸困难”之称。患者被迫采取坐位，两手前撑，两肩耸起，出冷汗。体检多见胸部饱满，胸廓活动减弱，两肺密布哮鸣音。严重者可出现发绀。

### （三）哮喘持续状态

哮喘发作严重，经治疗持续24小时不缓解者称哮喘持续状态。临床表现为呼吸困难加重、张口呼吸、发绀、大汗淋漓、面色苍白、四肢厥冷、脉搏快，可闻及明显哮鸣音。

## 三、并 发 症

**1. 肺部感染** 因支气管哮喘导致支气管痉挛、黏膜水肿等，使痰液引流不畅，易致肺部感染或合并慢性支气管炎。痰液栓塞可致肺段不张和肺炎。

**2. 气胸** 哮喘剧烈发作可因肺泡破裂发生自发性气胸，气胸偶尔发展成纵隔气肿和皮下气肿。

**3. 肺源性心脏病** 支气管哮喘可以导致哮喘持续状态、肺气肿和因低氧血症使肺小动脉痉挛而产生肺动脉高压，逐渐发展成肺源性心脏病。

## 四、辅助检查

**1. 血常规** 发作时可有嗜酸性粒细胞增高。如并发感染可有白细胞总数增高，中性粒细胞比例增高。

**2. 痰液检查** 涂片在显微镜下可见较多的嗜酸性粒细胞、夏科-莱登结晶、柯什曼螺旋体和透明的哮喘珠。如合并呼吸道细菌感染，可做痰涂片革兰氏染色、细菌培养。

**3. 呼吸功能检查** 在哮喘发作时呈现通气障碍，表现为第一秒用力呼气容积明显降低、肺活量减少、残气容积增加、功能残气量和肺总量增加、残气占肺总量百分比增高。

**4. 血气分析** 可有$PaO_2$降低，由于过度通气使$PaCO_2$下降，pH上升，表现呼吸性碱中毒。如重症哮喘，气道阻塞加重，可使$CO_2$潴留，$PaCO_2$上升，表现呼吸性酸中毒。缺氧明显时可合并代谢性酸中毒。

**5. 胸部X线检查** 可见两肺透亮度增加，呈过度充气状态；在缓解期多无明显异常。如并发呼吸道感染，可见肺纹理增加及炎性浸润阴影。

## 五、诊 断

根据有反复发作的哮喘史，发作时带哮鸣音的呼气性呼吸困难，可自行缓解或使用支气管解痉剂得以缓解等，以及典型的急性发作症状和体征，除外可造成气喘或呼吸困难的其他疾病，一般诊断并不困难，但过敏原常不明确。需注意与心源性哮喘、慢性喘息性支气管炎及肺癌等疾病相鉴别。

## 六、治 疗

防治原则包括消除病因、控制急性发作、巩固治疗、改善肺功能、防止复发、提高患者的生活质量。根据病情，因人而异，采取综合措施。

### （一）消除病因

应避免或消除引起哮喘发作的变应原和其他非特异性刺激，去除各种诱发因素。

### （二）慢性持续期哮喘治疗

治疗哮喘的药物主要分为两类：一是控制类药物，即需要每天使用并长时间维持应用的药物，主要通过其抗炎作用使哮喘患者维持在临床控制状态，包括吸入性糖皮质激素、长效$\beta_2$受体激动药、全身性激素、缓释茶碱；二是缓解类药物，又称急救药物，急性发作时可按需使用，主要通过迅速解除支气管痉挛从而缓解患者哮喘症状，包括速效吸入和短效口服$\beta_2$受体激动药、全身性激素、吸入型抗胆碱能药物、短效茶碱。

**1. 糖皮质激素** 吸入糖皮质激素（inhaled corticosteroid，ICS）是最有效的控制哮喘气道炎症的药物。哮喘慢性持续期以吸入给药最为常见，常见的吸入制剂主要有二丙酸倍氯米松、布地奈德、丙酸氟替卡松。注意事项：长期吸入临床推荐剂量范围内的ICS是安全的，少数患者可出现口咽部的不良反应如声音嘶哑、咽部不适和假丝酵母菌（念珠菌）感染；长期大剂量应用可引起骨质疏松症、高血压、糖尿病、下丘脑-垂体-肾上腺轴的抑制、肥胖症、白内障、青光眼、皮肤变薄导致皮纹和瘀斑、肌无力。伴有结核病、寄生虫感染、骨质疏松、青光眼、糖尿病、严重忧郁或消化性溃疡的哮喘患者应慎用。

**2. $\beta_2$受体激动药** 短效$\beta_2$受体激动药（short-acting beta2-agonist，SABA）通过对气道平滑肌和肥大细胞等细胞膜表面的$\beta_2$受体的作用，舒张气道平滑肌、减少肥大细胞和嗜碱性粒细胞脱颗粒和介质的释放、降低微血管的通透性、增加气道上皮纤毛的摆动等，缓解哮喘症状。SABA主要有沙丁胺醇和特布他林，是缓解轻中度哮喘急性症状的首选药物。沙丁胺醇气雾剂每次1～2喷，按需给药；沙丁胺醇片剂每次1～2片。口服给药虽然方便，但是不良反应相对较大。注意事项：大剂量使用$\beta_2$受体激动药可引起心悸、手抖、肌颤和低血钾。

**3. 茶碱** 具有舒张支气管平滑肌及强心、利尿、兴奋呼吸中枢和呼吸机的作用，低浓度茶碱具有一定的抗炎作用。常用口服茶碱：氨茶碱，每次0.1～0.2g，3次/天；多索茶碱，每次0.2～0.4g，2次/天；茶碱缓释片（缓释型茶碱），每次0.1～0.2g，2次/天。常用静脉茶碱：氨茶碱，首次负荷剂量4～6mg/kg，维持剂量每小时0.5～0.8g/kg；多索茶碱每次0.3g，1次/天。

常见不良反应：有效血药浓度与中毒浓度接近，且影响茶碱代谢的因素较多，如同时应用西咪替丁、喹诺酮类或大环内酯类等可影响茶碱代谢而使其排泄减慢，增加其毒性（恶心、呕吐、心率增快、心律失常等）。

**4. 抗胆碱药物** 短效抗胆碱药物异丙托溴铵和长效的抗胆碱药物噻托溴铵都具有一定的舒张支气管的作用。短效抗胆碱药物用于哮喘急性发作期，按需使用；噻托溴铵用于中重度慢性持续哮喘患者，每次18μg，1次/天。

**5. 抗组胺、抗过敏药物** 口服酮替芬、氯雷他定、阿司咪唑、氮卓斯汀、特非那丁和曲尼司特等具有抗过敏和较弱的治疗哮喘作用，适用过敏性哮喘的治疗，其不良反应主要是嗜睡。阿司咪唑和特非那丁可能引起严重的心血管事件，应慎用。

**6. 白三烯调节剂** 通过调节白三烯的生物活性而发挥抗炎作用，同时可以舒张支气管平滑肌，可单独应用的哮喘控制性药物，也可联合治疗用药。可用于运动性哮喘和伴有过敏性鼻炎哮喘患者的治疗。常用药物有孟鲁司特或扎鲁司特。

### （三）急性发作哮喘的治疗

**1. 轻度** 经定量气雾剂吸入SABA，效果不佳时可加缓释茶碱片，或加用短效抗胆碱药气雾剂吸入。

**2. 中度** 首选雾化吸入SABA，同时可联合雾化吸入短效抗胆碱药、激素混悬液，也可联合静脉注射茶碱类。如果治疗效果欠佳时，应尽早口服激素，同时吸氧。

**3. 重度至危重度** 持续雾化吸入SABA，联合雾化吸入短效抗胆碱药、激素混悬液，以及静脉茶碱类药物，吸氧。尽早静脉应用激素，待病情缓解后改为口服给药。此外，应预防呼吸道感染。

## 第5节 肺炎链球菌肺炎

**案例6-5**

患者，男，20岁。因受凉于昨日上午起感畏寒、发热（39℃），咳嗽，咳铁锈色痰。体检：右下肺语颤增强，叩诊浊音，听诊肺泡呼吸音消失，闻及异常支气管呼吸音。血常规：WBC$14\times10^9$/L，N82%。胸部X线报告：右下肺炎。

**思考题：** 1. 该患者初步诊断为什么疾病？

2. 该患者可选用什么药物治疗？

肺炎链球菌肺炎是由肺炎链球菌所引起的急性肺泡炎症，占社区获得性肺炎的首位。患者有寒战、高热、咳嗽、咳铁锈色痰、胸痛等。近年来由于抗菌药物的广泛应用，临床上轻症或不典型病较为多见。

## 一、病因和发病机制

肺炎链球菌为革兰氏阳性球菌，常成对或呈链状排列（肺炎链球菌），菌体外有荚膜，荚膜多糖体具有特异抗原性。这些细菌为上呼吸道正常菌群，只有当免疫力降低时方可致病。肺炎链球菌在干燥痰中能存活数月，但阳光直射1小时或加热至52℃ 10分钟即可灭菌，对苯酚等消毒剂亦敏感。

本病好发于冬春季节，多见于青壮年男性，这与呼吸道病毒感染流行有一定关系。常见诱因有受寒、淋雨、醉酒或全身麻醉手术后、镇静剂过量等。

## 二、临床表现

### （一）症状

起病急骤，寒战、高热，体温可在短时间内上升至39～40℃，多呈稽留热，伴咳嗽、咳痰，典型患者可有铁锈色痰，累及胸膜可出现胸痛。病变广泛者可伴气促和发绀。部分患者有恶心、呕吐、腹胀、腹泻。重症者可有神经精神症状，如烦躁不安、谵妄、休克、昏迷等。

### （二）体征

患者呈急性病容，皮肤潮红、干燥，呼吸困难，病变广泛时可有发绀。早期肺部体征不明显或仅有呼吸音减低。实变期可有典型体征，如患侧呼吸运动减弱，语颤增强，叩诊浊音，听诊呼吸音减低、有湿啰音或病理性支气管呼吸音。累及胸膜时有胸膜摩擦音。

## 三、诊断与鉴别诊断

根据本病好发于冬春二季，起病前多有诱因存在，约半数患者先有上呼吸道病毒感染等前驱表现。突然起病寒战、高热、咳嗽、胸痛、呼吸急促，咳铁锈色痰，有肺实变体征。血白细胞总数增加，中性粒细胞达0.80以上，核左移，有中毒颗粒。痰涂片可见大量革兰氏阳性球菌。胸部X线检查显示受累肺段或肺叶出现均匀一致的片状高密度阴影。诊断并不困难，但需与其他肺炎和肺癌等相鉴别。

## 四、治　疗

### （一）加强护理和支持疗法

患者应卧床休息，注意足够蛋白质、热量和维生素等的摄入，观察呼吸、心率、血压及尿量，注意可能发生的休克。如有明显胸痛，可给少量镇痛药，如可待因15mg可缓解。一般不用退热剂，以免大量出汗，脱水，且干扰热型。鼓励饮水每日1～2L，轻症患者不需常规静脉输液，确有失水者可输液，保持尿比重在1.020以下，血清钠保持在145mmol/L以下。由于发热使水分及盐类较多缺失，可适当补水补盐。

### （二）抗菌药物治疗

肺炎链球菌肺炎可选用青霉素G。用药剂量及途径视病情之轻重、有无不良征兆和并发症而定。如患者对青霉素过敏，轻症可用红霉素。重症患者还可改用其他第一代或第二代头孢菌素，如头孢噻吩，每日2～6g，分3次肌内注射或静脉注射，头孢唑啉每日2～4g，分2次静脉滴注或肌内注射。

### （三）休克型肺炎的治疗

加强护理，严密监测。补充血容量纠正休克。纠正酸碱失衡。应用血管活性药物。应用足量抗生素。尽早加用糖皮质激素。防治心、肾功能不全及呼吸衰竭。

## 五、预 防

避免淋雨受寒、疲劳、醉酒等诱发因素。对于老弱体衰和免疫功能减退者，如糖尿病、慢性肺病、慢性肝病、脾切除者，可注射肺炎菌苗。

# 第6节 支气管扩张症

**案例6-6**

患者，男，14岁。于3年前开始反复出现咳嗽、咳脓痰、有时咯血，每日30～40ml。血常规示WBC $13\times10^9$/L，N80%。胸部X线提示左下肺纹理增粗，紊乱，可见卷发状阴影。

**思考题：** 1. 该患者初步诊断为什么疾病？

2. 该患者如何确诊？

3. 该患者可选用哪些药物治疗？

支气管扩张症（bronchiectasis）是由各种病因引起的反复发生的化脓性感染，导致中小支气管反复损伤和（或）阻塞，致使支气管壁结构破坏，引起支气管异常和持久性扩张。多于儿童与青年期发病，男性多于女性。

## 一、病因和发病机制

各种原因导致的支气管阻塞或牵拉、支气管黏膜纤毛清除功能损害、气道分泌物潴留，从而使呼吸道更容易发生病原体感染和定植，而病原体的持续存在引发肺部慢性炎症，导致气道结构破坏和管壁重塑，进一步影响气道分泌物排出，如此循环往复，最终导致支气管永久病理性扩张。支气管扩张症的主要已知病因包括既往下呼吸道感染、免疫功能缺陷等，先天性发育缺损及遗传因素引起的支气管扩张症较少见。

## 二、临床表现

### （一）症状

**1. 慢性咳嗽、大量脓痰** 痰量可达每日数百毫升，体位改变时咳嗽加剧，痰量增多。有厌氧菌混合感染时，痰有恶臭。痰液久置可分层。

**2. 反复咯血** 半数以上有反复咯血，咯血量不等。少数患者仅表现为反复咯血，而咳嗽、咳痰不明显，称为干性支气管扩张症。

**3. 全身症状** 感染时有发热、头痛、气急、乏力。反复咯血时出现消瘦、贫血等。

### （二）体征

轻症者体征不明显，有时在病变部位听到固定而持久的湿啰音，咳痰后可减少或暂时消失。重症者可因长期反复感染而有肺气肿体征和杵状指（趾）。

## 三、诊 断

根据慢性咳嗽、大量脓痰、反复咯血的临床表现，再结合童年诱发支气管扩张的呼吸道感染病史，一般可做出诊断。继发感染时血白细胞及中性粒细胞增高，血沉增快。痰培养有致病菌生长。结核性支气管扩张时痰结核分枝杆菌可为阳性。胸部X线检查。患侧可有肺纹理增粗，紊乱，囊状支气管扩张可见蜂窝状（卷发状）阴影，继发感染时病变区可有斑片状炎性阴影。胸部CT检查有助于诊断。

## 四、治　　疗

### （一）积极控制呼吸道感染

急性加重期开始抗菌药物治疗前应常规送痰培养，根据痰培养和药物敏感试验结果指导抗生素应用，但在等待培养结果时即应开始经验性抗菌药物治疗。无铜绿假单胞菌感染高危因素的患者应立即经验性使用对流感嗜血杆菌有活性的抗菌药物，如氨苄西林/舒巴坦、阿莫西林/克拉维酸、第二代头孢菌素、第三代头孢菌素（头孢曲松钠、头孢噻肟）、莫西沙星、左氧氟沙星。对于存在铜绿假单胞菌感染高危因素的患者，可选择具有抗假单胞菌活性的β-内酰胺类抗生素（如头孢他啶、头孢吡肟、哌拉西林/他唑巴坦、头孢哌酮/舒巴坦）、碳青霉烯类（如亚胺培南、美罗培南）、氨基糖苷类、喹诺酮类（环丙沙星或左氧氟沙星），可单独应用或联合应用。

### （二）排痰

体位引流的作用有时较抗生素治疗尤为重要，使病肺处于高位，其引流支气管开口向下可使痰液顺体位引流至气管而咳出。根据病变部位采取不同体位引流，每日2～3次，每次15～30分钟。体位引流时，间歇做深呼吸后用力咳，同时用手轻拍患部，可提高引流效果。

辅以使用止咳、祛痰剂，注意支持疗法。如痰液黏稠可应用盐酸氨溴索、*N*-乙酰半胱氨酸、溴己新、氯化铵等祛痰剂。

### （三）改善气流受限

长效支气管舒张剂（长效$\beta_2$受体激动药、长效抗胆碱能药物、吸入糖皮质激素/长效$\beta_2$受体激动药）可改善气流受限并帮助清除分泌物，对伴有气道高反应及可逆性气流受限的患者常有一定疗效。

### （四）咯血治疗

对反复咯血患者，如果咯血量少，可以对症治疗或口服卡巴克洛（安络血）、云南白药。若出血量中等，可静脉给予垂体后叶素或酚妥拉明；若出血量大，经内科治疗无效，可考虑介入栓塞治疗或手术治疗。

### （五）手术治疗

反复呼吸道急性感染或（和）大咯血患者，其病变限于一叶或一侧肺组织，尤以局部性病变反复大咯血，且出血部位明确，经药物治疗不易控制，年龄40岁以下，全身情况良好，可根据病变范围作肺段或肺叶切除术。

# 第7节　慢性肺源性心脏病

**案例6-7**

患者，男，65岁。嗜烟，于10年前开始出现慢性咳嗽、咳痰、气喘，每年冬天加剧，3年前开始下肢出现水肿。2天前因受凉症状加剧，端坐呼吸。体检：颈静脉怒张，两肺闻及散在干、湿啰音，心率106次/分，下肢轻度凹陷性水肿。

**思考题：** 1. 该患者初步诊断为什么疾病？

2. 该患者可选用哪些药物治疗？

---

慢性肺源性心脏病（chronic pulmonary heart disease）是指慢性肺胸疾病或肺血管慢性病变，逐渐引起肺动脉高压，进而造成右心室肥大，最后发生心力衰竭的一类心脏病。其是常见病，多发病。患病年龄多在40岁以上，随年龄增长而患病率增高。寒冷地区、高原地区、农村患病率高。

## 一、病因和发病机制

按原发病的不同部位，可分为三类。

**1. 支气管、肺疾病** 以慢性支气管炎并发阻塞性肺气肿最为多见，占80%～90%，其次为支气管哮喘、支气管扩张症、重症肺结核、肺尘埃沉着病、慢性弥漫性肺间质纤维化、结节病、过敏性肺泡炎、嗜酸性肉芽肿等。

**2. 胸廓运动障碍性疾病** 较少见，严重的脊椎后凸和侧凸、脊椎结核、类风湿关节炎等造成的严重胸廓或脊椎畸形，可引起胸廓活动受限、支气管扭曲或变形，导致肺功能受限，气道引流不畅，并发肺气肿、纤维化、缺氧、肺血管收缩，使阻力增加，肺动脉高压，发展成肺心病。

**3. 肺血管疾病** 甚少见。累及肺动脉的过敏性肉芽肿病，广泛或反复发生的多发性肺小动脉栓塞及肺小动脉炎，以及原因不明的原发性肺动脉高压，均可引起肺动脉血管阻力增加、肺动脉高压和右心室负荷加重，发展成肺心病。

引起右心室肥厚、扩大的因素很多，但先决条件是肺的结构和功能的改变，发生反复的气道感染和低氧血症，导致一系列的体液因子和肺血管的变化，使肺血管阻力增加，肺动脉高压形成，致心脏负荷增加、心肌损伤。

## 二、临床表现

### （一）肺、心功能代偿期（缓解期）

**1. 肺部原发病表现** 咳嗽、咳痰、气喘、咯血、心悸、乏力等。肺部有干、湿啰音，哮鸣音，轻度发绀及杵状指。

**2. 肺气肿** 桶状胸，心尖搏动弱。两肺语颤减低，叩诊呈过清音，肺下界下移，心脏及肝脏浊音界缩小，心音低而远，呼吸音减弱，呼气延长。

**3. 肺动脉高压** 肺动脉瓣区第二心音亢进、分裂。

**4. 右心室肥大表现** 三尖瓣区闻及收缩期杂音，剑突下有明显心脏搏动。

### （二）肺、心功能失代偿期（急性发作期）

**1. 呼吸衰竭** 低氧血症表现为乏力、头痛、胸闷、心悸、发绀及心率加快等。严重时出现中枢神经系统功能紊乱，表现为烦躁不安、谵妄、抽搐或昏迷。呼吸衰竭引起水、电解质代谢紊乱导致高碳酸血症，其表现为皮肤温湿多汗，浅表静脉扩张，洪脉，结膜充血水肿，头晕、头痛、嗜睡及昏迷。有的患者可有精神错乱、幻觉等神经精神症状。

**2. 右心衰竭** 心悸、气喘、食欲不振、上腹胀痛、恶心、呕吐、尿少等。发绀、颈静脉怒张、肝大、肝颈静脉回流征阳性、腹水征阳性、下肢水肿。胸骨左下缘及剑突下可闻收缩期吹风样杂音和舒张期奔马律。亦可出现各种心律失常。

**3. 多脏器损害** 如尿毒症、消化道出血、弥散性血管内凝血、肺性脑病等。

## 三、辅助检查

**1. X线检查** 除肺、胸基础疾病及急性肺部感染的特征外，尚可有肺动脉高压征、右心室增大征象。

**2. 心电图、超声心动图检查** 主要表现有右心室、右心房肥大的改变。右心室流出道内径增宽。

**3. 血气分析** 肺心病肺功能失代偿期可出现低氧血症或合并高碳酸血症。

**4. 血液检查** 红细胞及血红蛋白可升高。全血黏度及血浆黏度可增加；合并感染时，白细胞总数增高、中性粒细胞增加。部分患者可有肾功能或肝功能改变；血清钾、钠、氯、钙、镁含量均可有变化。

## 四、诊断与鉴别诊断

根据患者有慢性阻塞性肺疾病或慢性支气管炎、肺气肿病史，或其他胸肺疾病病史，并出现肺动脉压增高、右心室增大或右心功能不全的征象，如颈静脉怒张、肺动脉瓣第二心音（$P_2$）＞主动脉瓣第二心音（$A_2$）、剑突下心脏搏动增强、肝大压痛、肝颈静脉反流征阳性、下肢水肿等，心电图、X线胸片、超声心动图有肺动脉增宽和右心增大、肥厚的征象，可以做出诊断。

## 五、治　疗

### （一）急性加重期的治疗

**1. 控制呼吸道感染**　轻度或中度感染患者可以口服复方新诺明片或红霉素、喹诺酮类、阿莫西林等，也可肌内注射青霉素、庆大霉素及其他辅助药治疗。重度感染患者使用抗生素应以早期、足量、联合、静脉给药。

**2. 改善通气功能**　清除痰液，止咳祛痰，解除支气管痉挛。

**3. 氧疗和消除二氧化碳潴留**　低流量持续吸氧；应用呼吸兴奋剂；气管切开、气管插管和机械呼吸器治疗；治疗肺性脑病。

**4. 控制心力衰竭**　原则上宜选用作用温和的利尿药，联合保钾利尿药，小剂量、短疗程使用。如氢氯噻嗪25mg，1～3次/天，联用螺内酯20～40mg，1～2 次/天。使用利尿药后需要注意患者的电解质情况，防止发生电解质紊乱。强心剂选用作用快、排泄快的药物，宜剂量小，因对洋地黄药物耐受性差，易导致中毒；患者如果心率无明显增快（静息状态下心率＜100次/分），血管扩张剂可使用米力农静脉滴注。

**5. 心律失常的处理**　一般经过治疗后，心律失常可自行消失。如果持续存在需根据心律失常类型选用抗心律失常药物。

**6.** 纠正酸碱失衡及电解质紊乱。

**7. 并发症的处理**　消化道出血、休克、肾衰竭、弥散性血管内凝血等。

**8. 支持疗法。**

### （二）稳定期的治疗

**1. 积极治疗和改善基础支气管、肺疾病，延缓基础疾病进展**　止咳、祛痰、平喘和抗感染等。

**2. 增强患者的免疫功能，预防感染**　体育锻炼；免疫疗法；扶正固本疗法。

**3. 锻炼肺、心功能**　腹式呼吸和缩唇呼气。

**4. 避免引起急性发作的诱发因素**　预防感冒；及时治疗呼吸道急性感染；戒烟并避免各种烟雾刺激。

**5. 氧疗**　对于血氧分压＜60mmHg者，使用家庭氧疗或家庭无创呼吸机治疗。

## 六、预　防

主要是防治引起本病的支气管、肺和肺血管等疾病。

1. 积极采取各种措施（包括宣传有效的戒烟方法等）提倡戒烟。

2. 积极防治原发病的诱发因素，如预防呼吸道感染、避免接触各种过敏原、防止有害气体的吸入和粉尘的吸入等。

3. 开展多种形式的群众性体育活动和卫生宣教，提高人群的卫生知识，增强抗病能力。

# 第8节　慢性呼吸衰竭

**案例6-8**

患者，男，68岁。于13年前确诊为“慢性支气管炎”，1周前咳嗽、咳痰、喘憋加重，查体：口唇发绀，端坐呼吸。血气分析：$PaO_2$ 50mmHg、$PaCO_2$ 56mmHg。

**思考题：** 1. 该患者初步诊断为什么疾病？

2. 该患者如何治疗？

呼吸衰竭（respiratory failure）简称呼衰，是各种原因引起的肺通气和（或）换气功能严重障碍，以致在静息状态下亦不能维持足够的气体交换，导致缺氧伴或不伴二氧化碳潴留，从而引起一系列生理功能和代谢紊乱的临床综合征。主要临床表现为呼吸困难、发绀、神经精神症状等。常以动脉血气分析作为呼吸衰竭的诊断标准。

## 一、分　类

**1. 按病程分类**　分为急性呼吸衰竭和慢性呼吸衰竭。

**2. 按动脉血气分类**

（1）Ⅰ型呼吸衰竭　缺氧而无二氧化碳潴留（$PaO_2 < 60mmHg$，$PaCO_2$降低或正常）。

（2）Ⅱ型呼吸衰竭　缺氧伴二氧化碳潴留（$PaO_2 < 60mmHg$，$PaCO_2 > 50mmHg$）。

## 二、病因和发病机制

慢性呼吸衰竭最常见的病因是支气管和肺疾病，如慢性阻塞性肺疾病、重症肺结核、肺间质纤维化等，此外还有胸廓、神经肌肉病变及肺血管疾病，如胸廓和脊椎畸形、广泛胸膜肥厚等。主要病理生理改变是缺氧和二氧化碳潴留。

## 三、临床表现

除引起慢性呼吸衰竭原发病的症状体征外，主要是缺氧和二氧化碳潴留引起的呼吸衰竭和多脏器功能紊乱的表现。

**1. 呼吸困难**　是临床最早出现的症状。主要表现在呼吸节律、频率和幅度的改变。并发肺性脑病、二氧化碳麻醉时，则出现呼吸表浅、缓慢甚至呼吸停止。

**2. 发绀**　是缺氧的典型症状。当动脉血氧饱和度＜90%时，可在口唇、指端、耳垂、口腔黏膜等血流量较大的部位出现发绀。

**3. 神经精神症状**　缺氧和二氧化碳潴留均可引起精神症状。慢性缺氧多表现为记忆力减退，智力或定向力的障碍。急性严重缺氧可出现精神错乱、躁狂、昏迷、抽搐等症状。

**4. 血液循环系统**　严重缺氧、酸中毒可引起心律失常、心肌损害、周围循环衰竭、血压下降。

**5. 消化和泌尿系统**　由于缺氧使胃肠道黏膜充血水肿、糜烂渗血，甚至发生应激性溃疡而引起上消化道出血。严重呼吸衰竭可出现丙氨酸氨基转移酶、血尿素氮升高等肝、肾功能异常。

## 四、诊　断

根据患者有慢性肺部疾病史或其他导致呼吸功能障碍的疾病，如慢性阻塞性肺疾病、严重肺结核等，新近有呼吸道感染，以及缺氧、二氧化碳潴留的临床表现，结合动脉血气分析可做出诊断。

## 五、治　疗

### （一）保持气道通畅

保持气道通畅是纠正呼吸衰竭的重要措施。

**1. 清除气道分泌物**　鼓励患者咳嗽，对于无力咳嗽和意识障碍应加强呼吸道管理，翻身拍背。

**2. 稀释痰液、化痰祛痰**　痰液黏稠不易咳出者给予口服化痰祛痰药（如羧甲司坦片）或雾化吸入湿化剂。

**3. 解除气道痉挛**　可雾化吸入$\beta_2$受体激动药或异丙托溴铵，口服氨茶碱（或静脉滴注）、沙丁胺醇、特布他林等。

**4. 建立人工气道** 经上述处理无效或病情加重者，应采用气管插管或气管切开，并给予机械通气辅助呼吸。

在机械通气治疗过程中应密切观察病情，监测血压、心率，加强护理，随时吸痰，根据血气分析结果随时调整呼吸机治疗参数，防止并发症的发生。

### （二）氧疗

吸氧是治疗呼吸衰竭的必要措施。Ⅰ型呼吸衰竭以缺氧为主，不伴有二氧化碳潴留，应吸入较高浓度的氧（大于35%）的氧，使$PaO_2$提高到60mmHg或$SaO_2$在90%以上。缺氧伴有二氧化碳潴留的Ⅱ型呼吸衰竭，则应持续低浓度吸氧（小于35%）。对于Ⅱ型呼吸衰竭患者应长期家庭氧疗。

### （三）增加通气量、减少二氧化碳潴留

除治疗原发病、积极控制感染、通畅气道等治疗外，增加肺泡通气量是有效排出二氧化碳的关键措施。可根据患者的具体情况，如有明显嗜睡，可给予呼吸兴奋剂。

### （四）水电解质紊乱和酸碱失衡的处理

多种因素均可导致慢性呼吸衰竭患者发生水、电解质和酸碱失衡。①首先应根据患者的心功能状态酌情补液；②一般未经治疗的慢性呼吸衰竭失代偿的患者，常表现为单纯性呼吸性酸中毒和呼吸性酸中毒合并代谢性酸中毒，此时治疗的关键是改善通气，增加通气量，促进二氧化碳的排出，同时积极治疗代酸的病因，补碱不需太积极：如pH过低，可适量补碱，先一次给予5%的碳酸氢钠100～150ml静脉滴注，使pH升至7.25左右即可；③如经利尿药、糖皮质激素等药物治疗，而又未能及时补钾、补氯，则易发生呼吸性酸中毒合并代谢性碱中毒，此时除积极改善通气外，应注意补氯化钾，必要时（血pH明显升高）可补盐酸精氨酸，可根据血气分析结果决定是否重复应用。

### （五）治疗原发病

呼吸道感染是呼吸衰竭最常见的原因，故根据痰细胞、真菌培养和药物敏感试验结果等，选择有效的抗生素。

## 六、预后和预防

预后决定于慢性呼吸衰竭患者原发病的严重程度及肺功能状态。应加强慢性胸肺疾病的防治，阻止肺功能逐渐恶化和呼吸衰竭的发生。已有慢性呼吸衰竭的患者应注意预防呼吸道感染。

## 自测题

### 一、名词解释

1. 慢性支气管炎　2. 慢性肺源性心脏病　3. 呼吸衰竭

### 二、填空题

1.慢性支气管炎的四大主症是________、________、________、________。

2.慢性支气管炎的诊断标准有______、______、______。

3.支气管哮喘的并发症有______、______、______、______。

4.支气管扩张主要表现有______、______、______。

5.血气分析诊断Ⅱ型呼吸衰竭：$PaO_2$______、$PaCO_2$______。

6.肺炎链球菌肺炎治疗常选用______。

7.缺氧伴有$CO_2$潴留的Ⅱ型呼吸衰竭的患者应______。

### 三、选择题

【A型题】

1. 急性上呼吸道感染最常见的病因是（　　）

A. 细菌感染　B. 病毒感染

C. 支原体感染　D. 衣原体感染

E. 真菌感染

2. 慢性支气管炎急性发作期的主要治疗措施为（　　）

A. 控制呼吸道感染

B. 给予祛痰药物

C. 给予止咳药物
D. 应用解痉平喘药
E. 应用中枢镇咳药
3. 诊断慢性阻塞性肺疾病的必备条件是（　　）
A. 慢性咳嗽、咳痰症状
B. 气流受限
C. 桶状胸体征
D. 胸部X线显示肺过度充气
E. 活动后胸闷、喘憋症状
4. 慢性阻塞性肺疾病（COPD）患者稳定期治疗时，不推荐单独使用的药物是（　　）
A. 长效$\beta_2$受体激动药　B. 吸入糖皮质激素
C. 长效抗胆碱能药物　D. 茶碱类药物
E. 祛痰药
5. 肺炎链球菌肺炎典型的痰液特点是（　　）
A. 白色黏液痰　B. 黄色脓性痰
C. 铁锈色痰　D. 粉红色泡沫痰
E. 白色泡沫痰
（第6～9题共用题干）
患者，女性，60岁，反复咳嗽、咳痰25年，心悸、气促、下肢间歇性水肿3年，病情加重伴畏寒发热1周入院。体检：体温38℃，呼吸急促，口唇发绀，双肺叩诊过清音，中下肺有湿啰音；心率110次/分，心律齐，无杂音，双下肢重度水肿。
6. 该患者最适当的诊断应为（　　）
A. 慢性支气管炎
B. 慢性支气管炎+肺气肿
C. 慢性支气管炎+肺气肿+肺心病
D. 慢性阻塞性肺疾病
E. 慢性支气管炎+肺气肿+心肌病
7. 为明确诊断常用的检查是（　　）
A. 胸部X线检查　B. 心电图检查
C. 动脉血气分析　D. 痰培养及药敏试验
E. 血胆固醇和甘油三酯测定
8. 主要治疗措施应为（　　）
A. 控制感染与改善呼吸功能
B. 祛痰与止咳
C. 解痉与平喘
D. 低浓度持续吸氧
E. 给予利尿药和强心剂
9. 当支气管哮喘与心源性哮喘一时难以鉴别时，为缓解症状可使用的药是（　　）
A. 去乙酰毛花苷　B. 肾上腺素
C. 氨茶碱　D. 吗啡
E. 呋塞米

【B型题】

（第10、11题备选答案）
A. 口服茶碱控释片
B. 静脉滴注甲泼尼松（甲基强的松），雾化吸入$\beta_2$受体激动药
C. 口服泼尼松（强的松），短期使用（1周）
D. 吸入异丙肾上腺素
E. 使用麻黄碱
10. 患者，女，32岁，哮喘史10年，近年来发作频繁，3天前因搬家劳累导致重度发作，口服氨茶碱和沙丁胺醇未缓解，有加重趋势（　　）
11. 患者，男，25岁，慢性哮喘长期吸入激素，病情有显著改善。近2日天气变化后有发作，但症状不重（　　）
（第12～15题备选答案）
A. 慢性咳嗽、大量脓痰，反复咯血
B. 咳嗽、咳痰伴喘息5年持续3个月、连续2年以上
C. 劳力性呼吸困难伴咳嗽、咯血
D. 寒战、高热、胸痛、铁锈色痰
E. 午后低热、盗汗、咳嗽、咳痰、痰中带血
下列疾病常见的临床表现为：
12. 慢性支气管炎（　　）
13. 肺炎链球菌肺炎（　　）
14. 支气管扩张症（　　）
15. 肺结核（　　）

【X型题】

16. 支气管哮喘症状特点是（　　）
A. 哮喘在数分钟内发作，持续数小时或数天，经支气管舒张药治疗或自行缓解
B. 在夜间及凌晨缓解或减轻
C. 发作性呼吸困难或发作性胸闷和咳嗽
D. 有时以咳嗽为唯一症状
E. 严重者被迫采取坐位或呈端坐呼吸
17. 支气管扩张症大咯血时，可选用的控制咯血的药物有（　　）
A. 垂体后叶素　B. 多巴胺
C. 酚妥拉明　D. 奥美拉唑
E. 生长抑素
18. COPD合并慢性肺心病急性加重期时，以下治疗哪些是正确的（　　）
A. 积极控制感染　B. 营养支持
C. 吸氧　D. 保持呼吸道通畅
E. 间断应用利尿药
19. 慢性呼吸衰竭的治疗方法包括（　　）
A. 保持气道通畅
B. 氧疗
C. 增加通气量
D. 纠正水电解质紊乱和酸碱失衡
E. 治疗原发病

（刘　冰）

# 第7章
# 循环系统常见疾病

**学习目标**

**1. 知识目标：** 掌握心力衰竭、原发性高血压、冠心病、深静脉血栓形成的临床表现及治疗要点，掌握常见心律失常的临床意义和治疗方法；熟悉心力衰竭、原发性高血压、冠心病的病因及辅助检查，熟悉常见心律失常的心电图特点；了解心力衰竭、常见心律失常、原发性高血压、冠心病的发病机制。

**2. 能力目标：** 能够对心力衰竭、原发性高血压、冠心病、深静脉血栓形成进行初步诊断，能识别常见心律失常的心电图。

**3. 素质目标：** 具有“时间就是生命”的紧迫感；坚持以患者为中心，关心关爱患者。

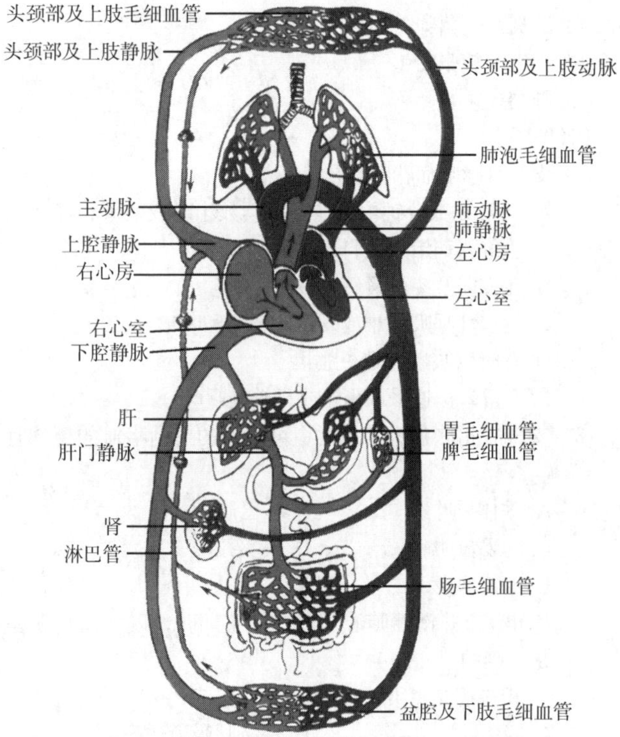


**图7-1** 血液循环示意图

循环系统包括心脏、血管和调节血液循环的神经体液装置。其主要功能是为全身组织器官运输血液，通过血液将氧、营养物质和激素等供给组织，并将组织代谢废物带走，以保证人体正常新陈代谢的进行（图7-1）。循环系统疾病包括心脏和血管的疾病，合称心血管病。

## 第1节　动脉粥样硬化

### 一、概　述

动脉粥样硬化是动脉硬化中最常见且重要的类型，特点是受累动脉的内膜有类脂质的沉着、复合糖类的积聚，继而纤维组织增生和钙沉着，并有动脉中层的病变。本病主要累及大型及中型的肌弹力型动脉，以主动脉、冠状动脉及脑动脉为多见，常导致管腔闭塞或管壁破裂出血等严重后果，为心肌梗死和脑梗死的主要病因。本病常伴有高血压、高胆固醇血症或糖尿病等。

### 二、病　因

本病病因未完全明了，目前认为本病是多种因素作用于不同环节所致，这些因素称为易患因素或危险因素。主要如下。

**1. 高脂血症** 血总胆固醇、低密度脂蛋白（LDL）、甘油三酯（三酰甘油）、极低密度脂蛋白（VLDL）、载脂蛋白B（ApoB）、脂蛋白（α）增高，高密度脂蛋白（HDL）、载脂蛋白A（Apo A）降低，均属易患因素。

**2. 高血压**　冠状动脉粥样硬化患者60%～70%有高血压，高血压患者患冠状动脉粥样硬化的概率较血压正常者高3～4倍，且无论收缩压或舒张压增高都与本病密切相关。

**3. 吸烟**　吸烟可增加冠状动脉粥样硬化的发病率和病死率，冠状动脉粥样硬化发生风险与每日吸烟量以及烟龄长短有关。

**4. 糖尿病**　糖尿病患者动脉粥样硬化的发病率较无糖尿病患者高2倍，冠状动脉粥样硬化患者中糖耐量减低者颇常见。

**5. 年龄**　多见于40岁以上的男性和绝经后的女性，但青壮年亦可有早期病变。

**6. 性别**　女性发病率低，但是绝经期之后发病率增加。

另外高热量饮食、肥胖、A型性格、遗传及从事有紧迫感的工作等都是本病的发病因素。

## 第2节　冠状动脉粥样硬化性心脏病

冠状动脉粥样硬化性心脏病，简称冠心病，是指冠状动脉粥样硬化使血管腔狭窄或阻塞和（或）冠状动脉功能性改变（痉挛）导致心肌缺血缺氧或坏死而引起的心脏病。

由于冠状动脉病变部位、管腔狭窄程度、受累血管支数、侧支循环形成情况的不同，本病临床表现分为5型。

**1. 心绞痛**　急性暂时性心肌缺血、缺氧引起阵发性胸骨后或心前区疼痛。

**2. 心肌梗死**　冠状动脉管腔急性闭塞，血流中断，局部心肌缺血坏死。

**3. 缺血性心肌病**　心脏逐渐扩大，发生心律失常和心力衰竭。

**4. 猝死**　是指自然发生、出乎意料的突然死亡。

**5. 隐匿性冠心病**　无明显胸闷、气短等症状，亦称无症状心肌缺血。

近年临床医学家趋于将本病分为急性冠脉综合征和慢性冠脉疾病或称慢性缺血综合征两大类。前者包括不稳定型心绞痛、非ST段抬高型心肌梗死和ST段抬高型心肌梗死；后者包括稳定型心绞痛、冠脉正常的心绞痛（如X综合征）、隐匿性冠心病和缺血性心力衰竭（缺血性心肌病）。

临床患者可具有一个或多个类型的临床表现，也可由一个类型发展到另一个类型。本节主要介绍心绞痛和心肌梗死两个类型。

### 一、心　绞　痛

心绞痛是指急性暂时性心肌缺血、缺氧所引起的综合征，临床特点为阵发性胸骨后或心前区疼痛。

**案例7-1**

患者，男，54岁，劳累后发作胸痛，心电图示：ST段下移，T波低平，双向，倒置。

**思考题：**1. 发作时患者需要注意哪些事项？

2. 患者有支气管哮喘病史，是否可以将普萘洛尔作为平时防止心绞痛发作的用药？

#### （一）病因

常见病因为冠状动脉粥样硬化引起大支动脉的管腔狭窄，部分可由冠状动脉痉挛引起，而其他原因的冠状动脉病变如先天性畸形起源极为少见，冠状动脉栓塞也很少，后者主要引起心肌梗死。

#### （二）病理及病理生理

冠状动脉粥样硬化影响心肌的血供。在正常情况下，心肌的需血和冠状动脉的供血，通过神经和体液调节，保持着动态的平衡。当管腔轻度狭窄时，心肌血供未受影响，患者无症状。当血管狭窄较重时，心脏负荷增加到一定程度，冠状动脉供血不能满足心肌的需要而出现心肌缺血、缺氧诱发心绞痛。

心绞痛发作中疼痛的发生机制：可能是心肌无氧代谢中某些产物（如多肽类）刺激心脏内传入神经末梢所致，且常传播到相应脊髓段的皮肤浅表神经，引起疼痛的放射。

### （三）临床表现

**1. 症状** 疼痛是心绞痛的重要症状，典型的心绞痛发作常有以下特点。

（1）诱因 常由体力劳动、情绪激动、饱餐和寒冷所诱发。劳力诱发的心绞痛，休息可使之缓解。

（2）部位 典型的疼痛部位为胸骨体上段或中段的后方，也可在心前区，疼痛范围大小如手掌，界限不清楚，疼痛常放射至左肩沿左肩前内侧直至小指、环指，亦可放射至左肩胛区或上腹部并伴有消化道症状。

（3）性质 疼痛性质因人而异，多为压迫、发闷和紧缩，有时有濒死感。疼痛程度可轻可重，重者表情焦虑，面色苍白，甚至出汗，迫使患者停止动作，直至症状缓解。

（4）持续时间及其缓解方式 疼痛常持续3～5分钟，偶尔持续15分钟，在休息或舌下含服硝酸甘油后数分钟内疼痛即可缓解。发作可数天或几个星期一次，或一天内多次。

**2. 体征** 不发作时，无特殊表现，发作时，常呈焦虑状态，血压增高，心率增快。

**3. 心绞痛临床类型**

（1）稳定型心绞痛 亦称劳力性心绞痛，是在冠状动脉固定性严重狭窄的基础上，由于心肌负荷的增加引起心肌急剧的、暂时的缺血与缺氧的临床综合征。其特点为阵发性的前胸压榨性疼痛或憋闷感觉，主要位于胸骨后部，可放射至心前区和左上肢尺侧，常发生于劳力负荷增加时，持续数分钟，休息或含服硝酸酯制剂后消失。本病患者男性多于女性，多数患者年龄在40岁以上，劳累、情绪激动、饱食、受寒、急性循环衰竭等为常见的诱因。

（2）不稳定型心绞痛 除变异型心绞痛具有短暂ST段抬高的特异性的心电图变化而仍为临床所保留外，其他如恶化型心绞痛、卧位型心绞痛、静息心绞痛、梗死后心绞痛、混合型心绞痛等，目前已趋向于统称为不稳定型心绞痛。这不仅是基于对不稳定的粥样斑块的深入认识，也表明了这类心绞痛患者临床上的不稳定性，其有进展至心肌梗死的高度危险性，必须予以足够的重视。

### （四）辅助检查

**1. 心电图**

（1）常规心电图 部分患者在心绞痛未发作时心电图正常，发作时可有ST段压低及T波低平或倒置等心内膜下缺血性改变。

（2）心电图连续监测 发现心电图ST-T波改变及各种心律失常，出现时间可与患者的活动与症状相对照。

（3）心电图运动试验 以运动增加心脏负荷，诱发心肌缺血使其出现缺血症状和心电图改变。

**2. 选择性冠状动脉造影** 是诊断冠状动脉疾病的主要方法之一。能较满意地发现由冠状动脉粥样硬化引起的狭窄性病变及其确切部位、范围和程度，并能估计狭窄处远端的管腔情况。

**链接** 冠状动脉造影

冠状动脉造影是诊断冠心病的一种有效方法，是目前能直接观察冠状动脉形态的有创诊断方法，医学界称其为金标准。方法：将导管经大腿股动脉或其他周围动脉插入，送至升主动脉，然后探寻左或右冠状动脉口插入，注入造影剂，使冠状动脉显影。这样能较明确地揭示冠状动脉的解剖畸形及其阻塞性病变的位置、程度与范围。冠状动脉造影在明确冠心病诊断和经皮冠状动脉腔内成形术方面具有重要的临床意义。

### （五）诊断与鉴别诊断

根据疼痛的典型发作，含用硝酸甘油可缓解，年龄40岁以上并有冠心病易患因素，能除外其他原因所致的心绞痛，即应考虑诊断。另须与急性心肌梗死、心脏神经症相鉴别。

### （六）治疗

除冠心病的基本治疗外，治疗重点在改善冠状动脉供血及减轻心肌耗氧，阻止心绞痛的发作及防止其复发。

**1. 终止心绞痛发作** 应立即停止活动，舌下含化硝酸甘油0.25～0.50mg，1～2分钟即能缓解；含化二硝酸异山梨酯5～10mg，则5分钟有效；亦可用硝酸异山梨酯口腔喷雾剂，数秒即可奏效。副作用有头晕、面红、心悸，偶有血压下降，因此首次用药，应平卧片刻，必要时吸氧，青光眼患者忌用。

**2. 预防发作** 常用药物有硝酸酯制剂、β受体阻断药及钙通道阻滞药。

（1）硝酸酯制剂 主要作用为扩张静脉减少回心血量，减轻心脏前负荷，减少心肌耗氧量；扩张冠状动脉，改善缺血区心肌血供。常用：二硝酸异山梨酯5～10mg，口服，每日3次；硝酸戊四醇酯10～20mg，口服，每日3～4次。在预计可能诱发心绞痛的活动前半小时，舌下含硝酸甘油0.25～0.50mg，可预防心绞痛发作。1%～2%硝酸甘油软膏涂于皮肤上可逐渐被吸收，适用于夜间发作的心绞痛，临睡前涂药可预防发作。

（2）β受体阻断药 抗心绞痛的作用主要通过减弱心肌的收缩力，减慢心率，从而降低心肌耗氧量，适用于劳力性心绞痛，但不宜用于变异型心绞痛患者，因为可诱发自发性心绞痛。常用：美托洛尔普通片，25～100mg，每日2次口服；比索洛尔，5～10mg，每日1次口服。

（3）钙通道阻滞药 抑制心肌收缩，减少心肌氧耗；扩张冠状动脉，解除冠状动脉痉挛，改善心内膜下心肌的供血。常用制剂如下：非二氢吡啶类包括维拉帕米、地尔硫䓬，不建议应用于左心室功能不全的患者；二氢吡啶类包括常用的硝苯地平控释片、氨氯地平等。

（4）抗血小板聚集药物 阿司匹林通过抑制血栓素$A_2$达到抗血小板聚集的作用，是抗血小板治疗的基石，所有患者只要无禁忌都应该使用，最佳剂量范围为75～150mg/d，其主要不良反应为胃肠道出血或对阿司匹林过敏。氯吡格雷和替格瑞洛通过阻断血小板的P2Y12受体抑制ADP诱导的血小板活化。氯吡格雷主要用于支架植入以后及阿司匹林有禁忌证的患者，常用维持剂量为每日75mg。

（5）他汀类药物 能有效降低血清总胆固醇和低密度脂蛋白胆固醇，延缓斑块进展和稳定斑块。

（6）血管紧张素转换酶抑制药（ACEI）或血管紧张素Ⅱ受体阻断药（ARB） 稳定型心绞痛患者合并高血压、糖尿病、心力衰竭或左心室收缩功能不全的高危患者建议使用ACEI。临床常用的ACEI类药物包括卡托普利、依那普利、培哚普利等。不能耐受ACEI类药物者可使用ARB类药物。

（7）中医中药 主要用芳香温通、活血化瘀、理气镇痛治则。常用的中成药：苏合香丸或冠心苏合丸一粒口服，复方丹参片3片口服，每日3次；或复方丹参注射液2ml肌内注射，每日1～2次。

**3. 介入治疗** 经冠状动脉造影证实冠状动脉狭窄程度在75%以上而管腔尚未完全闭塞，长度＜15mm的病变，左心室收缩功能正常，运动试验阳性，病史较短的稳定型或不稳定型心绞痛患者均可进行经皮冠状动脉腔内成形术的治疗。

**4. 病因治疗** 寻找并治疗诱发和可能加重心绞痛发作的原因和疾病，如高血压、贫血、甲状腺功能亢进等。

**5. 外科治疗** 经积极内科治疗不能控制的心绞痛可考虑主动脉-冠状动脉旁路（或称搭桥）手术。

## 二、急性心肌梗死

急性心肌梗死是指冠状动脉急性闭塞，血流中断所引起的局部心肌的缺血性坏死，临床表现可有持久的胸骨后疼痛、休克、心律失常和心力衰竭，并有血清心肌酶增高以及心电图的改变。本节主要介绍ST段抬高型心肌梗死。

**案例 7-2**

患者，男，56岁。午饭后1小时突感前胸压榨性闷痛，向左肩放射，大量出冷汗，烦躁不安，有恐惧感，来院就诊。体温37℃，脉搏60次/分，血压90/60mmHg，余（-），心电图示Ⅰ、aVL导联ST段明显抬高，有深而宽的Q波。

**思考题**：1. 患者可初步诊断为什么疾病？

2. 需如何急救？

### （一）病因及发病机制

冠状动脉粥样硬化造成管腔狭窄和心肌供血不足，而侧支循环尚未建立时，由于下述原因加重心肌缺血即可发生心肌梗死。

**1. 冠状动脉完全闭塞** 病变血管粥样斑块内或内膜下出血，管腔内血栓形成或动脉持久性痉挛，使管腔发生完全的闭塞。

**2. 心排血量骤降** 休克、脱水、出血、严重的心律失常或外科手术等引起心排血量骤降，冠状动脉灌流量严重不足。

**3. 心肌需氧需血量猛增** 重度体力劳动、情绪激动或血压剧升时，左心室负荷剧增，儿茶酚胺分泌增多，心肌需氧需血量增加。

### （二）病理及病理生理

心肌坏死范围大小程度，决定于冠状动脉分支闭塞发生的部位、速度和侧支循环建立的情况。管腔闭塞后20～30分钟，心肌即可有少数坏死，1～12小时，绝大部分心肌呈凝固性坏死，心肌间质充血、水肿、伴有多量炎症细胞浸润。4天后坏死分界明显，心肌溶解并有肉芽组织形成，坏死组织1～2周后开始吸收，并逐渐纤维化，在6～8周形成瘢痕而愈合，称为陈旧性心肌梗死。

### （三）临床表现

**1. 梗死先兆** 多数患者于发病前数日可有前驱症状，如原有心绞痛近日发作频繁，程度加重，持续时间较久，休息或含服硝酸甘油不能缓解，甚至在休息中或睡眠中发作。有或无心绞痛史而突发上腹部剧痛、恶心、呕吐、急性心力衰竭，或严重心律失常者，及时进行心电图检查，可显示ST段一时性抬高或降低，T波高大或明显倒置，此时应警惕患者近期内有发生心肌梗死的可能，如及时处理，或能避免发生。

**2. 症状**

（1）疼痛 为此病最突出的症状。发作多无明显诱因，且常发作于安静时，疼痛部位和性质与心绞痛相同，但疼痛程度较重，持续时间久，可长达数小时甚至数天，用硝酸甘油无效。患者常烦躁不安、出汗、恐惧或有濒死感。有些患者疼痛部位在上腹部，且伴有恶心、呕吐，易与胃穿孔、急性胰腺炎等急腹症相混淆，多见于年老患者。

（2）休克 20%患者可伴有休克，多在起病后数小时至1周内发生。患者面色苍白、烦躁不安、皮肤湿冷，脉搏细弱，血压低于80/50mmHg，甚至昏厥。若患者只有血压降低而无其他表现者称为低血压状态。

（3）心律失常 75%～95%的患者伴有心律失常，多见于起病1～2周内，而以24小时内为最多见，心律失常中以室性心律失常最多，如室性期前收缩，部分患者可出现室性心动过速或心室颤动而猝死。房室传导阻滞、束支传导阻滞也不少见。

（4）心力衰竭 梗死后心脏收缩力显著减弱且不协调，故在起病最初几天易发生急性左心衰竭。

严重者发生急性肺水肿，后期可有右心衰竭，右心室心肌梗死者在开始即可出现右心衰竭。

（5）全身症状　发热、心动过速、白细胞增高和红细胞沉降率增快等。主要由组织坏死吸收所引起，一般在梗死后1～2天内出现，体温一般在38℃左右，很少超过39℃，持续一周左右。

**3. 体征**　心脏浊音界可轻度至中度增大，心率多增快，少数也可减慢。少数患者因心肌梗死累及心外膜而出现心包摩擦音，多见于发病后1～2天，可持续存在数日，心力衰竭者两肺可闻及湿啰音。

### （四）辅助检查

**1. 心电图**　在面向心肌坏死区的导联上出现宽而深的Q波，ST段呈弓背向上型抬高。在面向损伤区周围心肌缺血区的导联上出现T波倒置。

**2. 血清酶**　急性心肌梗死的患者心肌肌钙蛋白一般在起病后2～4小时开始升高，10～14天降至正常，是诊断急性心肌梗死最敏感、最特异性的首选指标；肌酸激酶同工酶（CK-MB）在起病后4小时升高，3～4天恢复正常，对心肌梗死的诊断也有较高特异性；天冬氨酸氨基转移酶（AST）和乳酸脱氢酶（LDH）诊断特异性较差，有一定的临床参考价值。

### （五）诊断与鉴别诊断

根据典型的临床表现及特征性心电图改变和血清酶的升高，诊断并不困难。另外本病应与心绞痛、急性非特异性心包炎、急性肺动脉栓塞疾病、急腹症相鉴别。

### （六）并发症

可出现乳头肌功能失调或断裂、心脏破裂、栓塞、心室壁瘤、心肌梗死后综合征等并发症，应严密观察患者病情变化。

### （七）治疗

应加强在住院前的就地抢救工作，治疗的原则是：保护和维持心脏功能，改善心肌血液供应，挽救濒死心肌，缩小心肌梗死范围，处理并发症及防止猝死。

**1. 监护和一般治疗**

（1）监护　在急性心肌梗死发病后24～48小时内尤其要密切观察血压、心律、呼吸、神志、疼痛及全身情况，并应进行心电图监测。

（2）休息　卧床休息2周，保持环境安静，减少探视，防止不良刺激，解除思想负担。病情稳定无并发症者，2～3周后可坐起，4～6周后可逐渐下床活动。

（3）吸氧　最初几日间断或持续通过鼻导管或面罩给氧。

**2. 对症处理**

（1）解除疼痛　吗啡2～4mg静脉注射或哌替啶50～100mg肌内注射，必要时5～10分钟后重复，可减轻患者交感神经过度兴奋和濒死感。注意低血压和呼吸功能抑制的副作用。

（2）控制休克　可通过补充血容量、应用升压药、纠正酸中毒、应用肾上腺皮质激素抗休克。

（3）消除心律失常　静脉注射利多卡因、静脉滴注普鲁卡因胺、静脉注射去乙酰毛花苷、同步直流电复律等方法消除各种心律失常。

（4）治疗心力衰竭　除严格休息、镇痛或吸氧外，可先用利尿药，常有效且安全。

**3. 再灌注治疗**　起病3～6小时最多在12小时内，使闭塞的冠状动脉再通，心肌得到再灌注，濒临坏死的心肌可能得以存活或使坏死范围缩小，减轻梗死后心肌重塑，改善预后，这是一种积极的治疗措施。根据不同病情有以下几种治疗方法。

（1）经皮冠脉介入术（PCI）　根据不同适应证进一步分为①直接PCI；②补救性PCI；③溶栓治疗再通者的PCI。

（2）溶栓疗法　无条件施行介入治疗或因患者就诊延误，转送患者到可施行介入治疗的单位将会错过再灌注时机，如无禁忌证应立即（接诊患者后30分钟内）行本法治疗。静脉溶栓药物包括特异性纤溶酶原激活剂和非特异性溶栓药，建议优先选用特异性纤溶酶原激活剂，包括阿替普酶、瑞替普酶和替奈普酶，其对全身纤溶活性影响较小。非特异性溶栓药包括尿激酶和链激酶，常导致全身性纤溶活性增高，出血风险增加。

**4. 抗凝疗法**　广泛的心肌梗死或梗死范围再扩大，可考虑应用抗凝疗法。用肝素50mg静脉滴注每6小时一次，共2日，控制凝血时间（试管法）在20～30分钟内，与此同时口服双香豆素或华法林。

**5. 抗血小板治疗**　无禁忌证的ST段抬高型心肌梗死（STEMI）患者均应立即服肠溶阿司匹林150～300mg负荷剂量，继以75～100mg/d长期维持。有禁忌证者可用氯吡格雷代替。

**6. 应用β受体阻断药**　无禁忌证的STEMI患者应在发病后24小时内开始口服β受体阻断药。建议口服美托洛尔，从低剂量开始，逐渐加量。

**7. 应用ACEI/ARB**　在STEMI最初24小时内，对有心力衰竭证据、左心室收缩功能不全、糖尿病、前壁心肌梗死，但无低血压（收缩压＜90mmHg）或明确禁忌证者，应尽早口服ACEI。发病24小时后，如无禁忌证，所有STEMI患者均应给予ACEI长期治疗。如患者不能耐受ACEI，可考虑给予ARB。

**8. 他汀类药物**　所有无禁忌证的STEMI患者入院后均应尽早开始高强度他汀类药物治疗，且无须考虑胆固醇水平。

**9. 恢复期处理**　若无禁忌证，所有STEMI患者出院后均应长期服用阿司匹林、ACEI和β受体阻断药。同时注意血压、血脂、血糖的控制。

## 第3节　原发性高血压

**案例7-3**

患者，男，66岁。有高血压病史，突然发生剧烈头痛，视物模糊，心悸、气促，血压220/140mmHg，心率120次/分。肺底可闻及湿啰音。

**思考题：** 1. 该患者发生了什么情况？

2. 该患者此时抢救的最根本措施是什么？

---

高血压是以体循环动脉压升高为主要临床表现的心血管综合征，可分为原发性高血压和继发性高血压。原发性高血压，又称高血压病，是心脑血管疾病最重要的危险因素，常与其他心血管危险因素共存，可损伤重要脏器，如心、脑、肾的结构和功能，最终导致这些器官的功能衰竭。

高血压定义：在未使用降压药的情况下，诊室血压≥140/90mmHg；或家庭血压≥135/85mmHg；或24h动态血压≥130/80mmHg，白天血压≥135/85mmHg，夜间血压≥120/70mmHg。根据诊室血压升高水平，可将高血压分为1级、2级和3级。根据血压水平、心血管危险因素、靶器官损害、临床并发症以及糖尿病和CKD等合并症进行心血管危险分层，可分为低危、中危、高危和很高危4个层次。

### 一、病　　因

本病病因未完全阐明，目前认为是在一定的遗传基础上由多种后天因素的作用使正常血压调节机制失调所致，以下因素可能与发病有关。

**1. 高钠、低钾膳食**　食盐摄入过多，导致高血压发病率增高。

**2. 超重和肥胖**　超重和肥胖者发病率高。

**3. 年龄**　发病率有随年龄增长而增高的趋势，在年龄≥65岁老人中高血压患病率超过55%。

**4. 吸烟、过量饮酒**　吸烟是公认的心血管疾病及死亡的独立危险因素，长期或偶尔大量饮酒均会严重影响健康。

**5. 心理社会因素**　过度紧张的脑力劳动易使人发生高血压。

**6. 空气污染**　包括室外空气污染和室内空气污染。

**7. 肿瘤治疗**　化疗是高血压的独立危险因素。

**8. 高海拔**　低气压、寒冷和昼夜温差大对血压有一定影响。

除了以上高血压发病危险因素外，其他危险因素还包括高血压家族史、缺乏体力劳动、教育程度等。

## 二、发病机制

心排血量和周围血管阻力是影响体循环动脉压的两大因素，前者决定于心肌收缩力和循环血容量，后者则受阻力小动脉口径、顺应性、血液黏度等的影响，主动脉的管壁顺应性也影响血压的水平。上述各种因素的作用在全身和局部神经、体液因子的调节下不断地消长以维持人体血压的动态平衡、生理性波动以及应激时的反应。血压的急性调节主要通过位于颈动脉窦和主动脉弓的压力感受器实现。血压的慢性调节则主要通过水平衡作用，影响循环血量来实现，其中肾脏对血容量的调节及肾素-血管紧张素-醛固酮系统的调节起主要作用。如上述各种调节机制失代偿，导致全身小动脉阻力增加和（或）血液循环容量增加，则出现高血压。

## 三、临床表现

小动脉病变是高血压最重要的病理改变，高血压早期阶段全身小动脉痉挛，长期反复的痉挛使小动脉内膜因压力负荷增加、缺血缺氧出现玻璃样变，中层则因平滑肌细胞增殖、肥大而增厚，出现血管壁的重构，最后管壁纤维化、管腔狭窄呈现出不可逆病变。

按起病缓急和病程进展，高血压可分为缓进型高血压和急进型高血压，以缓进型高血压多见。

### （一）缓进型高血压

**1. 早期表现**　早期多无症状，偶尔体检时发现血压增高，或在精神紧张、情绪激动或劳累后感到头晕、头痛、眼花、耳鸣、失眠、乏力、注意力不集中等，可能系高级精神功能失调所致。

**2. 脑部表现**　头痛、头晕常见。周围小动脉发生暂时性强烈痉挛，血压急骤升高而致高血压危象。多由情绪激动、过度疲劳、气候变化或停用降压药而诱发。

**3. 心脏表现**　长期血压升高，左心室收缩负荷过度，也是心肌肥厚的原因。心肌肥厚和合并心脏扩张则形成高血压心脏病。早期，心功能代偿，症状不明显。后期，心功能失代偿，发生心力衰竭。高血压心脏病的典型改变是左心室壁增厚，可伴有左心室及左心房扩张。

**4. 肾脏表现**　长期高血压致肾小动脉硬化。肾功能减退时，可引起夜尿、多尿，尿中含蛋白、管型及红细胞。尿浓缩功能低下，酚红排泄及尿素排泄障碍。出现氮质血症及尿毒症。

**5. 动脉改变**　高血压促进主动脉粥样硬化，进而可形成主动脉瘤。下肢动脉粥样硬化，可引起间歇性跛行，并存糖尿病病变严重者可造成肢体坏疽。

**6. 眼底改变**　眼底改变分四级。早期视网膜动脉痉挛，动脉变细，属眼底改变Ⅰ级。以后发展为视网膜动脉狭窄硬化，动静脉交叉压迫，属眼底改变Ⅱ级。眼底出血或棉絮状渗出属眼底改变Ⅲ级。视盘水肿为眼底改变Ⅳ级。

### （二）急进型高血压

急进型高血压，也称恶性高血压，占高血压的1%，可由缓进型突然转变而来，也可起病即为急性型。恶性高血压可发生在任何年龄，但以30～40岁为最多见。血压明显升高，舒张压多在130mmHg以上，有乏力、口渴、多尿等症状。视力迅速减退，眼底有视网膜出血及渗出，常有双侧视盘水肿。迅速出现蛋白尿、血尿及肾功能不全。也可发生心力衰竭、高血压脑病和高血压危象，病程进展迅速，多死于尿毒症。

## 四、诊断及鉴别诊断

测血压时，应在患者安静、清醒、未使用降压药条件下，采用标准测量血压方法，测量上臂肱动脉，至少3次非同日血压值，收缩压≥140mmHg 和（或）舒张压≥90mmHg者可诊断为高血压。明确高血压诊断后，应区分是原发性高血压或继发性高血压，后者常有引起血压升高的明确病因。若为原发性高血压，患者需做相应检查，评估靶器官损害和相关危险因素。根据血压增高的程度，我国将高血压分为1级、2级、3级（表7-1）。

**表7-1 血压的分类和分级**

| 分类 | 收缩压（mmHg） | 条件 | 舒张压（mmHg） |
|---|---|---|---|
| 正常血压 | ＜120 | 和 | ＜80 |
| 正常高值 | 120～139 | 和（或） | 80～89 |
| 高血压 | ≥140 | 和（或） | ≥90 |
| 1级高血压（轻度） | 140～159 | 和（或） | 90～99 |
| 2级高血压（中度） | 160～179 | 和（或） | 100～109 |
| 3级高血压（重度） | ≥180 | 和（或） | ≥110 |
| 单纯收缩期高血压 | ≥140 | 和 | ＜90 |
| 单纯舒张期高血压 | ＜140 | 和 | ≥90 |

注：当收缩压和舒张压分属于不同级别时，以较高分级为准。

**1. 确定有无高血压** 测量血压应在安静情况下进行，一般取坐位，测右上肢血压，必要时应同时测量左上肢及下肢血压。应反复测量数次，直至血压测值相对稳定为准。有时被检查者由于精神紧张或情绪激动，可能出现暂时性升压反应，血压升高应连续数日多次测量，有3次以上血压升高，方可能为高血压。

**2. 鉴别高血压的原因** 凡遇到高血压患者，应详细询问病史，全面系统检查，以排除继发性高血压。如肾实质病变及肾动脉狭窄引起的肾性高血压；内分泌疾病的嗜铬细胞瘤、原发性醛固酮增多症、皮质醇增多症等引起的高血压。

高血压患者的治疗决策仅根据血压分级水平是不够的。还要根据其他危险因素；靶器官损害或糖尿病；并存临床情况如心脑血管病及肾病等，将高血压患者进行危险分层，评估患者以后发生心血管事件的风险。将高血压患者心血管危险分为低危、中危、高危和很高危（表7-2）。

**表7-2 高血压患者心血管危险分层标准**

| 心血管危险因素和疾病史 | 血压（mmHg） | | | |
|---|---|---|---|---|
| | 收缩压130～139和（或）舒张压85～89 | 收缩压140～159和（或）舒张压90～99 | 收缩压160～179和（或）舒张压100～109 | 收缩压≥180和（或）舒张压≥110 |
| 无 | 低危 | 低危 | 中危 | 高危 |
| 1～2个其他危险因素 | 低危 | 中危 | 中-高危 | 很高危 |
| ≥3个其他危险因素，靶器官损害，CKD3期，或无并发症的糖尿病 | 中-高危 | 高危 | 高危 | 很高危 |
| 临床并发症，CKD≥4期，或有并发症的糖尿病 | 高-很高危 | 很高危 | 很高危 | 很高危 |

注：CKD为慢性肾脏病。

## 五、治　疗

高血压的诊断一经确立，即应考虑治疗。高血压属慢性病，因此需要长期耐心而积极的治疗，主要目的是降低动脉血压至正常或尽可能接近正常，以控制并减少与高血压有关的脑、心、肾和周围血管等靶器官损害。

### （一）一般治疗

高血压发病与中枢神经功能紊乱有关，应注意劳逸结合，保证充足睡眠，避免过度精神紧张，防止体力过劳。进行适当的体育锻炼，如散步、体操、打太极拳、练气功等。血压显著升高，症状多或有并发症的患者，应根据病情和工作性质，适当减轻工作强度，加强休息。饮食宜清淡，少进食盐及胆固醇多的食物，多吃含钾含镁多的食物。食量以不使体重超重为度，应戒烟、避免过量饮酒。精神紧张睡眠不佳者可选用镇静剂。

### （二）降压药物治疗

**1. 利尿药**　有噻嗪类、袢利尿药和保钾利尿药三类。适用于轻、中度高血压，对单纯收缩期高血压、盐敏感性高血压、合并肥胖或糖尿病、围绝经期女性、合并心力衰竭和老年人高血压有较强降压效应。利尿药可增强其他降压药的疗效。主要不良反应是低钾血症和影响血脂、血糖、血尿酸代谢，往往发生在大剂量时，因此推荐使用小剂量。痛风患者禁用。

**2. 血管紧张素转换酶抑制药**（ACEI）　具有改善胰岛素抵抗和减少尿蛋白的作用，对肥胖、糖尿病和心脏、肾脏靶器官受损的高血压患者具有较好的疗效，特别适用于伴有心力衰竭、心肌梗死、心房颤动、蛋白尿、糖耐量减低或糖尿病肾病的高血压患者。不良反应主要是刺激性干咳和血管性水肿。高钾血症、妊娠妇女和双侧肾动脉狭窄患者禁用。主要用药：依那普利、贝那普利、雷米普利等。

**3. 血管紧张素Ⅱ受体阻断药**　一般不引起刺激性干咳，持续治疗依从性高。治疗对象和禁忌证与ACEI相同。主要用药：氯沙坦、缬沙坦、厄贝沙坦等。

**4. 钙通道阻滞药**　对老年患者有较好降压疗效；高钠摄入和非甾体抗炎药物不影响降压疗效；对嗜酒患者也有显著降压作用；可用于合并糖尿病、冠心病或外周血管病患者；长期治疗还具有抗动脉粥样硬化作用。主要缺点是开始治疗时有反射性交感活性增强，引起心率增快、面部潮红、头痛、下肢水肿等，尤其使用短效制剂时。主要用药：硝苯地平缓释片、氨氯地平、非洛地平缓释片、拉西地平等。

**5. β受体阻断药**　适用于不同程度的高血压患者，尤其是心率较快的中、青年患者或合并心绞痛和慢性心力衰竭者，对老年高血压疗效相对较差。不良反应主要有心动过缓、乏力、四肢发冷。急性心力衰竭、病态窦房结综合征、房室传导阻滞患者禁用。主要用药：美托洛尔、阿替洛尔、卡维地洛、拉贝洛尔等。

**6. 血管紧张素受体脑啡肽酶抑制药**（ARNI）　抑制脑啡肽酶对利尿钠肽的降解，发挥利尿、利钠和扩血管、抗交感神经的效应，其血管紧张素受体阻断作用可避免脑啡肽酶被抑制后对肾素-血管紧张素系统（RAS）的代偿激活，起到协同降压作用。沙库巴曲缬沙坦为首个ARNI类药物，在部分特殊人群中有一定的降压优势，包括高血压合并心力衰竭、左心室肥厚、肾脏疾病、老年及难治性高血压。ARNI可导致血管性水肿、低血压、肾功能损害、高钾血症。

### （三）药物治疗原则

**1. 小剂量**　初始治疗时通常应采用较小的有效治疗剂量，根据需要逐步增加剂量。

**2. 优先选择长效制剂**　尽可能使用每天给药1次而有持续24小时降压作用的长效药物，从而有效控制夜间血压与晨峰血压，更有效预防心脑血管并发症。如使用中、短效制剂，则需给药每天2～3次，以达到平稳控制血压的目的。

**3. 个体化** 根据不同患者的病理生理特点、病程进展和并发症，而采用不同的药物、不同的剂量，除非紧急情况，一般不必急剧降压，尤其是老年人，以逐渐降压为宜。无并发症者，可使血压降到140/90mmHg以下，应长期用药，甚至终身治疗，采取最小有效量，长期坚持。

（1）合并心力衰竭者，适宜选择ACEI、利尿药。

（2）老年人收缩期高血压，适宜选择利尿药、钙通道阻滞药。

（3）合并糖尿病、肾功能不全者适宜选择ACEI。

（4）合并支气管哮喘、抑郁症、糖尿病、心脏传导阻滞患者不适宜使用β受体阻断药；痛风患者不适宜使用利尿药。

（5）心肌梗死后患者适宜选择无内在拟交感活性的β受体阻断药或ACEI。

**4. 联合用药** 可产生协同作用，抵消副作用。如血管扩张剂常继发交感神经兴奋，使心率加快，心排血量增多，并用β受体阻断药可消除心率加快作用。血管扩张剂可继发醛固酮增多，水钠潴留，并用利尿药，可消除此作用。

（1）ACEI与利尿药。

（2）钙通道阻滞药与β受体阻断药。

（3）ACEI与β受体阻断药。

（4）利尿药与β受体阻断药。

（5）ACEI与钙通道阻滞药。

## 六、预　　防

广泛进行有关高血压知识的宣传，注意劳逸结合，适当体育锻炼，饮食清淡、低盐，防止体重超重。组织高血压普查，凡有临界高血压者，工作紧张患病率高者，如驾驶员、话务员，应列为高血压普查重点，以便早期发现，早期治疗，以防靶器官损害。

**链接** 高血压的运动指导原则

目前，我国成年人高血压患病率约为27.5%。高血压的有效防控不仅是个体健康的重要保障，也是遏制心脑血管疾病流行的重要措施。生活方式干预，特别是运动干预对高血压的防治具有重要作用。

1. 坚持有规律的运动。保持充足身体活动，减少久坐时间。

2. 以有氧运动为主。中等强度有氧运动每周至少150分钟。提倡结合多种形式的抗阻训练并辅以柔韧性训练。

3. 适度量力，循序渐进。避免突然大幅度增加运动强度、时间、频率或类型。

# 第4节　心力衰竭

**案例7-4**

患者，男，41岁。20岁时曾患风湿性心脏病二尖瓣狭窄，近4年来活动后胸闷气促，咳白色泡沫状痰，双下肢肿胀，近12天来全身水肿，不能平卧，静卧时也出现呼吸困难，食欲下降，少尿，四肢沉重无力，睡眠差，经当地门诊治疗无效而入院。

**思考题**：1. 该患者目前发生了什么情况？

2. 该患者应该如何处理？

心力衰竭是各种心脏疾病导致心功能不全的一种综合征，绝大多数情况下指心肌收缩力下降使心排血量不能满足机体代谢的需要，器官、组织血液灌注不足，同时出现肺循环和（或）体循环淤血的表现。

按疾病的急缓，心力衰竭又分为急性心力衰竭和慢性心力衰竭。

按发病部位和临床表现，心力衰竭可分为左心衰竭、右心衰竭及全心衰竭。

按左心室射血分数（LVEF）水平心力衰竭可分为射血分数降低的心力衰竭（HFrEF，即LVEF ≤ 40%）、射血分数轻度降低的心力衰竭（HFmrEF，即 40% < LVEF < 50%）和射血分数保留的心力衰竭（HFpEF，即 LVEF ≥ 50%）。

## 一、病因及诱因

### （一）病因

**1. 心肌收缩力减退**　如急性广泛前壁心肌梗死、扩张型心肌病、弥漫性心肌炎等。

**2. 心脏压力负荷过重**　常见于高血压、主动脉瓣狭窄、肺动脉高压、梗阻性肥厚型心肌病、肺动脉瓣狭窄等。

**3. 心脏容量负荷过重**　二尖瓣关闭不全、主动脉瓣关闭不全、三尖瓣关闭不全、肺动脉瓣关闭不全、慢性贫血、甲状腺功能亢进等。

**4. 心脏舒张能力减低**　心脏舒张受限，使心脏充盈不足，心排血量减少，循环淤血等。常见于缩窄性心包炎、心脏压塞、限制型心肌病。

**5. 心室顺应性减低**　如心室肥厚、肥厚型心肌病，心室的顺应性明显减低时，可影响心室的舒张而影响心脏功能。

### （二）诱因

**1. 感染**　可直接损害心肌或间接影响心脏功能，如呼吸道感染、风湿活动等。

**2. 过度的体力活动和情绪激动**　可增加心脏负荷。

**3. 严重心律失常**　特别是快速性心律失常如心房颤动、阵发性心动过速等。

**4. 贫血、妊娠、分娩、输液过快、过多摄入钠盐**　可增加心脏负荷。

**5.** 洋地黄中毒或不恰当地停用洋地黄。

**6. 其他疾病**　如肺栓塞等。

## 二、临床表现

左心衰竭的临床特点主要是由于左心房和（或）左心室衰竭引起肺淤血、肺水肿；而右心衰竭的临床特点是由于右心房和（或）右心室衰竭引起体循环静脉淤血和水钠潴留。在发生左心衰竭后，右心也常相继发生功能损害，最终导致全心衰竭。出现右心衰竭时，左心衰竭症状可有所减轻。

### （一）左心衰竭

临床特点主要是由左心房和（或）左心室衰竭引起肺淤血、肺水肿。

**1. 呼吸困难**　是左心衰竭最早出现的症状。主要由急性或慢性肺淤血和肺活量减低所引起。

夜间阵发性呼吸困难是左心衰竭的一种表现，患者已入睡后突然因憋气而惊醒，被迫采取坐位，呼吸深快，重者可有哮鸣音，称心源性哮喘。

**2. 咳嗽和咯血**　是左心衰竭的常见症状。由肺泡和支气管黏膜淤血所致，开始常于夜间发生，咳白色浆液性泡沫状痰为其特点，偶可见痰中带血丝。

**3. 组织器官缺氧**　可有乏力、疲倦、头晕及心慌等。严重脑缺氧时可出现潮式呼吸、眩晕、抽搐、嗜睡、意识丧失等。

**4. 急性左心衰竭**　患者常突发严重呼吸困难，强迫坐位，表情恐惧、烦躁不安、频繁咳嗽，咳粉红色泡沫状痰，面色苍白、发绀、大汗淋漓、四肢湿冷，血压可持续下降直至休克。

### （二）右心衰竭

临床特点是由右心房和（或）右心室衰竭引起体循环静脉淤血和水钠潴留。

**1. 消化道症状** 是右心衰竭较早的症状。常伴有食欲减退、恶心、呕吐及上腹部胀痛，此多由胃肠道及肝脏淤血引起。长期慢性肝淤血缺氧，可引起肝细胞变性、坏死，可发展为心源性肝硬化，晚期出现肝功能受损及黄疸。

**2. 颈静脉怒张** 是右心衰竭的主要体征。其出现常较皮下水肿或肝大为早，同时可见舌下、手臂等浅表静脉异常充盈。压迫充血肿大的肝脏时，颈静脉怒张更加明显，此称肝颈静脉回流征阳性。

**3. 重力性水肿** 多先见于下肢，卧床患者常腰、背及骶部等低垂部位明显水肿，呈凹陷性，重症者可波及全身，下肢水肿多于傍晚出现或加重，休息一夜后可减轻或消失，常伴有夜间尿量的增加。少数患者可有胸腔积液和腹水。

**4. 发绀** 右心衰竭者多有不同程度的发绀，最早见于指端、口唇和耳郭，较左心衰竭者明显。

**5. 神经系统症状** 可有神经过敏、失眠、嗜睡等症状。重者可发生精神错乱，可能由脑卒中、缺氧或电解质紊乱等原因引起。

### （三）全心衰竭

可同时存在左心衰竭、右心衰竭的临床表现，也可以左心衰竭或右心衰竭的临床表现为主。

## 三、辅助检查

**1. 实验室检查**

（1）常规检查 包括血常规、尿常规、肝肾功能检查、血脂检查、血糖检查、电解质检查等。

（2）利尿钠肽 是心力衰竭诊断、患者管理、临床事件风险评估的重要指标。

**2. 胸部X线检查** 心影大小及形态为心脏病的病因诊断提供了重要的参考资料。左心衰竭可见肺上叶静脉扩张，肺门血管影增粗、模糊不清。

**3. 超声心动图检查** 能准确地提供心脏各腔室大小变化、心脏瓣膜结构等改变情况，并且能反映心室收缩与舒张的功能。

**4. 其他** 放射性核素检查、有创血流动力学检查等。

## 四、诊　断

### （一）慢性充血性心力衰竭的诊断

有心脏病的既往史，有左心衰竭或右心衰竭的症状与体征常不难诊断。X线检查可显示心影扩大；心电图可出现左心室、右心室肥厚的图形。必要时可行血流动力学监测以明确诊断。

### （二）心功能的分级

NYHA分级是美国纽约心脏病学会（NYHA）提出的按诱发心力衰竭症状的活动程度将心功能的受损状况分为四级。

**1. Ⅰ级** 患者有心脏病，但日常活动量不受限制，一般活动不引起疲乏、心悸、呼吸困难或心绞痛。

**2. Ⅱ级** 心脏病患者的体力活动受到轻度的限制，休息时无自觉症状，但平时一般活动下可出现疲乏、心悸、呼吸困难或心绞痛。

**3. Ⅲ级** 心脏病患者体力活动明显受限，小于平时一般活动即引起上述的症状。

**4. Ⅳ级** 心脏病患者不能从事任何体力活动。休息状态下也出现心力衰竭的症状，体力活动后加重。

## 五、鉴别诊断

心源性哮喘与支气管哮喘的鉴别，前者多见于老年人，有高血压或慢性心瓣膜病史，发作时必须坐起，重者肺部有干湿啰音，甚至咳粉红色泡沫状痰；而后者多见于青少年，有过敏史，发作时双肺可闻及典型哮鸣音，咳出白色黏痰后呼吸困难常可缓解。另外，右心衰竭应与心包积液、缩窄性心包炎等鉴别。

## 六、治　疗

心力衰竭的治疗目标为防止和延缓心力衰竭的发生发展；缓解临床症状，提高患者生活质量；改善长期预后和降低病死率。心力衰竭的治疗包括以下几方面。

### （一）祛除基本病因和诱因

心力衰竭的病因治疗在心力衰竭的预防中占有重要的地位，若对引起心力衰竭的原发病能积极采取治疗措施，则可明显地改善预后。对心力衰竭诱发因素的治疗，主要是积极控制或祛除心内外感染病灶，纠正心律失常、电解质紊乱，避免过度劳累、情绪激动等。

### （二）药物治疗

**1. 利尿药**　是心力衰竭治疗中改善症状的基石，是心力衰竭治疗中唯一能够控制体液潴留的药物，但不能作为单一治疗。原则上在慢性心力衰竭急性发作和明显体液潴留时应用。利尿药的适量应用至关重要。

**2. 肾素-血管紧张素-醛固酮系统抑制药**　主要有①血管紧张素转换酶抑制药；②血管紧张素Ⅱ受体阻断药；③血管紧张素受体脑啡肽酶抑制药；④醛固酮受体阻断药；⑤肾素抑制药。

**3. β受体阻断药**　由于β受体阻断药确实具有负性肌力作用，临床应用仍应十分慎重。应待心力衰竭情况稳定已无体液潴留后，首先从小剂量开始，美托洛尔12.5mg/d、比索洛尔1.25mg/d、卡维地洛6.25mg/d，逐渐增加剂量，适量长期维持。临床疗效常在用药后2～3个月才出现。

**4. 钠-葡萄糖共转运蛋白2抑制药**（SGLT2i）　射血分数降低的心力衰竭（HFrEF）患者在药物治疗（CDMT）基础上联合达格列净或恩格列净治疗，可以显著降低心力衰竭恶化或心血管死亡风险。

**5. 维立西呱**　为口服可溶性鸟苷酸环化酶刺激剂，具有抗心肌纤维化和心肌重构的有益作用。VICTORIA研究显示，对于有症状（NYHA心功能分级Ⅱ～Ⅳ级）、近期发生过心力衰竭加重事件、LVEF＜45%的心力衰竭患者，推荐在标准治疗基础上尽早加用维立西呱，以降低心血管死亡和心力衰竭住院风险。

**6. 伊伐布雷定**　是选择性特异性窦房结$I_f$电流抑制药，可减慢窦性心律，延长舒张期，改善左心室功能及生活质量，对心脏内传导、心肌收缩或心室复极化无影响，且无β受体阻断药的不良反应或反跳现象。

**7. 正性肌力药**　常用的洋地黄类药物为地高辛、洋地黄毒苷及去乙酰毛花苷、毒毛花苷K等。当出现消化道反应、各种心律失常，或头痛、幻想、谵妄、失眠、黄视等表现时应立即停用，并针对不同情况，进行处理。

### （三）积极治疗各类并发症

积极治疗各类并发症，如呼吸道感染、电解质紊乱等。

# 第5节　心律失常

心律失常指心脏冲动的频率、节律、起源部位、传导速度或激动次序的异常。按其发生原理，可分为冲动形成异常和冲动传导异常两大类。

## 一、窦性心动过速

**【心电图诊断】**　成人窦性心律的频率超过100次/分。

【临床意义】

**1. 生理性** 饮茶、饮酒、体力活动、情绪激动。

**2. 病理性** 继发性多见（如发热、甲状腺功能亢进、贫血、心力衰竭等）。

【治疗】 治疗原发病，去除诱因，可用β受体阻断药。

## 二、窦性心动过缓

【心电图诊断】 成人窦性心律的频率低于60次/分，常伴有窦性心律不齐。

【临床意义】 可见于健康人、运动员等。病理性可见于颅内疾病、甲状腺功能减退、药物影响、窦房结病变等。

【治疗】 无症状者不需特殊治疗，主要治疗原发病，去除诱因。有症状者可用阿托品、麻黄碱及异丙肾上腺素，必要时考虑心脏起搏治疗。

## 三、房性期前收缩

【心电图诊断】 提前出现的P波与窦性P波形态不同，PR间期正常，QRS波群正常，其后有不完全性代偿间歇。

【临床意义】 生理性无须治疗。病理性可见于左右心房扩大、心肌炎、心肌病、甲状腺功能亢进等。

【治疗】 偶发无症状者不需治疗。明显症状者使用镇静剂、β受体阻断药、钙通道阻滞药或ⅠC类抗心律失常药物。

## 四、心房颤动

【心电图诊断】 P波消失，代之小而不规则的心房颤动波（f波），f波频率为350～600次/分；心室率极不规则，心室率通常为100～160次/分，QRS波群形态通常正常。

【临床意义】 发生于器质性心脏病患者、甲状腺功能亢进及肺心病。

【治疗】 治疗原发病，祛除病因。胺碘酮、普罗帕酮、弗卡尼、洋地黄类为常用药物，如药物不能控制，可以使用电复律。

## 五、心房扑动

【心电图诊断】 心房活动呈现规律的锯齿状扑动波，其间等电位线消失，频率一般在250～300次/分；心室率规则或不规则，取决于房室传导比例是否恒定；QRS波群与窦性相同。

【临床意义】 阵发性可见于正常人，持续性者见于多种心肺疾病。

【治疗】 原发病治疗；电复律，β受体阻断药、钙通道阻滞药或洋地黄；射频消融法治疗。

## 六、阵发性室上速

【心电图诊断】 ①心率150～250次/分；②QRS形态正常；③P波逆行性，常埋藏于QRS中；④突发突止。

【临床意义】 通常无器质性心脏病。多数是因为存在房室结双径路，折返机制引起，形成心动过速。

【治疗】

**1. 终止发作** ①迷走神经刺激法；②腺苷与钙通道阻滞药，首选腺苷，其次为维拉帕米，静脉注射；③其他药物：胺碘酮、洋地黄、β受体阻断药等，不作为常规使用；④直流电复律：患者血流动力学不稳定时选用。

**2. 预防复发** 射频消融术可以根治。

### 七、室性期前收缩

【心电图诊断】提前出现QRS波群，宽大畸形，时限常＞0.12秒，T波与QRS主波方向相反；配对间期（室性期前收缩与其前面的窦性搏动的间期）恒定；代偿间歇完全。

【临床意义】由于心排血量减少，临床出现头晕、晕厥。可发生于正常人，亦可发生于各种病理状态。

【治疗】

**1. 无器质性心脏病** 无须治疗。

**2. 急性心肌缺血** 仅在出现以下情况时应用抗心律失常药物：频发室性期前收缩；多源性室性期前收缩；成对或连续室性期前收缩。首选药物为利多卡因，如合并窦性心动过速可选用β受体阻断药。

**3. 慢性心脏病变** β受体阻断药和胺碘酮可以有效减少猝死发生率。

### 八、室性心动过速

【心电图诊断】①3个或以上室性期前收缩连续出现；②QRS波群宽大畸形，ST-T与主波方向相反；③心室率100～250次/分；④房室分离，偶有心房夺获；⑤突发突止。

【临床意义】最常见的原因是冠心病，特别是心肌梗死的患者。

【治疗】

**1. 终止发作** 如无血流动力学异常，可静脉注射利多卡因或胺碘酮；如血流动力学不稳定，则行同步直流电复律。

**2. 预防复发** 治疗原发病，可选择β受体阻断药和胺碘酮。

### 九、房室传导阻滞

【心电图诊断】

**1. 一度房室传导阻滞** 无症状，每个心房冲动都能传导到心室，但P-R间期超过0.20秒。

**2. 二度房室传导阻滞** 可有心悸、心搏脱落。

（1）Ⅰ型 P-R间期进行性延长，直至一个P波不能下传至心室；而相邻RR间期进行性缩短，直至一个P波不能下传至心室；包含受阻P波在内的RR间期小于正常窦性PP间期的两倍。

（2）Ⅱ型 心房冲动突然传导受阻，而PR间期不变。

**3. 三度房室传导阻滞** 心房与心室活动各自独立，心房率超过心室率，QRS波群形态随心室起搏点位置不同而变化。

【临床意义】部分正常人及运动员可发生一度或二度Ⅰ型房室传导阻滞。病理性可见于缺血性心肌病、病毒性心肌炎、感染性心内膜炎、电解质紊乱和药物中毒等。

【治疗】一度与二度Ⅰ型一般无须治疗，二度Ⅱ型和三度者，如心室率过于缓慢，则应给予治疗。阿托品、异丙肾上腺素等药物只能短期使用，且效果不佳，故安装临时或永久心脏起搏器是首选的治疗手段。

## 第6节 深静脉血栓形成

深静脉血栓形成（deep venous thrombosis，DVT）是指血液在深静脉腔内不正常凝结，阻塞静脉腔，导致静脉回流障碍，如未予及时治疗，急性期可并发肺栓塞（致死性或非致死性），后期则因血栓形成后综合征，影响生活和工作能力。全身主干静脉均可发病，尤其多见于下肢。

## 一、病　因

深静脉是血液回流的主要通路。静脉损伤、血流缓慢和血液高凝状态是造成深静脉血栓形成的三大因素。

**1. 静脉损伤** 损伤可造成内皮脱落及内膜下层胶原裸露，或静脉内皮及其功能损害，引起多种具有生物活性物质释放，启动内源性凝血系统，同时静脉壁电荷改变，导致血小板聚集、黏附，形成血栓。

**2. 血流缓慢** 造成血流缓慢的外因有：久病卧床，术中、术后以及肢体制动状态及久坐不动等。此时，因静脉血流缓慢，在瓣窦内形成涡流，使瓣膜局部缺氧，引起白细胞黏附分子表达，白细胞黏附及迁移，促成血栓形成。

**3. 血液高凝状态** 血液高凝状态见于：妊娠、产后或术后、创伤、长期服用避孕药、肿瘤组织裂解产物等，使血小板数增高，凝血因子含量增加而抗凝血因子活性降低，导致血管内异常凝结形成血栓。

## 二、临床表现

按照血栓形成的发病部位，主要临床表现分述如下。

**1. 上肢深静脉血栓形成** 局限于腋静脉，前臂和手部肿胀、胀痛。发生在腋-锁骨下静脉，整个上肢肿胀，病侧肩部、锁骨上和前胸壁浅静脉扩张。上肢下垂时，肿胀和胀痛加重；抬高后减轻。

**2. 上、下腔静脉血栓形成** 上腔静脉血栓形成大多数起因于纵隔器官或肺的恶性肿瘤。除了有上肢静脉回流障碍的临床表现外，并有面颈部肿胀，球结膜充血水肿，眼睑肿胀。颈部、前胸壁、肩部浅静脉扩张，往往呈广泛性并向对侧延伸，胸壁的扩张静脉血流方向向下。常伴有头痛及其他神经系统症状和原发疾病的症状。下腔静脉血栓形成，多系下肢深静脉血栓向上蔓延所致。其临床特征为双下肢深静脉回流障碍，躯干的浅静脉扩张，血流方向向头端。

**3. 下肢深静脉血栓形成** 最为常见，根据发病部位及病程，可作如下分型。

（1）根据急性期血栓形成的解剖部位分型

1）中央型：即髂-股静脉血栓形成。起病急骤，全下肢明显肿胀，病侧髂窝、股三角区有疼痛和压痛，浅静脉扩张，病肢皮温及体温均升高。左侧发病多于右侧。

2）周围型：包括股静脉或小腿深静脉血栓形成。局限于股静脉的血栓形成，主要特征为大腿肿痛，由于髂-股静脉通畅，故下肢肿胀往往并不严重。局限在小腿部的深静脉血栓形成，临床特点为：突然出现小腿剧痛，患足不能着地踏平，行走时症状加重；小腿肿胀且有深压痛，进行踝关节过度背屈试验可致小腿剧痛（Homans 征阳性）。

3）混合型：即全下肢深静脉血栓形成。主要临床表现为：全下肢明显肿胀、剧痛，股三角区、腘窝、小腿肌层都可有压痛，常伴有体温升高和脉率加速（股白肿）。如病程继续进展，肢体极度肿胀，对下肢动脉造成压迫以及动脉痉挛，导致下肢动脉血供障碍，出现足背动脉和胫后动脉搏动消失，进而小腿和足背往往出现水疱，皮肤温度明显降低并呈青紫色（股青肿），如不及时处理，可发生静脉性坏疽。

（2）根据临床病程演变分型　下肢深静脉血栓形成后，随着病情的发展，从急性期逐渐进入慢性期。

1）闭塞型：疾病早期，深静脉腔内阻塞，以下肢明显肿胀和胀痛为特点，伴有广泛的浅静脉扩张，一般无小腿营养障碍性改变。

2）部分再通型：病程中期，深静脉部分再通。此时，肢体肿胀与胀痛减轻，但浅静脉扩张更明显，或呈曲张，可有小腿远端色素沉着出现。

3）再通型：病程后期，深静脉大部分或完全再通，下肢肿胀减轻但在活动后加重，明显的浅静脉曲张、小腿出现广泛色素沉着和慢性复发性溃疡。

4）再发型：在已再通的深静脉腔内，再次急性深静脉血栓形成。

## 三、辅助检查和诊断

一侧肢体突然发生的肿胀，伴有胀痛、浅静脉扩张，都应疑及下肢深静脉血栓形成。根据不同部位深静脉血栓形成的临床表现，一般不难做出临床诊断。下列检查有助于确诊和了解病变的范围。

**1. 血浆D-二聚体测定**　敏感性高，特异性差，可用于急性筛查。

**2. 彩色多普勒超声检查**　敏感性和准确性均较高，是诊断本病首选方法。

**3. CT和磁共振静脉成像**　显像准确性高，尤其适用于不能使用造影剂的人群。

**4. 静脉造影**　准确率高，不仅可以有效判断有无血栓、血栓部位、范围、形成时间和侧支循环情况，而且常被用来评估其他方法的诊断价值，目前仍是诊断下肢DVT的“金标准”。

## 四、预防和治疗

手术、制动、血液高凝状态是发病的高危因素，给予抗凝、祛聚药物，鼓励患者做四肢的主动运动和早期离床活动，是主要的预防措施。治疗方法可分为非手术治疗和手术取栓两类，应根据病变类型和病程而定。

### （一）非手术治疗

**1. 一般处理**　卧床休息、抬高病肢，适当使用利尿药，以减轻肢体肿胀。病情允许时，着医用弹力袜或弹力绷带后起床活动。

**2. 祛聚药物**　如阿司匹林、右旋糖酐、双嘧达莫（潘生丁）、丹参等，能扩充血容量、降低血黏度，防治血小板聚集，常作为辅助治疗。

**3. 抗凝治疗**　抗凝药物具有降低机体血凝功能，预防血栓形成、防止血栓繁衍，以利静脉再通。通常先用普通肝素或低分子肝素（分子量＜6000）静脉或皮下注射，达到低凝状态后改用维生素K拮抗药（如华法林）口服，对于初次、继发于一过性危险因素者，至少服用3个月；对于初次原发者，服药6～12个月或更长时间。

**4. 溶栓治疗**　静脉滴注链激酶、尿激酶、组织型纤溶酶原激活剂等，能激活血浆中的纤溶酶原成为纤溶酶，溶解血栓。

### （二）手术疗法

手术取栓是清除血栓的有效治疗方法，可迅速解除静脉梗阻。常用福格蒂（Fogarty）导管经股静脉取出髂静脉血栓，用挤压驱栓或顺行取栓清除股腘静脉血栓。

经皮机械性血栓清除术主要是采用旋转涡轮或流体动力的原理打碎或抽吸血栓，从而达到迅速清除或减少血栓负荷、解除静脉阻塞的作用。

## 自测题

### 一、名词解释

1. 冠心病　2. 心绞痛　3. 急性心肌梗死

### 二、填空题

1. 左心衰竭主要表现为________，右心衰竭主要表现为________。

2. 高血压主要损伤的靶器官有________、________、________、________。

3. 根据高血压的成因将高血压分为________、________。

4. 下肢深静脉血栓形成根据临床病程演变分为________、________、________、________四型。

### 三、选择题

【A型题】

1. 缓解急性心肌梗死剧烈疼痛效果最好的是（　　）

A. 吗啡　　B. 硝苯地平

C. 硝酸甘油　　D. 二硝酸异山梨酯
E. 罂粟碱

2. 缓解心绞痛发作时的疼痛，下列哪种药物最好（　　）
A. 硝苯地平　　B. 洋地黄
C. 阿托品　　D. 硝酸甘油
E. 吗啡

3. 心肌梗死后的二级预防，下列哪种药物肯定有效（　　）
A. 硝酸甘油　　B. 氟伐他汀
C. 硝苯地平　　D. 阿司匹林
E. 胺碘酮

4. 缺血性心脏病最常见的病因是（　　）
A. 二尖瓣狭窄　　B. 原发性心肌病
C. 严重贫血　　D. 冠状动脉粥样硬化
E. 主动脉瓣关闭不全

5. 心绞痛发作的典型部位是（　　）
A. 胸骨上中段之后　　B. 心尖部
C. 心前区向颈咽部放射　D. 胸骨下段后
E. 剑突下

6. 目前诊断心绞痛最常用的无创性检查是（　　）
A. 胸片　　B. 冠状动脉造影
C. 磁共振　　D. 彩色多普勒超声
E. 心电图

7. 急性心肌梗死最先出现下列哪一症状（　　）
A. 疼痛　　B. 低血压和休克
C. 心律失常　　D. 发热
E. 呼吸困难

8. 急性心肌梗死与心绞痛主要鉴别点是（　　）
A. 是否有频发室性期前收缩
B. 疼痛的部位
C. 是否伴有血沉增快
D. 是否伴有ST段抬高
E. 心肌肌钙蛋白升高

9. β受体阻断药治疗心绞痛的机制，不正确的是（　　）
A. 减慢心率　　B. 降低血压
C. 降低心肌收缩力　　D. 扩张冠脉
E. 降低心肌耗氧量

10. 典型心绞痛患者含化硝酸甘油后疼痛缓解时间多在（　　）
A. 几秒钟内　　B. 几分钟内
C. 10～15分钟　　D. 20分钟以上
E. 以上均不是

11. 患者，男，49岁。发作性胸痛，疑为心绞痛，为判定为何型心绞痛，下列哪项检查最为必要（　　）
A. 心电图　　B. X线
C. 平板运动试验　　D. 动态心电图
E. 心肌酶测定

12. 我国高血压最常见的死亡原因是（　　）
A. 尿毒症　　B. 心力衰竭
C. 脑血管意外　　D. 高血压危象
E. 合并冠心病

13. 治疗高血压长期使用噻嗪类利尿药可引起（　　）
A. 低钾、低钠、高镁血症
B. 低钠、低钙、低尿素血症
C. 低钠、低钙、高尿素血症
D. 低钠、高钾、低镁血症
E. 低钠、低钾、低镁血症

14. 一心力衰竭患者突然感到极度的呼吸困难，被迫坐起，张口呼吸，大汗淋漓，烦躁不安，阵阵咳嗽，咳出大量的粉红色泡沫痰。查体：见明显发绀，心率120次/分，两肺均闻及中、小水泡音，考虑该患者最大的可能为（　　）
A. 支气管哮喘　　B. 急性肺水肿
C. 呼吸衰竭　　D. 肺部感染
E. 心律失常

【B型题】

（第15～19题备选答案）
A. 苯妥英钠和钾盐
B. 氨茶碱
C. β受体阻断药
D. ACEI（血管紧张素转换酶抑制药）
E. 钙通道阻滞药

15. 高血压患者，伴变异型心绞痛，最佳降压药为（　　）
16. 高血压患者，伴2型糖尿病，尿蛋白（++），最佳降压药为（　　）
17. 高血压患者，伴变异型心绞痛，哪类药物不能应用（　　）
18. 心源性哮喘与哮喘难以鉴别时，治疗宜选用（　　）
19. 治疗洋地黄中毒所致的阵发性室性心动过速，最有效的是（　　）

【X型题】

20. 下列哪项是左心衰竭的表现（　　）
A. 呼吸困难　　B. 咳嗽、咳痰
C. 肺部湿啰音　　D. 水肿
E. 心尖区舒张期奔马律

21. 下列哪些药可作为降压治疗的起始用药和维持用药（　　）
A. 利尿药　　B. ACEI
C. β受体阻断药　　D. ARB
E. 钙通道阻滞药

（董惠萍）

# 第8章
# 消化系统常见疾病

**学习目标**

**1. 知识目标**：掌握慢性胃炎、消化性溃疡、胃癌、肝硬化、肝癌的病因、发病机制、临床表现及主要治疗方法。

**2. 能力目标**：培养学生分析、判断及解决问题的能力，使其能够根据患者的消化系统症状初步诊断常见的消化系统疾病。

**3. 素质目标**：提高学生对医学事业的热爱，帮助学生培养良好的职业素养、临床思维能力，树立全心全意为人民服务的意识。

消化系统（alimentary system）由消化管和消化腺两部分组成。消化管始自口腔，终于肛门，包括口、咽、食管、胃、小肠（十二指肠、空肠、回肠）和大肠（盲肠、结肠、直肠）（图8-1）。在临床上，常把十二指肠以上的消化管称为上消化道，空肠以下的消化管称为下消化道。消化腺包括唾液腺、肝、胰及消化管壁内的小消化腺。消化系统除具有消化和吸收功能外，还有内分泌和免疫功能。

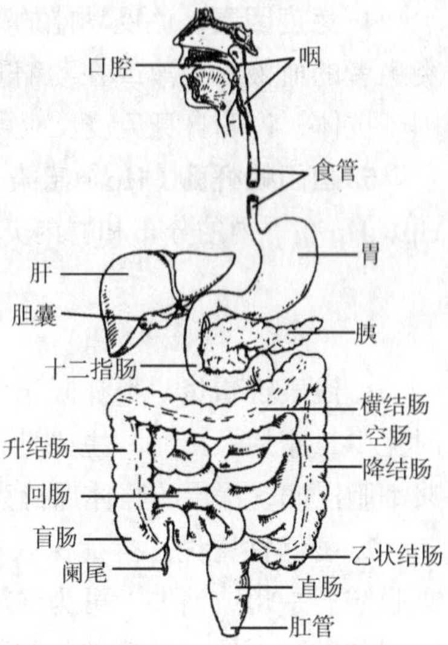


**图8-1　消化系统模式图**

## 第1节　慢性胃炎

**案例8-1**

患者，男，40岁，某高校教师。十三年前曾被诊断为"慢性胃炎"。经常胃胀、胃部凉感，饭后加重；疲倦乏力，便秘。多方治疗，长期用药，未见明显效果，胃部胀痛的程度和频率越来越严重。胃镜示：慢性萎缩性胃炎。

**思考题**：1. 此患者的诊断是什么？

2. 应该如何治疗？

慢性胃炎（chronic gastritis）系指不同病因引起的胃黏膜慢性炎性病变，是一种常见病，也是多发病之一，其发病率在各种胃病中居首位。自纤维内镜广泛应用以来，对本病认识有明显提高。

目前，我国习惯采用通过胃镜和病理组织学检查两者相结合为依据的分类方法，此法将慢性胃炎分为浅表性胃炎和萎缩性胃炎两种。萎缩性胃炎分为：①A型，抗壁细胞抗体（PCA）常阳性，以胃体病变为主，血清胃泌素增高，可发生恶性贫血。②B型，PCA常阴性，以胃窦病变为主，血清胃泌素正常。

**链接**　慢性胃炎的"三分治，七分养"

在日常调养中要注意"六要"。一要合理饮食：食物宜软、容易消化；避免过粗、过腻、过冷、过热、过甜、过咸、过饥和过饱；少吃盐渍、烟熏、不新鲜和刺激性强的食物。二要细嚼慢咽：这样才能充分发挥牙齿的切磨作用和唾液分解淀粉和滑润食团的作用，从而减轻胃的负担。三要少食多餐，定时定量：根据患者病情及食欲情况，每餐量不宜多，减少胃酸对病变的刺激，又可供给营养，还可形成良好的条件反射，有利于食物的消化、吸收和炎症的修复、愈合。四要适当运动：运动可增加胃肠蠕动，有效促进胃排空，使胃肠分泌功能增强，消化力提高。五要避免暴饮暴食及服用对胃黏膜有刺激的药物：如阿司匹林、苯基丁氮酮（保泰松）、吲哚美辛和泼尼松等。六要戒烟忌酒和放松心情：遇事不怒，心情舒畅，对胃炎的康复极有好处。

---

## 一、病因和发病机制

慢性胃炎的病因和发病机制尚未完全阐明，可能与下列因素有关。

**1. 急性胃炎的遗患** 急性胃炎后，胃黏膜病变持久不愈或反复发作，均可形成慢性胃炎。

**2. 刺激性食物和药物** 长期服用对胃黏膜有强烈刺激的饮食及药物，如浓茶、烈酒、辛辣食物或非甾体抗炎药（NSAID，包括阿司匹林）等，或过度吸烟，或食时不充分咀嚼，粗糙食物反复损伤胃黏膜。

**3. 十二指肠液的反流** 慢性胃炎患者因幽门括约肌功能失调，常引起胆汁反流，这可能是一个重要的致病因素。

**4. 免疫因素** 免疫功能的改变在慢性胃炎的发病上已普遍受到重视。萎缩性胃炎，特别是胃体胃炎患者的血液、胃液或在萎缩黏膜内可找到壁细胞抗体；萎缩性胃炎伴恶性贫血患者血液中发现有内因子抗体，说明自身免疫反应可能是某些慢性胃炎的有关病因。

**5. 幽门螺杆菌（Hp）感染** 是慢性胃炎最主要的病因。绝大多数慢性胃炎患者的胃黏膜可检查出Hp，Hp在胃内的分布和胃内炎症分布相一致，根除Hp后，胃黏膜炎症可消退。

## 二、病　　理

**1. 浅表性胃炎** 炎症限于胃小凹和黏膜固有层的表层。肉眼见黏膜充血、水肿或伴有渗出物，有时见少量糜烂及出血，主要见于胃窦，也可见于胃体。镜下见：黏膜浅层有中性粒细胞、淋巴细胞和浆细胞浸润，深层的腺体保持完整。

**2. 萎缩性胃炎** 炎症深入黏膜固有层时影响胃腺体，使之萎缩，称萎缩性胃炎。胃黏膜层变薄，黏膜皱襞平坦或消失，可为弥漫性，也可呈局限性。镜下见胃腺体部分消失，个别者可完全消失，黏膜层和黏膜下层有淋巴细胞和浆细胞浸润。萎缩性胃炎可发生肠腺上皮化生和假性幽门腺化生，在增生的胃小凹和肠化上皮的基础上可发生异型增生。异型增生是一种不正常黏膜，具有不典型细胞、分化不良和黏膜结构紊乱的特点，又称不典型增生。中度以上不典型增生是胃癌的癌前病变。

## 三、临床表现

本病进展缓慢，常反复发作，好发于中年以上患者，并有随年龄增长而发病率增加的趋势。部分患者可无任何症状，多数患者可有不同程度的消化不良症状，体征不明显。各型胃炎其表现不尽相同。

**1. 浅表性胃炎** 可有慢性不规则的上腹隐痛、腹胀、嗳气等，尤以饮食不当时明显，部分患者可有反酸和上消化道出血。

**2. 萎缩性胃炎** 不同类型、不同部位的胃炎其症状亦不相同。胃体胃炎一般消化道症状较少，有时可出现明显厌食、体重减轻，舌炎、舌乳头萎缩，可伴有贫血。胃窦炎胃肠道症状较明显，常表现为持续性上中腹部疼痛，可伴有含胆汁的呕吐物和胸骨后疼痛及烧灼感，有时可有反复少量上消化道出血。

慢性胃炎大多无明显体征，有时可有上腹部轻压痛。

## 四、辅助检查

**1. 胃液分析**　测定基础胃酸分泌量（BAO）及增大组胺或五肽胃泌素后测定最大胃酸分泌量（MAO）和高峰胃酸分泌量（PAO）以判断胃泌酸功能，有助于萎缩性胃炎的诊断及指导临床治疗。

**2. 血清学检测**　慢性萎缩性胃炎血清胃泌素常中度升高，这是因胃酸缺乏不能抑制G细胞分泌之故。若病变严重，不但胃酸和胃蛋白酶原分泌减少，内因子分泌也减少，维生素$B_{12}$也下降；血清PCA常呈阳性（75%以上）。慢性胃窦胃炎时血清胃泌素下降，下降程度随G细胞破坏程度而定；血清PCA也有一定的阳性率（30%～40%）。

**3. 胃肠X线钡餐检查**　用气钡双重造影显示胃黏膜微细结构时，萎缩性胃炎可出现胃黏膜皱襞相对平坦、减少。

**4. 胃镜和活组织检查**　是诊断慢性胃炎最可靠的方法。浅表性胃炎常以胃窦部最为明显，胃黏膜表面黏液增多，有灰白色或黄白色渗出物，病变处黏膜红白相间或花斑状，似麻疹样改变，有时有糜烂。萎缩性胃炎的黏膜多呈苍白或灰白色，亦可呈红白相间，白相为主，黏膜皱襞变平或消失，由于黏膜变薄可透见紫蓝色黏膜下血管；病变可弥漫或主要在胃窦部，如伴有增生性改变者，黏膜表面颗粒状或结节状。

**5. 幽门螺杆菌检测**　见本章第2节“消化性溃疡”。

## 五、诊断与鉴别诊断

慢性胃炎症状无特异性，体征很少，X线检查一般只有助于排除其他胃部疾病，故确诊要靠胃镜检查及胃黏膜活组织检查。在我国有50%～80%患者在胃黏膜中可找到幽门螺杆菌，幽门螺杆菌检查可确定病因。本病应与胃癌、消化性溃疡、慢性胆道疾病、肝炎、肝癌及胰腺疾病相鉴别。

## 六、治　　疗

慢性胃炎尚无特效疗法，主要是采用祛除病因和对症治疗。治疗目的是缓解症状和改善胃黏膜炎性反应；遵循个体化原则。大部分浅表性胃炎可逆转，少部分可转化为萎缩性胃炎。萎缩性胃炎随年龄逐渐加重，但轻症亦可逆转。因此，对慢性胃炎治疗应及早从浅表性胃炎开始，对萎缩性胃炎也应坚持治疗。

### （一）祛除病因

祛除各种可能致病的因素，如避免进食对胃黏膜有强刺激的食品及药品，戒烟忌酒。注意饮食卫生，防止暴饮暴食。积极治疗口、鼻、咽部的慢性疾病。加强锻炼，提高身体素质。

### （二）药物治疗

疼痛发作时可用阿托品、溴丙胺太林、颠茄合剂、哌吡氮平等。胃酸增高可用西咪替丁、雷尼替丁、氢氧化铝胺等。胃酸缺乏或无酸者可给予1%稀盐酸或胃蛋白酶合剂，伴有消化不良者可加用胰酶片、多酶片等助消化药。胃黏膜活检发现幽门螺杆菌者加服根除幽门螺杆菌的抗生素，如阿莫西林、克拉霉素、左氧氟沙星、甲硝唑、四环素、呋喃唑酮等。猴头菌片含多糖、多肽类物质可以应用，也可用甘珀酸。胆汁反流明显者可用甲氧氯普胺（胃复安）和多潘立酮（吗丁啉）以增强胃窦部蠕动，减少胆汁反流。考来烯胺、硫糖铝可与胆汁酸结合，减轻症状。缺铁性贫血患者可口服硫酸亚铁或肌内注射右旋糖酐铁。

### （三）手术治疗

慢性萎缩性胃炎伴重度不典型增生在目前多认为系胃癌的癌前病变，应考虑手术治疗。

# 第2节 消化性溃疡

**案例8-2**

患者，男，34岁，农民。因间断上腹痛6年、加重4天来诊。患者自6年前开始间断出现上腹胀痛，空腹时明显，进食后可自行缓解，有时夜间痛醒，有嗳气和反酸，常因进食不当或生气诱发，每年冬春季节易发病。查体：中上腹有压痛。胃镜：十二指肠球部溃疡，幽门螺杆菌阳性。

**思考题：** 1. 此患者的诊断是什么？

2. 应该如何治疗？

---

消化性溃疡（peptic ulcer，PU）因溃疡的形成和发展与胃液中胃酸和胃蛋白酶的消化作用有关而得名。它可发生于食管、胃或十二指肠，也可发生于胃-空肠吻合口附近或含有胃黏膜的梅克尔（Meckel）憩室内，其中以胃溃疡（gastric ulcer，GU）和十二指肠溃疡（duodenal ulcer，DU）最常见。

胃溃疡和十二指肠溃疡在发病情况、发病机制、临床表现和治疗等方面存在若干不同点，但这些差异是否足以把两者区分为两个独立的疾病，尚有争论。鉴于两者有不少共性，诸如溃疡的形成均由于自身消化，病理基本类似，临床表现、并发症和治疗上亦多相似，因此一并论述、同时提出各有关特点。

**链接** 幽门螺杆菌感染的检查方法

**1. 细菌的直接检查** 通过胃镜检查钳取胃黏膜做直接涂片、染色，组织切片染色及细菌培养来检测幽门螺杆菌。其中胃黏膜细菌培养是诊断幽门螺杆菌最可靠的方法，同时又能进行药物敏感试验，指导临床选用药物。

**2. 尿毒酶检查** ①胃活检组织尿毒酶试验；②呼吸试验；③胃液尿素或尿素氮测定；④$^{15}$N-尿素试验。

**3. 免疫学检测** 补体结合试验、凝集试验、被动血凝测定、免疫印迹技术和ELISA等。

**4. 聚合酶链反应技术** 慢性胃炎患者幽门螺杆菌的检出率很高，可达50%～80%。

---

## 一、病因和发病机制

消化性溃疡的发病机制较为复杂，迄今尚未完全阐明。概括起来，本病是胃、十二指肠黏膜损伤性因素和保护性因素之间失去平衡所致，当损伤因素增强和（或）保护因素削弱时，就可出现溃疡，这是溃疡发生的基本原理。

目前认为消化性溃疡是一种多病因疾病。各种与发病有关的因素如胃酸、胃蛋白酶、感染、遗传、体质、环境、饮食、生活习惯、神经精神因素等，通过不同途径或机制，导致上述侵袭作用增强和或防护机制减弱，均可促发溃疡发生。

**1. 幽门螺杆菌感染** 是PU重要的发病原因和复发因素之一。DU患者幽门螺杆菌感染率为90%～100%，GU为80%～90%，患者的幽门螺杆菌检出率显著高于普通人群，而根除幽门螺杆菌后可促进溃疡愈合，溃疡复发率明显下降，因此幽门螺杆菌感染与PU密切相关。

**2. 胃酸-胃蛋白酶的侵袭作用** 尤其是胃酸的作用，在溃疡形成中占主要地位。实验及临床证明，持续性胃酸分泌过多，可以引起消化性溃疡。

**3. 药物** 如阿司匹林、吲哚美辛（消炎痛）、利血平、肾上腺皮质激素等，如前所述或通过削弱黏膜屏障，或增加胃酸分泌等各种机制可促进溃疡发生。

**4. 其他因素**

（1）遗传 不少调查显示胃溃疡及十二指肠溃疡患者的亲属中，本病发病率高于一般人群。O型血人群的十二指肠溃疡或幽门区胃溃疡发病率高于其他血型。

（2）吸烟 在吸烟的人群中，消化性溃疡发病率显著高于不吸烟者，其溃疡愈合过程延缓，复发率显著增高，以上与吸烟量及时长呈正相关性。

（3）神经精神因素 在病因调查中发现，持续、过度的精神紧张、劳累、情绪激动等神经精神因素常是十二指肠溃疡的发生和复发的重要因素。

## 二、病 理

胃溃疡多位于胃小弯侧及幽门前区，有时也可发生在小弯上端或贲门，偶见于胃大弯，亦可位于幽门管。十二指肠溃疡多位于球部，前壁较后壁常见，偶位于球部以下十二指肠乳头以上，称球后溃疡。

溃疡一般为单发，少数可有2个以上，称多发性溃疡；十二指肠前后壁有一对溃疡者，称对吻溃疡；胃和十二指肠同时有溃疡者称为复合性溃疡。典型溃疡呈圆形或椭圆形，边缘整齐，急性活动期充血水肿明显，有炎细胞浸润及肉芽形成。溃疡深度不一，深者可达肌层，溃疡底部洁净，覆有灰白渗出物，溃疡进一步发展，基底部的血管，特别是动脉受侵袭时，可并发出血，甚至大量出血。当溃疡向深层侵袭可穿透浆膜引起穿孔。溃疡愈合过程中（称愈合期），边缘充血，水肿减轻，上皮细胞再生，溃疡逐渐缩小变浅，溃疡完全愈合，一般需4～8周，最短者2周左右，最长者12周以上。愈合后常留有瘢痕（称瘢痕期）。

## 三、临床表现

多数消化性溃疡患者具有典型临床表现。症状主要特点是：慢性、周期性、节律性上腹痛，体征不明显。部分患者（10%～15%）平时缺乏典型临床表现。而以大出血、急性穿孔为其首发症状。

**1. 典型症状** 慢性、周期性、节律性上腹痛是消化性溃疡的主要症状。溃疡疼痛的特点如下。

（1）慢性 除少数发病后就医较早的患者外，多数病程已长达几年、十几年或更长时间。

（2）周期性 除少数（10%～15%）患者在第一次发作后不再复发，大多数反复发作，病程中出现发作期与缓解期互相交替。发作期可达数周甚至数月，缓解期可长至数月或几年。

（3）节律性 溃疡疼痛与胃酸刺激有关，临床上疼痛与饮食之间具有典型规律。胃溃疡疼痛多在餐后半小时出现，持续1～2小时，逐渐消失，直至下次进餐后重复上述规律。十二指肠溃疡疼痛多在餐后2～3小时出现，持续至下次进餐，进食或服用制酸剂后完全缓解。腹痛一般在午餐或晚餐前及晚间睡前或午夜出现，称空腹痛或夜间痛。

（4）疼痛的部位 胃溃疡疼痛多位于剑突下正中或偏左，十二指肠溃疡位于上腹正中或偏右。

（5）疼痛的性质与程度 溃疡疼痛的程度不一，其性质视患者的痛阈和个体差异而定。可描述为饥饿样不适感、钝痛、嗳气、压迫感、灼痛、剧痛和刺痛等。

**2. 其他胃肠道症状及全身症状** 嗳气、反酸、胸骨后灼烧感、流涎、恶心、呕吐、便秘等可单独或伴疼痛出现。

**链接** 肠易激综合征

肠易激综合征是一种以肠平滑肌痉挛，腹痛伴肠功能紊乱为主要特征的慢性疾病。腹痛通常在排便后得以缓解，偶尔伴腹胀，一般结肠镜检查无明显异常，腹痛难以用器质性疾病来解释。病因尚不明确，可能与胃肠动力学异常、内脏敏感性过高、中枢神经系统对于肠道刺激的感知异常、肠道感染、肠道菌群失衡等有关。如果特定食物或某种类型的压力会引起此病，则应尽可能避免这些食物和压力。主要表现为便秘者，规律体育运动有助于胃肠道功能恢复和保持正常。腹痛明显时服用匹维溴铵、奥替溴铵、阿尔维林、曲美布汀可显著缓解腹痛症状。

## 四、并 发 症

**1. 上消化道出血** 是消化性溃疡最常见的并发症，溃疡出血亦是急性上消化道出血的最常见原因。临床表现主要为呕血与黑便。全身症状取决于出血量和出血速度及患者的反应性。

**2. 幽门梗阻** 十二指肠球部或幽门溃疡急性发作时可引起反射性幽门痉挛或溃疡周围组织水肿、炎症等均可导致不同程度的暂时性幽门梗阻。如由瘢痕挛缩引起的则为慢性持续性梗阻。

**3. 穿孔** 急性穿孔是消化性溃疡最严重的并发症之一，内科治疗难以奏效，需考虑手术治疗。

**4. 癌变** 少数胃溃疡可发生癌变，一般认为发生率很低，不超过2%～3%。以下几点应提高警惕：①经积极内科治疗症状不见好转，或溃疡迁延不愈者；②无并发症而疼痛节律性消失，对原有治疗有效药物失效；③体重减轻；④粪便隐血试验持续阳性者。

## 五、辅助检查

**1. X线钡餐检查** 是重要方法之一。溃疡的X线征象有直接和间接两种，龛影是直接征象，间接征象多系溃疡周围的炎症、痉挛或瘢痕引起，钡餐检查时可见局部变形、激惹、痉挛性切迹及局部压痛。

**2. 胃镜检查** 是诊断消化性溃疡最主要的方法。纤维及电子胃、十二指肠镜不仅可清晰、直接观察胃、十二指肠黏膜变化及溃疡大小、形态，还可直视下刷取细胞或钳取组织进行病理检查。对消化性溃疡可做出准确诊断。

**3. 幽门螺杆菌检测** 是诊断消化性溃疡的常规检测项目，以明确患者是否存在幽门螺杆菌感染。

**4. 胃液分析** 胃溃疡患者的胃酸分泌正常或稍低于正常，十二指肠溃疡患者则多增高。

**5. 粪便隐血检查** 溃疡活动期，粪隐血试验阳性，经积极治疗，多在1～2周内阴转。

## 六、诊断与鉴别诊断

依据本病慢性病程，周期性发作及节律性上腹痛等典型表现，一般可做出初步诊断。但消化性溃疡的确定诊断，尤其是症状不典型者，需通过钡餐X线和（或）内镜检查才能建立。

但也需要与慢性胃炎、十二指肠炎、胃泌素瘤、胃癌、钩虫病、胃黏膜脱垂症、胆囊炎及胆石症等疾病相鉴别。

## 七、治　　疗

消化性溃疡治疗的目标是消除症状、促进愈合、预防复发及防治并发症。治疗原则需注意整体治疗与局部治疗相结合，发作期治疗与巩固治疗相结合。具体措施如下。

### （一）一般治疗

饮食要定时，进食不宜太快，避免过饱过饥，还应避免粗糙、过冷过热和刺激性大的食物，如香料、浓茶、咖啡等。戒酒及戒烟亦为治疗的一部分。禁用能损伤胃黏膜的非甾体抗炎药，如阿司匹林、吲哚美辛，保泰松等。精神紧张、情绪波动时可用镇静类药物，如四氢帕马丁、氯氮䓬、地西泮（安定）或盐酸多塞平片（多虑平）等，以稳定情绪，解除焦虑。

（二）药物治疗

**1. 抗酸剂** 能结合或中和胃酸，减少氢离子的逆向弥散并降低胃蛋白酶的活性，缓解疼痛，促进溃疡愈合。常用的抗酸剂有可溶性和不可溶性两类。可溶性抗酸药主要为碳酸氢钠，能迅速中和胃中过剩的胃液，减轻疼痛，但作用时间较短；不溶性抗酸剂有碳酸钙、氧化镁、氢氧化镁、氢氧化铝或凝胶剂、次碳酸铋等。

**2. 抗胆碱能药** 药物能抑制迷走神经及壁细胞乙酰胆碱受体，从而抑制胃酸分泌，解除平滑肌和血管痉挛，有利于镇痛及改善局部营养。抗胆碱能药物甚多，较常用的有：颠茄（浸膏10～30mg，酊剂0.5～1.0ml）、阿托品、山莨菪碱、溴丙胺太林等。

**3. $H_2$受体阻断药** 能与壁细胞$H_2$受体竞争结合，阻断组胺兴奋壁细胞的泌酸作用，是强有力的胃酸分泌抑制药。目前常用的有两种：西咪替丁（甲氰咪胍）和雷尼替丁。

**4. 质子泵抑制药**（PPI） 是首选抑酸药物。其作用为抑制壁细胞分泌面的$H^+$-$K^+$-ATP酶，即质子泵，从而阻断了胃酸的分泌。抑酸作用比$H_2$受体阻断药更强且作用持久。常用药物有奥美拉唑等。

**5. 胃泌素受体阻断药** 丙谷胺是异谷氨酸的衍生物，有抑制胃酸分泌作用，本药分子结构与胃泌素末端相似，故认为其抑制胃酸作用主要是竞争阻断壁细胞的胃泌素受体。

**6. 加强保护因素的药物** 可形成一层保护膜覆盖溃疡面而促进其愈合。常用的有硫糖铝、三钾二枸橼酸铋和甘珀酸等。

**7. 抗菌药物** 根除幽门螺杆菌是溃疡愈合和预防复发的有效防治措施。推荐铋剂四联方案，即1种质子泵抑制药/新型抑酸药物和1种铋剂联合阿莫西林、克拉霉素、呋喃唑酮、甲硝唑、左氧氟沙星及四环素等抗菌药物中的两种，组成四联方案。目前采取选择已知耐药率低的抗菌药物（如阿莫西林、四环素、呋喃唑酮、克拉霉素）可获得高根除率。

（三）手术治疗

绝大多数消化性溃疡经内科治疗后可以愈合，因此决定手术应取慎重态度。一般手术指征为：经过严格内科治疗不愈的顽固性溃疡，胃溃疡疑似恶变者或有严重并发症内科治疗不能奏效者。

## 八、预　防

注意精神情绪调节，锻炼身体，增强体质。养成良好的生活饮食习惯，节制烟酒，避免暴饮暴食及刺激性药物和食物，注意生活规律，劳逸结合，避免各种诱发因素。

# 第 3 节　溃疡性结肠炎

溃疡性结肠炎（ulcerative colitis，UC）是一种慢性非特异性肠道炎症性疾病，主要累及直肠和结肠，多呈反复发作的慢性病程。本病治愈难度大，复发率高，具有较高的癌变率，与结肠癌的发病密切相关。

## 一、病因和发病机制

本病可发生在任何年龄，多见于20～40岁，亦可见于儿童或老年人。男女发病率无明显差别。近年来我国患病率明显增加，以轻中度患者占多数，但重症也不少见。

## 二、病　理

病变主要限于大肠黏膜与黏膜下层，呈连续性弥漫性分布。病变多自直肠开始，逆行向近段发展，可累及全结肠甚至末段回肠。活动期时结肠黏膜固有层内弥漫性中性粒细胞、淋巴细胞、浆细胞、嗜酸性粒细胞浸润，可见黏膜糜烂、溃疡及隐窝炎、隐窝脓肿。慢性期时隐窝结构紊乱，腺体萎缩变形、排列紊乱及数目减少，杯状细胞减少，出现帕内特细胞（又称潘氏细胞）化生及炎性息肉。

由于结肠病变一般限于黏膜与黏膜下层，很少深入肌层，并发结肠穿孔、瘘管或腹腔脓肿少见。少数重症患者病变累及结肠壁全层，可发生中毒性巨结肠。表现为肠壁重度充血，肠腔膨大，肠壁变薄，溃疡累及肌层至浆膜层，可致急性穿孔。病程超过20年的患者发生结肠癌的风险较正常人增加10～15倍。

## 三、临床表现

反复发作的腹泻、黏液脓血便及腹痛是UC的主要症状。起病多为亚急性，少数急性起病。病程呈慢性经过，发作与缓解交替，少数症状持续并逐渐加重。病情轻重与病变范围、临床分型及病期等有关。

### （一）消化系统表现

**1. 腹泻和黏液脓血便** 是本病活动期最重要的临床表现。大便次数及便血的程度与病情轻重有关，轻者排便2～3次/日，便血轻或无；重者＞10次/日，脓血显见，甚至大量便血。

**2. 腹痛** 多有轻至中度腹痛，为左下腹或下腹隐痛，亦可累及全腹。常有里急后重，便后腹痛缓解。轻者可无腹痛或仅有腹部不适。重者如并发中毒性巨结肠或炎症波及腹膜，可有持续剧烈腹痛。

**3. 其他症状** 可有腹胀、食欲不振、恶心、呕吐等。

**4. 体征** 轻、中度患者仅有左下腹轻压痛，有时可触及痉挛的降结肠或乙状结肠。重症患者可有明显压痛。若出现腹肌紧张、反跳痛，肠鸣音减弱等体征，应注意中毒性巨结肠、肠穿孔等并发症。

### （二）全身反应

**1. 发热** 一般出现在中、重度患者的活动期，呈低至中度，高热多提示病情进展、严重感染或并发症存在。

**2. 营养不良** 衰弱、消瘦、贫血、低蛋白血症、水与电解质平衡紊乱等多出现在重症或病情持续活动者。

### （三）临床分型

按其病程、程度、范围及病期进行综合分型：

**1. 临床类型** ①初发型，指无既往史的首次发作；②慢性复发型，临床上最多见，指缓解后再次出现症状，常表现为发作期与缓解期交替。

**2. 疾病分期** 分为活动期与缓解期。活动期按严重程度分为轻、中、重度。轻度指排便＜4次/日，便血轻或无，脉搏正常，无发热及贫血，血沉＜20mm/h。重度指腹泻≥6次/日，明显血便，体温＞37.8℃、脉搏＞90次/分，血红蛋白＜75%正常值，血沉＞30mm/h。介于轻度与重度之间为中度。

**3. 病变范围** 分为直肠炎、左半结肠炎（病变范围在结肠脾曲以远）及广泛结肠炎（病变累及结肠脾曲以近或全结肠）。

## 四、并 发 症

**1. 中毒性巨结肠** 约5%的重症UC患者可出现中毒性巨结肠。此时结肠病变广泛而严重，肠壁张力减退，结肠蠕动消失，肠内容物与气体大量积聚，致急性结肠扩张，一般以横结肠最为严重。常因低钾、钡剂灌肠、使用抗胆碱能药物或阿片类制剂而诱发。临床表现为病情急剧恶化，毒血症明显，有脱水与电解质平衡紊乱，出现肠型、腹部压痛，肠鸣音消失。血白细胞计数显著升高。X线腹部平片可见结肠扩大，结肠袋形消失。易引起急性肠穿孔，预后差。

**2. 癌变** 多见于广泛性结肠炎、病程漫长者。病程超过20年的患者发生结肠癌风险较正常人增加10～15倍。

**3. 其他并发症** 结肠大出血发生率约3%；肠穿孔多与中毒性巨结肠有关；肠梗阻少见，发生率远低于克罗恩病。

## 五、辅助检查

**1. 血液** 贫血、白细胞数增加、血沉加快及C反应蛋白增高均提示UC处于活动期。怀疑合并巨细胞病毒（cytomegalovirus，CMV）感染时，可行血清CMV IgM及DNA检测。

**2. 粪便** 肉眼观常有黏液脓血，显微镜检见红细胞和脓细胞，急性发作期可见巨噬细胞。粪便钙卫蛋白增高提示肠黏膜炎症处于活动期。应注意通过粪便病原学检查，排除感染性结肠炎。怀疑合并艰难梭状杆菌感染时可通过培养、毒素检测及核苷酸PCR等方法证实。

**3. 结肠镜** 是本病诊断与鉴别诊断的最重要手段之一。检查时，应尽可能观察全结肠及末段回肠，确定病变范围，必要时取活检。

**4. X线钡剂灌肠** 不作为首选检查手段，可作为结肠镜检查有禁忌证或不能完成全结肠检查时的补充。主要X线征有：①黏膜粗乱和（或）颗粒样改变；②多发性浅溃疡，表现为管壁边缘毛糙呈毛刺状或锯齿状以及见小龛影，亦可有炎症性息肉而表现为多个小的圆形或卵圆形充盈缺损；③肠管缩短，结肠袋消失，肠壁变硬，可呈铅管状。重度患者不宜做钡剂灌肠检查，以免加重病情或诱发中毒性巨结肠。

## 六、诊断和鉴别诊断

具有持续或反复发作腹泻和黏液脓血便、腹痛、里急后重，伴有（或不伴）不同程度全身症状者在排除慢性细菌性痢疾、阿米巴痢疾、慢性血吸虫病，肠结核等感染性结肠炎，以及克罗恩病、缺血性肠炎、放射性肠炎等基础上，具有上述结肠镜检查重要改变中至少1项及黏膜活检组织学所见可以诊断本病。一个完整的诊断应包括其临床类型、临床严重程度、病变范围、病情分期及并发症。

初发患者及临床表现、结肠镜改变不典型者，暂不做出诊断，须随访3～6个月，根据病情变化再做出诊断。

## 七、治　　疗

目标是诱导并维持症状缓解以及黏膜愈合，防治并发症，改善患者生存质量。根据病情严重程度、病变部位选择合适的治疗药物。

### （一）控制炎症反应

**1. 氨基水杨酸制剂** 包括5-氨基水杨酸（5-ASA）制剂和柳氮磺吡啶（SASP），用于轻、中度UC的诱导缓解及维持治疗。诱导治疗期5-ASA 3～4g/d口服，症状缓解后相同剂量或减量维持治疗。SASP疗效与5-ASA相似，但不良反应远较5-ASA多见。

**2. 糖皮质激素** 用于对5-ASA疗效不佳的中度及重度患者的首选治疗。口服泼尼松，重度患者也可根据具体情况先予静脉滴注，如氢化可的松200～300mg/d和甲泼尼龙40～60mg/d。症状好转后再改为甲泼尼龙口服。糖皮质激素只用于活动期的诱导缓解，症状控制后应予逐渐减量至停药，不宜长期使用。减量期间加用免疫抑制药或5-ASA维持治疗。

**3. 免疫抑制药** 用于5-ASA维持治疗疗效不佳，症状反复发作及激素依赖者的维持治疗。起效慢，不单独作为活动期诱导治疗。常用制剂有硫唑嘌呤及巯嘌呤，常见不良反应是胃肠道症状及骨髓抑制，使用期间应定期监测血白细胞计数。不耐受者可选用甲氨蝶呤。维持治疗的疗程根据具体病情决定，通常不少于4年。

（二）对症治疗

及时纠正水、电解质平衡紊乱；严重贫血者可输血，低蛋白血症者应补充白蛋白（清蛋白）。病情严重应禁食，并予完全胃肠外营养治疗。

对腹痛、腹泻的对症治疗，慎重使用抗胆碱能药物或止泻药如地芬诺酯（苯乙哌啶）或洛哌丁胺。在重症患者应禁用，因有诱发中毒性巨结肠的危险。

抗生素治疗对一般患者并无指征。对重症有继发感染者，应积极抗菌治疗，静脉给予广谱抗生素。艰难梭状杆菌及巨细胞病毒感染常发生于长期使用激素或免疫抑制药的患者，导致症状复发或加重，应及时予以监测及治疗。

（三）患者教育

1. 活动期患者应有充分休息，调节好情绪，避免心理压力过大。

2. 急性活动期可给予流质或半流质饮食，病情好转后改为富营养、易消化的少渣饮食，不宜过于辛辣。注重饮食卫生，避免肠道感染性疾病。

3. 按医嘱服药及定期医疗随访，不要擅自停药。反复病情活动者，应有长期服药的心理准备。

（四）手术治疗

紧急手术指征为：并发大出血、肠穿孔及中毒性巨结肠经积极内科治疗无效者。择期手术指征：①并发结肠癌变；②内科治疗效果不理想、药物副作用大不能耐受者、严重影响患者生存质量者。一般采用全结肠切除加回肠肛门小袋吻合术。

## 八、预　　后

本病呈慢性过程，大部分患者反复发作，轻度及长期缓解者预后较好。并发症如感染、中毒性巨结肠、老年患者预后不良，但近年由于治疗水平提高，病死率已明显下降。慢性持续活动或反复发作频繁，预后较差，但如能合理选择手术治疗，亦可望恢复。病程漫长者癌变危险性增加，应注意随访。病程8～10年及以上的广泛结肠炎和病程15年以上的左半结肠炎患者，应行监测性结肠镜检查，每2年一次。

# 第4节　胃　　癌

**案例8-3**

患者，男，52岁。上腹部隐痛不适3个月，进食后明显，伴饱胀感，食欲下降。近半月自觉乏力，体重较3月前下降5kg。近日大便色黑。既往：吸烟19年，19支/天，其兄死于“消化道肿瘤”。查体：结膜甲床苍白。剑突下区域深压痛。辅助检查：Hb 96g/L，大便隐血（+）。经胃镜活检病理检查初步诊断为胃癌。

**思考题：**1. 此患者的诊断是什么？

2. 应该如何治疗？

胃癌（gastric carcinoma）是源自胃黏膜上皮的恶性肿瘤，占消化道恶性肿瘤的首位，在人体肿瘤中处于第三位，是威胁人类健康的一种常见病。

胃癌的发病年龄符合于癌肿的一般规律，即大多数发生在中年以后，多见于40～60岁，平均年龄约为50岁，仅5%的患者年龄是在30岁以下。以性别而论，胃癌在男性较女性为常见，国外男女胃癌的发病比例不到2∶1，而我国胃癌男性患者远较女性患者为多，其比例为（3～4）∶1。

**链接** 胃癌术后倾倒综合征

胃癌术后倾倒综合征的发生原因是行胃切除术后胃容量变小，食物在胃内存留的时间短，食物不是被充分消化后逐渐地向肠内输送，而是迅速地送到肠内。肠管为了尽快地将这大量食物加以消化吸收，就要大量分泌消化液。特别是作为主食的碳水化合物在肠道内可很快被吸收。由于在短时间内吸收大量的碳水化合物，机体就会出现血糖升高的现象，这是早期倾倒综合征发生的机制，患者表现为食后30分钟内可有出汗、心悸、恶心、麻木、脸面发红、全身倦怠感、肠鸣、腹痛等症状。还有的患者则表现为饭后2～3小时才出现冷汗、头晕、意识障碍等，这是晚期倾倒综合征的特点。其机制是血糖升高后，机体又会反应性地大量分泌胰岛素，继而又引起血糖值急剧降低。

## 一、病　因

胃癌的病因迄今尚未完全阐明。一般认为外界环境和饮食因素与胃癌的发生关系最为密切，人体还有某些利于胃癌发生的条件，也是不容忽视的。

**1. 遗传因素**　一个家族中两个以上的成员患有胃癌的情况，这种好发胃癌的倾向提示了有遗传因素的可能性。有资料报道胃癌患者的亲属中胃癌的发病率要比对照组高4倍。

**2. 地理环境因素**　世界各国对胃癌流行病学方面的调查表明，不同地区和种族的胃癌发病率存在明显差异。这些差异可能与遗传和环境因素有关。

**3. 饮食因素**　对于胃癌发病的影响，已受到各国肿瘤研究工作者的重视。可能的饮食致癌因素为经常食用烟熏、烤炙食品（含苯并芘）或腌渍食品、酸菜（含*N*-亚硝基化合物）。近年来的研究又提出了保护因素，如牛奶、动物蛋白、新鲜蔬菜和一些水果等。

**4. 其他疾病因素**

（1）胃溃疡　从临床或病理学的研究中可以看到，胃溃疡与胃癌的发生存有一定关系。

（2）慢性胃炎　现已公认萎缩性胃炎是胃癌的一种前期病变，尤与胃息肉或肠腺化生同时存在时可能性更大。

（3）胃息肉　任何胃良性肿瘤都有恶变可能，而上皮性的腺瘤或息肉的恶变机会更多。在直径大于2cm的息肉中，癌的发生率增高。

（4）胃黏膜的肠上皮化生　系指胃的固有黏膜上皮转变为小肠上皮细胞的现象，重度的胃黏膜肠腺化生可视为一种癌前期病变。

## 二、病　理

### （一）好发部位

胃癌的发病部位以幽门区最为常见，占全部胃癌的50%～70%，早期向胃小弯蔓延，很少向十二指肠进展；其次为贲门和胃底部，约占25%；发生在胃体以及全胃广泛浸润者则比较少见。

### （二）肉眼分型

**1. 早期胃癌**　可分为隆起型（0-Ⅰ）、表浅型（0-Ⅱ）、凹陷（溃疡）型（0-Ⅲ）。

**2. 进展期胃癌**　常用Borrmann分型：Ⅰ型（结节隆起型）、Ⅱ型（局限溃疡型）、Ⅲ型（浸润溃疡型）、Ⅳ型（弥漫浸润型）。

### （三）早期胃癌

早期胃癌指癌浸润达黏膜层和（或）黏膜下层，而不论有无淋巴结转移，癌病灶在10mm内的称小胃癌，在5mm内的称微小胃癌。

### （四）组织学分类

胃癌可分为以下四类：①腺癌：最多见，癌细胞呈立方形或柱状，排列成腺管，称管状腺癌；而有些向腺腔内突起呈乳头状结构，称乳头状腺癌。②黏液腺癌：瘤细胞多呈圆形，分散于黏液基质中，有的细胞质内亦有大量黏液，多时呈印戒样细胞，称印戒细胞癌。③低分化癌：癌细胞形状不一，胞质少，核常呈异形性，很少有腺管。④未分化癌：细胞体积小，呈圆形，胞质少，核深染，细胞呈弥漫分布。

### （五）转移途径

**1. 淋巴转移** 此为最早、最多见的转移途径，最初多局限于胃大、小弯和胃周围的淋巴结，然后至远处淋巴结，如左上锁骨上淋巴结及腋下淋巴结等。

**2. 直接蔓延** 病变直接侵及邻近器官，如肝脏、脾、胰、横结肠等。

**3. 血行扩散** 癌细胞经门静脉转移至肝脏，并经肝静脉转移至肺、脑、骨骼等。

**4. 腹腔内癌细胞种植** 如癌细胞脱落种植于直肠周围及卵巢等。

早期胃癌多无症状或仅有轻微症状。当临床症状明显时，病变已属晚期。因此，要十分警惕胃癌的早期症状，以免延误诊治。

## 三、临床表现

### （一）早期表现

早期胃癌患者常无特异的症状，随病情进展可出现以下表现：①饭后为重的上腹饱胀不适或隐痛。②食欲减退、反酸、嗳气、恶心、呕吐、黑便等。进展期常出现：①体重减轻、贫血、乏力。②胃部疼痛，胃癌一旦穿孔，可出现剧烈腹痛胃穿孔症状。③恶心、呕吐。④出血和黑便。⑤其他症状如腹泻等。晚期可出现严重消瘦、贫血、发热、水肿、黄疸和恶病质等。

### （二）体征

进展期、晚期胃癌患者可出现：上腹部深压痛、上腹部肿块、胃肠梗阻表现、腹水征、锁骨上淋巴结肿大、直肠前窝肿物、脐部肿块等。其中，锁骨上窝淋巴结肿大、腹水征、下腹部盆腔包块、脐部肿物、直肠前窝种植结节、肠梗阻表现均为提示胃癌晚期的重要体征。

## 四、辅助检查

**1. 血常规及红细胞沉降率**（血沉） 常有不同程度的贫血，血沉增快。

**2. 粪便隐血检查** 多持续阳性。

**3. 胃液检查** 胃液可混有血液或呈咖啡色样沉渣。胃酸缺乏。乳酸浓度多增高。

**4. 纤维胃镜检查** 是早期诊断的有效方法，活检结合细胞学检查可提高胃癌的诊断率。

## 五、诊 断

若要早期发现微小胃癌和小胃癌，要建立普查制度。胃透视、内镜检查和活检是胃癌诊断的三个主要手段。

普查可取40岁以上高危人群为主要对象，方法为口服钡剂和发泡剂后进行胃的气钡双重造影，每人摄缩影片6～9张。肿瘤标志物的联合检测可提高检出率和准确度。常规推荐糖类抗原CA（72-4）、癌胚抗原（CEA）和CA19-9，可在部分患者中进一步检测甲胎蛋白（AFP）和CA125，CA125对于腹膜转移，AFP对于特殊病理类型的胃癌，均具有一定的诊断和预后价值。现用的纤维胃镜检查已几无盲区，诊断进展癌并无困难。在诊断早期癌时，应注意凹陷型早期胃癌需与愈合中的良性溃疡鉴别；在平坦型早期胃癌，黏膜仅有色泽改变，胃小凹和小沟消失，极易漏诊，必要时可借化学染色内镜进行对比染色以显示早期癌灶。

活检的目的在于从病理组织学上确定有无癌的存在，一般经内镜检查同时进行，准确而恰当地取材是提高诊断率的关键。溃疡型的标本取自溃疡边缘壁内侧，不要取坏死组织；隆起型的标本取自隆起处外侧面，凹陷型在中央取材。

在采取活检遇有困难的患者，可在纤维胃镜的直视下，用细胞诊断刷摩擦病灶采取细胞。也可采用洗涤法采取胃脱落细胞，进行检查。

## 六、治　疗

胃癌治疗效果取决于是否能早期诊断，早期胃癌的治疗方法包括内镜下切除和外科手术。与传统外科手术相比，内镜下切除具有创伤小、并发症少、恢复快、费用低等优点，且疗效相当，年生存率均可超过90%。内镜下切除为早期胃癌的首选治疗方式，内科治疗只能减轻症状和支持治疗的作用。

### （一）手术治疗

手术切除仍是目前根治早期胃癌的唯一方案，对早期胃体、窦部癌施行远端根治性胃次全切除，对胃底部癌则施行近端胃次全切除或全胃切除。

### （二）化学药物治疗

由于收治患者常属晚期，胃癌手术治愈率只有20%～40%，为了提高手术的疗效，可采用根治手术和化学药物治疗的综合疗法。对姑息性切除患者，术后更需较长期的化学疗法；对不能手术的晚期患者，化疗更是主要的治疗手段。除静脉给药外，目前临床上已在开展腹腔内化疗药物灌注方法，后者可使腹腔脏器内药物浓度较静脉中为高。

常用的化疗药物包括：氟尿嘧啶、卡培他滨、替吉奥、顺铂、奥沙利铂、紫杉醇、多西他赛、白蛋白紫杉醇、伊立替康、表柔比星等，靶向治疗药物包括：曲妥珠单抗、阿帕替尼。化疗方案包括2药联合或3药联合方案，2药方案包括：氟尿嘧啶/亚叶酸钙+顺铂（5-FU/V+FP）、卡培他滨+顺铂（XP）、替吉奥+顺铂（SP）等，3药方案适用于体力状况好的晚期胃癌患者，常用者包括：表柔比星+顺铂+氟尿嘧啶（ECF）及其衍生方案（EOX、ECX、EOF），多西他赛+顺铂+氟尿嘧啶（DCF）及其改良方案（FLOT、DOX、DOS）等。在用药期间应测肝肾功能、心电图和白细胞计数，如白细胞计数低于$3.0\times10^{9}$/L，应暂停用药。

### （三）放射治疗

应用加速器进行治疗，有一定疗效。

### （四）免疫治疗

用癌细胞制成的瘤苗及免疫增强剂，使患者对癌的特异性免疫能力提高，可用胃癌特异性转移因子、干扰素等。

### （五）激光微波治疗

可经胃镜用氩激光及掺钕钇铝石榴石（Nd：YAG）激光或微波对胃癌进行治疗，有一定疗效。

### （六）中医中药治疗

以活血化瘀、散结软坚、扶正为主，适用于化疗、放疗期或间歇期，减少化疗、放疗的副作用及巩固疗效。

### （七）分子靶向药物治疗

目前分子靶向药物应用于胃癌治疗已经有比较充分的循证医学证据以及丰富的临床实践经验。临床应用的分子靶向药物主要有曲妥珠单抗、雷莫卢单抗、阿帕替尼和程序性死亡受体1单克隆抗体（PD-1单抗）。曲妥珠单抗是针对HER-2的完全人源化单克隆抗体，为首个被推荐应用于胃癌治疗的靶向治疗药物。雷莫卢单抗是针对血管内皮细胞生长因子受体（VEGFR）-2的大分子肿瘤血管生成抑制药，阿帕替尼是针对VEGFR-2酪氨酸激酶抑制药，两者可强效抑制肿瘤血管生成。PD-1单抗是针对PD-1或程序性死亡受体配体1（PD-L1）的抑制药，通过阻断T淋巴细胞表面的PD-1蛋白与肿瘤细胞表面的PD-L1蛋白的结合，解除肿瘤细胞免疫逃逸，从而激发免疫系统清除肿瘤细胞的潜力。

# 第5节 肝 硬 化

**案例8-4**

患者，男，43岁。间歇性乏力，纳差2年，呕血黑便4天，昏睡不醒1天入院。呕出咖啡色液体约1800ml，柏油样黑便约700g，既往有乙型肝炎病史。查体：体温38.9℃，呼吸15次/分，脉搏120次/分，血压75/45mmHg，肝病面容，颈部可见蜘蛛痣，四肢湿冷，心率120次/分，腹壁静脉可见曲张，肝脏未及，脾肋下5cm，腹水征阳性。

**思考题**：1. 此患者可能的诊断是什么？

2. 主要治疗原则是什么？

肝是人体内最大的消化腺（图8-2，图8-3），有分泌胆汁、分解糖与储存糖原、解毒及吞噬、防御等重要功能。肝硬化（liver cirrhosis）是一种常见的由不同病因引起的慢性、进行性、弥漫性肝脏病变。常见的病因如病毒性肝炎、慢性酒精中毒、血吸虫病、心源性疾病、自身免疫性疾病等，其病理特点为广泛的肝细胞变性坏死、纤维组织增生、假小叶形成、肝脏逐渐变形变硬而成为肝硬化。临床上早期可无症状，后期可出现肝功能减退和门静脉高压的种种表现。

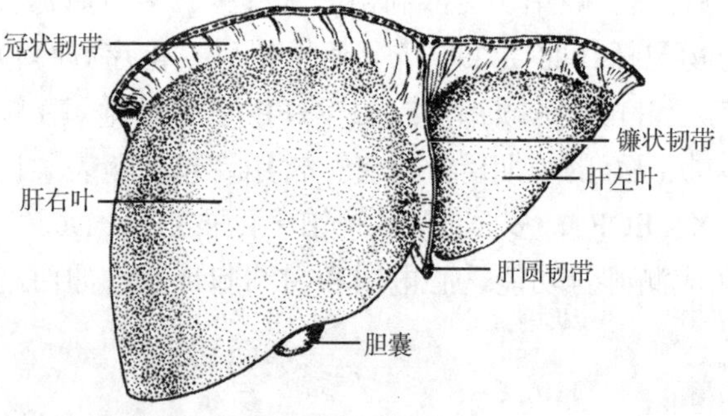


**图8-2** 肝的膈面

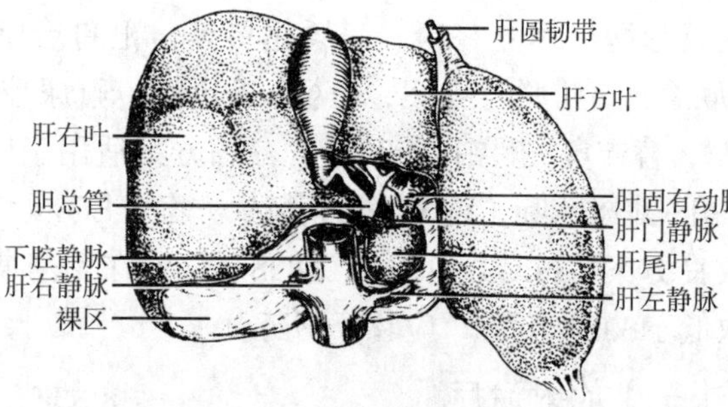


**图8-3** 肝的脏面

**链接** 肝硬化患者的营养支持

营养不良的肝硬化患者，每日能量摄入30～35cal/kg，每日蛋白质摄入1.2～1.5g/kg，首选植物蛋白。并发严重肝性脑病时可酌情减少或短时限制口服蛋白质摄入，根据患者耐受情况，逐渐增加蛋白质摄入至目标量。并发肝性脑病者可补充支链氨基酸（BCAA），失代偿期肝硬化或有营养风险者可补充维生素和微量元素。避免长时间饥饿状态，建议少量多餐，每日4～6餐。

## 一、病因和发病机制

引起肝硬化的原因很多，在国内以病毒性肝炎最为常见，在欧美国家则以酒精性肝炎最多见。

**1. 病毒性肝炎** 甲型和戊型肝炎一般不会引起肝硬化。慢性乙型、丙型与丁型肝炎易发展成肝硬化。急性乙型肝炎病毒感染者有10%～20%发生慢性肝炎，其中又有10%～20%发展为肝硬化。急性丙型肝炎约一半以上患者发展为慢性肝炎，其中10%～30%会发生肝硬化。丁型肝炎病毒依赖乙型肝炎病毒方能发生肝炎，有部分患者发展为肝硬化。

**2. 慢性酒精中毒**　近年来在我国有增加趋势。其发病机制主要是酒精中间代谢产物乙醛对肝脏的直接损害。长期大量饮酒导致肝细胞损害，发生脂肪变性、坏死、肝脏纤维化，严重者发生肝硬化。导致肝硬化的酒精剂量为：平均每日每千克体重超过1g，长期饮酒10年以上。

**3. 寄生虫感染**　血吸虫感染、华支睾吸虫感染可导致血吸虫病、华支睾吸虫性肝硬化，治疗不及时可发生肝硬化。

**4. 胆汁淤积**　长期慢性胆汁淤积，导致肝细胞炎症及胆小管反应，甚至出现坏死，形成胆汁性肝硬化。

**5. 遗传和代谢疾病**　由遗传性和代谢性的肝脏病变逐渐发展而成的肝硬化，称为代谢性肝硬化。例如，由铁代谢障碍引起的血色病、先天性铜代谢异常导致的肝豆状核变性。

**6. 药物性或化学毒物因素**　长期服用某些药物，如双醋酚汀、辛可芬、甲基多巴等可导致药物性肝炎，最后发展为肝硬化。长期接触某些化学毒物，如四氯化碳、砷、磷等可引起中毒性肝炎，发展为肝硬化。

此外，$\alpha$-抗胰蛋白酶缺乏、糖原贮积病、酪氨酸代谢紊乱、慢性充血性心力衰竭、慢性缩窄性心包炎和各种病因引起的肝静脉阻塞综合征（Budd-Chiari综合征），以及长期营养不良、营养失调等均可导致肝硬化的发生。

## 二、临床表现

肝硬化在临床上分为肝功能代偿期和失代偿期。

### （一）肝功能代偿期

症状较轻，常缺乏特异性，有乏力、食欲减退、恶心呕吐、消化不良、腹胀、右上腹不适、隐痛等症状。症状往往是间歇性的，常由过度劳累或伴发病而诱发，经过适当的休息和治疗可缓解。肝脏是否肿大取决于肝硬化的类型，脾脏常有轻、中度肿大。肝功能检查多在正常范围内或有轻度异常，部分患者可没有任何症状。

### （二）肝功能失代偿期

症状显著，主要为肝功能减退和门静脉高压所致的两大类临床表现，并可有全身多系统症状。

**1. 肝功能减退的临床表现**

（1）全身症状　主要有乏力、易疲倦、体力减退。少数患者可出现脸部色素沉着。

（2）消化道症状　食纳减退、腹胀或伴便秘、腹泻或肝区隐痛，劳累后明显。

（3）出血倾向及贫血　肝硬化患者容易出现牙龈出血，鼻腔出血，皮肤摩擦处有瘀点、瘀斑、血肿等，女性出现月经量过多或经期延长，或为外伤后出血不易止住等出血倾向。

（4）内分泌失调　肝硬化时，由于肝功能减退，雌激素的灭活减少及雌激素分泌增加，导致血中雌激素增多，同时也抑制了雄性激素的产生；有些患者肾上腺皮质激素、促性腺激素分泌减少，导致男性患者乳房肿大、阴毛稀少，女性患者月经过少和闭经、不孕等内分泌失调表现。

**2. 门静脉高压的临床表现**　门静脉高压的三个临床表现为脾大、侧支循环的建立与开放、腹水，在临床上均有重要意义。尤其侧支循环的建立与开放对诊断具有特征性价值。

（1）脾大　多为轻、中度肿大，有时为巨脾，并能出现左上腹不适及隐痛、胀满，伴有血白细胞、红细胞及血小板数量减少，称脾功能亢进。

（2）侧支循环的建立与开放　门静脉与体静脉之间有广泛的交通支（图8-4），在门静脉高压时，为了使淤滞在门静脉系统的血液回流，这些交通支大量开放，经扩张或曲张的静脉与体循环的静脉发生吻合而建立侧支循环。主要有：①食管下段与胃底静脉曲张；②脐周围的上腹部皮下静脉曲张；

③上痔静脉与中下痔静脉吻合形成痔核；④其他：肝至膈的脐旁静脉、脾肾韧带和网膜中的静脉、腰静脉或后腹壁静脉等。

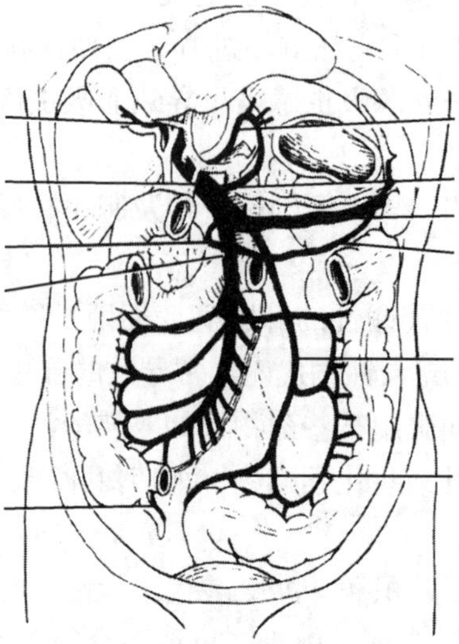


**图8-4** 肝门静脉及其属支

（3）腹水 是肝硬化门静脉高压最突出的临床表现，腹部隆起，感觉腹胀。提示肝病属晚期。

**3. 肝脏触诊** 肝脏大小硬度与平滑否，与肝内脂肪浸润的多少、肝细胞再生、纤维组织增生和收缩的情况有关。晚期肝脏缩小、坚硬、表面呈结节状。

## 三、并 发 症

**1. 浆膜腔积液** 肝硬化浆膜腔积液包括腹水、胸腔积液及心包积液。肝硬化患者乳糜性腹水可出现在肝硬化各期。如合并严重感染、凝血功能障碍、腹膜静脉曲张破裂时亦可有血性腹水，外观从洗肉水样到静脉血样。肝硬化患者合并胸腔积液多见于右侧，因吸气引起胸腔负压，腹水通过膈肌缺损进入胸腔。

**2. 肝性脑病** 是常见的死亡原因，表现为精神错乱，定向力和理解力减退，嗜睡，终至昏迷。

**3. 上消化道出血** 多是由于食管胃底静脉曲张破裂，也可由消化性溃疡、门静脉高压性胃黏膜病变、出血性胃炎等引起，常表现为呕血与黑便，出血量不多，可仅有黑便；大量出血，则可导致休克并诱发腹水和肝性脑病，甚至休克死亡。

**4. 感染** 常见的是自发性细菌性腹膜炎，可表现为发热、腹痛与腹壁压痛和反跳痛，血白细胞可有增高，腹水浑浊，腹水培养有细菌生长。

**5. 原发性肝癌** 在出现短期内病情迅速发展与恶化，进行性肝大，无其他原因可解释的肝区痛，血性腹水，长期发热，甲胎蛋白（AFP）持续性或进行性增高，B超、CT等影像学检查发现肝内占位性病变者，应特别警惕肝癌的发生。

**6. 肝肾综合征** 肝硬化合并顽固性腹水且未获恰当治疗时可出现肝肾综合征，其特点为少尿或无尿、氮质血症、低血钠与低尿钠。

## 四、诊断与鉴别诊断

代偿期肝硬化的诊断依据（下列四条之一）为：①组织学符合肝硬化诊断。②内镜显示食管胃底静脉曲张或消化道异位静脉曲张，除外非肝硬化性门静脉高压。③B超、肝硬度值（LSM）或CT等影像学检查提示肝硬化（或）门静脉高压特征。失代偿期肝硬化的诊断依据是在肝硬化基础上，出现门静脉高压并发症和（或）肝功能减退，如出现门静脉高压相关并发症：如腹水、食管胃底静脉曲张破裂出血、脓毒症、肝性脑病、肝肾综合征等。

## 五、治　疗

目前，肝硬化的治疗以综合治疗为主。肝硬化早期以保养为主，防止病情进一步加重；失代偿期除了保肝、恢复肝功能外，还要积极防治并发症。一般来说，治疗如下。

**1. 合理饮食及营养**　肝硬化患者合理饮食及营养，有利于恢复肝细胞功能，稳定病情。优质高蛋白饮食，可以减轻体内蛋白质分解，促进肝脏蛋白质的合成，维持蛋白质代谢平衡。如肝功能显著减退或有肝性脑病先兆时，应严格限制蛋白质食物。足够的糖类供应，既保护肝脏，又增强机体抵抗力，减少蛋白质分解。肝功能减退，脂肪代谢障碍，要求低脂肪饮食，否则易形成脂肪肝。高维生素及微量元素丰富的饮食，可以满足机体需要。

**2. 改善肝功能**　肝功中的转氨酶及胆红素异常增高提示肝细胞损害，应按照肝炎的治疗原则给予中西药结合治疗。合理应用维生素C、B族维生素、肌苷、水飞蓟宾、甘利欣、茵栀黄、黄芪、丹参、冬虫夏草、五灵脂及猪苓多糖等药物。其他的保肝药物有甘草酸制剂、双环醇、多烯磷脂酰胆碱、水飞蓟素类、腺苷甲硫氨酸、还原型谷胱甘肽等。

**3. 抗肝纤维化治疗**　目前尚无抗纤维化西药经过临床有效验证，中医中药发挥了重要作用。目前常用的抗肝纤维化药物包括安络化纤丸、扶正化瘀胶囊、复方鳖甲软肝片等。

**4. 积极防治并发症**　肝硬化失代偿期并发症较多，可导致严重后果。对于食管胃底静脉曲张、腹水、肝性脑病、感染等并发症，根据患者的具体情况，选择行之有效的方法。

**5. 外科治疗**　腹腔-颈静脉引流（Leveen引流术）是外科治疗血吸虫病性肝纤维化的有效方法之一，通过引流以增加有效血容量、改善肾血流量、补充蛋白质等。门静脉高压和脾亢也常用各种分流术和脾切除术。

# 第6节　原发性肝癌

**案例8-5**

患者，男，42岁，工人。右上腹痛半年，加重伴上腹部包块1月。既往有乙型肝炎病史多年。查体：巩膜轻度黄染。右上腹饱满，压痛。肝脏肿大肋下5cm，边缘钝，质韧，有触痛。肝区叩痛。辅助检查：Hb 89g/L，AFP 880ng/ml，CEA 24ng/ml。B超：肝右叶实质性占位性病变。

**思考题：** 1. 此患者的诊断是什么？

2. 应该如何治疗？

原发性肝癌（primary carcinoma of liver）是发生于肝细胞或肝内胆管细胞的恶性肿瘤，为我国常见恶性肿瘤之一。死亡率在恶性肿瘤中居第二位，仅次于肺癌。

**链接**　甲胎蛋白

甲胎蛋白（alpha fetoprotein，AFP）的全称是甲种胎儿球蛋白，是人体在胚胎时期血液中含有的一种特殊蛋白，系肝细胞内粗面内网核糖颗粒所合成，胎儿出生后，血清AFP浓度下降，几个月至1年内降至正常，正常成人肝细胞失去合成AFP的能力，因此血清中含量极微（一般＜20μg/L），除肝细胞癌可显著升高外，极少数胃、胰、胆管、结肠直肠癌也可升高，但其绝对值不如肝细胞癌高。所以AFP是检测肝癌的肿瘤标志物。而慢性肝炎、肝硬化可有AFP的分子变异体，亦可有一过性升高。因此血清AFP检测结果必须结合临床症状与超声检查才有诊断意义。

## 一、病因和发病机制

**1. 病毒性肝炎** 乙型、丙型与丁型病毒性肝炎与肝癌有关。尽管HBV与肝癌的关系已研究多年，目前仍仅有一些线索提示其与肝癌关系密切。

**2. 黄曲霉毒素** 自从20世纪60年代发现黄曲霉毒素以来，已在动物实验中证实黄曲霉毒素可诱发肝癌，但黄曲霉毒素与人类肝癌的关系主要来自流行病学的相关证据。肝癌高发于潮湿地带，尤其是食用玉米、花生多的地区。

**3. 酒精** 饮酒是慢性肝病病因中最主要的因素，虽无研究表明乙醇与肝癌有直接关系，但乙醇确是肝癌易致因素。

## 二、病　　理

### （一）大体分型

**1. 巨块型** 较多见，呈单独巨块或由多数结节融合而成的巨块，质硬，呈膨胀性生长，易液化、坏死及出血，故常出现肝破裂，腹腔内出血等并发症。

**2. 结节型** 最多见，有大小和数目不等的癌结节，结节多位在肝右叶，与周围肝组织的分界不如巨块型清楚，常伴有肝硬化。

**3. 弥漫型** 最少见，有米粒至黄豆大的癌结节散布全肝，肝脏肿大不显著，甚至反可缩小，患者往往因肝功能衰竭而死亡。

### （二）组织分型

**1. 肝细胞型** 最为多见，癌细胞由肝细胞发展而来，呈多角形排列成巢状或索状，在巢或索间有丰富的血窦，而无间质成分。癌细胞核大、核仁明显、胞质丰富，有向血窦内生长的趋势。

**2. 胆管细胞型** 较少见，癌细胞由胆管上皮细胞发展而来，呈立方或柱状、排列成腺样，纤维组织较多，血窦较少。

**3. 混合型** 较少见，具有肝细胞癌和胆管细胞癌两种结构，或呈过渡形态，既不完全像肝细胞型，又不完全像胆管细胞型。

### （三）浸润和转移

**1. 肝内转移** 肝癌最早在肝内转移，很容易侵犯门静脉及分支并形成瘤栓，脱落后在肝内引起多发性转移灶。如门静脉干支有瘤栓阻塞，可引起或加重原有门静脉高压。

**2. 肝外转移**

（1）血行转移 以肺转移率最高，因肝静脉中瘤栓延至下腔静脉，经右心到达肺动脉，在肺内形成转移灶。血行转移尚可引起胸、肾上腺、肾及骨等部位的转移。

（2）淋巴转移 局部转移至肝门淋巴结最为常见，也可转移至胰、脾、主动脉旁及锁骨上淋巴结。

（3）种植转移 少见，偶可种植在腹膜、膈、胸腔等处。引起血性腹水、胸腔积液。女性可在卵巢形成较大的癌块。

## 三、临床表现

原发性肝癌早期缺乏典型症状，如不治疗，从症状出现到死亡，仅有半年的时间。对肝癌高危人群进行超声显像联合血清甲胎蛋白检测，有助于肝癌的早期发现、早期诊断和早期治疗。可检出早期无症状和体征的患者，并可在症状出现前平均8个月做出诊断。

**1. 症状** 肝癌起病隐匿，早期多无症状，中晚期方才出现症状。

（1）腹痛　多在右上腹，也可在左上腹或下腹，为持续性钝痛。

（2）消瘦乏力，且呈进行性加重。

（3）上腹部发现包块。

（4）消化道症状　食欲减退、恶心、呕吐、腹胀、腹泻或便秘。

（5）黄疸　可因胆管受压、阻塞引起阻塞性黄疸，也可因肿瘤大量破坏肝细胞而致肝细胞性黄疸。

（6）发热　多为不明原因的低中度发热，有时可有高热。

（7）肿瘤邻近膈肌时，部分患者可有右肩痛。

（8）转移灶及并发症症状。

**2. 体征**　肝大，质硬，表面凹凸不平。约20%在肝脏上方可听到肝动脉杂音。腹水、脾大、腹壁静脉曲张、慢性肝病体征等。

**3. 某些全身性综合征**　是癌组织产生某些内分泌激素物质所引起，如低血糖症、红细胞增多症、类白血病反应和高钙血症等。

## 四、并 发 症

**1. 上消化道出血**　因肝癌常伴有肝硬化、门静脉高压，而门静脉、肝静脉癌栓进一步加重门静脉高压，故常引起食管中下段或胃底静脉曲张破裂出血。若肝细胞癌侵犯胆管可导致胆道出血，亦表现为呕血和黑便。

**2. 肝性脑病**　约占死亡原因的三分之一，常为肝癌终末期的表现。消化道出血、大量应用利尿药、电解质紊乱及继发感染等常可诱发肝性脑病。

**3. 肝癌结节破裂出血**　10%左右的肝癌患者因癌结节破裂致死，为肝癌最紧急而严重的并发症。癌结节破裂可局限于肝包膜下，有急骤疼痛，肝脏迅速增大，在局部可触及软包块，若破溃入腹腔则引起急性腹痛和腹膜刺激征。少量出血表现为血性腹水，大量出血则可导致休克甚至迅速死亡。

**4. 继发感染**　原发性肝癌患者因长期消耗及卧床，抵抗力减弱，尤其在化疗或放疗之后白细胞降低时易并发各种感染：如肺炎、肠道感染、霉菌感染和败血症等。

## 五、辅助检查和诊断

一旦肝癌出现了典型症状与体征，诊断并不困难，但往往已非早期。而早期诊断是原发性肝癌获得早期治疗的前提，因此，凡是中年以上，特别是有肝病史患者，发现有肝癌早期非特异的临床表现，如上腹不适、腹痛、乏力、食欲不振和进行性肝大者应考虑肝癌的可能，要做详细的与肝癌临床有关的定性、定位等检查。

**1. 甲胎蛋白测定**　是用免疫方法测定产生的胚胎性抗原，为目前诊断肝细胞癌特异性最高的方法之一，对诊断肝细胞癌具有相对专一性。在排除肝炎、妊娠和生殖腺胚胎瘤的基础上，AFP检查诊断肝细胞癌的标准为：①AFP大于400ng/ml；②AFP由低浓度逐渐升高不降；③AFP在200ng/ml以上水平持续8周。

**2. 血液酶学检查**　肝癌患者血清中γ-谷氨酰转肽酶，碱性磷酸酶和乳酸脱氢酶的同工酶等可高于正常，但由于缺乏特异性，多作为辅助诊断。

**3. 超声检查**　应用B超检查，可显示肿瘤的大小，形态，所在部位以及肝静脉或门静脉内有无癌栓等，其诊断符合率可达84%，能发现直径2cm或2cm以上的病变，是目前较好有定位价值的非侵入性检查方法。

**4. 放射性核素肝扫描**　应用金-198（$^{198}Au$）、锝-99m（$^{99m}Tc$）、碘-131（$^{131}I$）、铟-113m（$^{113m}In$）等进行肝扫描，常可见肝大，失去正常的形态，占位病变处常为放射性稀疏或放射性缺损区，对肝癌诊断的阳性符合率为85%～90%。

**5. CT检查** 分辨率高，可检出直径约1.0cm的早期肝癌，应用增强扫描有助于血管瘤鉴别。对于肝癌的诊断符合率高达90%。

**6. 选择性腹腔动脉或肝动脉造影检查** 对血管丰富的癌肿，有时可显示直径为0.5～1.0cm的占位病变，其诊断正确率高达90%。可确定病变的部位、大小和分布，特别是对小肝癌的定位诊断是目前各种检查方法中最优者。

**7. X线检查** 腹部透视或平片可见肝脏阴影扩大。肝右叶的癌肿常可见右侧膈肌升高，活动受限或呈局限性隆起；位于肝左叶或巨大的肝癌，X线钡餐检查可见胃和横结肠被推压现象。

**8. 肝病灶穿刺活检** 肝穿刺行针吸细胞学检查有确定诊断意义，目前多采用在B超或CT引导下行细针穿刺，有助于提高阳性率，但有导致出血，肿瘤破裂和针道转移等危险，对经过各种检查仍不能确定诊断，但又高度怀疑或已定性诊断为肝癌的患者，必要时应做剖腹探查。

**链接** 肝胆外科之父吴孟超

吴孟超（1922年8月31日—2021年5月22日），著名肝胆外科专家，中国科学院院士，我国肝脏外科的开拓者和主要创始人之一，被誉为中国肝胆外科之父。医者仁心，大道无形。60多年来，吴孟超创造了中国医学界乃至是世界医学肝胆外科领域的无数个第一：主刀完成了我国第一例成功的肝脏手术，翻译了第一部中文版的肝脏外科入门专著，制作了中国第一具肝脏血管的铸型标本，创造了间歇性肝门阻断切肝法和常温下无血切肝法，完成了世界上第一例中肝叶切除手术……他也成为我国医药卫生界第一个摘得国家最高科学技术奖的科学家，真正践行了他“把一生的精力贡献给医学和科学”的誓言。

## 六、治 疗

### （一）治疗原则

早期发现、早期诊断及早期治疗并根据不同病情发展阶段进行综合治疗，是提高疗效的关键；而早期施行手术切除仍是最有效的治疗方法。对无法手术的中、晚期肝癌，可根据病情采用中医中药治疗、化疗、冷冻治疗和肝动脉栓塞化疗等。

### （二）外科治疗

肝癌的外科治疗是肝癌患者获得长期生存的重要手段，主要包括肝切除术和肝移植。肝切除术主要适应于直径小于5cm的“小肝癌”以及估计病变局限于一叶或半肝，无严重肝硬化，临床上无明显黄疸、腹水或远处转移，肝功能尚能代偿，全身情况及心、肺、肾功能正常者可进行手术探查或施行肝切除术。肝切除术式的选择应根据患者的全身情况、肝硬化程度、肿瘤大小和部位以及肝脏代偿功能等而定。癌肿局限于一个肝叶内，可作肝叶切除；已累及一叶或累及邻近叶者，可伴半肝切除；如已累及半肝，但没有肝硬化者，可考虑作三叶切除。位于肝边缘区的肝癌，亦可根据肝硬化程度选用部分切除或局部切除。肝切除手术中一般至少要保留正常肝组织的30%或硬化肝组织的50%，否则不易代偿。对伴有肝硬化的小肝癌，采用距肿瘤2cm以外切肝的根治性局部肝切除术，同样可获得满意的效果。

肝切除术后应注意预防处理继发性出血、胆瘘、腹腔内脓肿、脓胸、腹水和肝性脑病等并发症。

对于不能切除的肝癌，可根据具体情况，采用-196℃液氮冷冻固化。肝动脉内栓塞化疗，都有一定疗效。肝动脉栓塞化疗，可使肿瘤缩小，部分患者可因此而获得二期手术切除的机会。采用经股动脉插管超选择性肝动脉造影定位，行肝动脉栓塞化疗，具有可以反复多次施行的特点。

### （三）中医中药治疗

中药治疗适用于所有的肝癌患者，包括与手术、化疗、放疗相结合，也可用于术后复发或晚期，肝功能代偿不良的患者。如中药羟基喜树碱、斑蝥素，多依据病情辨证施治攻补兼施的方法。

补法主要包括调理脾胃、养阴柔肝、补益气血等方药。攻法主要为活血化瘀、软坚散结、清热解毒等方法。

（四）化学治疗

全身化疗主要配合肝癌手术切除后，经探查已不能切除者和弥漫型肝癌等使用。在有黄疸、腹水、肝功能代偿不全和全身衰竭时，一般不宜应用。化疗根据癌灶大小及患者情况，用小剂量长疗程或中剂量间歇疗法，FOLFOX4方案[氟尿嘧啶（5-FU）、亚叶酸钙和奥沙利铂]在我国被批准用于一线治疗不适合手术切除或局部治疗的局部晚期和转移性肝癌。另外，三氧化二砷对中晚期肝癌具有一定的姑息治疗作用，在临床应用时应注意监测和防止肝肾毒性。

（五）放射治疗

对一般情况较好，肝功能无严重损害，无黄疸、腹水，无脾功能亢进和食管静脉曲张，癌块较局限，尚无远处转移而无法切除的患者，可采用放疗为主的综合治疗。临床应用深部X线、钴-60外照射治疗。

（六）分子靶向药物治疗

已被批准用于不可切除或转移性肝癌的一线治疗药物有：阿替利珠单克隆抗体联合贝伐珠单克隆抗体、信迪利单克隆抗体联合贝伐珠单克隆抗体类似物、甲磺酸阿帕替尼联合卡瑞利珠单克隆抗体。此外，还有多纳非尼、仑伐替尼、替雷利珠单克隆抗体、索拉菲尼等药物。

（七）肿瘤消融治疗

通常在超声引导下经皮穿刺行微波、射频、冷冻、无水乙醇（PEI）注射等消融治疗，适应证是不宜手术或不需要手术的肝癌；也可在术中应用或术后用于治疗转移、复发瘤。优点：简便、创伤小，有些患者可获得较好的治疗效果。

（八）经肝动脉和（或）门静脉区域化疗或经导管动脉化疗栓塞术

经肝动脉和（或）门静脉区域化疗或经导管动脉化疗栓塞术（TACE）用于治疗不可切除的肝癌或作为肝癌切除术后的辅助治疗。常用药物为氟尿嘧啶、丝裂霉素、顺铂、卡铂、表柔比星、多柔比星等；常用栓塞剂为碘化油。有些不适宜一期手术切除的大或巨大肝癌，经此方法治疗后肿瘤缩小，部分患者可获得手术切除机会。

## 自测题

### 一、名词解释

1. 异型增生　2. 萎缩性胃炎　3. AFP

### 二、填空题

1. 慢性胃炎分为________、________；萎缩性胃炎分为________、________。
2. 肝硬化的并发症______、________、________、________、________。
3. 原发性肝癌是指________________________________。

### 三、选择题

【A型题】

1. 目前认为，慢性胃炎最主要的病因是（　　）
   A. 幽门螺杆菌感染
   B. 空肠弯曲菌
   C. 十二指肠液反流
   D. 非甾体抗炎药
   E. 食物不洁
2. 患者，女，48岁，间歇上腹隐痛，饱胀不适6年，查体无异常。胃镜检查胃窦黏膜稍苍白，变薄，可透见黏膜下紫蓝色血管网。最可能的诊断为（　　）
   A. 慢性浅表性胃炎　B. 慢性萎缩性胃炎
   C. 胃溃疡　D. 早期胃癌
   E. 贫血
3. 奥美拉唑的作用机制是（　　）
   A. 阻断$H_2$受体　B. 阻断M受体
   C. 阻断质子泵　D. 阻断胃泌素受体
   E. 阻断多巴胺受体
4. 被称为质子泵抑制药的药物是（　　）
   A. 法莫替丁　B. 哌唑嗪

C. 奥美拉唑　　D. 硝苯地平
E. 雷尼替丁
5. 下列药物中抑酸作用最强的是（　　）
A. 西咪替丁　　B. 哌仑西平
C. 丙谷胺　　D. 奥美拉唑
E. 碳酸氢钠
6. 能迅速中和胃中过剩的胃液，减轻疼痛，但作用时间较短的药物是（　　）
A. 雷尼替丁　　B. 碳酸氢钠
C. 普鲁卡因　　D. 庆大霉素
E. 氧化镁
7. 消化性溃疡治疗上第一次变革的标志是（　　）
A. 抗酸药物　　B. 抗胆碱能药物
C. $H_2$受体阻断药　　D. 质子泵抑制药
E. 抗幽门螺杆菌治疗
8. 下面哪种药物本身对幽门螺杆菌有抑制作用（　　）
A. 法莫替丁　　B. 雷尼替丁
C. 米索前列醇　　D. 硫糖铝
E. 奥美拉唑
9. 如果幽门螺杆菌阳性，首选的治疗方案是（　　）
A. 奥美拉唑+铋剂+阿莫西林+克拉霉素
B. 奥美拉唑+克拉霉素+庆大霉素
C. 奥美拉唑+庆大霉素+甲硝唑
D. 铋剂+庆大霉素+甲硝唑
E. 铋剂+克拉霉素+阿莫西林
10. 患者，女，36岁，体检发现右肝后叶3cm×5cm肝癌，一般状况良好。以下治疗措施适合的是（　　）
A. 以手术为主的综合治疗
B. 化疗
C. 肝动脉插管介入治疗
D. 生物和免疫治疗
E. 中医中药治疗
11. 下列哪项不是肝硬化门静脉高压的特征（　　）
A. 腹壁静脉曲张
B. 腹水
C. 食管静脉曲张
D. 脾大
E. 肝病面容
12. 下列哪一项是诊断消化性溃疡的可靠依据（　　）
A. 内镜检查
B. X线气钡双重胃肠造影
C. 幽门螺杆菌检测
D. 血清胃泌素和胃液分析测定
E. 上腹部周期性和节律性疼痛的病史
13. 患者，女，50岁。既往无胃病史，近半年来，出现上腹痛，食欲减退，体重下降，一般状态较好，内镜发现胃角溃疡，约1.0cm×0.8cm，病理诊断为早期胃癌。以下治疗方法最适合的是（　　）
A. 内镜下切除　　B. 手术治疗
C. 介入动脉化疗　　D. 内镜下局部化疗
E. 免疫治疗

【B型题】

（第14～17题备选答案）
A. 硫糖铝　　B. 阿托品
C. 枸橼酸铋钾　　D. 法莫替丁
E. 米索前列醇

引起下述副作用最常见的药物分别是：
14. 便秘（　　）
15. 腹泻（　　）
16. 大便发黑（　　）
17. 口干（　　）

【X型题】

18. 下列有关肝细胞癌的描述哪些是正确的（　　）
A. 常经血行转移
B. 常与周围肝组织分界明显
C. 可呈腺管样结构
D. 可呈团块状结构
E. 不会转移至胸腔、腹膜等处

## 四、简答题

1. 慢性胃炎的临床表现有哪些？
2. 消化性溃疡的治疗药物有哪些？
3. 肝硬化的临床表现有哪些？治疗方法有哪些？
4. 胃癌的病理改变和治疗方法有哪些？
5. 原发性肝癌的诊断依据有哪些？治疗方法有哪些？

（宋香全）

# 第9章

# 泌尿系统常见疾病

**学习目标**

**1. 知识目标：** 掌握泌尿系统疾病的临床表现和治疗原则、用药方案；熟悉泌尿系统疾病的诊断标准，了解泌尿系统疾病的病因和发病机制。

**2. 能力目标：** 能运用临床思维，对患者进行初步正确的病情评估，合理用药。

**3. 素质目标：** 学生树立以患者为中心的职业观念，养成关心、关爱患者的职业意识和爱岗敬业、严谨慎独的职业精神。

泌尿系统由肾、输尿管、膀胱及尿道组成。其主要功能为生成和排泄尿液。肾脏对维持机体内环境的稳定起着重要的作用，如排泄机体的代谢产物；维持水、电解质和酸碱的平衡并分泌多种激素（图9-1）。

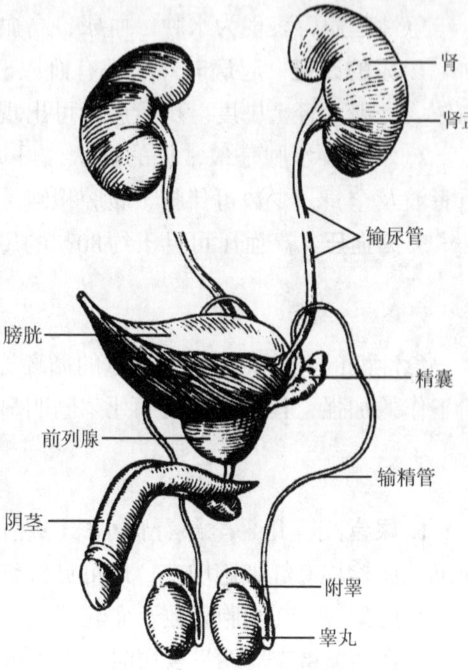


图9-1 男性泌尿生殖器官

## 第1节 肾小球肾炎

**案例9-1**

患儿，女，8岁。因眼睑水肿、尿少4天入院。2周前因受凉后，出现发热、咽痛，双侧扁桃体化脓，随后进行抗生素输液治疗，2周后出现上述症状。体格检查：血压130/90mmHg，眼睑水肿，双下肢水肿。实验室检查：尿常规示，红细胞（+），尿蛋白（++），红细胞管型0～2个/HP；24小时尿量300ml；肾功能检查：尿素氮11.5mmol/L，肌酐158μmol/L。B超检查示双肾对称增大。

**思考题：** 1. 患儿可初步诊断为什么疾病？

2. 初步治疗方案是什么？

肾小球肾炎是一组主要累及双侧肾小球的疾病，临床表现相似，如血尿、蛋白尿、水肿、高血压等；但病因、发病机制、病理表现、病程和预后不尽相同。肾小球肾炎包括：急性肾小球肾炎、慢性肾小球肾炎、急进性肾小球肾炎等。

急性肾小球肾炎（acute glomerulonephritis）简称急性肾炎。临床上主要表现为急性起病，以血尿、蛋白尿、水肿、高血压和肾小球滤过率下降为主的急性肾炎综合征。多发生于儿童，以3～8岁多见，2岁以下罕见，男女比例约为2∶1，成人亦可发病。

### 一、病因和发病机制

本病常发生于乙型溶血性链球菌A群12型等致肾炎菌株感染后，常为上呼吸道感染（多见于扁桃体炎）或皮肤感染（多为脓疱疮）。

感染链球菌后，机体对链球菌的某些抗原成分（如胞壁的M蛋白或胞质中某些抗原成分）产生抗体，形成循环免疫复合物，随血流到达肾脏，并沉积于肾小球基膜，继而激活补体，造成肾小球局部免疫病理损伤而致病。

## 二、病　　理

异常的免疫性炎症导致肾小球毛细血管内皮细胞和系膜细胞增生，严重的增生可引起毛细血管腔狭窄，甚至闭塞。

## 三、临床表现

本病在临床上表现轻重悬殊，有自愈倾向，常在数日内临床痊愈。

### （一）潜伏期

大部分患者发病前1～3周有前驱感染史。常为链球菌所致的上呼吸道感染，如急性化脓性扁桃体炎、咽峡炎，或是皮肤感染，包括脓疱病、疖肿等。

### （二）典型临床表现

急性起病，表现为水肿、血尿、高血压及程度不等的肾功能受损。

**1. 尿的改变**　起病时几乎都有血尿，多为镜下血尿，约半数患儿有肉眼血尿。常伴程度不等的蛋白尿，一般为轻至中度。少数患者可出现尿量减少，甚至少尿或无尿。

**2. 水肿**　水肿是最常见的症状，可见于80%以上的患者。典型表现为晨起眼睑水肿，一般不重；重者波及全身，少数可伴胸、腹腔积液。

**3. 高血压**　高血压可见于约80%的患者，系由水钠潴留、血容量扩大所致，一般为轻或中度增高。

## 四、并　发　症

急性期的并发症主要有严重的循环充血状态即心力衰竭、高血压脑病和急性肾衰竭。随着近年防治工作的加强，其发生率及病死率已明显下降。

## 五、辅助检查

**1. 尿常规**　几乎全部有肾小球源性血尿，尿蛋白通常为+～++，很少有患者表现为大量蛋白尿。尿沉渣镜检均有红细胞增多，还可见红细胞管型等。

**2. 血常规**　红细胞计数及血红蛋白可稍低。白细胞计数可正常或增高。血沉多数轻度增快。

**3. 肾功能检查**　明显少尿时，血中尿素氮、肌酐含量增高。

**4. 细胞学和血清学检查**　患者血清抗链球菌溶血素O滴度增高（正常范围：ASO＜400U），可证实前驱的链球菌感染。

**5. 血补体测定**　绝大多数患者起病2周内血总补体及血清C3明显下降，6～8周后恢复正常，此规律性变化为本病的典型表现。

**6. 肾活检**　若患者肾功能进行性下降或者病情于2个月内仍不能好转，可建议做肾活检明确诊断。

## 六、诊　　断

根据链球菌感染后1～3周出现水肿、高血压、血尿、蛋白尿，甚至少尿及氮质血症，伴有血清补体C3动态变化即可明确诊断。

## 七、治　　疗

急性肾小球肾炎为自限性疾病，主要为休息和对症治疗。治疗原则是控制链球菌感染，清除感染病灶，防治并发症、保护肾功能，不宜使用激素及细胞毒性药物。

**1. 一般治疗**　急性期应卧床休息，通常需2～3周，待肉眼血尿消失、血压恢复正常即可逐步增加室内活动量。对有水肿、血压高者用低盐（每日3g以下）饮食，水肿较重伴有尿少者限水，对有氮质血症者限制蛋白质的摄入。

**2. 感染灶的治疗**　对仍有咽部、皮肤感染灶者应给予青霉素或其他敏感药物治疗7～10天，过敏者改用大环内酯类抗生素。

**3. 利尿药的应用**　凡经控制水、盐而仍尿少、水肿、血压高者均应给予利尿药。常用袢利尿药如呋塞米。一般不用保钾性和渗透性利尿药。

**4. 降压药的应用**　凡经休息、限水盐、利尿而血压仍高者应给予降压药。选用钙通道阻滞药如硝苯地平，可配合β受体阻断药如美托洛尔。无少尿和血钾不高者可使用血管紧张素转换酶抑制药，如卡托普利。

**5. 急性期并发症的治疗**　对于并发心力衰竭或高血压脑病的患者，重点在纠正水钠潴留，除应用利尿药外，必要时加用硝普钠。

**6. 透析治疗**　少数发生急性肾衰竭且有透析指征时，应及时予以透析治疗帮助患者度过急性期。本病具有自愈倾向，肾功能多可逐渐恢复正常，故一般不需要长期维持透析。

**7. 中医药治疗**　中医认为急性肾炎是由风邪、湿热、疮毒内侵所致，影响肺、脾、肾三经的气化功能，故急性期以祛邪为主，辅以清热利湿治疗。

**链接**　慢性肾小球肾炎

慢性肾小球肾炎（chronic glomerulonephritis）简称慢性肾炎，是以血尿、蛋白尿、水肿、高血压为基本表现，伴有不同程度肾功能减退的慢性肾小球疾病。该病起病隐匿，多与异常的免疫反应有关，可在数年至数十年后最终发展为慢性肾衰竭。治疗以防止或延缓肾功能进行性恶化、改善或缓解临床症状以及防治合并症为主要目的，不推荐使用糖皮质激素及细胞毒性药物。

## 第2节　尿路感染

**案例9-2**

患者，女，38岁。因尿频、尿急、尿痛伴发热、腰痛2天入院。体检：体温38.9℃，左侧肾区叩击痛。实验室检查：尿白细胞（+++），红细胞（+），亚硝酸盐（+）；镜检白细胞满视野，红细胞15～20个/HP。

**思考题：** 1. 患者的初步诊断是什么？

2. 如何进行治疗？

尿路感染（urinary tract infection，UTI）是指各种病原微生物侵犯尿路黏膜或组织而引起的炎症。根据感染发生的部位不同，尿路感染分为上尿路感染（主要是肾盂肾炎）和下尿路感染（主要是膀胱炎、尿道炎）。尿路感染是最常见的泌尿系疾病之一，也是常见的感染性疾病之一。女性多见，男女发病率之比为1∶（8～10）。本节主要介绍细菌感染引起的尿路感染。

### 一、病　　因

最常见的致病菌是革兰氏阴性杆菌，尤以大肠埃希菌最常见，其他依次是变形杆菌、克雷伯杆菌等。近年来，多重耐药菌所致的尿路感染发病率增加，给临床抗感染治疗带来了新的挑战。

## 二、发病机制

### （一）感染途径

上行感染是最常见的尿路感染途径，即细菌沿尿道上行至膀胱、输尿管直至肾脏引起感染。由于女性尿道口靠近肛门，且尿道短而宽，易感染，故易致病（图9-2）。细菌由体内其他部位感染灶侵入血流，引起的尿路感染，称为血行感染，较为少见，多为金黄色葡萄球感染所致。

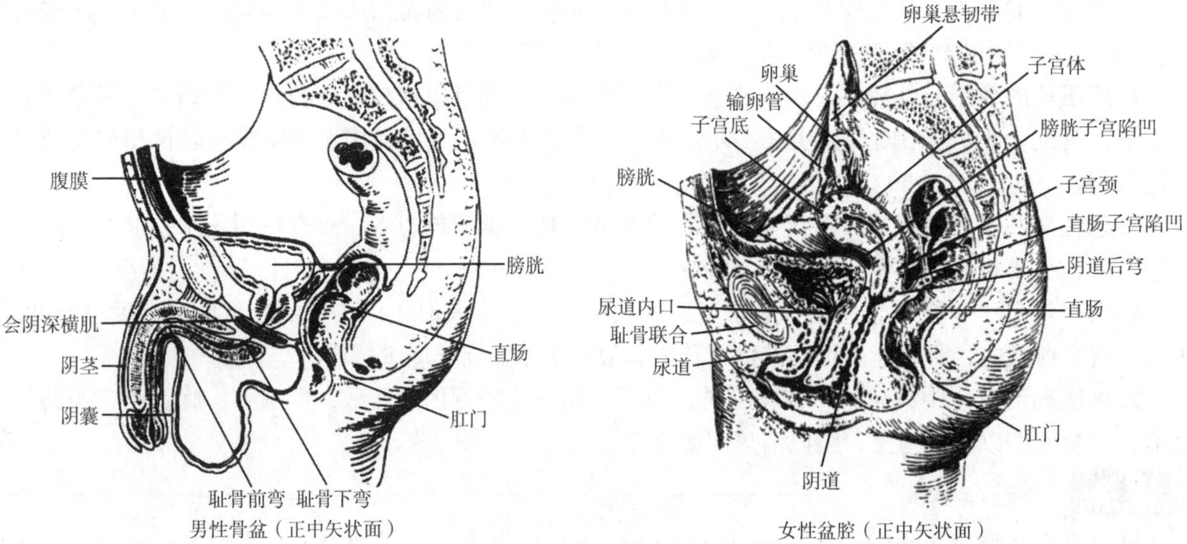


**图9-2　女性易获尿路感染的解剖因素**

### （二）易感因素

**1. 尿路梗阻**　是诱发尿路感染的重要原因，由于结石、肿瘤、尿道狭窄、前列腺增生等原因，出现尿流不畅，细菌不易被排出而大量繁殖，易发生感染。

**2. 尿路畸形**　如膀胱输尿管反流等，易发生感染。

**3. 医疗器械的使用**　留置导尿和行尿路器械检查，会损伤尿路黏膜，还可将尿道口的细菌直接带入膀胱。

**4. 尿道内或尿道口周围有炎症病灶**　如妇科炎症、细菌性前列腺炎等均可引起尿路感染。

**5. 机体免疫力下降**　如长期卧床的慢性病患者、长期使用免疫抑制药患者、糖尿病患者等，易发生尿路感染。

## 三、临床表现

**1. 膀胱炎、尿道炎**　占尿路感染的60%以上。起病通常急骤，常于劳累、长期憋尿、性生活后发病。一般无明显的全身感染症状，主要表现为尿频、尿急、尿痛及耻骨弓上不适等，常伴有白细胞尿，偶有血尿。

**2. 急性肾盂肾炎**　发病急，有寒战、高热，体温达39～40℃，除有尿路刺激征，如尿频、尿急、尿痛外，可有患侧腰部疼痛，肋脊点常有明显压痛或叩击痛。重者尿液外观浑浊，可见脓尿或血尿。

**3. 慢性肾盂肾炎**　多数为急性肾盂肾炎未彻底治疗反复发作所致。若病史超过半年，检查中发现下述之一即可诊断为慢性肾盂肾炎：①静脉肾盂造影见到肾盂肾炎变形、狭窄；②肾外形凹凸不平，两肾大小不等；③肾小管功能持续性损害。

## 四、辅助检查

**1. 尿常规检查** 尿沉渣镜检白细胞＞5个/HP称为白细胞尿，对于尿路感染诊断有重要的意义。部分患者有镜下血尿（镜检红细胞＞3个/HP），少数患者有肉眼血尿。尿蛋白常为阴性或微量。感染严重时可检出白细胞管型。

**2. 尿细菌学检查** 尿路感染诊断的确立，主要依靠尿细菌学检查。一般取清洁中段尿进行检查：①尿细菌定量培养，尿含菌量≥$10^5$/ml，为有意义的细菌尿，常为尿路感染；$10^4$～$10^5$/ml者为可疑阳性，需复查；＜$10^4$/ml，则可能是污染。②尿涂片镜检细菌，是快速诊断的方法，如平均每个视野≥1个细菌，即为有意义的细菌尿。

**3. 其他检查**

（1）血常规 急性期白细胞可升高，重者出现中性粒细胞核左移，慢性肾盂肾炎患者可出现贫血。

（2）肾功能 慢性肾盂肾炎患者发生肾衰竭时血肌酐、尿素氮水平升高，尿比重低而固定，还可出现电解质紊乱。

（3）影像学检查 X线检查、造影以及超声检查等，可以了解肾脏大小、形态、肾盂肾盏变化以及有无结石、梗阻和膀胱输尿管反流等。

## 五、诊 断

有尿路感染的症状和体征，如尿频、尿痛、尿急，耻骨联合弓上方疼痛和压痛，伴有发热，腰部疼痛或叩击痛等，清洁中段尿细菌培养菌落数≥$10^5$/ml时，即可诊断尿路感染。如无临床症状，需满足下列条件之一：①膀胱穿刺尿培养，有细菌生长；②连续两次清洁中段尿培养得到同一菌株，菌落数≥$10^5$/ml，且为同一菌种，才能确诊。

## 六、治 疗

治疗的原则：祛除诱因，积极控制感染，缓解临床症状，防止复发。

**1. 一般治疗** 患者应注意休息，适当多饮水。对高热、头痛、腰痛等症状给予对症处理。

**2. 抗菌药物的应用** 抗菌药物的种类很多，原则上使用抗菌药物之前应做细菌学培养及药物敏感试验以指导治疗。

（1）磺胺类 主要优点是在尿中的浓度高，耐药性小，不良作用轻，能抑制阴道前庭和尿道口周围的细菌，因而减少了尿路感染再发的机会。常用的有磺胺甲噁唑（SMZ）、磺胺异噁唑（SIZ）等。

（2）β-内酰胺类 包括青霉素类如氨苄西林、羧苄西林、羟氨苄西林等，本组药物对革兰氏阳性和阴性细菌都有杀菌作用，且肾毒性低，使用时需注意过敏反应。头孢菌素类是高效抗生素，其特点有：抗菌谱广，药物不良反应少，引起的过敏反应较少，使用安全，如头孢曲松钠、头孢哌酮钠等。

（3）氨基糖苷类 如庆大霉素、阿米卡星等，也是治疗尿路感染常用药物，此类药物对第Ⅷ对脑神经和肾脏有毒性，临床上一般不用作轻度感染的首选药。

（4）喹诺酮类 抗菌谱广，尤其对革兰氏阴性杆菌有强大的杀菌作用，口服吸收良好，不良反应少，如氧氟沙星、环丙沙星等。

急性膀胱炎一般给予3～7天的短程治疗，也可以使用抗菌药物单次大剂量治疗。急性肾盂肾炎一般疗程14天，轻型的患者一般门诊口服抗生素治疗，多单一用药；病情较严重的患者一般静脉滴注给予药物治疗，必要时采用两种药物联合应用；肾毒性药物应慎用，如氨基糖苷类。慢性肾盂肾炎治疗的关键是寻找并去除导致发病的易患因素，常用两种药物联合治疗，必要时可中西医结合治疗且疗程应适当延长。

## 七、预　　防

多饮水，勤排尿；养成良好的卫生习惯，注意会阴部的清洁；尽量避免使用尿路器械，如需要留置导尿，必须严格执行有关护理规定；与性生活有关的尿感，应于性交后立即排尿，必要时口服1次常用抗生素；积极控制血糖、增强机体免疫力也是预防尿路感染的重要环节。

**链接** 青霉素的发明

亚历山大·弗莱明于1923年发现溶菌酶，1928年首先发现了青霉素。后英国病理学家弗劳雷、德国生物化学家钱恩进一步研究改进，并成功地用于医治人的疾病，三人共获诺贝尔生理学或医学奖。青霉素的发现，使人类找到了一种具有强大杀菌作用的药物，结束了传染病几乎无法治疗的时代；从此出现了寻找抗生素新药的高潮，人类进入了合成新药的新时代。

# 第3节　肾病综合征

**案例9-3**

患者，男，50岁。反复水肿、少尿3年。患者3年前无明显诱因开始出现水肿、少尿，就诊于当地医院，予以利尿消肿，糖皮质激素等治疗，但病情反复，水肿时轻时重。体检：双眼睑轻度水肿，双下肢踝关节处指压凹陷性水肿。实验室检查：尿常规，尿蛋白（+++），白细胞2～4个/HP。血沉36mm/1h，血白蛋白26g/L，血胆固醇11.55mmol/L，尿素氮13.56mmol/L。

**思考题：** 1. 患者的初步诊断是什么？依据有哪些？

2. 当地医院的治疗方案正确吗？

肾病综合征（nephrotic syndrome，NS）是由多种病因引起的以大量蛋白尿、低蛋白血症、水肿、高脂血症为特点的一组临床综合征，是常见的肾小球疾病。

## 一、病　　因

肾病综合征按照病因可分为原发性和继发性两大类。临床上以原发性常见，与异常免疫反应有关。本节主要介绍原发性肾病综合征。

## 二、临床表现与病理生理

正常肾小球滤过膜由肾小球毛细血管内皮细胞、基底膜，以及脏层上皮细胞足突所组成。肾小球滤过膜对于滤出的物质具有选择通透性，带有负电荷血浆白蛋白几乎不能滤过。

**1. 大量蛋白尿**　当肾小球的滤过膜作用受损时，对血浆蛋白的通透性增加，致使原尿中蛋白含量增多，当远超过近曲小管的重吸收量时，形成大量蛋白尿。尿蛋白量＞3.5g/d，这是诊断本病最主要的条件。

**2. 血浆蛋白降低**　大量蛋白从尿中漏出，是造成血浆蛋白降低的重要原因；同时原尿中部分白蛋白在近曲小管上皮细胞被分解，肝脏合成白蛋白不足，患者胃肠道黏膜水肿导致蛋白质摄入不足、吸收不良或丢失，都是加重低蛋白血症的原因。一般血浆白蛋白＜30g/L。

**3. 水肿**　低蛋白血症引起血浆胶体渗透压降低，是造成水肿的重要原因。另外部分患者有效血容量下降，激活肾素-血管紧张素-醛固酮系统，引起继发性醛固酮分泌和抗利尿激素增多，从而使肾小管重吸收钠增加，进一步加重水肿。

**4. 高脂血症**　其发生与肝脏代偿性合成脂蛋白增加，及脂蛋白分解和外周利用减弱有关，主要表现为高胆固醇、高甘油三酯血症、血清中极低密度脂蛋白和低密度脂蛋白浓度增加。

## 三、并 发 症

常见的并发症有感染及血栓形成，少数患者可出现急性肾衰竭。长期低蛋白血症可导致营养不良、小儿生长发育迟缓，内分泌结合蛋白不足可诱发内分泌紊乱。

## 四、诊　断

诊断依据为：①尿蛋白定量＞3.5g/d；②血浆白蛋白＜30g/L；③水肿；④高脂血症。其中①②两项为诊断的必备条件。

## 五、治　疗

**1. 一般治疗**　应注意休息，避免劳累和感染，病情稳定者应适当活动，以防止深静脉血栓形成。由于高蛋白饮食增加肾小球滤过，加重蛋白尿并促进肾脏病变发展，故不主张患者高蛋白饮食。肾功能正常者蛋白质摄入量为0.8～1.0g/（kg・d）。水肿时应低盐（＜3g/d）饮食。

**2. 利尿消肿**　主要的利尿药有以下几类：噻嗪类利尿药，如氢氯噻嗪，长期服用应防止低钾、低钠血症；袢利尿药，如呋塞米，需谨防低钾血症；保钾利尿药，如螺内酯，长期服用需谨防高钾血症，对肾功能不全患者应慎用。

**3. 糖皮质激素**　可通过抑制炎症反应及免疫反应，影响肾小球滤过膜的通透性等而发挥利尿、减少尿蛋白的疗效。激素治疗需遵循三大原则：起始足量、减量缓慢及长期维持。常用药物为泼尼松，1mg/（kg・d）口服8～12周；如病情缓解，每2～3周减少原先剂量的10%，减至20mg/d时应密切观察病情，防止病情反复；减至最小剂量10mg/d后应至少维持半年到1年。长期应用激素的患者易出现感染、免疫力低下、骨质疏松等不良作用，极少数患者还可能发生无菌性股骨头坏死，需加强监测，及时处理。

**4. 其他免疫抑制药**　不良反应较多，一般只在糖皮质激素依赖型或者激素抵抗型患者中应用，并且不能单用，需要和激素联用。

（1）环磷酰胺　是国内外最常用的细胞毒药物。在体内被肝细胞微粒体羟化，代谢产物能有效抑制细胞免疫和体液免疫。应用剂量为2mg/（kg・d），分1～2次口服；或 200mg，隔日静脉注射，累积量达6～8g后停药。主要不良作用为胃肠道反应、骨髓抑制及肝损害，并可出现性腺毒性、脱发及出血性膀胱炎等。

（2）环孢素　属钙调神经蛋白抑制药，能选择性抑制T辅助细胞活化等发挥免疫抑制作用。属于难治性肾病综合征的二线用药。常用剂量为3～5mg/（kg・d），分两次空腹口服，用药期间需监测药物浓度，维持在100～200ng/ml。服用2～3个月后缓慢减量，疗程至少持续1年。不良作用有肝肾毒性、多毛、高血压、高尿酸血症、牙龈增生等，停药后易复发。

（3）他克莫司　属钙调神经蛋白抑制药，但肾毒性不良作用小于环孢素，成人起始治疗剂量为0.05mg/（kg・d），血药浓度需维持在5～8ng/ml，疗程为6～12个月。用药期间注意防止感染。

**5. 减少尿蛋白**　ACEI和ARB类药物除能控制高血压外，可通过降低肾小球囊内压以及改善肾小球基底膜对大分子蛋白的通透性，发挥降低尿蛋白的作用，除此之外还可以延缓肾功能进展。

**6. 中医药治疗**　主张与激素及细胞毒药物联合应用。例如，雷公藤多苷，以及活血化瘀药物红花、丹参提取物等，需密切观察不良反应。

**7. 并发症治疗**　一旦发生感染，应及时选用敏感、有效且无肾毒性的抗生素积极治疗，有明确感染灶者应尽快去除。当血浆白蛋白低于20g/L时，提示高凝状态，可应用低分子肝素钙抗凝治疗。急性肾衰竭可予以血液透析治疗。高脂血症时可选用他汀类降脂药物。

## 第4节 肾功能不全

**案例9-4**

患者，男，46岁。半年余前健康查体时发现肾功能异常，当时血肌酐167μmol/L，尿素氮9.6mmol/L，尿常规检查示红细胞（+），蛋白（±）。1天前感头晕、乏力明显，血压168/102mmHg。肾功能检查示：血肌酐523.2μmol/L，尿素氮18.6mmol/L。血常规示：血红蛋白92g/L。查体：体温36.6℃，脉搏82次/分，血压172/105mmHg。慢性病容，贫血貌。否认有高血压、糖尿病家族史及肾病史。

**思考题**：1. 该患者目前可能诊断为什么？

2. 患者贫血的原因是什么？

肾功能不全包括急性肾衰竭和慢性肾衰竭。急性肾衰竭（acute renal failure）是指由各种原因引起的肾功能在数小时至数天内迅速下降，血尿素氮（BUN）和肌酐（Cr）持续升高并伴有水、电解质和酸碱平衡紊乱的临床综合征。

慢性肾衰竭（chronic renal failure）是指各种慢性肾脏疾病发展到后期，肾实质广泛损害，肾脏不能维持其基本功能，出现以代谢产物潴留和水、电解质紊乱、酸碱平衡失调为主要表现的临床综合征。

### 一、病因和发病机制

急性肾衰竭常见于有效循环容量不足，如失血、体液丢失导致肾脏血流灌注不足进而引起肾小球损伤，肾功能下降。肾缺血和肾中毒急性肾小管坏死最常见，此外，尿路梗阻是最常见的致病因素。包括结石、肿瘤、前列腺增生、神经源性膀胱、尿道畸形等。

慢性肾衰竭为各种慢性肾脏疾病持续发展的共同转归，常见的病因有：①原发性肾脏疾病：如慢性肾小球肾炎、慢性肾盂肾炎、多囊肾等；②继发性肾脏病：如糖尿病肾病、狼疮肾炎、高血压肾损害等；③梗阻性肾病：如尿路结石、前列腺增生等。我国以慢性肾小球肾炎最为常见，糖尿病肾病引起的慢性肾衰竭也逐年增多。

慢性肾衰竭的发病机制尚未完全明确。目前研究认为可能与残存肾单位高滤过和高代谢以及细胞因子和生长因子促进肾小球硬化、肾间质纤维化有关。除此之外，感染、有效循环血容量减少、严重高血压、应用肾毒性药物，以及高蛋白饮食、劳累、创伤等都可能加重肾脏损伤，促使肾功能进一步下降。

### 二、临床表现

急性肾衰竭绝大多数为少尿型。24小时尿量少于400ml，称为少尿；少于100ml，称为无尿。患者在少尿的同时迅速出现氮质血症及水、电解质紊乱。典型急性肾衰竭病程可分为三个阶段：少尿期、多尿期和恢复期。少尿期主要表现为尿量减少，可有厌食、恶心、呕吐等症状，严重者感气促、头痛等，也可伴酸碱失衡、电解质紊乱；多尿期表现为尿量逐渐增多，24小时尿量增加到400ml以上，血尿素氮、肌酐逐渐下降时，病情好转，尿毒素堆积引起的症状逐渐减轻。恢复期表现为尿量正常或偏多，尿比重有所提高，内生肌酐清除率常偏低，肾功能基本恢复正常。

慢性肾衰竭的早期，往往无临床症状。患者自觉明显不适到医院就诊时，往往已经到了终末期。晚期尿毒症期症状比较典型。

（一）水、电解质和酸碱平衡失调

**1. 水、钠平衡失调** 慢性肾衰竭时，因肾脏对水、钠的调节能力减弱，若摄入过量的钠和水，或补液过多过快，可引起水钠潴留，表现为水肿、高血压、心力衰竭等。水肿时由于水过多，出现稀释性低钠血症，亦可由长期低盐饮食、呕吐造成低钠血症，导致患者出现疲乏无力，表情淡漠、厌食、严重时呕吐甚至昏迷。

**2. 钾代谢紊乱** 由于钾排出减少，或者摄入钾过多、酸中毒、使用保钾利尿药以及输库存血，极易发生高钾血症，患者出现嗜睡、无力、心动过缓。血钾＞6.5mmol/L时可出现严重心律失常，甚至心搏骤停。

**3. 钙、磷代谢紊乱** 尿磷排出减少导致高血磷继而引起低血钙。同时慢性肾衰竭时肾脏生成1，25-（OH）$_2$D$_3$减少，使肠道吸收钙减少，血钙进一步下降。

**4. 酸中毒** 尿毒症期患者都有不同程度的代谢性酸中毒。表现为深长呼吸，食欲不振，恶心、呕吐，疲乏无力，严重者出现心力衰竭、血压下降甚至死亡。

（二）各系统症状

**1. 消化系统症状** 食欲不振是慢性肾衰竭最早和最常见的症状，也是患者到医院就诊最常见的原因。尿毒症时多有恶心、呕吐，口腔有氨臭气味，患者常因厌食而体重下降。部分患者可出现消化道出血。

**2. 心血管系统表现** 以高血压最为常见，与水钠潴留及肾素-血管紧张素活性增强有关。其次为左心室肥厚、心力衰竭、心律失常等。尿毒症晚期可发生心包炎，称尿毒症心包炎，严重者危及患者生命。

**3. 呼吸系统表现** 尿毒症毒素蓄积可引起尿毒症肺炎，甚至出现胸腔积液，表现为咳嗽、胸闷、胸痛和呼吸困难等症状。此外，患者因抵抗力下降容易发生肺部感染，是尿毒症常见的死亡原因。

**4. 血液系统表现** 以贫血最多见，主要原因是肾脏分泌促红细胞生成素减少，尿毒素蓄积导致红细胞寿命缩短以及患者食欲差导致铁摄入不足等。由于尿毒症毒素致血小板功能异常和酸中毒致毛细血管脆性增加，患者常有出血倾向，如鼻出血、牙龈出血、皮肤瘀斑、月经过多等。

**5. 精神、神经系统表现** 早期多有乏力、失眠、记忆力下降、注意力不集中。尿毒症脑病时常有精神异常，可出现谵妄、抽搐和昏迷。周围神经病变常在慢性肾衰竭晚期出现，表现为肢体麻木，有烧灼感，痛、触觉减退，肌无力。

**6. 皮肤症状** 尿素通过汗腺排出，在皮肤上凝成尿素霜，或因继发性甲状旁腺功能亢进，钙盐沉积于皮肤刺激局部产生皮肤瘙痒。尿毒症患者面部肤色较深并萎黄，有轻度水肿，称为尿毒症面容。

**7. 肾性骨营养不良症** 是指尿毒症时骨矿化和代谢异常的总称，包括纤维性骨炎、肾性骨软化症、骨质疏松症及慢性骨硬化症。可出现自发性骨折，少数患者出现骨酸痛、行走不便等症状。

**8. 内分泌失调** 患者内分泌功能紊乱，如肾素水平升高、1，25-（OH）$_2$D$_3$合成减少、促红细胞生成素减少等。部分女性患者雌激素水平降低，出现月经失调、闭经、不孕；男性患者睾酮水平下降，发生阳痿、性欲缺乏等。

**9. 并发感染** 尿毒症患者免疫力低下，极易并发感染，以呼吸道、泌尿系感染最常见，皮肤感染次之。感染是尿毒症患者最常见的死亡原因。

## 三、辅助检查

**1. 血常规检查** 发生贫血时血红蛋白下降，红细胞计数减少。

**2. 尿常规检查** 晚期尿比重多在1.018以下。尿蛋白一般为+～++，尿沉渣可见颗粒管型和蜡样管型。

**3. 肾功能、电解质检查** 肾小球滤过率下降，血尿素氮、肌酐升高，是判断肾衰竭程度的重要指标。可伴有高钾血症、二氧化碳结合力（$CO_2$-CP）下降、低钙血症、高磷酸盐血症。

## 四、诊 断

急性肾衰竭诊断依据有：患者尿量改变，如尿量＜0.5ml/（kg·h）持续时间＞6小时以上；以及肌酐突然增高，如48小时内血肌酐值增长26.5μmol/L；或7天之内血肌酐倍增，如超过1.5倍。慢性肾衰竭患者一般都有肾衰竭病史，肾衰竭同时合并慢性肾病、水电解质酸碱失衡、各系统症状等。

## 五、治 疗

基本治疗原则为积极治疗原发疾病，去除诱因，调整饮食，纠正水、电解质、酸碱平衡失调，延缓肾衰竭发展，缓解尿毒症症状。

**1. 治疗病因及诱因** 积极治疗引起急、慢性肾衰竭的，能延缓肾衰竭的进展。

**2. 减轻氮质血症**

（1）饮食治疗 采用优质低蛋白、低磷、高热量、富含维生素饮食。

（2）必需氨基酸疗法 必需氨基酸及其$\alpha$-酮酸混合制剂，既能补充营养，还可降低血中尿素氮水平。

（3）胃肠吸附疗法 常用活性炭口服，可从肠腔吸附氨和氮质，从而降低血尿素氮。

**3. 纠正水、电解质和酸碱平衡失调**

（1）钠、水平衡失调 有严重高血压、少尿、水肿、心力衰竭者，应严格限制钠、水摄入，每日饮水量为前日尿量再加水500ml。

（2）高钾血症 首先祛除引起高血钾的原因，限制摄入高钾食物，如果血清钾＞6.5mmol/L，必须紧急处理：根据病情静脉应用葡萄糖酸钙注射液、呋塞米、碳酸氢钠以及高渗葡萄糖加胰岛素注射液等。

（3）代谢性酸中毒 如酸中毒不严重，可口服碳酸氢钠，当二氧化碳结合力低于13.5mmol/L，尤其伴有昏迷或酸中毒大呼吸时，应静脉补碱。

（4）钙、磷平衡失调 除限制含磷食物外，进餐时口服钙制剂可防治血磷升高；血钙过低可用10%葡萄糖酸钙静脉注射；血磷正常，血钙低并伴有继发性甲状旁腺功能亢进明显者，给予骨化三醇治疗。

**4. 对症治疗**

（1）消化道症状 恶心、呕吐明显者可用莫沙必利口服；上消化道出血者，必要时禁饮食，并立即予以生长抑素、质子泵抑制药等治疗。

（2）高血压 积极控制高血压能延缓肾功能恶化的速度，减少发生心脑血管并发症的概率。

（3）贫血和出血倾向 贫血明显时可应用促红细胞生成素，缺铁时注意补铁。有出血倾向者，必要时输注血小板治疗。

（4）心力衰竭 重点应清除水钠潴留，可使用血管扩张剂，有尿患者可使用较大剂量呋塞米，必要时进行透析治疗。

（5）感染 合并感染时应及时使用有效抗生素，抗生素的选择和使用原则与一般感染相同，但应避免使用肾毒性的药物，如氨基糖苷类抗生素等。

**5. 透析疗法** 当肾小球滤过率＜10ml/min，且开始出现尿毒症症状时，便应透析治疗。透析方法可根据具体情况进行选择，如血液透析、腹膜透析。坚持合理的透析治疗，能缓解尿毒症症状，提高生存质量，延长患者寿命。

**6. 肾移植**　肾移植是尿毒症患者最理想的治疗方法。可以使患者肾功能恢复正常。

**链接**　急性肾衰竭

急性肾衰竭是指由各种原因引起的肾功能在数小时至数天内迅速下降，血尿素氮（BUN）和肌酐（Cr）持续升高并伴有水、电解质和酸碱平衡紊乱的临床综合征，可表现为少尿期、多尿期、恢复期三个阶段。常见原因有肾前性，如有效循环容量不足；肾性，如急性肾小管坏死；肾后性，如尿路梗阻。治疗上主要是积极治疗基础病，维持水、电解质及酸碱平衡，必要时行血液透析治疗。

## 第5节　前列腺增生

**案例9-5**

患者，男，66岁。因排尿费力、排尿不尽1年，加重5天入院。体检：血压126/78mmHg，双肾区无叩痛，下腹部轻压痛。辅助检查：泌尿系彩超示前列腺体积增大（50mm×44mm×32mm），残余尿46ml。

**思考题**：1. 患者的初步诊断是什么？

2. 如何进行治疗？

良性前列腺增生（benign prostatic hyperplasia，BPH），简称前列腺增生，是老年男性的常见病、多发病。可导致患者出现排尿功能障碍从而严重影响患者的生活质量。随着老龄化的加剧，BPH的发病率逐年增加。

### 一、病因和发病机制

BPH发生的具体机制尚不明确，目前可以明确的是，年龄的增长及有功能的睾丸是BPH发生的2个重要条件。

随着年龄的增长，由于上皮间质细胞增殖和细胞凋亡的平衡性被破坏，以及雄激素与雌激素的相互作用、前列腺间质-腺上皮细胞的相互作用、炎症细胞、神经递质及遗传因素等都参与了BPH的发生发展。

### 二、临床表现

**1. 症状**　BPH主要见于45岁以上的男性，50岁以上的患者易出现以下症状。

（1）尿频　是BPH患者最常见的早期症状，夜间尤为突出；部分患者可伴有尿急、尿痛。

（2）排尿困难　增大的前列腺导致尿路梗阻，使患者出现进行性排尿困难，这是BPH患者最突出的症状，进展较缓慢。主要表现为：排尿费力、尿线变细以及尿滴沥。有些患者可因排尿阻力大，出现无痛性血尿。

（3）尿潴留　主要见于增生严重者，可因感染、受凉及饮酒、情绪激动导致急性尿潴留。膀胱压力过大时，可出现压迫性尿失禁。

（4）其他　长期尿潴留，可导致肾盂积水甚至肾衰竭。

**2. 体征**　直肠指诊可以了解前列腺的大小、形态、质地、有无结节及压痛、中央沟是否变浅或消失等，还可以评估是否存在前列腺癌的可能。

### 三、辅助检查

**1. 超声检查**　可测量前列腺大小，检查内部结构，并可测患者残余尿量。

**2. 尿常规检查** 可以确定患者是否有血尿、蛋白尿、脓尿及尿糖等。

**3. 血清前列腺特异性抗原**（prostate specific antigen，PSA） 现阶段临床上仍应用血清PSA作为前列腺癌诊断的一个重要指标。因此，PSA作为一项危险因素可以预测BPH的临床进展，从而指导治疗方法的选择。

**4. 肾功能、电解质检查** 长期的排尿困难有可能影响上尿路，引起肾积水进而损害肾功能。

**5. 尿流率及尿动力学检查** 尿流法诊断BPH的准确度不高，并且受阈值的影响较大。反复尿流率检测可以提高诊断的特异性。必要时需行尿动力学等检查

## 四、诊断及鉴别诊断

**1. 诊断要点**

（1）多见于45～50岁以上的男性。表现为尿频，尿急，夜尿增多，排尿困难，尿流变细，尿滴沥。

（2）直肠指诊 前列腺增大，质地较韧，表面光滑，中央沟变浅或消失。

（3）超声检查 可显示增生的前列腺，残余尿增加。

（4）尿流率、尿动力学检查 尿流率降低，尿动力学异常。

**2. 鉴别诊断** 本病应与尿道狭窄、前列腺癌、神经源性膀胱功能障碍相鉴别。

## 五、治 疗

**1. 生活方式干预** 控制体重，减少乙醇、咖啡的摄入量，适当运动，有助于缓解尿频、排尿困难等症状。

**2. 药物治疗**

（1）α受体阻断药 是通过阻断分布在前列腺和膀胱颈部平滑肌表面的肾上腺素受体，松弛平滑肌，达到缓解膀胱出口动力性梗阻的作用。α受体阻断药可分为非选择性α受体阻断药（酚苄明）、选择性α受体阻断药（多沙唑嗪、阿夫唑嗪、特拉唑嗪）和高选择性α受体阻断药（坦索罗辛、萘哌地尔）。α受体阻断药常见不良反应有头晕、头痛、无力、困倦、直立性低血压、逆行射精或射精无力等。直立性低血压更容易发生在老年患者及合并有心血管疾病或同期服用血管活性药物的人群中。

（2）5α-还原酶抑制药 通过抑制5α-还原酶的活性，从而抑制体内睾酮向双氢睾酮的转变，进而降低前列腺内双氢睾酮的含量，达到缩小前列腺体积、改善排尿困难的目的。目前常应用的5α还原酶抑制药包括非那雄胺、度他雄胺和依立雄胺。最常见的不良反应包括勃起功能障碍、射精异常、性欲低下、男性乳房女性化、乳腺痛等。

（3）磷酸二酯酶-5（PDE5）抑制药 无论BPH患者是否伴勃起功能障碍，都可以将他达拉非（5mg/d）口服作为治疗选择。

（4）毒蕈碱型受体（M受体）阻断药 可缓解逼尿肌过度兴奋，降低膀胱敏感性，从而改善BPH患者的储尿期症状。目前临床常用的非选择性M受体阻断药主要有托特罗定、奥昔布宁等，选择性$M_3$受体阻断药主要有琥珀酸索利那新。

M受体阻断药的不良反应主要有口干、头晕、便秘、排尿困难、视物模糊等，选择性M受体阻断药不良反应相对较少。

（5）$\beta_3$受体激动药 可选择性刺激膀胱的$\beta_3$受体，舒张逼尿肌，增加储尿容量和排尿间隔，且不影响膀胱排空，减少急性尿潴留发生。常用的药物为米拉贝隆。

$\beta_3$受体激动药常见不良反应包括高血压、头痛等，因此$\beta_3$受体激动药禁用于未控制的严重高血压患者[收缩压＞180mmHg和（或）舒张压＞110mmHg]，且服药期间应注意监测血压。

（6）中医、中药治疗　中医治疗本病以标本兼治、攻补兼施、调理阴阳为主要治则，以清热利湿、活血化瘀、温补肾阳、滋补肾阴、补中益气为主要治法。可以同时结合针灸、推拿等治疗。

**3. 外科治疗**　BPH的外科治疗包括一般经典外科手术治疗、激光治疗以及其他治疗方式。治疗方法的评价需要考虑治疗效果、并发症以及社会经济条件等综合因素。

**链接**　尿失禁

尿失禁即膀胱内的尿不能受控制而自行流出。尿失禁可发生于各年龄，但以老年患者更为常见。可见于中枢神经系统疾病如脑血管意外、脑萎缩等引起的神经源性膀胱，前列腺增生等引起的尿潴留，雌激素缺乏引起尿道壁和盆底肌肉张力减退等引起。临床上可表现为急迫性尿失禁、压力性尿失禁、充溢性尿失禁、功能性尿失禁。治疗需根据病情选择药物，如托特罗定、氯贝胆碱、哌唑嗪等，必要时手术治疗。

# 第6节　男性性功能障碍

**案例9-6**

患者，男，45岁。因勃起功能障碍2月余来院就诊。既往有高血压、抑郁症病史。体重102kg。辅助检查：超声示泌尿及生殖系统结构无异常。

**思考题：** 1. 患者可初步诊断为什么疾病？

2. 简述该患者的初步治疗方案。

勃起功能障碍，通俗被称为阳痿，是指男性无法维持或获得足够的阴茎勃起以完成满意的性生活的病症。男性性功能障碍包括勃起功能障碍（ED）及早泄（PE）。老年男性的下尿路症状及良性前列腺增生与性功能障碍有关。ED主要可以分为心理性ED和器质性ED。

## 一、病因及发病机制

### （一）心理性ED

心理压力与ED密切相关，如日常夫妻关系不和谐、性表现相关事件、生活压力等。同时，ED也可引起抑郁、焦虑和躯体症状。

### （二）器质性ED

**1. 血管性原因**　心血管疾病（高血压、冠心病、周围血管病变等）、糖尿病相关血管病变及心功能异常等因可能影响阴茎海绵体血流供应，从而导致ED。另外，几乎所有能导致高血压、冠心病的危险因素，如吸烟、高脂血症、肥胖等均能增加ED的发病率。

**2. 神经性原因**　脑卒中、肿瘤、帕金森病、脊髓病变、多发性硬化症、多发性萎缩、糖尿病、酒精中毒、尿毒症、多发性神经病变等会累及相应神经，引起勃起障碍。

**3. 手术与外伤**　大血管手术、盆腔或腹膜后手术或创伤，以及腰椎压缩性骨折、骨盆骨折、骑跨伤等，可引起阴茎勃起有关的血管和（或）神经损伤。

**4. 阴茎本身疾病**　阴茎解剖或结构异常，如尿道裂、小阴茎、阴茎海绵体硬结症、阴茎癌、包茎。

**5. 激素性原因**　性腺功能减退症、高催乳素血症、甲状腺功能异常、皮质醇增多症、垂体功能减退等。

**6. 药物相关原因**　降压药（噻嗪类利尿药等）、抗抑郁药（选择性5-羟色胺再摄取抑制药、三环类抗抑郁药）、精神类药（地西泮等）、抗雄激素类药（促性腺激素释放激素类似物、雄激素拮抗药），以及乙醇、可卡因等。

## 二、临床表现

主要表现为勃起缓慢或者难以勃起，或者虽然能够勃起但是因勃起的硬度不够，造成阴茎插入困难或者完全不能插入阴道，或者虽然能勃起但是不能维持足够的勃起硬度，导致插入后疲软，或未射精疲软。

## 三、诊　断

通过性生活史结合患者临床表现一般不难诊断，必要时结合特殊检查，如夜间阴茎膨胀和硬度检查、阴茎海绵体内注射血管活性药物试验、动态阴茎海绵体灌注压测定、精神评估、阴茎畸形评估等。

## 四、治　疗

**1. 改变生活方式**　包括减轻精神压力、杜绝成瘾性药物以及避免一切可能的危险因素。

**2. 药物治疗**

（1）磷酸二酯酶5（PDE-5）抑制药　是目前临床治疗ED的常用药物，对ED治疗有效率约为80%。常用的药物有西地那非、他达拉非、伐地那非、阿伐那非等。不良作用包括头痛、面部潮红、消化不良、鼻塞、头晕、视觉异常、背痛和肌痛。此类药物并不适用于所有患者，如在前列腺手术后或患有糖尿病时可能效果较差。如果患者正在服用硝酸盐类药物，或患有心脏病或心力衰竭、低血压等，服用此类药物前需咨询医生。

（2）雄激素　有些患者，可能因雄激素水平低下所导致。在这种情况下，激素替代治疗是主要的方法。补充激素后，可提高性欲、改善勃起功能。用于ED治疗的雄激素主要有十一酸睾酮胶丸、注射剂和贴剂等。

**3. 其他治疗**　对于口服药物无效的患者，建议使用阴茎海绵体内注射疗法，常用药物包括前列地尔、罂粟碱、酚妥拉明以及多种药物联合应用。

对于血管性ED，体外冲击波治疗可以改善勃起质量，提高勃起硬度，但不能改变阴茎血流动力参数。体外冲击波治疗是一种非侵入性治疗勃起功能障碍的有效方法。

**链接**　早　泄

早泄（PE）是指患者在进行性生活时，不如所愿地持续性或反复性射精。病因至今不明，其可能的病因假说包括焦虑、阴茎过度敏感、5-羟色胺受体功能障碍等，但都缺乏足够的证据支持。

PE的药物治疗可按需服用达泊西汀（短效选择性5-羟色胺再摄取抑制药，是唯一被批准用于治疗PE的药物）。

## 自测题

**一、名词解释**

1. 急性肾小球肾炎　2. 肾病综合征　3. 尿路感染　4. 慢性肾衰竭

**二、填空题**

1. 勃起功能障碍的临床类型有________、________。
2. 急性肾小球肾炎典型的临床表现为________、________、________、________。
3. 肾病综合征的诊断要点有______、________、________、________。
4. 尿路感染最常见的致病菌是________，主要的感染途径有________。
5. 慢性肾衰竭最常见的原因是________。

## 三、选择题

【A型题】

1. 引发急性肾小球肾炎最常见的细菌是（ ）
   A. 葡萄球菌 B. 溶血性链球菌
   C. 铜绿假单胞菌 D. 大肠埃希菌
   E. 肺炎链球菌
2. 急性肾小球肾炎患者血压高，尿蛋白（++），血肌酐125μmol/L，应选用哪类降压药物（ ）
   A. 血管紧张素转换酶抑制药
   B. 钙通道阻滞药
   C. β受体阻断药
   D. α受体阻断药
   E. 利尿药
3. 急性肾小球肾炎患者出现高血压脑病，应选用哪类药物降压（ ）
   A. 卡托普利 B. 硝苯地平
   C. 硝普钠 D. 哌唑嗪
   E. 普萘洛尔
4. 具有降低血压，减少尿蛋白，延缓肾功能恶化的肾脏保护作用的药物是（ ）
   A. 利尿药 B. 钙通道阻滞药
   C. β受体阻断药 D. α受体阻断药
   E. 血管紧张素转换酶抑制药
5. 以下肾病综合征患者长期应用糖皮质激素治疗的不良反应，除外（ ）
   A. 感染 B. 低血压
   C. 骨质疏松 D. 股骨头坏死
   E. 类固醇糖尿病
6. 肾病综合征患者糖皮质激素治疗方案哪项错误（ ）
   A. 起始足量 B. 缓慢减药
   C. 长期维持 D. 迅速减药
   E. 隔日疗法
7. 良性前列腺增生应选用的治疗药物是（ ）
   A. 特布他林 B. 地西泮
   C. 山莨菪碱 D. 坦索罗辛
   E. 托特罗定
8. 哪项表现对诊断尿路感染最有意义（ ）
   A. 尿培养细菌计数≥$10^5$/ml
   B. 尿频、尿急、尿痛
   C. 畏寒、发热
   D. 外周血白细胞增高
   E. 清洁中段尿白细胞≥5个/HP
9. 肾衰竭患者血钾增高，下列哪项处理错误（ ）
   A. 输入库存血
   B. 碳酸氢钠静脉滴注
   C. 静脉注射高渗葡萄糖加胰岛素
   D. 透析治疗
   E. 葡萄糖酸钙静脉缓推

【B型题】

（第10～13题备选答案）

A. 噻嗪类利尿药
B. 血管紧张素转化酶抑制药
C. 硝普钠
D. 降压药物联合应用

10. 对肾素依赖性高血压常选用（ ）
11. 对水钠潴留的容量依赖性高血压患者可选用（ ）
12. 顽固性高血压可选用（ ）
13. 高血压脑病可选用（ ）

【X型题】

14. 急性肾炎水肿的特点有（ ）
    A. 非凹性 B. 可凹性
    C. 从眼睑开始 D. 从下肢开始
    E. 从腹部开始
15. 慢性肾盂肾炎治疗原则是（ ）
    A. 根据尿培养和药物敏感试验
    B. 两种药物联合应用
    C. 首要是寻找并去除导致发病的易患因素
    D. 一种药物长期使用
    E. 疗程要比急性肾盂肾炎长

## 四、简答题

1. 简述急性肾小球肾炎的临床表现及治疗原则。
2. 简述肾病综合征的诊断依据。
3. 简述尿路感染常用抗菌药物的种类。
4. 简述慢性肾衰竭的治疗原则。

（王 玮）

# 第10章 血液系统常见疾病

**学习目标**

**1. 知识目标：** 掌握缺铁性贫血、巨幼细胞贫血、再生障碍性贫血（再障）的临床表现、实验室检查及治疗，急性白血病的临床表现和治疗；熟悉缺铁性贫血、巨幼细胞贫血、再障的病因、发病机制、诊断，慢性髓细胞性白血病（慢性粒细胞白血病）的临床表现和治疗；了解铁的代谢，巨幼细胞贫血实验室检查，白血病的病因、发病机制及分类，急性白血病、慢性髓细胞性白血病的诊断及预后。

**2. 能力目标：** 具有为血液系统常见病患者提供用药知识，观察用药后疗效、不良反应和相互作用，培养合理用药的能力。

**3. 素质目标：** 树立科学严谨的治学态度。

血液系统由血液和造血器官组成。血液由血浆及悬浮在其中的血细胞（红细胞、白细胞及血小板）组成。出生后主要的造血器官包括骨髓、胸腺、脾和淋巴结。在正常情况下，骨髓是出生后唯一产生红细胞、粒细胞和血小板的场所，含有造血干细胞和各种祖细胞。

血液系统疾病是指原发于造血系统的疾病，或影响造血系统伴发血液异常改变，以贫血、出血、感染为特征的疾病。

按国际疾病分类（ICD）命名血液系统疾病，将血液病分为红细胞疾病、白细胞疾病和出血性疾病三大类。

**1. 红细胞疾病** 包括缺铁性贫血、营养性巨幼细胞贫血、葡萄糖-6-磷酸脱氢酶缺乏性溶血性贫血、自身免疫溶血性贫血、珠蛋白生成障碍性贫血、再生障碍性贫血、阵发性睡眠性血红蛋白尿、失血性贫血、红细胞增多症等疾病。

**2. 白细胞疾病** 包括白细胞减少症、骨髓增生异常综合征、白血病、淋巴瘤、传染性单核细胞增多症、传染性淋巴细胞增多症、嗜酸细胞增多症、多发性骨髓瘤、恶性组织细胞病、脾功能亢进症、骨髓纤维化等疾病。

**3. 出血性疾病** 包括过敏性紫癜、原发免疫性血小板减少症、原发性血小板增多症、血友病、血小板无力症、弥散性血管内凝血等疾病。

## 第1节 贫血概论

贫血是指人体外周血中单位容积内血红蛋白浓度、红细胞计数和血细胞比容（又称红细胞压积，HCT）低于相同年龄、性别和地区的正常标准值下限。其中以血红蛋白浓度降低最为重要。

正常成人血液中红细胞、血红蛋白及血细胞比容的参考范围如表10-1。

表10-1　正常成人血液内红细胞、血红蛋白及血细胞比容的正常范围

| | 红细胞（$\times10^{12}$/L） | 血红蛋白（g/L） | 血细胞比容 |
|---|---|---|---|
| 男 | 4.0～5.5 | 120～160 | 0.4～0.5 |
| 女 | 3.5～5.0 | 110～150 | 0.37～0.45 |

我国诊断贫血的标准（在我国海平面地区）：成年男性Hb＜120g/L，成年女性Hb＜110g/L，孕妇Hb＜110g/L（孕中期Ab＜105g/L）。

根据血红蛋白浓度的不同，分为轻度贫血（90g/L至正常值）、中度贫血（60～89g/L）、重度贫血（30～59g/L）、极重度贫血（＜30g/L）。

血红蛋白浓度、红细胞计数和血细胞比容的正常范围存在着地区与个体间差别。例如，高原的居民正常值较高；急性失血的早期，红细胞与血浆同时成比例减少，因此血红蛋白值相对正常，出血停止数小时后，血浆容量增加，血液被稀释，血红蛋白才下降；肺气肿患者红细胞增多；高血容量时，由于血浆容量增加，血红蛋白浓度相对减低，红细胞的绝对量并未改变。因此在临床工作中确定有无贫血，除了上述数字外，还应结合患者的具体情况综合考虑。

## 一、贫血的分类

通常是根据红细胞形态或引起贫血的原因进行分类。

### （一）根据红细胞形态特点分类

根据红细胞形态对贫血进行分类，分为大细胞性贫血、正细胞正色素性贫血、小细胞低色素性贫血，如表10-2。

表10-2　贫血的细胞学分类

| 分类 | MCV（fl） | MCH（pg） | MCHC（%） | 常见疾病 |
|---|---|---|---|---|
| 大细胞性贫血 | ＞100 | ＞32 | 32～35 | 巨幼细胞贫血、伴网织红细胞大量增生的溶血性贫血 |
| 正细胞正色素性贫血 | 80～100 | 27～32 | 32～35 | 再生障碍性贫血、急性失血性贫血、溶血性贫血、慢性系统性疾病（慢性炎症、尿毒症、结缔组织病、恶性肿瘤、内分泌病等） |
| 小细胞低色素性贫血 | 小于80 | ＜27 | ＜32 | 缺铁性贫血、铁粒幼细胞贫血、珠蛋白生成障碍性贫血 |

注：MCV，红细胞平均红细胞体积；MCH，红细胞平均血红蛋白含量；MCHC，红细胞平均血红蛋白浓度。

### （二）根据贫血的病因分类

**1. 红细胞生成减少性贫血**　如再生障碍性贫血、骨髓增生异常性贫血、慢性肾衰竭伴发的贫血、巨幼细胞贫血、缺铁性贫血等。

**2. 红细胞破坏过多性贫血**　如膜缺陷导致的遗传性球形红细胞增多症、酶缺乏导致的贫血、珠蛋白生成障碍性贫血、阵发性睡眠性血红蛋白尿、由化学或物理因素引起的溶血性贫血、由微生物感染引起的溶血性贫血、抗体介导的获得性溶血性贫血等。

**3. 急慢性失血性贫血**　根据失血的病因分为出凝血性疾病（如血友病、原发免疫性血小板减少症等）和非出凝血性疾病（外伤、消化性溃疡、肿瘤等）。

## 二、临床表现

贫血症状的有无或轻重，取决于贫血的程度、贫血发生的速度、循环血量有无改变、患者的年龄，以及心血管系统的代偿能力等。贫血的一般症状、体征如下。

**1. 一般表现** 乏力是贫血最常见和最早出现的症状。皮肤、黏膜苍白是贫血最常见的体征，以睑结膜、口腔黏膜及甲床较明显。

**2. 神经系统** 脑组织对缺氧最敏感，缺氧导致神经组织损害，患者表现为头晕、头痛、耳鸣、失眠多梦、注意力不集中及记忆力减退。小儿贫血时可有哭闹不安、躁动甚至影响智力发育。

**3. 循环系统** 轻度贫血活动后引起呼吸加快加深并有心悸、心率加快。重度贫血休息时即有气短甚至端坐呼吸。长期贫血导致贫血性生心脏病、心律失常和心功能不全。重症贫血出现心绞痛、心尖部可闻及收缩期杂音。

**4. 消化系统** 消化功能下降，常表现为食欲减退、恶心、腹胀、腹泻、消化不良、便秘等症状。

**5. 生殖系统** 育龄女性可表现为月经失调或闭经。可有性欲减退。

**6. 泌尿系统** 贫血严重者可有轻度蛋白尿、夜尿增多表现。

**7. 其他** 皮肤干燥，毛发干枯，创口愈合较慢。眼底苍白及视网膜偶见出血。

## 三、诊　　断

血常规检查测定血红蛋白浓度即可确诊贫血，但要明确贫血的程度、类型及查明贫血的原因。贫血的病因最为重要，只有查明原因，才能合理和有效地治疗贫血。

## 四、治　　疗

**1. 病因治疗** 消除贫血的病因是治疗贫血的首要原则。

**2. 药物治疗** 在贫血原因明确前不可随便吃药，否则造成诊断上的困难，延误治疗。针对性选用以下抗贫血药物：铁剂、维生素$B_{12}$及叶酸、维生素$B_6$、糖皮质激素、雄激素、红细胞生成素等。

**3. 输血** 能迅速减轻或纠正贫血。

**4. 脾切除** 脾脏是破坏红细胞的重要器官，与抗体的产生也有关。遗传性球形细胞增多症、脾功能亢进引起的贫血在行脾切除后，红细胞的生存时间延长，贫血能迅速得到纠正。

**5. 骨髓移植** 主要用于急性再生障碍性贫血且早期未经输血治疗或极少输血的患者。

# 第 2 节　缺铁性贫血

**案例 10-1**

患者，女，26岁。因面色苍白、头晕、乏力1年余，加重伴心慌1个月来诊。查体呈贫血貌，检测Hb 60g/L，RBC 3.0×$10^{12}$/L，MCV 70fl，MCHC 29%，WBC 6.9×$10^9$/L，血清铁50g/dl，总铁结合力450μg/dl。

**思考题**：1. 患者可初步诊断为什么疾病？

2. 需要用哪种药物或方法治疗比较合适？

---

缺铁性贫血是人体储存铁缺乏导致血红蛋白合成量减少而引起的一种小细胞低色素性贫血。缺铁性贫血是最常见的贫血，多见于育龄女性和儿童。

## 一、铁的代谢

铁是人体必需的微量元素，是合成血红蛋白的主要原料。正常人体内含铁量男性50～55mg/kg，女性35～40mg/kg，其中65%为血红蛋白铁，30%以铁蛋白或含铁血黄素的形式储存于肝、脾、骨髓等单核巨噬细胞系统中，供应血红蛋白的合成；其余5%为组织铁，存在于肌红蛋白、细胞色素和细胞内多种酶中。

铁主要来源于体内衰老红细胞破坏释放的铁，食物中的铁也是铁的重要来源。食物中的以$Fe^{3+}$为主，在胃酸和还原剂的作用下还原为$Fe^{2+}$后才能被吸收。十二指肠及空肠对铁的吸收率最高。吸收入血的$Fe^{2+}$参与血红蛋白合成。多余的铁以铁蛋白和含铁血黄素的形式储存起来。正常情况下，铁的吸收和排泄保持动态平衡状态。正常人每天排铁量甚微，主要是通过肠黏膜和皮肤脱落的细胞通过粪便排泄。育龄期女性因月经、妊娠及哺乳而使铁的丢失增多。

## 二、病因及发病机制

**1. 铁的需要量增加而摄入不足**　多见于生长快速的婴幼儿和儿童，月经过多、妊娠期或哺乳期的妇女。

**2. 铁的吸收不良**　多见于胃肠功能紊乱、胃大部切除术及胃肠吻合术后铁的吸收受到影响而引起缺铁性贫血。

**3. 失血**　慢性失血是缺铁性贫血最常见、最重要的病因。如消化性溃疡、消化道肿瘤、女性月经过多、钩虫病、食管静脉曲张出血、痔出血等。

## 三、临床表现

**1. 贫血的表现**　乏力、头晕、头痛、耳鸣、心悸、气短、纳差等；可伴有面色苍白、心率增快。

**2. 组织缺铁的表现**　由于铁参与机体组织细胞代谢各种酶的构成，缺铁引起指甲脆薄易裂、扁平、凹陷、反甲（匙状指）；口角炎、舌炎、舌乳头萎缩、口角皲裂；皮肤干燥、毛发干枯易脱落，无光泽；精神行为异常，如烦躁、易怒、注意力不集中、异食癖（喜食生米、石子、泥土等）；体力耐力下降；易感染；儿童生长发育迟缓、智力低下。

**3. 原发病的表现**　如消化性溃疡、消化道肿瘤、痔导致的黑便、血便或腹部不适，功能性子宫出血所引起的月经失调。

## 四、辅助检查

**1. 血常规检查**　早期或轻度缺铁可以没有贫血或仅有轻度贫血，晚期或严重缺铁有典型的小细胞低色素性贫血。

**2. 骨髓检查**　骨髓增生活跃，以红系的中幼和晚幼红细胞增生为主。骨髓铁染色表现为含铁血黄素（细胞外铁）消失。

**3. 铁代谢指标**　血清铁＜8.95μmol/L（50μg/dl），血清总铁结合力＞64.44μmol/L（360μg/dl），血清铁蛋白＜12μg/L（反应体内储存铁），转铁蛋白饱和度＜15%，红细胞原卟啉（FEP）增高。

## 五、诊断及鉴别诊断

根据病史、症状及小细胞低色素性贫血、骨髓红系统（红系）增生活跃、细胞外铁消失、细胞内铁减少或消失、血清铁蛋白减少、血清铁降低、总铁结合力增高、铁饱和度下降等实验室检查结果，缺铁性贫血诊断不难。但确诊后必须查明缺铁原因，并需与慢性感染所致的贫血、珠蛋白生成障碍性贫血（海洋性贫血）、铁粒幼细胞贫血等疾病相鉴别。

## 六、治　疗

该病的治疗原则是补充足够的铁直到恢复正常铁储存量，以及祛除引起缺铁的病因。

### （一）病因治疗

病因治疗是纠正贫血、防止贫血复发的关键。对纠正贫血及防止复发有重要意义，因此必须重视，否则，贫血的治疗可能无效或疗效不明显。

（二）补铁治疗

**1. 口服铁剂** 常用于治疗该病。硫酸亚铁系无机铁剂，胃肠反应大，宜饭后服，现有硫酸亚铁控释片，可减少反应。右旋糖酐铁、多糖铁复合物、琥珀酸亚铁胃肠反应较少，疗效与硫酸亚铁相仿。铁剂不要与抑制铁吸收食物同服。患者服用铁剂后，自觉症状可以很快地恢复。网织红细胞于服用后3～4天开始上升，7天左右达高峰。血红蛋白于2周后应该上升，1～2个月后可恢复正常。一般需要治疗2个月左右，在血红蛋白完全正常后，仍需继续补充铁剂3～6个月，或待血清铁蛋白＞50g/L后再停药，否则易复发。口服铁剂无效，应考虑：①诊断错误；②服药量不足；③吸收不良；④损失铁量大于补铁量；⑤药物含铁量不足；⑥同时伴维生素$B_{12}$或叶酸缺乏。

**2. 注射铁剂** 在下列情况下考虑应用注射铁剂：①肠道对铁的吸收不良，如胃切除或胃肠吻合术后、慢性腹泻等；②胃肠道疾病可因口服铁剂后症状加重，如消化性溃疡、溃疡性结肠炎、节段性结肠炎、胃切除术后胃肠功能紊乱及妊娠时持续呕吐等；③口服铁剂经减量而仍有严重胃肠道反应者。常用注射铁剂是右旋糖酐铁。

## 七、预防及预后

单纯营养不足者，易恢复正常。继发于其他疾病者，取决于原发病能否根治。重视婴幼儿、青少年和妇女的营养保健，对婴幼儿应及早添加富含铁的食品，如蛋类、肝等；对青少年应纠正偏食，定期查、治寄生虫感染；对孕妇、哺乳期妇女可补充铁剂。

# 第3节 巨幼细胞贫血

**案例10-2**

患者，男，67岁。6年前因患胃癌行胃大部切除术，近半年来面色苍白、头晕、乏力、心悸、四肢发麻，舌面呈“牛肉样舌”，血常规：RBC $2.49\times10^{12}$/L，Hb 101g/L，MCV 124fl，MCHC 33%。

**思考题：** 1. 患者可初步诊断为什么疾病？

2. 需要用哪种药物或方法治疗比较合适？

巨幼细胞贫血是由叶酸、维生素$B_{12}$缺乏或其他原因引起DNA合成障碍所致的一类贫血。

## 一、病因及发病机制

叶酸及维生素$B_{12}$都是DNA合成过程中的重要辅酶，如果叶酸及维生素$B_{12}$缺乏会导致细胞核中的DNA合成速度减慢，胞质内的RNA仍继续成熟，RNA与DNA的比例失调，造成细胞核浆发育不平衡，细胞体积大而核发育较幼稚。

（一）叶酸缺乏

**1. 摄入不足** 如营养不良、偏食、食物烹煮过度或过量食用腌制食物等。

**2. 吸收不良** 如小肠（尤其是空肠）的炎症、肿瘤及手术切除后，乳糜泻、热带口炎性腹泻等。

**3. 需要量增加** 如妊娠、哺乳、婴幼儿、慢性溶血性贫血、恶性肿瘤、骨髓增生性疾病等。

**4. 利用障碍** 应用影响叶酸代谢或吸收的药物，如甲氨蝶呤、乙胺嘧啶、氨苯蝶啶等。

（二）维生素$B_{12}$缺乏

**1. 缺乏内因子** 如胃切除术后内因子分泌量下降导致维生素$B_{12}$吸收障碍。

**2. 吸收不足** 如广泛回肠切除术后、节段性小肠炎、乳糜泻、热带口炎性腹泻等导致维生素$B_{12}$吸收不足。

**3. 药物诱发** 对氨基水杨酸、二甲双胍、秋水仙碱等药物可影响钴胺代谢，引起可逆性维生素$B_{12}$缺乏。

## 二、临床表现

一般起病缓慢，叶酸缺乏与维生素$B_{12}$缺乏共同表现为巨幼细胞贫血和消化道症状，而维生素$B_{12}$缺乏尤其是恶性贫血患者可出现神经系统症状。

**1. 血液系统临床表现** 乏力、疲倦、心悸、气促、头晕、眼花、耳鸣等一般性贫血的症状。20%的患者伴有全血细胞的减少，出现反复的感染及出血。部分患者可出现轻度黄疸。

**2. 消化系统临床表现** 厌食、消化不良、食后腹胀、腹泻、呕吐、便秘、舌炎、舌痛、舌乳头萎缩、舌面光滑（镜面舌）、舌质绛红如瘦牛肉样（牛肉样舌）等。

**3. 神经系统的表现和精神症状** 典型表现为足与手指感觉异常，针刺感、麻木，伴有大体感觉障碍，最早的体征是第二趾位置感丧失，音叉震动感消失。进一步发展为痉挛性共济失调，站立和行路不稳、腱反射尤其膝腱及跟腱反射亢进、锥体束征阳性。叶酸缺乏者可有易怒、妄想等精神症状；维生素$B_{12}$缺乏者可有抑郁、失眠、味觉减退、嗅觉减退、记忆力下降、视觉异常、妄想甚至精神错乱等精神症状。

## 三、辅助检查

**1. 血常规检查** 表现为大细胞性贫血，MCV＞100fl，血片中红细胞大小不匀，异形明显，以椭圆形的大红细胞较多。

**2. 骨髓检查** 骨髓细胞特别是红系增生显著，粒红比例降低，红系细胞呈明显的巨幼细胞特点：细胞体积增大，核染色质呈细颗粒状，疏松分散。

**3. 胃液分析** 胃液分泌量减少，游离盐酸大多缺乏或显著减少。

**4. 生化检查** 血清间接胆红素常偏高或轻度超出正常范围，尿胆原增高。血清乳酸脱氢酶、血清铁和血清铁蛋白增高。血清结合珠蛋白、尿酸和碱性磷酸酶均减低。血清叶酸＜6.81nmol/L（3ng/m1），血清维生素$B_{12}$＜74pmol/（100pg/ml）。

## 四、诊断及鉴别诊断

巨幼细胞贫血诊断的主要依据：①消化道症状；②典型的血常规改变包括MCV＞100fl，卵圆形大红细胞增多，明显的大小不匀和异形，中性粒细胞分叶过多；③骨髓中出现较多典型的巨幼细胞等。巨幼细胞贫血的诊断成立后进一步明确是叶酸缺乏还是维生素$B_{12}$缺乏，根据病史、体征、某些实验室检查及试验治疗的结果加以综合分析。在缺乏特异检查的条件时，可以进行试验治疗，以判断是叶酸缺乏还是维生素$B_{12}$缺乏。

巨幼细胞贫血应与白血病、骨髓增生异常综合征、慢性再生障碍性贫血、溶血性贫血和乳清酸尿症等疾病相鉴别。

## 五、治　疗

**1. 病因治疗** 去除或纠正致病原因是治疗的关键。

**2. 一般治疗** 严重贫血时可少量输血。严重巨幼细胞贫血的患者在治疗阶段开始，血钾会有下降，要及时给予补充。增加营养。

**3. 补充叶酸** 有口服、注射两种给用途径，一般于用药开始后的第5～10天网织红细胞计数明显上升，2周后又降至正常，血红蛋白每2周上升20～30g（2～3g/dl），至1～2个月血常规和骨髓细胞学检查完全恢复正常。

大剂量叶酸对维生素$B_{12}$缺乏的贫血和胃肠道症状亦部分有效，但不能减轻神经系统症状，甚至可使之加重而造成严重的后果，如一时分不清叶酸缺乏或维生素$B_{12}$缺乏，可两者同时应用。

叶酸缺乏的患者常伴有蛋白质、其他维生素或铁质缺乏，应注意补充。

**4. 补充维生素$B_{12}$** 在补充维生素$B_{12}$治疗后第4～10天，网织红细胞增高，血红蛋白1～2个月达正常。如果血常规恢复开始很明显，但之后恢复缓慢，应考虑合并缺铁性贫血，应补充铁剂。恶性贫血及全胃切除术后的患者需长期或终身接受补充维生素$B_{12}$治疗。

## 六、预防及预后

多数患者预后良好。原发病不同，疗程不一。加强营养知识教育及改善营养状况，鼓励多吃富含维生素$B_{12}$及叶酸的食物，避免偏食，改进烹调习惯。婴儿应合理喂养，孕妇加强营养。

# 第4节 再生障碍性贫血

再生障碍性贫血（简称再障）是由多种原因引起的骨髓造血干细胞缺陷、造血微环境损伤以及免疫机制改变，导致骨髓造血功能衰竭，出现以全血细胞减少为主要表现的疾病。临床表现为较严重的贫血、出血和感染。根据起病缓急，分为急性型再障和慢性型再障。

## 一、病因及发病机制

### （一）病因

再障分先天性和获得性两种。先天性再障多在10岁内发病。获得性再障，原因不明者，称为原发性再障；能查明原因者称为继发性再障，近年来继发性再障有明显上升趋势。致病原因有以下几种。

**1. 药物因素** 常见药物有氯霉素、解热镇痛药及含此类药物的制剂、磺胺类抗生素、四环素抗癌药（包括抗白血病药）、三硝基甲苯、异烟肼、驱虫药、杀虫药、无机砷、甲巯咪唑、甲基硫尿嘧啶等。

**2. 电离辐射** 如X线、γ射线或中子、镭及放射性核素，均能影响细胞组织的更新，破坏其DNA和蛋白质。

**3. 生物因素** 病毒性肝炎后继发再障，多在肝炎后两个月内发病，病情严重，病死率高。有人认为肝炎引起再障的机制，是由于肝炎病毒对骨髓造血干细胞直接毒害的作用。此外，细菌感染，如分枝杆菌感染可引起全血细胞减少及再障。

**4. 其他** 再障可发生于妊娠时，分娩后贫血减轻或缓解。近年发现有少数再障患者的红细胞对补体敏感，也有少数阵发性睡眠性血红蛋白尿患者可逐渐演变成典型的再障。

### （二）发病机制

发病机制尚未完全明了，根据近年来的研究，再障的发生可能与骨髓造血微环境的改变和干细胞受损有关，最近研究发现再障的病因也与免疫因素有关。

## 二、临床表现

再障的主要临床表现为贫血、出血、发热和感染。

**1. 急性型再障** 约半数起病急骤，多见于儿童和青壮年，常以感染和出血为早期突出表现，少数以发热发病。发热及感染严重，体温常在39℃以上，除呼吸道和口腔感染外，也可有肺炎、蜂窝组织炎、皮肤化脓性感染及败血症等。感染是本病死亡的原因之一。出血严重，除皮肤、黏膜出血外，常有内脏出血，如呕血、便血、尿血、子宫出血、眼底出血及颅内出血等；出血和感染互相影响，使病情日趋恶化，大约在起病一年内死亡。

典型的体征为贫血面容，睑结膜及甲床苍白，无淋巴结及脾肿大，无黄疸。

**2. 慢性型再障** 多见于成人，起病缓慢，常以贫血为主，首先出现的症状是面色苍白、疲乏心悸、气急、头晕、头痛等。以发热、出血发病者少见。常见的出血有皮肤黏膜出血和牙龈出血，很少有内脏出血，女性可有程度不同的子宫出血，感染少见。病程较长，可生存多年。

慢性型再障的体征可有贫血面容，睑结膜及甲床苍白，肝脾可轻度大。久病患者心尖区常有收缩期吹风样杂音。

## 三、辅助检查

**1. 血常规** 全血细胞减少为最主要的特点，但红细胞、粒细胞和血小板的减少程度不等，且不一定同时出现。

**2. 骨髓细胞学检查** 急性型再障的骨髓穿刺物中骨髓小粒很少，脂肪滴明显增多，镜下多部位骨髓增生重度减低，有核细胞显著减少，主要是粒系及红系细胞减少，巨核细胞减少或消失。淋巴细胞比例增多，非造血细胞如浆细胞、组织细胞和组织嗜碱性粒细胞增多。

在慢性患者如抽取到灶性增生部位的骨髓，可呈骨髓增生活跃，红系和粒系细胞减少不一定很明显，甚至可以增多，但巨核细胞仍减少，一般慢性患者应该多部位骨髓穿刺，同时进行骨髓活检。

**3. 骨髓活检** 骨髓活检病理切片上造血组织显著减少，代替以脂肪组织，有淋巴细胞、浆细胞和组织细胞分布在疏松的间质中。

## 四、诊 断

本病诊断主要根据临床表现、实验室检查，并排除引起血液或骨髓改变的其他疾病。

**1. 血常规检查** 全血细胞（包括网织红细胞）减少，淋巴细胞比例增高。至少符合以下三项中两项：Hb＜100g/L；PLT＜$50\times10^9$/L；中性粒细胞绝对值（ANC）＜$1.5\times10^9$/L。

**2. 骨髓穿刺** 多部位（不同平面）骨髓增生减低或重度减低；非造血细胞（淋巴细胞、网状细胞、浆细胞、肥大细胞等）比例增高；巨核细胞明显减少或缺如；红系、粒系细胞均明显减少。

**3. 骨髓活检**（髂骨） 全切片增生减低，造血组织减少，非造血细胞增多，无异常细胞。

注意与其他先天性和其他获得性、继发性骨髓造血衰竭综合征（BMF）相鉴别。

## 五、治 疗

**1. 去除病因** 在周围环境中凡有可能引起骨髓损害的物质均应除去或避免接触。禁用一切对骨髓有抑制作用的药物。

**2. 骨髓移植** 用于治疗重型再障患者，适用于起病后不久，未经输血，尚未发生感染，年龄在40岁以下的患者。

**3. 支持疗法**

（1）成分血输注 红细胞输注指征一般为血红蛋白＜60g/L，老年（≥60岁）、代偿反应能力低（如伴有心、肺疾病）、需氧量增加（如感染、发热、疼痛等）、氧气供应缺乏加重（如失血、肺炎等）时红细胞输注指征可放宽为Hb≤80g/L，尽量输注悬浮红细胞。存在血小板消耗危险因素（感染、出血、使用抗生素等）者或重型再障预防性血小板输注指征为PLT＜$20\times10^9$/L，应积极输注单采浓缩血小板悬液。粒细胞缺乏伴不能控制的细菌和真菌感染，广谱抗生素及抗真菌药物治疗无效可以考虑粒细胞输注治疗，建议连续输注3天以上。

（2）其他保护措施　重型再障患者应予保护性隔离，有条件者应入住层流病房；避免出血，防止外伤及剧烈活动；必要的心理护理。

（3）预防和治疗感染　口腔护理及高压无菌饮食，必要时可预防性应用抗真菌药物。欲进行移植及免疫抑制治疗者建议预防性应用抗细菌、抗病毒及抗真菌治疗。造血干细胞移植后需预防卡氏肺孢子菌感染。

（4）祛铁治疗　长期反复输血超过20U和（或）血清铁蛋白水平高于1000μg/L的患者，有条件可进行肝脏、心脏MRI检查，明确铁过载程度。根据血细胞数量和脏器功能情况酌情祛铁治疗，以铁螯合剂为主。

**4. 免疫抑制联合促造血治疗**　免疫抑制治疗联合促血小板生成素受体激动药和（或）其他促造血的治疗方案为不适合移植重型再障患者的一线治疗方案。雄激素可以刺激骨髓红系造血，常用的雄激素包括：司坦唑醇、十一酸睾酮、达那唑等。国内研究显示重组人血小板生成素及IL-11联合免疫抑制也可治疗重型再障。

## 六、预防及预后

如治疗得当，非重型再障患者多数可缓解甚至治愈，仅少数进展为重型再障Ⅱ型。重型再障发病急、病情重、治疗费用高，以往病死率极高（＞90%），近年来，随着治疗方法的改进，重型再障的预后明显改善，但仍约1/3的患者死于感染和出血。

加强生活环境保护，避免将身体暴露于各种射线之中，避免接触有毒化学物质，尽量少用或不用可能损伤骨髓的药物，防御化学战争及核爆炸。

# 第5节　白血病概述

白血病是一类造血干细胞的克隆性恶性疾病，是原发于血液的恶性肿瘤。其克隆中的白血病细胞失去进一步分化成熟的能力而停滞在细胞发育的不同阶段。在骨髓和其他造血组织中白血病细胞大量增生聚集，并浸润其他器官和组织，而正常造血功能受到抑制。特征为一种或几种血细胞成分的自发性、进行性异常增殖，具有质和量改变的异常白细胞（白血病细胞），临床以贫血、出血、发热、白血病细胞浸润为主要表现。

白血病具有与其他恶性肿瘤的共同特点如下。

（1）白血病细胞和恶性肿瘤细胞一样，可以无限制地增生。

（2）白血病细胞可像其他恶性肿瘤细胞一样，侵犯人体的各种脏器，影响脏器功能，导致全身衰竭而死亡。

（3）白血病可以表现为局部浸润，像肿瘤一样形成肿块。如皮肤浸润结节及儿童常见的眼窝部绿色瘤等。故一般人常将白血病称为血癌。但在病理学上，因血液为结缔组织，白血病只能称为血肉瘤。

白血病约占癌症总发病率的5%，成人癌症的2%，儿童癌症的30%以上。我国白血病患者为3～4人/10万人口，男性多于女性。各地区的发病情况不一。急性白血病中以急性粒细胞白血病最多见，急性淋巴细胞白血病次之，且多发生于20岁以下的青少年和儿童。慢性髓细胞性白血病多见于成年人，慢性淋巴细胞白血病则多见于老年人。

## 一、病　因

白血病的确切病因至今未明，许多因素被认为和白血病的发病有关。病毒可能是主要的因素。此外，尚有遗传因素、放射、化学毒物或药物等因素。

某些染色体的异常与白血病的发生有直接关系，染色体的断裂和易位可使癌基因的位置发生移动和被激活，染色体内基因结构的改变可直接引起细胞发生突变，免疫功能的降低则有利于白血病的发病。

**1. 病毒** 已有研究证实C型RNA肿瘤病毒（反转录病毒）是哺乳类动物如猫、牛、绵羊和灵长类动物发生自发性白血病的病因。这种病毒能通过内生的反转录酶按照RNA顺序合成DNA的复制品，即前病毒当其插入宿主的染色体DNA中后可诱发恶变。人类白血病的病毒病因研究已有数十年历史，但至今发现只有成人T细胞白血病肯定是由病毒引起的。

**2. 遗传因素** 遗传因素和某些白血病发病有关。白血病患者中有白血病家族史者占8.1%，而对照组仅0.5%。近亲结婚人群后代急性淋巴细胞白血病的发病率比正常人群高约30倍。白血病和人类白细胞抗原（HLA）抗原型存在某种联系，如急性淋巴细胞白血病常伴$HLA\text{-}A_2$和$HLA\text{-}A_9$等。

**3. 放射因素** 电离辐射有致白血病作用，其作用与放射剂量大小及辐射部位有关。一次较大剂量（1～9Gy）或多次小剂量辐射均有致白血病效果。

**4. 化学因素** 苯的致白血病作用比较肯定。如早年制鞋工人（接触含苯胶水）白血病的发病率高于正常人群3～20倍。苯致急性白血病以急性粒细胞白血病和红白血病为主。抗肿瘤药中的烷化剂和细胞毒性药物可致继发性白血病也较肯定，多数继发性白血病是发生在原有淋巴系统恶性肿瘤或易产生免疫缺陷的恶性肿瘤经长期烷化剂治疗后，乳腺癌、卵巢癌和肺癌化疗后也易发生继发性白血病。氯霉素、保泰松也可能有致白血病的作用。化学物质所致的白血病，多为急性非淋巴细胞白血病。

### 二、发病机制

白血病是一种造血干细胞的恶性克隆性疾病，即由一种干细胞发生恶性变引起的疾病，白血病细胞增殖失控，分化成熟能力丧失。

应用流式细胞仪测得急性白血病S、G、M期细胞所占比例较正常低，说明其增殖活力低于正常细胞，也就是白血病细胞增殖周期比正常细胞长（65～85小时/24～32小时），但由于其增殖与分化过程失衡，白血病细胞在骨髓中大量聚积，骨髓压力增加，窦样隙屏障可破裂，使各阶段不成熟的细胞进入血液。进入血液的白血病细胞留在血液中的时间也较正常细胞长，急性粒细胞白血病细胞在血中的半存留期为24 小时，而正常粒细胞仅为6～7小时。白血病细胞离开血管进入组织也不像正常成熟细胞那样在短期内死亡，而是保持着继续分裂的能力，形成脏器内白血病细胞浸润，引起器官及组织受累的各种相应症状和体征。

## 第6节 急性白血病

**案例10-3**

患者，男，36岁，咽痛3周，发热伴出血倾向1周。实验室检查：Hb90g/L；WBC2.8×$10^9$/L，分类：原始粒细胞12%，早幼粒细胞28%，中幼粒细胞8%，分叶粒细胞8%，淋巴细胞40%，单核细胞4%；血小板30×$10^9$/L，骨髓增生明显-极度活跃，早幼粒细胞91%，红系细胞1.5%，全片见一个巨核细胞，过氧化酶染色强阳性。

**思考题：** 1. 患者可初步诊断为什么疾病？

2. 诊断依据是什么？

---

急性白血病是造血干细胞的克隆性恶性疾病。发病时骨髓中异常的原始细胞（白血病细胞）大量增殖并浸润各种器官、组织，而正常造血功能受到抑制。由一种或多种造血干细胞及祖细胞恶变，失

去正常的增殖、分化及成熟能力，无控制地持续增殖，逐步取代骨髓并经血液浸润至全身组织及器官。主要表现为肝脾和淋巴结肿大、贫血、出血及继发感染。

## 一、分　类

急性白血病可分为急性淋巴细胞白血病（ALL，简称急淋）及急性非淋巴细胞白血病（ANLL，急非淋）两大类。

急性淋巴细胞白血病根据免疫表型不同，可分为B细胞型和T细胞型两大类；根据细胞形态学和临床预后的不同，可分为$L_1$、$L_2$、$L_3$共三型。

急性非淋巴细胞白血病分为：①急性髓细胞性白血病未分化型（$M_0$）；②急性粒细胞白血病未分化型（$M_1$）；③急性粒细胞白血病部分分化型（$M_2$）；④急性早幼粒细胞白血病（$M_3$）；⑤急性粒-单核细胞白血病（$M_4$）；⑥急性单核细胞白血病（$M_5$）；⑦红白血病（$M_6$）；⑧急性巨核细胞白血病（$M_7$）。

## 二、临床表现

各型急性白血病的临床表现主要包括正常骨髓造血功能受抑制的表现（贫血、感染、出血等）以及白血病细胞增殖浸润的表现（淋巴结肿大、肝脾大等）两大方面。

### （一）骨髓造血功能障碍表现

**1. 贫血**　是首起表现，轻重不等，随病情的发展而加重。面色苍白、疲乏无力等。

**2. 出血**　以出血为早期表现者约40%，以$M_3$型最多见，其出血的原因主要是血小板减少及功能异常。出血可发生在全身各部，以皮肤瘀点、瘀斑、牙龈出血、鼻出血为常见，其次为胃肠道、泌尿系统、子宫出血等，严重者有便血、尿血、咯血及颅内出血，其中颅内出血是引起死亡的其主要原因，但颅内出血罕见。

**3. 发热**　约半数的患者以发热为早期表现。大多数因继发感染引起，一般热度较高，常＞39℃，伴有发冷、寒战、出汗、心动过速等中毒症状。感染可发生在各个部位，以口腔炎、牙龈炎、咽峡炎最常见，严重时可致败血症。最常见的致病菌为革兰氏阴性杆菌，如肺炎克雷伯菌、铜绿假单胞菌、大肠埃希菌、变形杆菌等：革兰氏阳性球菌的致病率有所提升；长期应用抗生素或粒细胞缺乏者可出现真菌感染；此外，病毒、原虫（如肺孢子虫）感染也可见。

### （二）白血病细胞增殖浸润的表现

**1. 肝、脾、淋巴结肿大**　急性白血病可有轻度肝脾大，与白血病细胞浸润、新陈代谢增高有关。淋巴结肿大以急淋为多见。

**2. 骨及关节表现**　骨关节疼痛为常见的症状，胸骨压痛对白血病诊断有一定价值。急性粒细胞白血病还可在眼眶、肋骨及其他扁平骨的骨面形成肿瘤，称为粒细胞肉瘤（绿色瘤）。

**3. 其他浸润体征**　牙龈可因白血病细胞浸润而增生，多见于急性单核细胞白血病或急性粒-单核细胞白血病。皮肤浸润可出现丘疹或斑块。泪腺、唾液腺受浸润可出现无痛性肿大，称为米库利兹（Mikulicz）综合征。男性睾丸受累可呈弥漫性肿大，成为白血病复发的原因之一。

**4. 中枢神经系统白血病**　主要发生在缓解期。表现：①脑膜受浸润，可影响脑脊液的循环，造成颅内压增高，出现头痛、恶心、呕吐、视物模糊、视盘水肿、展神经麻痹等症状；②脑神经麻痹，主要为神经根被浸润，特别是脑神经孔处的第Ⅲ对和第Ⅶ对脑神经受累引起面瘫；③脊髓受白血病细胞浸润，以进行性截瘫为主要特征；④血管内皮受浸润以及白血病细胞淤滞，发生继发性出血，临床表现同脑血管意外。中枢神经系统白血病以急淋多见，急非淋中以$M_4$和$M_5$多见。

# 三、辅助检查

## （一）血常规检查

大多数患者白细胞数增多，疾病晚期增多更显著。最高者可超过100×$10^9$/L，也有不少患者的白细胞计数在正常水平或减少，低者可达1×$10^9$/L，分类可见原始或幼稚细胞，一般占30%～90%。血红蛋白、血小板进行性减少。

## （二）骨髓检查

骨髓穿刺检查是诊断急性白血病的重要方法，骨髓涂片有核细胞大多数是增生明显活跃或极度活跃，也有少数为增生活跃或增生减低。增生的有核细胞主要是原始细胞和早期幼稚细胞，白血病细胞（原始粒细胞Ⅰ型+Ⅱ型、原始单核细胞+幼单核细胞或原始淋巴细胞+幼淋巴细胞）＞30%可诊断为急性白血病。

白血病细胞的形态一般与正常原始及幼稚细胞不同，细胞大小相差较大，胞质少，胞核大，形态不规则，常有扭折、分叶、切迹或双核等。核染色质粗糙，核仁明显、数目多，核分裂象多见。核质发育不平衡，胞核发育往往落后于胞质。胞质内易见空泡，胞质出现奥氏（Auer）小体是急性非淋巴细胞白血病诊断的重要标志之一。骨髓中其他系列细胞减少，巨核细胞增生显著减少或缺如（除$M_7$外），红系细胞增生明显抑制（除$M_6$外）。

## （三）细胞化学染色检查

白血病的原始细胞有时形态学难以区分，可借助细胞化学做出鉴别（表10-3）。有条件应做免疫学、细胞遗传学及基因分型等检查。

**表10-3　常见急性白血病类型鉴别**

| 细胞化学染色 | 急性粒细胞白血病 | 急性淋巴细胞白血病 | 急性单核细胞白血病 |
|---|---|---|---|
| 过氧化物酶（POX）染色 | +++ | － | ± |
| 苏丹黑B（SBB）染色 | +++ | － | ± |
| 非特异性酯酶（NSE）染色 | ± | － | +++（被NaF抑制） |
| 特异性酯酶染色 | ++ | － | － |
| 糖原染色（PAS） | ± | +++ | ± |

注：NSE为α-醋酸萘酚酯的染色；PAS为过碘酸-雪夫染色

# 四、诊断及鉴别诊断

根据急性白血病的临床表现、血常规及骨髓细胞学检查（骨髓象）的改变，大部分患者可做出正确诊断。

根据细胞形态、细胞化学或免疫学、染色体等技术，对急性白血病做出分型诊断。对少数难以识别者，须采用单克隆抗体或电镜检查进行综合分析。

中枢神经系统白血病诊断：

（1）有白血病细胞浸润和颅内压升高的症状和体征。

（2）脑脊液改变①压力＞0.02kPa（20cm$H_2O$）或滴速＞60滴/分；②白细胞＞0.01×$10^9$/L；③涂片见到白血病细胞；④蛋白＞450mg/L。

（3）排除其他原因造成中枢神经系统或脑脊液的类似改变。

另外还须与白细胞减少型白血病，如再生障碍性贫血、骨髓增生异常综合征（MDS）、粒细胞缺乏症相鉴别。骨髓检查有助于确诊。

## 五、治　疗

### （一）治疗原则

消灭白血病细胞群体和控制白血病细胞的大量增生，解除由白血病细胞浸润而引起的各种临床表现。

### （二）支持治疗

**1. 注意休息** 高热、严重贫血或有明显出血时，应卧床休息。进食高热量、高蛋白易消化食物，维持水、电解质平衡，必要时静脉补充营养。

**2. 感染的防治** 严重的感染是主要的死亡原因，因此防治感染甚为重要。病区中应设置“无菌”病室或区域，以便将中性粒细胞计数降低或进行化疗的人隔离。注意口腔、鼻咽部、肛门周围皮肤卫生，防止黏膜溃疡、糜烂、出血，一旦出现要及时对症处理。食物和食具应先灭菌。口服不吸收的抗生素如庆大霉素、多黏菌素和抗真菌药如制霉菌素、万古霉素等以杀灭或减少肠道的细菌和霉菌。

**3. 纠正贫血** 严重贫血者可酌情输注浓集红细胞或新鲜全血；自身免疫性贫血可用肾上腺皮质激素、丙酸睾酮或蛋白同化激素等药物治疗，积极争取白血病缓解是纠正贫血最有效的方法。

**4. 控制出血** 对白血病采取化疗，使该病得到缓解是纠正出血最有效的方法。但化疗缓解前易发生血小板减少而出血，可口服卡巴克络预防。有严重的出血时可用肾上腺皮质激素，输全血或血小板。急性白血病（尤其是$M_3$），易并发DIC，一经确诊要迅速用肝素治疗。必要时可输注新鲜血或血浆。

**5. 高尿酸血症的防治** 对白细胞计数很高的患者在进行化疗时，大量白血病细胞被破坏、分解，使血尿酸增高，形成尿酸结石梗阻尿道，所以要特别注意尿量，并查尿沉渣和测定尿酸浓度，鼓励患者多饮水，每小时尿量＞150ml并碱化尿液。化疗同时应给予别嘌呤醇，每次100mg，每日3次，以抑制尿酸的合成。

### （三）化学治疗

化学治疗是治疗急性白血病的主要手段，可分为缓解诱导和维持治疗两个阶段。缓解诱导是大剂量多种药物联用的强烈化疗，以求迅速大量杀伤白血病细胞，控制病情，达到完全缓解，为以后的治疗打好基础。完全缓解是指症状、体征、血常规、骨髓细胞学检查基本恢复正常。

### （四）诱导分化治疗

体外研究表明，某些化学物质或小剂量化疗药物可诱导白细胞从原始阶段向成熟阶段分化，从而使白血病缓解，如维A酸、杀鱼菌素、二甲基亚砜、丁酸、放线菌素D、6-巯基嘌呤、阿糖胞苷、三尖杉酯碱、阿柔比星、柔红霉素等。其中以维A酸治疗急性早幼粒细胞白血病较为成功其优点为无骨髓抑制，不诱发DIC。

### （五）造血干细胞移植

造血干细胞移植对急非淋疗效较好。根据造血干细胞的来源不同分为自体移植和异体移植，根据移植物的不同分为外周血造血干细胞移植、骨髓移植和脐带血造血干细胞移植。自体移植不需选择供者，易推广。自体移植指对化疗缓解的患者，再经过数个疗程的巩固治疗，使宿主体内白血病细胞减少到最低水平，然后收集患者自身骨髓或外周血干细胞，冷冻保存。给患者以大剂量化疗和全身放疗（TBI），彻底消灭体内残存白血病细胞，然后将预先冻存的干细胞回输给患者。如对骨髓进行净化处理，去掉其中的白血病细胞，则可使疗效提高，白血病复发率降低。

### （六）免疫治疗

经长时间的巩固强化治疗，但体内仍残留一定数量的白血病细胞，不能达到彻底消灭的目的，依靠人体的免疫可消灭残留的白血病细胞。近年来，免疫治疗已逐渐被临床应用，常用的药物有白细胞介素、干扰素、肿瘤坏死因子、LAK细胞、单克隆抗体等，也包括用于成熟B淋巴细胞肿瘤治疗的CD20单抗的抗体免疫治疗，还有近年新兴的嵌合抗原受体T细胞免疫治疗（CAR-T细胞治疗）。

（七）应用造血因子

造血因子具有促进造血细胞增殖的作用。粒细胞集落刺激因子（G-CSF）和粒细胞-巨噬细胞集落刺激因子（GM-CSF）与化疗同时应用或在化疗后应用，可以减轻化疗所致粒细胞缺乏，缩短粒细胞恢复时间，提高患者对化疗的耐受性。

（八）中枢神经系统白血病的防治

中枢神经系统白血病和脑膜白血病的治疗常选用甲氨蝶呤（MTX），做鞘内注射，但多数预后不佳，因此要强调预防治疗。通常在急性淋巴细胞白血病缓解后开始预防性鞘内注射MTX，主要副作用为急性化脓性脑膜炎，患者有发热、头痛及脑膜刺激征，用药同时应加地塞米松5～10mg，可减轻反应。若MTX疗效欠佳，可改用阿糖胞苷鞘内注射。同时可以考虑头颅部放射线照射和脊髓照射，但伴有骨髓抑制等不良反应。

## 六、预　后

急性白血病患者的存活时间是患者及家属比较关注的问题，实际上，影响患者生存期的因素很多，如年龄、体质状况、白血病的生物学特性、治疗方法、术后护理、患者的心态等这些因素都会影响患者的寿命。

未行特殊治疗的急性白血病，中位生存期为3.3个月。儿童急淋完全缓解率达97%～100%，5年无病生存率为50%～75%。成人急淋完全缓解率80%左右，5年无病生存率为50%。急非淋完全缓解率为70%～85%，5年无病生存率为35%～50%，部分患者获得治愈。

# 第7节　慢性髓细胞性白血病

**案例10-4**

患者，男，47岁。乏力、低热、脾增大至脐水平以下6个月余。血常规化验结果：RBC $3.7\times10^{12}$/L，Hb 100g/L，WBC $130\times10^{9}$/L，PLT $100\times10^{9}$/L，用自动血细胞分析仪不能进行白细胞计数和分类，故改用人工镜检分类：中性粒细胞90%，以中性中幼、晚幼和杆状核粒细胞居多，嗜酸性粒细胞3%，嗜碱性粒细胞5%，淋巴细胞2%。

**思考题：**1. 患者可初步诊断为什么疾病？

2. 诊断依据是什么？

---

慢性髓细胞性白血病是发生于造血干细胞水平上的克隆性疾病。细胞呈恶性增生，以细胞成熟障碍为特征，临床为一慢性过程，大量白血病细胞浸润引起脾脏明显肿大以及新陈代谢增高等表现。发病年龄以30～40岁居多，20岁以下者罕见。男性多见。

## 一、临床表现

**1. 起病缓慢**　早期可以没有任何症状，最早出现的自觉症状是乏力、低热、多汗或盗汗、体重减轻等代谢亢进表现。

**2. 脾大**　为慢性髓细胞性白血病的显著特征，有时可达脐下，甚至抵达盆腔，质坚实，无压痛，如有脾梗死或脾周围炎，可发生剧烈疼痛，呼吸时加重，可出现摩擦感、摩擦音。因巨脾可引起腹胀、腹部下坠感。可伴有肝脏轻度增大。

**3. 其他体征** 如皮肤及黏膜中度苍白。浅表淋巴结多不肿大，胸骨下部常有轻至中度压痛。晚期可出现皮肤和黏膜瘀点。眼底可出现静脉充血。眼眶、头颅以及乳房和其他软组织可出现无痛性肿块（绿色瘤）。

## 二、辅助检查

**1. 血常规检查** 白细胞计数明显增高，常超过$20\times10^9$/L，晚期增高明显，可达$100\times10^9$/L以上。粒细胞显著增多，可见各阶段粒细胞，以中性中幼、晚幼和杆状核粒细胞居多，原始细胞一般为1%～3%，嗜酸性及嗜碱性粒细胞亦增多。早期血红蛋白及红细胞轻度减少，血小板正常或增加，晚期红细胞和血小板减少。在血常规方面须与类白血病反应相鉴别。

**2. 骨髓检查** 骨髓细胞增生明显活跃或极度活跃，以粒细胞为主，粒红比例高达（10～50）：1，分类计数与血常规相近似。晚期行骨髓活检可有纤维组织增多。

**3. 染色体检查** Ph染色体（费城染色体）见于90%以上慢性髓细胞性白血病患者。Ph染色体被认为是慢性髓细胞性白血病多能干细胞的肿瘤性标志，少数慢性髓细胞性白血病患者Ph染色体为阴性，根据有无Ph染色体可将慢性髓细胞性白血病分为Ph阳性和Ph阴性两大类，前者预后优于后者。

**4. 生化检查** 血清及尿中尿酸浓度增高，主要是化疗后大量白细胞破坏所致。血清维生素$B_{12}$浓度及维生素$B_{12}$结合力显著增高为本病特点之一，增高的幅度与白细胞增多程度成正比。

## 三、诊　　断

典型患者依据临床表现、血常规及骨髓细胞学检查特点可做出正确诊断，但有时尚须与类白血病反应或其他骨髓增生性疾病相鉴别。

**1. 诊断标准** 典型的临床表现，合并Ph染色体和（或）*BCR-ABL*融合基因阳性即可确定诊断。

**2. 分期**

（1）慢性期 ①外周血或骨髓中原始细胞＜10%；②没有达到诊断加速期或急变期的标准。

（2）加速期 ①外周血或骨髓中原始细胞占10%～19%；②外周血中嗜碱性粒细胞≥20%；③对治疗无反应或非治疗引起的持续血小板减少（$<100\times10^9$/L）或增高（$>1000\times10^9$/L）；④治疗过程中出现Ph染色体基础上的克隆演变；⑤进行性脾脏增大或WBC增高。

（3）急变期 ①外周血或骨髓中原始细胞≥20%；②骨髓活检原始细胞集聚；③髓外原始细胞浸润。

## 四、治　　疗

**1. 分子靶向治疗** 常选用酪氨酸激酶抑制药（TKI）靶向治疗，新诊断慢性期患者的一线治疗药物包括伊马替尼、尼洛替尼和达沙替尼3种，获得中国国家药品监督管理局批准的一线治疗药物为伊马替尼和尼洛替尼。

各种原因无法使用TKI治疗的患者可考虑选择以干扰素为基础的方案，包括①TKI耐药、不耐受且不适合造血干细胞移植（HSCT）的慢性期患者；②各种原因暂时无法应用TKI治疗的或无法坚持长期使用TKI的慢性期患者。

**2. 化学药物治疗** 有效的药物有羟基脲（HU）、白消安（BUS）、环磷酰胺（CTX）、苯丁酸氨芥（CLB）、6-巯基嘌呤（6-MP）。其中以HU为当前常选用的化疗药物和基础治疗药物，其优点是作用快，不良反应少，耐受性好，与烷化剂无交叉耐药性。

**3. 放射治疗** 用深部X线对全身和局部的脾区以及浸润部位照射。

**4. 造血干细胞移植（SCT）** 依然是治疗的重要手段，尤其是TKI耐药以及进展期患者。

**5. 脾切除术** 脾脏可能是慢性髓细胞性白血病急变的首发部位，切除脾脏可延缓急变和延长患者存活期。切除脾脏的手术指征：①确诊为慢性髓细胞性白血病者；②对化疗反应良好；③65岁以下且无大手术禁忌证者。慢性髓细胞性白血病急变是手术的禁忌证。

**6. 其他治疗** 化疗前如果白细胞数在$500\times10^9$/L以上，可先用血细胞分离机进行白细胞除去术，以迅速降低白细胞数，避免白细胞过多阻塞微血管而引起的脑血管意外。

**7. 慢性髓细胞性白血病急变的治疗** 慢性髓细胞性白血病急变的治疗比急性白血病的治疗更困难，完全缓解仅10.7%。骨髓中原粒细胞＞30%，对诊断慢性髓细胞性白血病急性变有意义。目前慢性髓细胞性白血病急变的治疗方案如下：参照患者既往治疗史、基础疾病以及突变情况选择TKI单药或联合化疗提高诱导缓解率，缓解后应尽快行异基因造血干细胞移植（allo-HSCT）。

## 五、预　后

无论化疗或放疗，初次治疗的效果都非常显著，症状、体征可完全消失，血常规、骨髓细胞学检查恢复正常或接近正常，在发生急变之前，体力的恢复和一般健康情况往往都很好。但是生命的延长不多，多数生存时间3～4年，约15%可生存至5年或更长。Ph染色体阴性的患者预后特别差。急变一旦发生后，大多患者于几周至几个月内死亡。

## 自测题

### 一、名词解释

1. 贫血　2. 缺铁性贫血　3. 再生障碍性贫血　4. 白血病

### 二、填空题

1. 依据贫血的严重度将贫血划分为________、________、________、________。

2. 引起缺铁性贫血的病因包括________、________、________。

3. 有利于口服铁剂吸收的维生素是________。

4. 白血病的主要临床表现主要有________、________、________和________。

5. 慢性髓细胞性白血病的化疗常选用的药物是________。

### 三、选择题

【A型题】

1. 根据国内标准，血红蛋白测定值下列哪项可诊断为贫血（　　）
   A. 成年男生低于130g/L
   B. 成年女性低于110g/L
   C. 妊娠期低于105g/L
   D. 哺乳期低于115g/L
   E. 以上均错

2. 根据病因及发病机制贫血可分为（　　）
   A. 红细胞生成减少、造血功能不良两类
   B. 红细胞生成减少、造血功能不良及红细胞破坏过多三类
   C. 红细胞生成减少、红细胞破坏过多及失血三类
   D. 红细胞生成减少、溶血、失血、再生障碍性贫血及缺铁等五类
   E. 红细胞生成减少、红细胞破坏过多两类

3. 正常人消化道内铁吸收效率最高的部位是（　　）
   A. 胃　B. 十二指肠及空肠上部
   C. 空肠　D. 回肠
   E. 盲肠

4. 缺铁性贫血的改变顺序是（　　）
   A. 低血清铁—骨髓储存铁减少—贫血
   B. 骨髓储存铁减少—低血清铁—贫血
   C. 骨髓储存铁减少—贫血—低血清铁
   D. 贫血—骨髓储存铁减少—低血清铁
   E. 贫血—低血清铁—骨髓储存铁减少

5. 血清铁降低、总铁结合力增高及转运铁蛋白饱和度降低见于（　　）
   A. 地中海贫血　B. 感染性贫血
   C. 缺铁性贫血　D. 再生障碍性贫血
   E. 巨幼细胞贫血

6. 缺铁性贫血属于以下哪种类型（　　）
   A. 大细胞性贫血　B. 正细胞性贫血
   C. 小细胞低色素性贫血　D. 增生不良性贫血
   E. 以上全错

7. 下列除哪项外能抑制铁的吸收（　　）
   A. 咖啡　B. 蛋类
   C. 茶　D. 牛奶
   E. 维生素C

8. 下列哪项不符合再生障碍性贫血的临床表现（　　）
   A. 发热，出血倾向
   B. 骨髓增生低下
   C. 偶见局灶巨核细胞增多
   D. 无淋巴结肿大

E. 颅内出血

9. 急性白血病发生贫血的最主要因素是（　　）
A. 骨髓造血受白血病细胞干扰
B. 脾大，破坏红细胞过多
C. 化疗后胃肠功能紊乱，营养缺乏
D. 严重皮肤黏膜及内脏出血
E. 化疗

10. 急性白血病出血的主要原因是（　　）
A. DIC　　B. 血小板减少
C. 纤维蛋白溶解　　D. AT-Ⅲ减少
E. 凝血因子缺乏

11. 患者，男，28岁。病史2周，贫血伴周身出血点，浅表淋巴结不肿大，胸骨压痛（+），肝脏轻度增大，外周血白细胞$25\times10^9$/L，可见幼稚细胞，血小板$50\times10^9$/L，血红蛋白40g/L，该患者最可能诊断为（　　）
A. 败血症　　B. 再生障碍性贫血
C. 过敏性紫癜　　D. 急性白血病
E. 缺铁性贫血

12. 慢性髓细胞性白血病最突出的特征是（　　）
A. 粒细胞显著增多，脾明显肿大
B. 乏力，低热，多汗
C. 腹胀，食后饱胀
D. 肝大
E. 血尿酸增高

13. 巨幼细胞贫血特有的表现是（　　）
A. 红细胞减少　　B. 疲乏无力
C. 食欲不振　　D. 心率增快
E. 神经精神症状

14. 口服铁剂最常见的不良反应为（　　）
A. 过敏反应　　B. 胃肠道反应
C. 铁中毒　　D. 肝脏损坏
E. 激发感染

【B型题】

（第15～18题备选答案）
A. 硫酸亚铁　　B. 叶酸、维生素$B_{12}$
C. TKI治疗　　D. 丁酸氮芥
E. 雄激素

15. 治疗再生障碍性贫血可选用（　　）
16. 治疗缺铁性贫血可选用（　　）
17. 治疗巨幼细胞贫血可选用（　　）
18. 治疗慢性髓细胞性白血病可选用（　　）

（第19～22题备选答案）
A. 大细胞正色素性贫血
B. 大细胞低色素性贫血
C. 正细胞正色素性贫血
D. 小细胞低色素性贫血
E. 小细胞正色素性贫血

19. 再生障碍性贫血为（　　）
20. 缺铁性贫血为（　　）
21. 急性失血性贫血为（　　）
22. 叶酸或维生素$B_{12}$缺乏引起的巨幼细胞贫血为（　　）

【X型题】

23. 缺铁性贫血发病的常见因素是（　　）
A. 食物加热、煮沸过度 B. 铁的吸收障碍
C. 铁损失过多　　D. 需铁量增加而摄入不足
E. 月经过多

24. 血液病根据血细胞数量和质量，以及凝血机制障碍分为（　　）
A. 红细胞疾病　　B. 白细胞疾病
C. 出血性疾病　　D. 急性白血病
E. 血友病

## 四、简答题

1. 贫血的药物治疗有哪些？缺铁性贫血患者应如何治疗？
2. 引起叶酸缺乏的原因有哪些？引起维生素$B_{12}$缺乏的原因有哪些？
3. 再生障碍性贫血的治疗原则有哪些？怎样诊断再生障碍性贫血？
4. 急性白血病的血常规检查结果是什么？急性白血病和慢性髓细胞性白血病的治疗方法有哪些？

（岳冉冉）

# 第11章 内分泌与代谢系统常见疾病

**学习目标**

**1. 知识目标：** 掌握内分泌与代谢系统常见疾病的临床表现、诊断和治疗；熟悉内分泌与代谢系统常见疾病的实验室检查；了解内分泌与代谢系统常见疾病的病因和发病机制。

**2. 能力目标：** 会制订和评价内分泌与代谢系统常见疾病的治疗方案。

**3. 素质目标：** 尊重患者，具有良好的职业素养和医患沟通能力。

人体的内分泌系统与神经系统、免疫系统相互配合协调，共同担负机体的代谢、生长发育、运动、生殖、衰老和病态等生命现象。内分泌腺除了垂体、甲状腺、甲状旁腺、肾上腺、性腺和胰腺等外，还包括分布在下丘脑、心血管、胃肠道、肾等处的内分泌组织和细胞。它们分泌的活性物质称激素，激素通过调节各种组织细胞的代谢活动来影响人体的生理活动。在多种病因作用下，机体可出现内分泌功能亢进或减退。

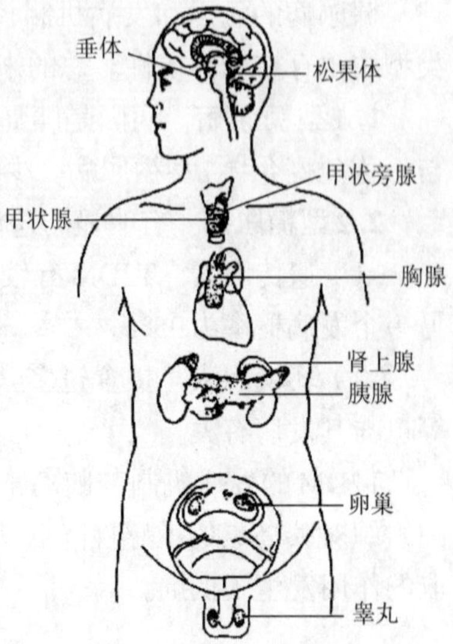

图11-1 内分泌系统腺体

## 第1节 糖 尿 病

**案例11-1**

患者，男性，46岁，银行职员，口干、多尿、多饮半年余。查体：P80次/分，R20次/分，BP130/70mmHg，体型肥胖。检测尿糖(++)，空腹血糖8.0mmol/L，餐后2小时血糖11.9mmol/L。

**思考题：** 1. 患者可初步诊断为什么疾病？

2. 该患者用哪些方法和（或）药物治疗比较合适？

### 一、概 述

糖尿病（diabetes mellitus，DM）是一组以慢性血糖增高为特征的内分泌与代谢系统疾病。由于胰岛素分泌不足和（或）靶细胞对胰岛素的敏感性降低，患者出现血糖过高，糖类（碳水化合物）、蛋白质、脂肪代谢异常。临床上可出现多尿、多饮、多食、消瘦等表现，久病可引起多系统损害，发生眼、肾、心血管、神经等脏器组织慢性并发症，病情严重或应激时易发生糖尿病酮症酸中毒（DKA）等急性并发症。

糖尿病是常见病、多发病，其患病率正迅速增加，是严重威胁人类健康的世界性公共卫生问题。本病严重影响患者的生活质量，可导致患者病残或死亡，因此应积极防治。

### 二、糖尿病分型

目前我国采用的是1999年美国糖尿病协会（ADA）提出的分类标准，该标准建议将糖尿病分为1

型糖尿病、2型糖尿病、其他特殊类型和妊娠糖尿病四大类型。

**1. 1型糖尿病**（T1DM） 青少年多发，发病急，症状明显，易获诊断。成年人发病者发病较缓慢，症状隐匿，易被误诊为2型糖尿病。该型需用胰岛素治疗以控制代谢紊乱和维持生命。

**2. 2型糖尿病**（T2DM） 约占糖尿病群体的90%以上，多见于成人，尤其是40岁以后。起病隐匿，不少患者在发现时就已经存在并发症。该型早期不需胰岛素治疗，但随着病情进展，相当一部分患者需用胰岛素控制血糖或维持生命。

**3. 其他特殊类型糖尿病** 共有8个类型：①β细胞功能遗传性缺陷；②胰岛素作用遗传性缺陷；③胰腺外分泌疾病；④内分泌疾病；⑤药物或化学品所致糖尿病；⑥感染；⑦不常见的免疫介导糖尿病；⑧其他。

**4. 妊娠糖尿病**（GDM） 指在妊娠期间首次发生或发现的糖尿病或糖耐量降低，不包括妊娠前已知的糖尿病患者。

## 三、病因与发病机制

糖尿病的病因和发病机制较复杂，尚未完全明了。不同类型糖尿病的病因不尽相同，即使在同一类型中也存在着异质性。总的来说，遗传因素及环境因素共同参与其发病过程。

**1. 1型糖尿病** 病因是胰岛β细胞受到破坏引起的胰岛素绝对缺乏。绝大多数患者有自身免疫参与，称免疫介导1型糖尿病。少数患者找不到自身免疫反应的证据，称为特发性1型糖尿病。

**2. 2型糖尿病** 有明显的遗传基础，且与环境因素密切相关。

（1）遗传因素 T2DM有较强的遗传倾向，属于复杂的多基因遗传病，同卵双生中一个患糖尿病，另一个发病概率为95%。

（2）环境因素 摄食过多、向心性肥胖、体力活动减少、生活方式改变、化学毒物、人口老龄化等也与其发病有关。

T2DM的发病机制与胰岛素抵抗（insulin resistance，IR）和胰岛素相对缺乏有关。IR是指体内周围组织对胰岛素的敏感性降低，组织对胰岛素不敏感，外周组织如肌肉、脂肪对胰岛素促进葡萄糖摄取的作用发生了抵抗。

## 四、临床表现

糖尿病患者由于胰岛素绝对或相对不足或胰岛素抵抗，机体不能充分利用摄取的葡萄糖，出现以血糖升高为主的一系列代谢紊乱。典型临床表现描述为“三多一少”，即多尿、多饮、多食和体重减轻。T1DM患者多起病急，病情重，症状明显。T2DM患者多起病缓，病情较轻，相当一部分患者症状不明显，常因各种并发症或伴发病就诊，或健康检查发现高血糖。

**1. 多尿** 由于血糖升高，形成渗透性利尿而引起多尿。

**2. 多饮** 多尿致水分丢失过多，细胞内脱水，刺激口渴中枢而多饮。

**3. 多食** 机体丢失大量葡萄糖，为维持机体活动，常通过多食补偿。

**4. 消瘦** 外周组织利用葡萄糖障碍，脂肪分解增多，蛋白质代谢呈负平衡，机体逐渐消瘦、乏力、体重减轻。儿童可表现为生长发育受阻。

## 五、并 发 症

**1. 急性并发症**

（1）糖尿病酮症酸中毒、高渗性高血糖状态 部分患者以此为首发表现。

（2）感染 合并疖、痈、足癣、体癣、尿路感染、肺结核等。

**2. 慢性并发症** 糖尿病的慢性并发症可遍及全身各重要器官，多数患者因心血管或脑血管动脉粥样硬化而死亡。

（1）大血管病变　大、中动脉粥样硬化发生、发展加速，主要累及主动脉、冠状动脉、脑动脉、肾动脉和肢体外周动脉等，引起冠心病、缺血或出血性脑血管病、肾动脉硬化和肢体动脉硬化等。下肢动脉严重供血不足可导致肢体坏疽。

（2）微血管病变　主要累及肾、视网膜、心肌、神经组织，尤以糖尿病肾病和视网膜病变为主。糖尿病肾病常见于病史10年以上的患者，表现为蛋白尿、水肿、高血压、肾衰竭等，是T1DM的常见死因；在T2DM，其严重性仅次于心、脑血管病。糖尿病视网膜病变是患者失明的主要原因之一，严格控制糖尿病可延缓其发生发展。

（3）神经病变　临床最常见周围神经病变，肢端感觉异常如麻木、刺痛、灼热等，呈对称性手套袜套样分布。运动神经受累后可见肌力减弱、肌肉萎缩甚至瘫痪。自主神经受累也较常见，并可较早出现，影响胃肠、心血管、泌尿生殖系统功能。

（4）糖尿病足　与下肢远端神经异常和周围血管病变相关的足部溃疡、感染和（或）深层组织破坏，严重者需截肢。

（5）眼的其他病变　除视网膜病变外，还可见白内障、青光眼、黄斑病、屈光改变及虹膜睫状体病变等。

## 六、辅助检查

**1. 尿糖测定**　尿糖阳性是发现糖尿病的重要线索，但不能用于确诊糖尿病。

**2. 血糖测定**　血糖升高是诊断糖尿病的主要依据。空腹静脉血糖正常浓度为3.9～6.0mmol/L（70～108mg/dl）。

**3. 葡萄糖耐量试验**　血糖高于正常范围而又达不到诊断标准者，须进行口服葡萄糖耐量试验（OGTT）。清晨一次口服无水葡萄糖75g（儿童按每千克体重1.75g计算，总量不超过75g），2小时后再测血糖。

**4. 糖化蛋白测定**　糖化蛋白包括糖化血红蛋白（$HbA_1c$）及糖化白蛋白等，是病情控制情况的监测指标。前者反映糖尿病患者近8～12周平均血糖水平，后者反映患者近2～3周平均血糖水平。

**5. 血浆胰岛素和C肽测定**　血浆胰岛素和C肽测定用以评价胰岛β细胞功能。T1DM患者血浆胰岛素和C肽减少或不能测得，T2DM患者可偏低、正常或高于正常。

**6. 其他**　关于代谢紊乱方面还应进行血脂、血浆尿素氮、肌酐、尿酸、乳酸、$\beta_2$微球蛋白、血液流变学等测定。

## 七、诊断与鉴别诊断

根据病史、各种慢性并发症及实验室检查，诊断并不困难。

### （一）诊断标准

我国的糖尿病诊断标准，见表11-1。

**表11-1　糖尿病诊断标准**

| 诊断标准 | 静脉血浆葡萄糖或 $HbA_1c$ 水平 |
|---|---|
| 典型糖尿病症状 | — |
| 加上随机血糖 | ≥11.1mmol/L |
| 或加上空腹血糖 | ≥7.0mmol/L |
| 或加上OGTT2小时血糖 | ≥11.1mmol/L |
| 或加上 $HbA_1c$ | ≥6.5% |
| 无糖尿病典型症状者，须改日复查确认 | — |

注：典型的糖尿病症状包括多食、多尿、多饮及不明原因体重下降；随机血糖指不考虑上次用餐时间，一天中任意时间的血糖，不能用来诊断空腹血糖受损或糖耐量减低；空腹状态指至少8小时没有进食热量。

如果能除外急性代谢紊乱引起的血糖显著升高，符合上述任何一条标准，并在另一天重复检测确认，诊断即可成立。

### （二）鉴别诊断

需排除其他原因所致的尿糖阳性（如肾糖阈降低、急性应激状态等）、药物对血糖的影响（如糖皮质激素、噻嗪类利尿药、口服避孕药、阿司匹林、三环类抗抑郁药等可使血糖升高）及继发性糖尿病（如肢端肥大症、库欣综合征、嗜铬细胞瘤等）。

## 八、治　疗

由于糖尿病的病因和发病机制尚未完全明了，因此缺乏针对病因的治疗。治疗目标为纠正代谢紊乱，消除症状、防止或延缓并发症的发生，降低病死率，提高患者生活质量。现代糖尿病治疗的5个要点为：糖尿病教育、饮食控制、运动疗法、血糖监测、药物治疗。具体措施以饮食控制和运动疗法为基础，根据病情选择药物治疗。

### （一）糖尿病教育

糖尿病教育是基本治疗措施之一，被公认为是其他治疗成败的关键。良好的教育可使患者认识到糖尿病需终身控制，并调动其主观能动性，配合治疗并持之以恒。应让患者了解糖尿病的基础知识，学会饮食和运动控制，学会测尿糖或使用便携式血糖仪，学会胰岛素注射技术及了解使用降血糖药物的注意事项。

### （二）饮食控制

所有糖尿病患者均需控制饮食，并长期严格执行，此为另一项重要的基础治疗措施。

**1. 总热量**　根据患者的理想体重[查表，或简易计算，理想体重（kg）=身高（cm）-105]和工作性质，计算每日所需总热量。不同工作状态下，成人每日所需总热量（每日每千克理想体重）分别为：休息者105～125kJ（25～30kcal），轻体力劳动者125～146kJ（30～35kcal），中度体力劳动者146～167kJ（35～40kcal），重体力劳动者167kJ（40kcal）以上。儿童、孕妇、乳母、营养不良者、低体重者和伴消耗性疾病者酌增，肥胖者酌减，使患者体重逐渐达到理想体重±5%左右。

**2. 饮食成分**　碳水化合物占总热量的50%～60%，蛋白质摄入一般不超过总热量的15%，脂肪约占总热量的30%。

**3. 合理分配**　确定每日摄取热量和食物成分后，将热量换算为食物重量。每克碳水化合物、蛋白质产热均为16.7kJ（4kcal），每克脂肪产热37.7kJ（9kcal）。换算为食物后制订食谱，三餐分别按1/5、2/5、2/5分配，或四餐分配为1/7、2/7、2/7、2/7。提倡食用粗粮、富含纤维素食物，限制饮酒。

### （三）运动疗法

应进行有规律的合适运动。根据年龄、性别、病情及有无并发症等不同条件，循序渐进并长期坚持。

### （四）血糖监测

监测血糖可由医院或患者在家中进行。患者自我监测血糖是近10多年来糖尿病患者管理方法的主要进展之一，可为糖尿病患者和保健人员提供了动态数据。使用便携式血糖仪可以经常并便捷地观察患者血糖水平，便于及时调整药物。糖尿病的控制情况可参见表11-2。

**表11-2　糖尿病血糖控制目标**

| 指标 | 理想 | 尚可 | 差 |
|---|---|---|---|
| 血浆葡萄糖（mmol/L）空腹 | 4.4～6.1 | ≤7.0 | ＞7.0 |
| 血浆葡萄糖（mmol/L）非空腹 | 4.4～8.0 | ≤10.0 | ＞10.0 |

（五）口服药物治疗

**1. 促胰岛素分泌剂**

（1）磺脲类（sulfonylureas，SUs） 是临床上应用较广泛的口服降血糖药。

1）作用机制：SUs能促进内源性胰岛素分泌，在机体存留相当数量有功能的胰岛β细胞（≥30%）时发挥作用，并可能改善T2DM患者的胰岛素抵抗。

2）适应证：无急性并发症的T2DM。

3）禁忌证：T1DM、有严重并发症的T2DM、儿童、孕妇、哺乳期妇女、大手术围手术期、过敏或有重度不良反应等。

4）常用制剂及用法：参见表11-3。SUs治疗宜从小剂量开始，餐前半小时服用。根据尿糖和血糖数据每日调整剂量一次，直至病情达到良好控制。可联合使用双胍类、α葡萄糖苷酶抑制药、胰岛素，通常不联合使用其他SUs制剂。

**表11-3　常用磺脲类制剂和用法**

| 名称 | | 每片剂量（mg） | 每日剂量（mg/d） | 日服次数 | 作用时间（小时） |
|---|---|---|---|---|---|
| 第一代 | 甲苯磺丁脲 | 500 | 500～3000 | 2～3 | 6～8 |
| | 氯磺丙脲 | 100 | 50～100 | 1～2 | 36～60 |
| 第二代 | 格列本脲 | 2.5～5.0 | 2.5～15.0 | 1～2 | 16～24 |
| | 格列吡嗪 | 5 | 2.5～20.0 | 1～3 | 3～7 |
| | 格列齐特 | 80 | 40～320 | 1～2 | 12～24 |
| | 格列波脲 | 25 | 12.5～75.0 | 1～2 | 8～10 |
| | 格列喹酮 | 30 | 15～120 | 2～3 | 4～8 |
| 第三代 | 格列美脲 | 1 | 1～6 | 1 | 12～24 |

5）不良反应：①低血糖反应：最常见且重要，常发生于老年患者（60岁以上）、肝肾功能不全或营养不良者，与药物剂量过大、饮食不当、使用长效制剂或联合使用了增强SUs降血糖作用的药物等有关。②体重增加：可能与刺激胰岛素分泌增多有关。③皮肤过敏反应：皮疹、皮肤瘙痒等。④消化系统：上腹不适、食欲减退等，重者发生胆汁淤积性黄疸和肝功能损害，应停药。⑤可能给心血管系统带来不利影响，但有待于临床试验进一步证实。

（2）格列奈类　为非磺脲类的促胰岛素分泌剂，降血糖作用快而短，主要用于降低餐后高血糖。于餐前或进餐时立即服用，不进餐不服药。我国上市的有瑞格列奈、那格列奈和米格列奈。按病情需要，格列奈类药物可与SUs以外的其他药物联合应用。常见不良反应是低血糖和体重增加，但低血糖的风险和程度较磺脲类药物轻。

**2. 双胍类**

（1）作用机制　促进外周组织（肌肉、脂肪等）对葡萄糖的摄取和利用；抑制糖原异生和糖原分解；延缓葡萄糖在胃肠道的吸收；与磺脲类和胰岛素有协同作用。双胍类对血糖正常者无降糖作用。

（2）适应证　T2DM，尤其是伴肥胖者。许多国家和国际组织制订的糖尿病指南中推荐二甲双胍作为超重和肥胖的T2DM患者控制高血糖的一线用药。不单独用于T1DM，T1DM患者在使用胰岛素基础上可以合用。

（3）禁忌证　糖尿病并发酮症酸中毒或高渗性高血糖状态，各种应激状态、肝、肾功能不全等。老年患者慎用，孕妇、哺乳期妇女、儿童也不宜使用。

（4）常用制剂及用法　①二甲双胍，通常0.5～1.5g/d，分2～3次服用，最大剂量不超过2g/d。②苯乙双胍（降糖灵），50～150mg/d，分2～3次服用，不良反应较大，在许多国家和地区已被淘汰。

（5）不良反应　①胃肠道反应：为主要不良反应，如口干、口苦、金属味、食欲下降、恶心、呕吐、腹泻等，采用餐中或饭后服药，或从小剂量开始，然后逐渐增量可减轻不良反应。不少患者坚持服用一段时间后该反应可减轻或消失。②乳酸酸中毒：此为严重不良反应，以苯乙双胍发生率高，而二甲双胍较少发生。③皮肤过敏反应：少数发生皮疹等。

**3. α葡萄糖苷酶抑制药**（AGI）　竞争性抑制小肠黏膜刷状缘的α葡萄糖苷酶，使碳水化合物在肠道吸收延缓，从而降低餐后高血糖。尤其适用于以碳水化合物为主要食物和表现为餐后高血糖为主的患者。可与多种药物联合使用。单独用药不会发生低血糖，但如联用其他药物而发生低血糖时，应直接使用葡萄糖纠正。不良反应多为胃肠道反应，如腹胀、腹泻、便秘等，服用一段时间后可减轻。胃肠功能紊乱、孕妇、哺乳期妇女和儿童不宜使用。国内上市的AGI有三种制剂：阿卡波糖，每次50～100mg，每日3次；伏格列波糖，每次0.2mg，每日3次；米格列醇，每次50～100mg，每日3次。AGI应在进食第一口食物后服用。

**4. 胰岛素增敏药**　系噻唑烷二酮类，可提高细胞对胰岛素作用的敏感性，减轻胰岛素抵抗。可单独或联合其他口服药物治疗T2DM，但不适用于T1DM、孕妇、哺乳期妇女和儿童及心、肝功能不全者。主要不良反应有体重增加、水肿和充血性心力衰竭。目前有两种制剂：①罗格列酮：用量为4～8mg/d，每日1次或分2次口服；②吡格列酮：用量为15～30mg/d，每日1次口服。此外还有与二甲双胍的复合制剂。

**5. DPP-4抑制药**　通过抑制二肽基肽酶Ⅳ（DPP-4）而减少胰高血糖素样肽-1（GLP-1）在体内的失活，使内源性GLP-1水平升高。GLP-1可增加胰岛素分泌，抑制胰高血糖素分泌。目前在国内上市的制剂及用法有：西格列汀100mg，每日1次；沙格列汀5mg，每日1次；维格列汀50mg，每日1～2次；利格列汀5mg，每日1次；阿格列汀25mg，每日1次。总体不良反应发生率低。

**6. 钠-葡萄糖共转运蛋白2抑制药**（SGLT2i）　是近年受到高度重视的新型口服降糖药物，可抑制肾脏对葡萄糖的重吸收，降低肾糖阈，从而促进尿糖的排出。目前在我国上市的有达格列净、恩格列净、卡格列净和艾托格列净。SGLT2i可单用或联合其他降糖药物治疗成人T2DM，重度肝功能受损患者不推荐使用。常见不良反应为泌尿系统和生殖系统感染及与血容量不足相关的不良反应。

### （六）注射降糖药物

**1. 胰岛素**

（1）适应证　①T1DM。②T2DM患者经饮食疗法及口服降糖药物未获良好控制者。③糖尿病酮症酸中毒、高渗性昏迷、乳酸性酸中毒伴高血糖者。④糖尿病并发心、脑、肾、视网膜等脏器严重损害者。⑤伴重症感染、围手术期、创伤、分娩等。⑥全胰腺切除的继发性糖尿病。⑦糖尿病合并妊娠或妊娠糖尿病患者经过饮食控制血糖仍不能控制。⑧新诊断糖尿病患者，若代谢紊乱症状明显、严重高血糖时，无论哪一种类型糖尿病，均应使用胰岛素，控制高血糖后，再视具体情况调整方案。

（2）胰岛素类型　胰岛素按作用时间可分成不同类型，各种胰岛素制剂特点见表11-4。

**表11-4　各种胰岛素制剂的特点**

| 作用类别 | 制剂 | 皮下注射作用时间（h） | | |
|---|---|---|---|---|
| | | 起效 | 高峰 | 持续 |
| 短效 | 普通胰岛素（regular insulin，RI） | 0.5 | 2～4 | 6～8 |
| 中效 | 低精蛋白锌胰岛素混悬液（NPH）<br>慢胰岛素锌混悬液（lente insulin） | 1～3 | 6～12 | 18～26 |
| 长效 | 精蛋白锌胰岛素混悬液（PZI）<br>特慢胰岛素锌混悬液（ultralente insulin） | 3～8 | 14～24 | 28～36 |

注：作用时间仅供参考。

短效胰岛素主要控制1餐饭后高血糖；中效胰岛素主要控制2餐饭后高血糖，以第2餐饭为主；长效胰岛素无明显作用高峰，主要提供基础水平胰岛素。普通（正规）胰岛素是唯一可经静脉注射的胰岛素，可用于抢救糖尿病酮症酸中毒等。目前全球范围内使用的胰岛素类似物有以下三种。

1）速效人胰岛素类似物：也称超短效人胰岛素类似物。同短效胰岛素相比，起效快，可餐前即刻注射；高峰时间提前，持续时间短，不易出现下一餐前低血糖，降糖效果更佳。使用更方便，患者依从性更好。目前应用于临床的主要有赖脯胰岛素、门冬胰岛素。

2）超长效人胰岛素类似物：吸收稳定，恒速释放入血，作用时间长，重复性好，药效学与胰岛素泵相似，可提供稳定的胰岛素浓度，不仅能有效控制空腹血糖，且较少引起血糖波动及夜间低血糖，因而是较理想的基础胰岛素剂型。目前已经研制成功的有甘精胰岛素、地特胰岛素、德谷胰岛素。

3）预混人胰岛素类似物（双时相人胰岛素类似物）：其中的速效胰岛素能提供更快、更高的餐时胰岛素分泌峰，与餐后血糖峰的同步性大大改善，有效降低餐后血糖的漂移；而精蛋白结合胰岛素成分则可提供基础胰岛素的补充，有效降低空腹血糖。目前赖脯胰岛素和门冬胰岛素均有不同比例的预混制剂。例如，双时相门冬胰岛素是首个在中国上市的预混人胰岛素类似物，具有快慢结合的特点，能更好地模拟人生理性的胰岛素分泌。

**链接** 结晶牛胰岛素

1965年，中国科学家人工合成的结晶牛胰岛素，是世界上第一次人工合成与天然胰岛素化学结构相同，并具有完整生物活性的蛋白质，是人类在揭示生命本质的征途上实现的里程碑式新飞跃，开辟了人工合成蛋白质的时代，在生命科学发展史上产生了重大影响，也为我国生命科学研究奠定了基础，具有重要的历史意义。

（3）使用原则和方法　胰岛素治疗应在综合治疗基础上进行。使用剂量必须个体化，差异非常悬殊，每3～5天调整一次。开始时宜用普通胰岛素以便探索剂量，餐前注射。在肾糖阈较稳定的患者可以用餐前尿糖阳性程度估计胰岛素剂量，每“+”约用4U胰岛素，以后按疗效进行调整。为了防止餐后高血糖，一般每餐前15～45分钟皮下注射。如果患者胰岛功能很差，不能维持基础性胰岛素分泌，则应加用长效胰岛素或晚上10～12时再增加一次胰岛素注射，以便黎明时血糖维持在正常范围。

在糖尿病的治疗中有两种现象必须了解：①黎明现象：即夜间血糖控制良好，仅在黎明前一段时间无任何诱因血糖升高，可能是清晨皮质醇、生长激素等胰岛素拮抗素激素分泌增多所致；②索莫吉（Somogyi）效应：即在夜间曾有低血糖而未被察觉，但导致体内胰岛素拮抗素激素分泌增加，继而发生低血糖后的反跳性高血糖。夜间多次（于0、2、4、6、8时）测定血糖，有助于鉴别早晨高血糖的原因。

胰岛素还可通过胰岛素泵给予，由计算机控制，模拟胰岛素的持续基础分泌和进餐时的脉冲式释放。

（4）不良反应　胰岛素使用过程中需注意低血糖反应、过敏反应。多次胰岛素注射后，若注射部位出现脂肪萎缩或增生，停止该部位注射后可逐渐恢复。治疗中应经常更换注射部位。

**2. GLP-1受体激动药**　与胰岛β细胞的GLP-1受体结合后，可葡萄糖依赖性地刺激胰岛素合成和分泌；减少胰高血糖素释放；还可作用于中枢神经系统GLP-1受体，进而减少食物摄入；并通过促进棕色脂肪组织的生热作用和白色脂肪组织分解增加能量消耗；延迟胃排空。

GLP-1受体激动药均需皮下注射，可使$HbA_1c$降低1.0%～1.5%，且有显著降低体重作用。目前我国已上市的GLP-1受体激动药有短效制剂（包括艾塞那肽、利司那肽和贝那鲁肽）和长效制剂（包括利拉鲁肽、艾塞那肽周制剂、度那糖肽和洛塞那肽等）。

用法：①艾塞那肽，起始剂量为5μg，每日2次，于早餐和晚餐前60分钟内给药。治疗1个月后，可根据临床反应将剂量增加至10μg，每日2次。长效艾塞那肽缓释剂型，1周只需注射1次。②利司那肽，10～20μg，每日1次，皮下注射。③贝那鲁肽，起始剂量为每次0.1mg，每日3次，餐前5分钟皮下注射。④利拉鲁肽，0.6～1.8mg，每日1次，皮下注射。⑤艾塞那肽周制剂，每周同一天皮下注射2mg。⑥度那糖肽，每周同一天皮下注射0.75～1.50mg。⑦洛塞那肽，每周同一天皮下注射0.1～0.2mg。

不良反应：胃肠道反应，包括腹泻、恶心、腹胀、呕吐等，多见于治疗初期。

#### （七）胰腺移植和胰岛移植

移植对象大多为T1DM患者，来源主要是胎儿胰腺、尸体胰腺和自体胰腺组织。移植后可去除对胰岛素的依赖，但目前移植效果有待提高。

### 九、预　　后

早期开始有效治疗，预后良好，死亡原因主要为心血管、脑和肾并发症，恶性肿瘤的发生率也较普通人群为高，60岁以后发现的患者预后较差。

### 十、预　　防

平日以天然食物和粗加工食物为主，提倡戒烟限酒，少摄盐。适当进行体力活动，防止肥胖。定期进行健康检查，及时发现和早期干预是争取良好预后的先决条件。

## 第2节　甲状腺功能亢进症

**案例11-2**

患者，女，28岁。近3个月来怕热、多汗，偶有胸闷、心悸、失眠，脾气急躁，易饥多食却日渐消瘦，大便2～3次/天，遂来院就诊。查体：身高166cm，体重55kg，脉搏102次/分，血压135/65mmHg。甲状腺Ⅱ度弥漫性肿大，两侧对称，手指轻微震颤。实验室检查：游离三碘甲状腺原氨酸（$FT_3$）11.2pmol/L（参考值2.1～5.4pmol/L），游离甲状腺素（$FT_4$）30.6pmol/L（参考值9～23.9pmol/L），促甲状腺激素（TSH）0.01mU/L（参考值0.3～4.8mU/L）。

**思考题**：1. 患者可初步诊断为什么疾病？

2. 采用哪种治疗方法比较合适？

甲状腺功能亢进症简称甲亢，是指甲状腺腺体本身产生甲状腺激素过多而引起的一组临床表现。主要表现为多食、消瘦、畏热、心悸、眼球突出、甲状腺肿大等。其病因多样，如毒性弥漫性甲状腺肿（格雷夫斯病，Graves disease，GD）、毒性结节性甲状腺肿和甲状腺自主高功能腺瘤（Plummer病）等，本节主要讨论Graves病。

GD是引起甲状腺功能亢进最主要的病因，占甲亢的80%左右。好发于中青年女性，男女发病比例为1∶（4～6）。

**链接**　甲状腺功能减退症

甲状腺功能减退症（简称甲减），是由于甲状腺激素合成和分泌减少或组织作用减弱导致的全身代谢减低综合征。主要表现为代谢率减低和交感神经兴奋性下降。成人可造成黏液性水肿、皮肤增厚、毛发脱落和性功能减退等症状；儿童因影响了骨骼和神经系统发育，表现为身材矮小、智力低下，称为呆小病。治疗甲减的药物主要是甲状腺激素类药物，常选用左甲状腺素$L$-$T_4$单药替代治疗，多需终生服药。

## 一、病因及发病机制

本病病因尚未完全明确，目前公认和自身免疫有关，有显著的遗传倾向。GD 患者的血清中存在针对甲状腺细胞 TSH 受体的特异性自身抗体，称为 TSH 受体抗体（TSH receptor antibody，TRAb）。TRAb 有两种类型，即TSH受体刺激性抗体（TSH receptor stimulating antibody，TSAb）和TSH 受体刺激阻断性抗体（TSH receptor stimulation-blocking antibody，TSBAb）。其中，TSAb与TSH受体结合，可导致甲状腺细胞增生和甲状腺激素合成、分泌增加。所以，TSAb是GD的致病性抗体。95%未经治疗的GD患者TSAb阳性。

## 二、临床表现

**1. 甲状腺激素分泌过多综合征**

（1）高代谢综合征　甲状腺激素分泌增多，使交感神经兴奋，新陈代谢加快，患者出现怕热多汗、皮温增高、皮肤潮湿，可有低热、多食善饥、体重减轻、疲乏无力等。

（2）心血管系统　心悸、心动过速，第一心音亢进；收缩压增高，舒张压降低，脉压增大；可有心律失常如期前收缩、心房颤动；并发心力衰竭等。

（3）精神、神经系统　可表现为急躁易怒、精神紧张、多言善动、失眠不安、注意力不集中等，严重者出现忧郁、狂躁。双手臂前平举伸展时有手指细震颤。腱反射亢进。

（4）消化系统　多数患者食欲亢进，但体重显著下降。由于胃肠蠕动加快出现排便次数增多，内含较多未消化食物。部分患者可有肿大、肝功能损害。

（5）肌肉骨骼系统　可出现甲亢性周期性瘫痪，甲亢病情控制后可自愈。少数患者发生甲亢性肌病等。

（6）其他　周围血中白细胞总数下降，淋巴细胞和单核细胞比例增多，有时伴发原发免疫性血小板减少症。女性月经减少或闭经、不孕，男性可出现阳痿、乳腺发育。

**2. 甲状腺肿大**　甲状腺呈弥漫性、对称性肿大，质地不等，表面光滑，在腺体上下极可触及震颤并闻及血管杂音。

**3. 眼征**　可分两类，一类为单纯性突眼，也称良性突眼，系交感神经兴奋性增高所致，眼征有：①突眼度轻，不超过中国人群眼球突出度参考值（女性16.0mm，男性18.6mm）3mm以上；②上睑挛缩，眼裂增大；③瞬目减少，双眼炯炯有神；④向上看时前额皮肤不能皱起；⑤双眼下视时，上睑不随眼球下垂；⑥两眼看近物时眼球向内侧聚合不良。另一类为浸润性突眼，也称恶性突眼，由眶后组织的自身免疫炎症所致，突眼度超过18mm，患者有畏光、流泪、胀痛、复视、视力减退、眼内异物感；眼球肌麻痹而视野缩小斜视，眼球活动度减小，甚至固定；眼睑闭合不全，可发生角膜溃疡甚至失明。

## 三、特殊的临床表现和类型

**1. 甲状腺危象**　也称甲亢危象，是甲状腺毒症急性加重的一个综合征，系本病严重表现，可危及生命，主要诱因为精神刺激、感染、手术前准备不充分等。患者原有的症状加剧，伴高热、大汗、腹痛、腹泻、恶心、呕吐、心动过速（140次/分以上），甚而谵妄、昏迷。死亡原因多为休克、心力衰竭及水、电解质代谢紊乱。甲亢危象的诊断主要靠临床表现综合判断。临床高度疑似本症及有危象前兆者应按甲亢危象处理。甲亢危象的病死率在20%以上。

**2. 淡漠型甲亢**　多见于老年患者。起病隐袭，高代谢综合征、眼征和甲状腺肿均不明显。主要表现为明显消瘦、心悸、乏力、震颤、头晕、昏厥、神经质或神志淡漠、腹泻、厌食。可伴有心房颤动和肌病等，70%患者无甲状腺肿大。临床中患者常因明显消瘦而被误诊为恶性肿瘤，因心房颤动被误诊为冠心病，所以老年人不明原因的突然消瘦、新发生心房颤动时应考虑本病。

**3. 胫前黏液性水肿** 约5%的GD患者伴发本症，白种人中多见。多发生在胫骨前下1/3部位，也见于足背、踝关节、肩部、手背或手术瘢痕处，偶见于面部，皮损大多为对称性。早期皮肤增厚、变粗，有广泛大小不等的棕红色或红褐色或暗紫色突起不平的斑块或结节，边界清楚，直径5～30mm不等，连片时更大，皮损周围的表皮稍发亮，薄而紧张，病变表面及周围可有毳毛增生、变粗、毛囊角化，可伴感觉过敏或减退，或伴痒感；后期皮肤粗厚，如橘皮或树皮样，皮损融合，有深沟，覆以灰色或黑色疣状物，下肢粗大似象皮腿。

## 四、辅助检查

**1. 血清总甲状腺素（$TT_4$）、血清总三碘甲状腺原氨酸（$TT_3$）** 均升高。

**2. 血清游离甲状腺素（$FT_4$）、血清游离三碘甲状腺原氨酸（$FT_3$）** 均升高。因其与甲状腺激素的生物学效应密切相关，所以临床已逐渐替代$TT_4$和$TT_3$，成为诊断甲亢的首选指标。

**3. 血清促甲状腺激素（TSH）** 水平降低。根据下丘脑-垂体-甲状腺轴的反馈调节机制，TSH是反映甲状腺功能的最敏感指标。

**4. 免疫检查** TRAb是鉴别甲亢病因、诊断GD的指标之一。新诊断的GD患者75%～96%TRAb阳性。另外也可测TSAb，与TRAb相比，TSAb反映了这种抗体不仅与TSH受体结合，而且这种抗体产生了对甲状腺细胞的刺激功能。85%～100%的GD新诊断患者TSAb阳性。

**5. 甲状腺摄$^{131}$I率** 总摄取量增加，摄取高峰值提前。该法已被激素测定试验代替。

**6. 其他影像学检查** 甲状腺超声、甲状腺扫描、眼部CT和MRI等可根据临床需要选用。

## 五、诊　断

本病的诊断主要依靠临床表现和实验室检查。

**1. 甲亢的诊断** ①高代谢综合征，②甲状腺弥漫性肿大，③血清$TT_4$、$FT_4$增高，TSH降低。具备以上三项，除外非甲亢性甲状腺毒症，即可确立诊断。应注意早期轻症、小儿、老年人表现可不典型。

**2. GD的诊断** ①甲亢诊断确立；②甲状腺弥漫性肿大（触诊和B超证实），少数患者可以无甲状腺肿大；③眼球突出和其他浸润性眼征；④胫前黏液性水肿；⑤TRAb、TSAb、抗甲状腺过氧化物酶自身抗体（TPOAb）、甲状腺球蛋白抗体（TgAb）阳性。以上标准中，①②项为诊断必备条件，③④⑤项为诊断辅助条件。TPOAb、TgAb虽然不是本病致病性抗体，但是可以交叉存在，提示本病的自身免疫病因。

另外还需与单纯性甲状腺肿、神经官能症及其他原因所致甲亢，如垂体性甲亢、自身免疫性甲状腺炎、异源性TSH甲亢等鉴别。

## 六、治　疗

甲亢治疗目的在于控制甲亢症状，使血清中甲状腺激素水平降到正常，促进免疫监护的正常化。临床上主要采取三种疗法：抗甲状腺药物（antithyroid drug，ATD）、放射性$^{131}$I和手术治疗。

### （一）抗甲状腺药物治疗

ATD治疗是甲亢的基础治疗方法，常用药物有硫脲类中的丙硫氧嘧啶，咪唑类中的甲巯咪唑。其药理作用在于阻抑甲状腺内的过氧化物酶系统，抑制碘离子转化为新生态碘或活性碘，从而妨碍碘与酪氨酸的结合，阻抑甲状腺素的合成。丙硫氧嘧啶（PTU）还可抑制外周组织中的$T_4$转化为$T_3$。本类药物口服容易吸收。

**1. 适应证** ATD适用于各种类型的甲亢，尤其适用于：①病情较轻，甲状腺轻至中度肿大的患者；②青少年及儿童、老年患者；③甲状腺手术后复发，又不适用于$^{131}$I治疗者；④手术前准备；

⑤作为 $^{131}I$ 治疗的辅助治疗。

**2. 禁忌证**　①有严重不良反应者；②ATD治疗两个疗程复发者；③哺乳期妇女；④周围血白细胞持续少于 $3.0\times10^9/L$ 者。

**3. 疗法及剂量**　分三阶段治疗。

（1）初治阶段　丙硫氧嘧啶300～450mg/d，或甲巯咪唑30～40mg/d，分2～3次口服，直至症状缓解，此阶段需6～8周。

（2）减量阶段　每2～4周减量一次，每次丙硫氧嘧啶减50～100mg/d，甲巯咪唑减5～10mg/d，逐渐减至维持量，此阶段持续3～4个月。

（3）维持阶段　丙硫氧嘧啶50～100mg/d，或甲巯咪唑5～15mg/d，维持治疗1.0～1.5年。

**4. 停药指标**　主要依据临床症状和体征。目前认为ATD维持治疗18～24个月可以停药。下述指标预示甲亢可能治愈：①甲状腺肿明显缩小；②TSAb（或TRAb）转为阴性。

**5. 复发**　单纯ATD治疗复发率较高，为50%～60%，平均多在停药后1年内发生，故停药后应定期复查。

**6. 不良反应**　约10%患者会发生粒细胞减少，需定期监测外周血白细胞，低于 $3.0\times10^9/L$ 时应停药。部分患者出现皮疹。罕见胆汁淤积性黄疸、关节痛、中毒性肝炎、血管神经性水肿等，一旦发生，立刻停药。

### （二）放射性 $^{131}I$ 治疗

甲状腺有高度浓聚 $^{131}I$ 能力，$^{131}I$ 衰变时放出β射线，可使部分甲状腺组织细胞遭到破坏，从而减少甲状腺激素的产生。$^{131}I$ 在甲状腺内停留的有效半衰期平均为3～4天。β射线在组织内的射程仅为2mm，故其电离作用仅限于甲状腺局部而不影响邻近组织。

**1. 适应证**　①年龄在25岁以上；②对抗甲状腺药物过敏者，或不能坚持长期服药者；③同时患有其他疾病如肝、心、肾等疾病而不宜手术治疗者，或术后复发者；④功能自主性甲状腺腺瘤。

**2. 禁忌证**　①年龄在20岁以下；②妊娠、哺乳期妇女；③伴严重心、肝、肾功能衰竭或活动性肺结核；④外周血白细胞计数低于 $3.0\times10^9/L$；⑤甲状腺危象；⑥重度浸润性突眼。

**3. 并发症**　①放射性甲状腺炎，治疗后1～2周内可出现；②远期并发症为甲状腺功能减退；③个别可诱发甲状腺危象，加重浸润性突眼。

### （三）手术治疗

甲状腺次全切除是治疗甲亢的有效方法之一，多数患者可得以根治，且可使自身免疫反应减弱，复发率较低。

**1. 适应证**　①ATD治疗效果不好、不能坚持服药或停药后复发者；②甲状腺肿大明显产生压迫症状的；③胸骨后甲状腺肿；④结节性甲状腺肿伴甲亢。

**2. 禁忌证**　①重度浸润性突眼；②合并严重心、肝、肾疾病不能耐受手术者；③早期妊娠（前3个月）或晚期妊娠（第6个月后）。

**3. 术前准备**　术前必须用抗甲状腺药物控制甲亢，使患者心率＜80次/分，血清 $T_3$、$T_4$ 及基础代谢率基本正常。手术前2周开始加服复方碘溶液，每日3次，每次3～5滴，现多用复方碘溶液加普萘洛尔做术前准备，术中出血少，术后不易发生甲状腺危象。普萘洛尔剂量为10～20mg，每8小时一次口服。

**4. 并发症**　术后并发症主要有伤口出血、感染、甲状腺危象、喉返神经损伤、甲状旁腺损伤、甲状腺功能低下（10%～15%）与突眼恶化等。

### （四）甲状腺危象的治疗

本症应着重于预防，尤其是手术前的准备与发生感染后的预防措施，一般预防效果较好。一旦发生，即应紧急处理。

（1）治疗诱因。

（2）抑制甲状腺激素合成　常选用PTU 600mg口服或经胃管注入，以后给予每6小时250mg口服，待症状缓解后减至一般治疗剂量。

（3）抑制甲状腺激素释放　口服PTU 1小时后再加用复方碘口服溶液5滴，每8小时一次，或碘化钠1.0g加入10%葡萄糖盐水溶液中静脉滴注24小时，以后视病情逐渐减量，一般使用3～7日。如果对碘剂过敏，可改用碳酸锂0.5～1.5g/d，分3次口服，连用数日。

（4）普萘洛尔20～40mg，每6～8小时口服一次，或1mg稀释后静脉缓慢注射。

（5）氢化可的松50～100mg加入5%～10%葡萄糖溶液静脉滴注，每6～8小时一次。

（6）在上述常规治疗效果不满意时，可选用腹膜透析、血液透析或血浆置换等措施迅速降低血浆甲状腺激素浓度。

（7）降温　高热者给予物理降温，避免用乙酰水杨酸类药物。

（8）其他支持治疗。

## 第3节　骨质疏松症

**案例11-3**

彭某，女，62岁。诉10年前开始有轻度腰部酸痛，渐至双下肢并足底持续疼痛，每因劳累或着凉时加重。近1个月来腰部酸痛加剧，彻夜不眠，双下肢酸胀麻木，无活动受限。实验室检查：血钙2.1mmol/L。影像学检查：X线摄片示第2～4、4～5腰椎体前缘舌唇样骨质增生。

**思考题**：1. 患者可初步诊断为什么疾病？

2. 患者采用哪种治疗方法比较合适？

### 一、概　　述

骨质疏松症（osteoporosis，OP）是一种代谢性骨病，以骨量低下和骨组织微结构破坏为特征，表现为骨质脆性增加和易于骨折。OP分为原发性和继发性。继发性者病因明确，是由疾病或药物引起的骨量丢失，如内分泌系统疾病、代谢性疾病、结缔组织疾病、血液病、营养素（维生素C、维生素D、钙、蛋白质、微量元素等）缺乏、药物因素（糖皮质激素、肝素、甲氨蝶呤、环孢素、苯妥英钠、含铝抗酸药等）等引起的骨质疏松。原发性者又分为Ⅰ型、Ⅱ型两个亚型，Ⅰ型即绝经后骨质疏松症，发生于绝经后妇女，多数患者骨转换率增高；Ⅱ型即老年性骨质疏松症，多见于70岁以上的老年人。本节主要介绍原发性骨质疏松症。

### 二、病因和发病机制

原发性骨质疏松症的病因和发病机制尚未明确。凡可增加骨吸收的因素，均易造成OP的发生。此外，青春发育期是人体骨量增加最快的时期，约在30岁达到峰值骨量（peak bone mass，PBM）。PBM越高，发生OP的可能性越小或发生时间越晚，故使PBM降低的因素也与OP发生有关。

#### （一）增加骨吸收的因素

**1. 妊娠和哺乳**　妊娠期胎儿所需的钙、磷等完全由母体供给，哺乳期婴儿也自母乳获得矿物质。如此期矿物质摄入不足或吸收障碍，须动用骨盐维持血钙水平，则可促进骨质疏松的发生。

**2. 雌激素缺乏**　雌激素缺乏使破骨细胞功能增强，加速骨丢失，此为绝经后骨质疏松症的主要病因。

**3. 活性维生素D[1，25-(OH)$_2$D$_3$]缺乏和PTH增高**　由于高龄和肾功能减退等原因，肠钙吸收和

1，25-$(OH)_2D_3$生成减少，PTH呈代偿性分泌增多，导致骨转换率加速和骨丢失。

**4. 细胞因子影响**　如白细胞介素（IL）-1、IL-6、肿瘤坏死因子（TNF）等，为促破骨细胞生成因子，而成骨生长肽（OGP）和转化生长因子β（TGF-β）等，则为抗破骨细胞生成因子。

### （二）影响PBM的因素

**1. 遗传因素**　多种基因的表达水平可影响PBM，遗传因素决定了70%～80%的PBM。

**2. 钙的摄入量不足**　钙是骨矿物质中最重要的成分。骨骼生长发育期及钙需要量增加时（如妊娠、哺乳期），钙摄入不足将会影响PBM。

**3. 其他因素**　体力活动可刺激骨形成，有助于提高PBM，故缺少活动者易发生OP。长期卧床和失重者（如宇航员）也易发生OP。此外，吸烟、酗酒、高蛋白高盐饮食、过多饮用咖啡、维生素D缺乏、日晒不足等也是OP的易发因素。

## 三、临床表现

**1. 骨痛和肌无力**　轻者无症状，仅在X线摄片或测量骨密度时被发现。较重患者常诉腰背疼痛、乏力或全身骨痛。骨痛通常为弥漫性，无固定部位，检查不能发现压痛区（点）。乏力常于劳累或活动后加重，负重能力下降或不能负重。

**2. 身材短缩和驼背**　椎体短缩或压缩性骨折，可使身材短缩3～6cm。严重者伴驼背。

**3. 骨折**　骨质疏松性骨折属于脆性骨折，是骨质疏松症最常见和最严重的并发症，常因轻微活动或创伤如挤压、摔倒等诱发。脊柱、髋部、前臂等部位多发。脊柱压缩性骨折多见于绝经后骨质疏松症患者，髋部骨折多见于老年性骨质疏松症患者。四肢或髋部骨折时肢体活动明显受限，局部疼痛加重，有畸形或骨折阳性体征。骨折后如患者因疼痛、活动受限等长期卧床则加重骨丢失，甚至可因并发感染或慢性衰竭而死亡。生存者常有活动受限，自理能力下降或丧失。

**4. 其他**　下肢肌肉痉挛，指（趾）甲变软、变脆和易裂。

## 四、诊　断

**1. 诊断线索**　①绝经后或双侧卵巢切除后女性；②不明原因的慢性腰背疼痛；③身材变矮或脊柱畸形；④脆性骨折史或脆性骨折家族史；⑤存在多种OP危险因素，如高龄、吸烟、制动、低体重、长期卧床、服用糖皮质激素等。

**2. 病史和体格检查**　可提示本病，但确诊有赖于X线片或骨密度测定。必须排除各种继发性可能后，原发性骨质疏松症的诊断方可成立。在临床，有时原发与继发性骨质疏松症同时或先后存在，多数老年人可能两者并存。

原发性骨质疏松症的分型：绝经后骨质疏松症早期（5年）多为高转换型，老年性骨质疏松症多为低转换型。二者的主要特点见表11-5。

**表11-5　绝经后骨质疏松症与老年性骨质疏松症的特点**

| 特点 | 绝经后骨质疏松症 | 老年性骨质疏松症 |
|---|---|---|
| 发病年龄 | 55～70岁 | 75～90岁 |
| 性别比（男：女） | 1：20 | 1：2 |
| 骨量丢失 | 松质骨+++，皮质骨+ | 松质骨++，皮质骨++ |
| 骨丢失速率 | 早期加速 | 较缓慢 |
| 骨折部位 | 椎体多见 | 椎体，髋部 |
| 甲状旁腺激素 | 降低 | 增高 |
| 1，25-$(OH)_2D_3$ | 继发性减少 | 原发性减少 |

## 五、治　疗

强调综合治疗、早期治疗和个体化治疗，以达到减轻患者症状、改善预后、降低骨折发生率的目的。

### （一）一般治疗

**1. 运动**　可增加和保持骨量，减少骨折的发生。运动类型和运动量根据患者情况而定。

**2. 钙剂**　适当补充钙剂适于所有类型骨质疏松症，每日钙元素摄入量800～1200mg，可通过饮食和服用碳酸钙、葡萄糖酸钙、枸橼酸钙等补充。

**3. 维生素D**　成人每日摄取200IU维生素D即可满足基本生理需要。骨质疏松患者，在补充钙剂同时，可补充维生素D 400～800IU/d，或骨化三醇[1, 25-$(OH)_2D_3$，钙三醇]或阿法骨化醇0.25μg/d。也可口服维生素D碳酸钙合剂，每日1～2片。

**4. 其他**　提倡低钠、高钾、高钙和高非饱和脂肪酸饮食，戒烟限酒，避免过量饮用咖啡及碳酸饮料，停用致骨质疏松的药物等。

### （二）对症治疗

**1. 疼痛**　给予适量非甾体抗炎药，如阿司匹林0.3～0.6g/次，每日不超过3次；吲哚美辛25mg/次，每日3次；桂美辛150mg/次，每日3次。或塞来昔布（celecoxib），每次100～200mg/次，每日1次。顽固性疼痛可短期应用降钙素制剂。

**2. 骨畸形**　局部固定或应用其他矫形措施防止畸形加剧。

**3. 骨折**　固定、复位或手术治疗，及早开始康复治疗，努力恢复运动功能。

### （三）特殊治疗

**1. 性激素补充治疗**

（1）雌激素补充治疗

1）适应证：雌激素补充治疗用于①绝经后骨质疏松症的预防和治疗；②围绝经期伴或不伴骨量减少者；③卵巢早衰或卵巢切除者。

2）禁忌证：①子宫内膜癌、乳腺癌患者；②子宫内膜异位者；③阴道出血原因不明者；④肝功能不全者；⑤系统性红斑狼疮者；⑥活动性血栓栓塞性疾病者。

3）制剂与用量：主要制剂有①微粒化17-*β*-雌二醇，或戊酸雌二醇1～2mg/d；②炔雌醇10～20μg/d；③替勃龙1.25～2.50mg/d；④尼尔雌醇1～2mg/周；⑤雌二醇皮贴剂0.05～0.10mg/d。

4）用药监测：①定期检查乳腺、子宫内膜；②定期监测骨密度；③定期监测血浆雌激素水平；④治疗期间阴道出血应减量或停药。

5）用药注意事项：①严格掌握适应证和禁忌证；②治疗剂量个体化；③定期监测各项指标，观察不良反应；④雌激素补充治疗至少应用数年，突然停药易复发；⑤联合应用钙剂、维生素D、孕激素、雄激素等，优于单一用药，综合效果好且用量小；⑥各种给药途径优劣并存，合理选择：口服、经皮给药、应用鼻喷剂等。

（2）雄激素补充治疗　可增加骨量、减小骨折发病率，用于男性骨质疏松症的治疗。苯丙酸诺龙或司坦唑醇可选择使用。不良反应有肝损害、水钠潴留等。

**2. 选择性雌激素受体调节剂**　如他莫昔芬、雷洛昔芬等，主要适用于无更年期症状、无血栓栓塞性疾病的绝经后骨质疏松症。

**3. 降钙素**

（1）适应证　为骨吸收抑制药，适用于：①高转换型骨质疏松症患者；②骨质疏松症伴明显疼痛者，镇痛效果好；③变形性骨炎；④高钙血症者。

（2）禁忌证　①过敏者禁用；②因可通过胎盘，孕妇禁用；③有皮疹、支气管哮喘者慎用。

（3）制剂与剂量　①鲑鱼降钙素，系人工合成，皮下或肌内注射50～100U/d，有效后减为每周2～3次，每次50～100U。②鳗鱼降钙素，系半人工合成，肌内注射每次20U，每周2次，或根据病情酌情增减。

（4）不良反应　部分患者出现注射后面部、手部潮红，寒战，偶见腹泻、呕吐、尿频等。

（5）用药注意事项　①降钙素为多肽类物质，有过敏反应者应慎用；②用前需补充钙剂和维生素D；③肌内注射应避开神经走向，交替变换注射部位。

**4. 二膦酸盐**

（1）适应证　二膦酸盐可抑制破骨细胞生成和骨吸收，适用于：①骨吸收明显增强的代谢性骨病；②原发性骨质疏松症，主要适用于高转换型者，尤其适用于高转换型绝经后骨质疏松症又不宜雌激素治疗者；③继发性骨质疏松症，如类固醇性骨质疏松症。

（2）禁忌证　①血栓栓塞性疾病、肾功能不全者禁用；②高钙血症者禁用；③对该类药物过敏者禁用；④食管裂孔疝、消化性溃疡者等不宜使用；⑤心血管疾病者、妊娠和哺乳期妇女、儿童、驾驶员慎用；⑥骨转换率正常或降低者不宜单独使用二膦酸盐治疗。

（3）制剂和用量　常用的有三种制剂：①依替膦酸二钠（1-羟基乙膦酸钠）400mg/d，清晨空腹口服，连用2～3周，一般需隔月一个疗程。②帕米膦酸钠（3-氨基-1-羟基乙膦酸钠）注射液，一般用量20～90mg，以注射用水稀释为3mg/ml浓度后加入生理盐水缓慢静脉滴注，不得短于24小时。每月1次，可连用3次，之后改为每3个月注射1次或更换为口服制剂。③阿仑膦酸钠（4-氨基-1-羟丁基乙膦酸钠），口服10mg/d，无须间隔给药。④其他新型制剂：唑来膦酸二钠、氯屈膦酸二钠、因卡膦酸二钠等，可供选用。

（4）不良反应　①胃肠道反应多见；②抑制骨矿化。

（5）应用注意事项　①遵循适应证和禁忌证；②为避免损害骨矿化，一般低剂量间歇给药；③为减少不良反应，不得合并使用两种及以上二膦酸盐药物；④不宜与非甾体抗炎药、氨基糖苷类抗生素联合应用，抗酸剂、铁剂等会降低该药生物利用度；⑤用药期间需补充钙剂；⑥用药期间观察疗效，监测血钙、血磷和骨吸收指标。

**5. 甲状旁腺激素（PTH）**　重组人甲状旁腺激素可促进成骨细胞增殖与分化，抑制成骨细胞凋亡，增加骨密度，提高骨骼的力学强度，减少骨折。用于原发性骨质疏松症。PTH可单用（400～800U/d），疗程6～24个月，或与雌激素、降钙素、二膦酸盐或活性维生素D联合应用。骨肿瘤患者或可疑骨肿瘤者禁用，高钙血症者慎用。

**6. 氟化物**　为骨形成刺激剂，作用强大。其作用与剂量有关：小剂量对骨量有益，降低骨折发生率；大剂量反而增加骨脆性，增加骨折发生率。该类药有氟化钠、一氟磷酸二钠、一氟磷酸谷氨酰胺等。不良反应主要有胃肠道反应、下肢疼痛综合征等。

**7. 核因子κB受体活化因子配体（RANKL）单克隆抗体**　地舒单抗是中国首个用于骨质疏松症治疗的RANKL抑制药，可以抑制破骨细胞的形成，减少骨吸收，增加骨矿物质密度，并降低骨折的发生风险，用于骨折高风险绝经后女性的骨质疏松症治疗。

（四）不同病因骨质疏松症的治疗

**1. 老年性骨质疏松症**　除使用钙剂、维生素D外，联合一种骨吸收抑制药（二膦酸盐，尤其是阿仑膦酸钠）的三联治疗，是较多采用的治疗方案。

**2. 绝经后骨质疏松症**　在使用钙剂和维生素D的基础上，联合雌激素或选择性雌激素受体调节剂治疗。此外，降钙素也可使用，如鲑鱼降钙素。

**3. 肾上腺皮质激素所致骨质疏松**　可应用二膦酸盐，如阿仑膦酸钠，并补充钙和维生素D。

**4. 抗癫痫药所致骨质疏松** 表现为骨质疏松和骨软化的混合型。需长期服用维生素D，每日摄取维生素D 400～800IU或更高。

## 六、预　防

加强卫生宣教，实施有效预防方案。高危人群的预防应及早开始，增加运动、摄入充足钙剂以期获得更高的PBM。绝经后妇女可补充雌激素或雌、孕激素合剂。骨质疏松症者应尽量避免骨折的危险因素，降低骨折发生率。

# 第4节　痛　风

**案例11-4**

患者，男，48岁。今日凌晨突然出现右足第一跖趾关节疼痛，走路时疼痛加剧，无发热，无其他关节痛。遂来院就诊。查体：右足第一跖趾关节红肿，皮温升高，有触痛。实验室检查：血尿酸530μmol/L。

**思考题：** 1. 患者可初步诊断为什么疾病？

2. 对该患者适宜采取何种治疗？

---

痛风是嘌呤代谢障碍以及尿酸排泄障碍引起的代谢性疾病，发病有明显的异质性，可表现为反复发生的急性关节炎、痛风石、关节畸形、肾间质损伤、肾小管损伤、肾小球损伤及尿酸性尿路结石等。临床上分为原发性、继发性和特发性两大类，前者多由先天性嘌呤代谢异常所致，常与肥胖、糖脂代谢紊乱、高血压、动脉硬化和冠心病等现象聚集发生，后者则由某些系统性疾病或药物引起。

## 一、病因和发病机制

病因和发病机制尚不清楚。当血尿酸浓度过高和（或）在酸性环境下，尿酸可析出结晶，沉积在骨关节、肾脏和皮下等组织，造成组织病理学改变，导致痛风性关节炎、痛风肾和痛风石等。

急性关节炎是由于尿酸盐结晶沉积引起的炎症反应，痛风性肾病是痛风特征性的病理变化之一，原发性痛风患者少数为尿酸生成增多，大多数由尿酸排泄障碍引起。痛风患者常有阳性家族史，属多基因遗传缺陷。

原发性痛风需建立在排除其他疾病基础之上；而继发者则主要由于肾脏疾病致尿酸排泄减少、骨髓增生性疾病致尿酸生成增多以及某些药物抑制尿酸的排泄等多种原因导致。特发性痛风原因未知。

## 二、临床表现

临床多见于40岁以上的男性，女性多在更年期后发病，10%～20%患者有家族遗传史。

**1. 无症状期** 仅有波动性或持续性高尿酸血症，从血尿酸增高至症状出现的时间可长达数年至数十年，有些可终身不出现症状，但随年龄增长痛风的患病率增加，并与高尿酸血症的水平和持续时间有关。

**2. 急性关节炎期** 常有以下特点：①多在午夜或清晨突然起病，多呈剧痛，数小时内出现受累关节的红、肿、热、痛和功能障碍，单侧第1跖趾关节最常见，其余依次为踝、膝、腕、指、肘；②秋水仙碱治疗后，关节炎症状可以迅速缓解；③可伴发热；④初次发作常呈自限性，数日内自行缓解，此时受累关节局部皮肤出现脱屑和瘙痒，为本病特有的表现；⑤可伴高尿酸血症，但部分患者急性发作时血尿酸水平正常；⑥关节腔滑囊液偏振光显微镜检查可见双折光的针形尿酸盐结晶，是确诊本病的依据。

**3. 痛风石及慢性关节炎期**　痛风石是痛风的特征性临床表现，常见于耳郭、跖趾、指间和掌指关节，严重时患处皮肤发亮、菲薄，破溃则有豆渣样的白色物质排出。形成瘘管时周围组织呈慢性肉芽肿，虽不易愈合但很少感染。急性关节炎反复发作可迁延为慢性关节炎，表现为受损关节肿胀、僵硬、畸形，关节腔内可有大量的痛风石，对关节造成进一步损害。

**4. 肾脏病变**　主要表现在两方面。

（1）痛风性肾病　起病隐匿，早期仅有间歇性蛋白尿，随着病情的发展而尿蛋白逐渐增多；伴有肾浓缩功能受损时夜尿增多，晚期可发生肾功能不全，表现为水肿、高血压、血尿素氮和肌酐升高。

（2）尿酸性肾石病　10%～25%的痛风患者肾有尿酸结石，呈泥沙样，常无症状，结石较大者可发生肾绞痛、血尿。当结石引起梗阻时导致肾积水、肾盂肾炎、肾积脓或肾周围炎，感染可加速结石的增长及肾实质的损害。

## 三、辅助检查

**1. 血尿酸测定**　血清标本，尿酸酶法。正常男性为208～416μmol/L；女性为149～358μmol/L，更年期后接近男性。血尿酸存在较大波动，应反复监测。

**2. 尿尿酸测定**　限制嘌呤饮食5天后，每日尿酸排出量超过3.57mmol（600mg），可认为尿酸生成增多。

**3. 滑囊液或痛风石内容物检查**　偏振光显微镜下可见针形尿酸盐结晶。

**4. X线检查**　急性关节炎期可见非特征性软组织肿胀；慢性期或反复发作后可见软骨缘破坏，关节面不规则，特征性改变为穿凿样、虫蚀样圆形或弧形的骨质透亮缺损。

**5. 计算机体层扫描（CT）与磁共振成像（MRI）检查**　CT扫描受累部位可见不均匀的斑点状高密度痛风石影像；MRI的$T_1$和$T_2$加权图像呈斑点状低信号。

## 四、诊断及鉴别诊断

高尿酸血症的诊断标准为：在正常嘌呤饮食状态下，非同日2次空腹血尿酸浓度＞420μmol/L。中老年男性如出现特征性关节炎表现、尿路结石或肾绞痛发作，伴有高尿酸血症应考虑痛风。

目前应用较广泛的是1977年美国风湿病学会制订的痛风分类标准、2015年美国风湿病学会和欧洲抗风湿病联盟共同制订的痛风分类标准。

1977年美国风湿病学会制订的痛风分类标准：满足下述第1条、第2条或第3条中任意一条即可诊断为痛风。

（1）关节液中有特异性尿酸盐结晶。

（2）化学方法或偏振光显微镜证实痛风石中含尿酸盐结晶。

（3）符合下述标准中的6条或6条以上：①急性关节炎发作＞1次；②炎症反应在1天内达高峰；③单关节炎发作；④可见关节发红；⑤第一跖趾关节疼痛或肿胀；⑥单侧第一跖趾关节受累；⑦单侧跗骨关节受累；⑧可疑痛风石；⑨高尿酸血症；⑩不对称关节内肿胀（X线片证实）；⑪无骨侵蚀的骨皮质下囊肿（X线片证实）；⑫关节炎发作时关节液微生物培养阴性。需与其他原因所致关节炎如类风湿关节炎、感染性关节炎、焦磷酸钙或碱性磷酸钙结晶沉积所致的假性痛风、创伤性及反应性关节炎、结节病、骨关节病、不典型慢性感染（如结核、布鲁氏菌病）等鉴别。

## 五、治　疗

痛风的治疗目标：控制尿酸水平，所有痛风患者血尿酸水平控制＜360μmol/L，严重痛风患者＜300μmol/L，但不应低于180μmol/L；迅速控制关节炎症状；防止尿酸结石形成和肾损害。

### （一）一般治疗

常采取以下措施：①控制体重；②适当运动；③低嘌呤饮食；④禁烟酒；⑤适当多饮水，保持尿量80～100ml/（$m^2$·d）；⑥控制糖分摄入；⑦多食用新鲜水果和蔬菜。

### （二）药物治疗

**1. 急性痛风性关节炎期的治疗**　绝对卧床，抬高患肢，避免负重，迅速给予秋水仙碱，越早用药疗效越好。

（1）秋水仙碱　治疗急性痛风性关节炎的特效药物。口服法：初始口服剂量为1mg，1小时后追加0.5mg，12小时后改为0.5mg qd或者bid，维持数天后停药。90%的患者口服秋水仙碱后12小时内疼痛缓解，24～48小时疼痛消失。肾小球滤过率（GFR）在30～50ml/（min·1.73$m^2$）时应减量使用，GFR＜30ml/（min·1.73$m^2$）时应禁用。不良反应为恶心、呕吐、厌食、腹胀和水样腹泻，发生率高达40%～75%，如出现上述不良反应，则及时调整剂量或停药，若用到最大剂量症状无明显改善时应及时停药。该药还可以引起白细胞减少、血小板减少等骨髓抑制表现以及脱发等。静脉给药可产生严重的不良反应，国内极少应用此方法。

（2）非甾体抗炎药　常用药物双氯芬酸、布洛芬、罗非昔布等。禁止同时服用两种或多种非甾体抗炎药，否则会加重不良反应。活动性消化性溃疡、消化道出血为禁忌证。

（3）糖皮质激素　上述药物治疗无效或不能使用秋水仙碱和非甾体抗炎药时，可考虑使用糖皮质激素短程治疗。如泼尼松，20～40mg，3～7天后迅速减量或停用，疗程不超过2周；但停药后容易出现症状"反跳"。

**2. 发作间歇期和慢性期的处理**　治疗目的是维持血尿酸正常水平，较大痛风石或经皮溃破者可手术剔除。

（1）促进尿酸排泄药　抑制近端肾小管对尿酸盐的重吸收，从而增加尿酸的排泄，降低尿酸水平，适合肾功能良好者。当内生肌酐清除率＜30ml/min时无效。已有尿酸盐结石形成，或每日尿排出尿酸盐＞3.57mmol（600mg）时不宜使用。用药期间应多次饮水，并服碳酸氢钠3～6g/d；剂量应从小剂量开始逐步递增。常用药物为苯溴马隆：起始剂量25mg/d，2周后可逐渐增加剂量，最大剂量100mg/d，宜餐后服用。注意大量饮水，防止肾结石的发生。

（2）抑制尿酸生成药物　①别嘌醇：通过抑制黄嘌呤氧化酶的活性，使尿酸的合成减少，适用于尿酸合成过多或不适合使用排尿酸药物者。每次100mg，每日2～4次，最大剂量600mg/d，待血尿酸降至360μmol/L以下，可减量至最小剂量或改用别嘌醇缓释片250mg/d，与排尿酸药合用效果更好。不良反应有胃肠道刺激、皮疹、发热、肝损害、骨髓抑制等，肾功能不全者剂量减半。②非布司他：不完全依赖肾脏排泄，可用于轻至中度肾功能不全患者。起始剂量20～40mg/d，最大剂量80mg/d。不良反应主要为肝功能异常、腹泻等。

（3）碱性药物　碳酸氢钠可碱化尿液，使尿酸不易在尿中积聚形成结晶，成人口服3～6g/d。

## 六、预　后

痛风是一种终身性疾病，无肾功能损害及关节畸形者，经有效治疗可维持正常的生活和工作。急性关节炎和关节畸形会严重影响患者生活质量，若有肾功能损害，预后不良。

# 第5节 血脂异常

**案例11-5**

患者，男，50岁，轻度肥胖，有高血脂家族史。近期体检发现总胆固醇7.5mmol/L，甘油三酯2.5mmol/L。

**思考题：** 1. 患者可初步诊断为什么疾病？

2. 对该患者适宜采取何种治疗措施？

血脂是血清中所含脂质的总称，与临床密切相关的血脂主要是胆固醇（cholesterol，CH）和甘油三酯（triglyceride，TG）。血脂异常俗称高脂血症，指血清中胆固醇、TG及低密度脂蛋白胆固醇（low-density lipoprotein cholesterol，LDL-C）水平过高，高密度脂蛋白胆固醇（high density lipoprotein cholesterol，HDL-C）水平过低。其主要危害是增加动脉粥样硬化性心血管疾病（ASCVD）的发病风险，因此血脂异常的防治对降低心血管疾病的患病率和提高生活质量具有重要意义。

## 一、概述

血脂不溶于水，必须与特殊的蛋白质，即载脂蛋白（apoprotein，Apo），结合形成脂蛋白才能溶于血液，被运输至组织进行代谢。

脂蛋白分为乳糜微粒（chylomicron，CM）、极低密度脂蛋白（very low density lipoprotein，VLDL）、中密度脂蛋白（intermediate density lipoprotein，IDL）、低密度脂蛋白（LDL）和高密度脂蛋白（HDL）。此外，还有一种脂蛋白称为Lp（a）。

**1. CM** 由小肠合成，是血液中颗粒最大的脂蛋白，主要成分是TG。CM可将食物中的TG和胆固醇从小肠转运至其他组织。

**2. VLDL** 由肝脏合成，其TG含量占50%～65%，VLDL可转运内源性TG至外周组织，经脂肪酶水解后释放游离脂肪酸。

**3. LDL** 由VLDL转化而来，LDL颗粒中约含50%的胆固醇，是血液中胆固醇含量最多的脂蛋白，故称为富含胆固醇的脂蛋白。LDL可将胆固醇运输到全身各处，是胆固醇的主要载体，在动脉粥样硬化的发生和发展中起着关键作用。

**4. HDL** 主要由肝脏和小肠合成，为颗粒最小的脂蛋白。IIDL可清除血管中的胆固醇，并将其运送回肝脏进行降解和排泄，对心血管有保护作用。

## 二、病因及分类

血脂异常分类比较复杂，简单的有病因分类和临床分类两种，最实用的是临床分类。

**1. 病因分类** 分为原发性血脂异常和继发性血脂异常。

原发性血脂异常原因不明，是遗传和环境因素共同作用的结果，大部分存在单一或多个基因突变，环境因素包括不良饮食习惯、运动不足、肥胖、年龄、吸烟和酗酒等。由于基因突变所致的高脂血症多具有家族聚集性，有明显的遗传倾向，特别是单一基因突变者，临床上通常称为家族性高脂血症。继发性血脂异常是指由于其他疾病所引起的血脂异常，如甲减、库欣综合征、肝肾疾病等，某些药物长期应用也可引起继发性血脂异常。

**2. 临床分类** 根据临床血脂检测的基本项目分类，临床分类见表11-6。

表11-6 血脂异常的临床分类

| 分类 | HDL-C | TC | TG |
|---|---|---|---|
| 高胆固醇血症 | 增高 | — | — |
| 高TG血症 | — | 增高 | — |
| 混合性高脂血症 | 增高 | 增高 | — |
| 低HDL-C血症 | — | — | 降低 |

注：TC. 总胆固醇；TG. 甘油三酯；HDL-C. 高密度脂蛋白胆固醇

**链接** 血脂异常的表型分类

WHO以脂蛋白的种类和严重程度将血脂异常分为六型。

Ⅰ型：乳糜微粒升高，总胆固醇正常或升高，甘油三酯显著升高，血清静置试验为上层乳浊下层透明。

Ⅱa型：低密度脂蛋白升高，总胆固醇显著升高，甘油三酯正常，血清静置试验为透明。

Ⅱb型：低密度脂蛋白、极低密度脂蛋白、总胆固醇和甘油三酯升高，血清静置试验为偶有浑浊。

Ⅲ型：中密度脂蛋白、总胆固醇和甘油三酯升高，血清静置试验为浑浊，偶有乳浊。

Ⅳ型：极低密度脂蛋白升高，总胆固醇正常或下降，甘油三酯升高，血清静置试验为浑浊。

Ⅴ型：乳糜微粒、极低密度脂蛋白升高，总胆固醇正常或升高，甘油三酯显著升高，血清静置试验为上层乳浊下层浑浊。

这种分型方法对指导临床诊断和治疗具有重要意义，缺点是过于烦琐。

## 三、临床表现

血脂异常可见于不同年龄、性别的人群，血脂水平随年龄增加而升高，高峰期在50～60岁，其后趋于稳定或下降。明显血脂异常者常有家族史。多数血脂异常患者无明显症状和体征。血脂异常的临床表现有：

**1. 黄色瘤、早发性角膜环和眼底改变** 黄色瘤颜色可为黄色、橘黄色或棕黄色，是一种异常的局限性皮肤隆起，质地柔软，眼睑周围常见。角膜外缘脂质沉积可出现角膜环，呈灰白色或白色。严重的高TG血症可出现血脂眼底改变。

**2. 动脉粥样硬化** 脂质在血管内皮下沉积引起动脉粥样硬化，导致心脑血管和周围血管病变。严重的高TG血症可导致急性胰腺炎，严重的高TC血症可引起游走性关节炎。某些家族性血脂异常常在青春期前发生冠心病，甚至心肌梗死。

## 四、辅助检查

临床上血脂检测的常规项目为TC、TG、LDL-C和HDL-C。测定时需空腹（禁食12～14h），抽血前的最后一餐应禁酒和忌食高脂食物。

血脂检查的重点对象为：

1. 有ASCVD病史者。

2. 存在多项ASCVD危险因素（如高血压、糖尿病、肥胖、吸烟）的人群。

3. 有早发ASCVD家族史者（指男性一级直系亲属在55岁前或女性一级直系亲属在65岁前患ASCVD），或有家族性高脂血症患者。

4. 皮肤或肌腱黄色瘤及跟腱增厚者。

## 五、诊　断

血脂异常诊断标准见表11-7，需鉴别原发性血脂异常和继发性血脂异常，对原发性家族性脂蛋白异常血症可进行基因诊断。

**表11-7　中国血脂水平分层标准（mmol/L）**

| 分类 | TC | LDL-C | HDL-C | TG |
|---|---|---|---|---|
| 理想水平 | — | ＜2.6 | — | — |
| 合适水平 | ＜5.2 | ＜3.4 | — | ＜1.7 |
| 边缘升高 | ≥5.2且＜6.2 | ≥3.4且＜4.1 | — | ≥1.7且＜2.3 |
| 升高 | ≥6.2 | ≥4.1 | — | ≥2.3 |
| 降低 | — | — | ＜1.0 | — |

注：TC为总胆固醇，LDL-C为低密度脂蛋白胆固醇，HDL-C为高密度脂蛋白胆固醇，TG为甘油三酯；表中所列数值是干预前空腹12小时测定的血脂水平；—为无。

## 六、治　疗

纠正血脂异常的目的在于防治缺血性心血管疾病。血脂异常受饮食及生活方式的影响，无论是否进行药物治疗，都必须坚持控制饮食和改善生活方式，无效时可适当加用一些降脂药物。推荐以LDL-C为首要干预靶点，根据个体ASCVD危险分层判断血脂异常干预的目标水平。血脂异常危险分层以及目标值见表11-8。

**表11-8　血脂异常危险分层以及目标值**

| ASCVD危险分层 | LDL-C目标值 |
|---|---|
| 超高危 | ＜1.4mmol/L且较基线降低幅度＞50% |
| 极高危 | ＜1.8mmol/L且较基线降低幅度＞50% |
| 中、高危 | ＜2.6mmol/L |
| 低危 | ＜3.4mmol/L |

### （一）生活方式干预

推荐健康生活方式，包括合理膳食、适度增加身体活动、控制体重、戒烟和限制饮酒等。其中，合理膳食对血脂影响较大，主要是限制饱和脂肪酸及反式脂肪酸的摄入，增加蔬菜和水果、全谷物、膳食纤维及鱼类的摄入。

### （二）药物治疗

降脂药物分为主要降低胆固醇的药物和主要降低TG的药物，其中部分降脂药物既能降低胆固醇，又能降低TG。

**1. 他汀类药物**

（1）作用机制　抑制胆固醇合成限速酶羟甲基戊二酰辅酶A（HMG-CoA）还原酶活性，减少胆固醇合成，继而上调肝细胞表面LDL受体，加速血清LDL分解代谢。

（2）适应证　适用于高胆固醇血症、混合型高脂血症和ASCVD的防治，是临床上最重要、应用最广的降脂药。

（3）禁忌证　儿童、孕妇、哺乳期妇女和准备生育的妇女不宜服用。

（4）常用药物及每天使用量　洛伐他汀10～80mg、辛伐他汀5～40mg、普伐他汀10～40mg、氟伐他汀10～40mg、阿托伐他汀10～80mg、瑞舒伐他汀10～20mg和匹伐他汀1～2mg。他汀类药物可在任何时间段每天服用1次，但晚上服用时LDL-C降幅会稍增加。

（5）不良反应　肝功能异常、他汀类药物相关肌肉并发症、新发糖尿病等。

**2. 贝特类药物**

（1）作用机制　通过激活过氧化物酶体增殖物激活受体和激活脂蛋白脂肪酶（LPL）而降低血清TG水平和升高HDL-C水平。

（2）适应证　适用于高TG血症和以TG升高为主的混合型高脂血症。

（3）禁忌证　肝肾功能不全及儿童、孕妇和哺乳期妇女。

（4）常用药物及剂量　非诺贝特片0.1g/次，3次/天；微粒化非诺贝特0.2g/次，1次/天；苯扎贝特0.2g/次，3次/天；苯扎贝特缓释片0.4g/次，1次/天；吉非罗齐0.6g/次，2次/天。

（5）不良反应　与他汀类药物相似，包括肝脏、肌肉和肾毒性等。

**3. 胆固醇吸收抑制药**

（1）作用机制　抑制胆固醇在肠道的吸收。

（2）适应证　适用于高胆固醇血症和以胆固醇升高为主的混合型高脂血症。

（3）禁忌证　妊娠期和哺乳期。

（4）常用药物及每日剂量　依折麦布和海博麦布，常规用量均为10mg。

（5）不良反应　头痛和消化道症状，多为一过性。

**4. 普罗布考**　有抗氧化和延缓动脉粥样硬化作用。常用剂量为0.5g/次，2次/天。主要联合其他降脂药物用于治疗家族性高胆固醇血症（FH）患者，有减轻皮肤黄色瘤的作用。常见不良反应为胃肠道反应，也可引起头晕、头痛、失眠、皮疹等。

**5. 高纯度ω-3脂肪酸**　适用于高TG血症和以TG升高为主的混合型高脂血症。推荐起始剂量：ω-3脂肪酸0.5～1.0g/次，3次/天。常见不良反应为恶心、腹部不适等。有出血倾向者禁用。

**6. 烟酸类药物**　降脂作用与抑制脂肪组织中激素敏感酶活性、减少游离脂肪酸进入肝脏和降低VLDL分泌有关。适用于高TG血症和以TG升高为主的混合型高脂血症。主要制剂为烟酸，初始剂量0.2g/次，3次/天。最常见的不良反应是颜面潮红，其他有皮肤瘙痒、皮疹、肝脏损害、高尿酸血症、高血糖、黑棘皮症和消化道不适等，慢性活动性肝病、活动性消化性溃疡和严重痛风者禁用。

**7. 前蛋白转化酶枯草溶菌素9（PCSK9）抑制药**　是近年来发现的一种与FH相关的蛋白酶，可有效降低血浆LDL-C水平。主要适用人群：

（1）单纯使用他汀类药物LDL-C降幅并不明显的高危心血管风险的患者。

（2）对他汀类药物不耐受的高LDL-C患者。

（3）家族性遗传性高胆固醇血症患者。目前获批上市的有依洛尤单抗、阿利西尤单抗、托莱西单抗及小干扰RNA 英克司兰。用量为：依洛尤单抗140mg 或阿利西尤单抗75mg，每2周1次皮下注射，托莱西单抗150mg，每2周1次皮下注射。常见副作用包括注射部位疼痛或肿块、疲劳感、恶心以及肌肉疼痛等。

**8. 其他**　红曲与中药的复合制剂脂必泰，脂蛋白分离、肝移植、部分回肠旁路手术和门腔静脉分流术等。

### （三）调脂药物的选择

高胆固醇血症首选他汀类；高TG血症首选贝特类；混合型高脂血症一般首选他汀类，但当血清TG≥5.65mmol/L时，应首先降低TG，首选贝特类，以免发生急性胰腺炎。烟酸为目前升高HDL-C水平较为有效的药物。如单药效果不好可考虑联合用药，以提高血脂达标率，降低ASCVD 风险，减少药物不良反应。

降脂药物的联合应用策略见表11-9。

表11-9　降脂药物的联合应用策略

| 联合应用策略 | 适用情况 | 安全性关注点 |
|---|---|---|
| 他汀类药物+胆固醇吸收抑制药 | 单药治疗后LDL-C不达标 | 常规监测 |
| 他汀类药物+PCSK9抑制药 | 单药治疗后LDL-C不达标 | 常规监测 |
| 他汀类药物+胆固醇吸收抑制药+PCSK9抑制药 | 双联用药后LDL-C不达标 | 常规监测 |
| 他汀类药物+ω-3脂肪酸或非诺贝特 | LDL-C达标、TG 2.3～5.7mmol/L | 心房颤动、出血、肾功能 |
| 贝特类药物+ω-3脂肪酸 | 单药治疗后TG≥5.7mmol/L | 常规监测 |

## 七、预　　后

血脂管理是一个长期的过程，经积极的综合治疗，本病预后良好。

## 自测题

### 一、名词解释

1. 甲状腺危象　2.OGTT　3. 妊娠糖尿病
4. 骨质疏松症　5. 痛风　6. 血脂异常

### 二、填空题

1. 在甲亢的各种病因类型中，最常见的是________。
2. 甲亢突眼分为________和________两种。
3. 放射性$^{131}$I治疗甲亢的机制是____________________。
4. 糖尿病症状“三多一少”指的是________、________、________、________。
5. 糖尿病诊断标准中空腹血浆葡萄糖≥________，糖负荷后2小时血浆葡萄糖≥________。
6. 原发性骨质疏松症分为2型，Ⅰ型即________，Ⅱ型即________。
7. 抑制尿酸生成的代表药物有________和________。

### 三、选择题

【A型题】

1. 硫脲类药物的作用机制是（　　）
   A. 抑制甲状腺激素合成
   B. 抑制甲状腺激素释放
   C. 降解已合成的甲状腺激素
   D. 破坏甲状腺滤泡细胞
   E. 抑制甲状腺摄取碘
2. 妊娠7个月妇女发现甲亢，最适合下列哪项治疗（　　）
   A. 营养支持
   B. 抗甲状腺药物治疗
   C. 放射性$^{131}$I治疗
   D. 手术治疗
   E. 立刻终止妊娠
3. 使用抗甲状腺药物时，应特别注意观察哪项常见的不良反应的发生（　　）
   A. 肝脏损害　B. 药疹
   C. 粒细胞减少　D. 血管炎
   E. 关节痛
4. 甲亢患者服用抗甲状腺药物减至维持量后，一般还需继续服用（　　）
   A. 1个月　B. 3个月
   C. 半年　D. 1.0～1.5年
   E. 2年
5. 以下哪项不是1型糖尿病的特点（　　）
   A. 多见于青少年
   B. 起病急，症状明显
   C. 易出现酮症酸中毒
   D. 饮食控制及口服降糖药治疗效果好
   E. 需胰岛素治疗
6. 下列哪种情况不必首选胰岛素治疗（　　）
   A. 2型糖尿病患者经饮食治疗无效
   B. 1型糖尿病
   C. 糖尿病并发严重感染
   D. 妊娠糖尿病
   E. 糖尿病酮症酸中毒
7. 关于糖尿病饮食治疗，下列哪项是正确的（　　）
   A. 病情轻则不必饮食治疗
   B. 有并发症者不用饮食治疗
   C. 降血糖药物治疗可替代饮食治疗
   D. 1型糖尿病不用饮食治疗
   E. 所有患者都需饮食治疗
8. 1型糖尿病与2型糖尿病，最主要的区别是（　　）
   A. 症状轻重不同
   B. 发生酮症酸中毒的倾向不同
   C. 对胰岛素的敏感性不同
   D. 胰岛素的基础水平不同

E. 血糖升高程度不同

9. 磺脲类药物的主要不良反应是（　　）

A. 恶心，呕吐　　B. 低血糖反应

C. 肝功能损害　　D. 白细胞减少

E. 皮肤瘙痒

10. 某男，60岁，体检时发现尿糖+，空腹血糖6.2mmol/L，为确立诊断最恰当的处理是（　　）

A. 复查尿糖

B. 测定尿中酮体水平

C. 测定血浆胰岛素水平

D. 测糖化血红蛋白水平

E. 口服葡萄糖耐量试验

11. 雌激素补充治疗适用于（　　）

A. 绝经后骨质疏松症

B. 老年性骨质疏松症

C. 抗癫痫药物所致骨质疏松

D. 系统性红斑狼疮

E. 类固醇药物所致骨质疏松

12. 成人每日摄取多少维生素D即可满足基本生理需要（　　）

A. 4000IU　　B. 1000IU

C. 800IU　　D. 400IU

E. 200IU

13. 治疗急性痛风性关节炎的特效药物是（　　）

A. 秋水仙碱　　B. 泼尼松

C. 苯溴马隆　　D. 碳酸氢钠

E. 布洛芬

【B型题】

（第14～17题备选答案）

A. 促进胰岛β细胞分泌胰岛素

B. 促进外周组织对葡萄糖的摄取利用，延缓葡萄糖在胃肠道的吸收

C. 抑制小肠黏膜刷状缘的α-葡萄糖苷酶，使碳水化合物在肠道吸收延缓，从而降低餐后高血糖

D. 可提高细胞对胰岛素作用的敏感性，减轻胰岛素抵抗

14. 罗格列酮（　　）

15. 格列美脲（　　）

16. 二甲双胍（　　）

17. 阿卡波糖（　　）

【X型题】

18. 以下哪些是格雷夫斯病的临床表现（　　）

A. 心慌

B. 易饿、消瘦

C. 手颤、舌颤、眼颤

D. 肥胖

E. 怕热多汗

19. 下列能确诊糖尿病的是（　　）

A. 有典型糖尿病症状，空腹血糖 7.6mmol/L

B. 无糖尿病症状，餐后血糖 7.0mmol/L

C. 无症状 OGTT 2 小时血糖 7.0mmol/L

D. 空腹血糖＜5.6mmol/L

E. 有典型糖尿病症状，随机血糖 12mmol/L

## 四、简答题

1. 目前临床上甲亢治疗方法主要有哪三种？
2. 现代糖尿病治疗有哪五个要点？
3. 试述糖尿病的诊断标准。
4. 合理应用雌激素或选择性雌激素受体调节剂治疗骨质疏松症，应注意哪些方面？
5. 绝经后骨质疏松症和老年性骨质疏松症各有何特点？
6. 痛风的治疗药物包括哪些？
7. 血脂异常怎么选择治疗药物？

（董　靖）

# 第12章 风湿性疾病

**学习目标**

**1. 知识目标：**掌握系统性红斑狼疮、类风湿关节炎的临床表现和治疗用药；熟悉系统性红斑狼疮、类风湿关节炎的病因和发病机制；了解系统性红斑狼疮、类风湿关节炎的诊断标准。

**2. 能力目标：**能初步对系统性红斑狼疮和类风湿关节炎进行初步识别，能识别常见的狼疮皮疹及类风湿关节炎关节畸形形态。

**3. 素质目标：**培养学生独立思考和分析问题的能力，富有钻研、创新精神；坚持以患者为中心，关心关爱患者。

风湿性疾病是一组以关节、肌肉、骨骼、软组织等部位慢性疼痛为主要症状的疾病。各种原因所致的关节炎占重要组成部分，但风湿性疾病不只限于关节炎，以往所指的结缔组织病或胶原病也是风湿性疾病的一部分。

风湿性疾病的病理改变具有多样性，包括炎症性和非炎症性病变，涉及全身的间质组织，结缔组织是风湿性疾病中最重要的病变场所。风湿性疾病的病因多样，临床常见的风湿性疾病见表12-1。

**表12-1 风湿性疾病的种类**

| 分类 | 常见疾病 |
|---|---|
| 1. 弥漫性结缔组织病 | 系统性红斑狼疮、类风湿关节炎、硬皮病、炎性肌病、血管炎、干燥综合征 |
| 2. 脊柱炎相关的关节炎 | 强直性脊柱炎、Reiter综合征、银屑病关节炎、炎性肠病关节炎 |
| 3. 退行性骨关节病 | 骨性关节炎 |
| 4. 感染所致风湿性综合征 | 反应性关节炎、风湿热 |
| 5. 伴风湿表现的代谢和内分泌疾病 | 痛风、假性痛风 |
| 6. 骨及软骨疾病 | 骨质疏松症、骨软化、骨坏死 |

## 第1节 系统性红斑狼疮

**案例12-1**

患者，女，25岁，半年来无明显诱因出现低热、全身乏力、食欲减退，同时伴有四肢关节疼痛。自服抗菌药物治疗无效。查体：体温37.8℃，颧部可见片状红色斑疹，心肺听诊未发现异常，无肝脾肿大。实验室检查：Hb85g/L，WBC$3.2\times10^9$/L，N0.85，L0.15，PLT$130\times10^9$/L；血沉100mm/h；尿蛋白（++）。

**思考题：**1. 患者可初步诊断为什么疾病？

2. 为确诊及鉴别，还可进行哪些检查？

3. 用哪些方法和（或）药物治疗比较合适？

系统性红斑狼疮（systemic lupus erythematosus，SLE）是一种表现为多系统损害的全身结缔组织慢性炎症性疾病，是世界公认的难治性疾病。患者体内存在多种自身抗体，可累及血管、皮肤、关节、肾、心、肺、肝、脑等多系统和多脏器。我国患病率为（30.12～70.41）/10万，患者以20～40岁育龄期女性多见，男女发病率之比约为1∶9。

## 一、病　因

本病的确切病因不明，可能与下列因素有关。

**1. 遗传因素**　文献报道有同胞姐妹得病，在同家族中可有无症状患者，或患其他结缔组织病者，亲属中抗核抗体的阳性率也较高。单卵双胞胎较异卵双胞胎发病率高。这些均提示本病存在遗传倾向。

**2. 环境因素**　病毒感染，尤其是慢病毒感染在本病发病中的意义，已引起普遍重视。紫外线照射可诱发皮肤损害或使原有皮损加重。一些药物如青霉素、磺胺类、异烟肼、对氨基水杨酸、普鲁卡因胺、青霉胺、肼屈嗪、甲基多巴、卡托普利、氯丙嗪、苯妥英钠、扑米酮、三甲双酮等可引起类狼疮综合征，停药后症状可消失。

**3. 雌激素**　育龄女性发病率高于同龄男性，青春期前和绝经后女性发病率显著低于育龄女性。

**4. 自身免疫**　在SLE患者体内可检测出多种自身抗体，如抗核抗体（ANA）、抗ds-DNA抗体、抗磷脂抗体等。通过免疫荧光检查，在受损或无病变的皮肤血管壁、表皮和真皮的连接处、肾小球血管壁及其他受累组织，可见到IgG、IgA、IgM、C3、C4及抗原-抗体复合物的沉积，同时血清补体水平降低。

## 二、临床表现

本病表现为全身症状和多系统受累，大多缓慢起病。最早期表现常为发热、蝶形红斑、游走性关节痛，继之全身各系统各器官出现相应损害，其中以肾损害最常见。

**1. 全身症状**　90%以上患者出现发热，多为长期低热，发热应除外感染因素，尤其是在免疫抑制药治疗中出现的发热。此外可伴有乏力、体重下降等。

**2. 皮肤、黏膜损害**　80%的患者出现皮肤或黏膜损害，其表现多种多样。

（1）颊部红斑　在面颊部首发，突然出现小片淡红、鲜红或紫红色斑，逐渐扩展到鼻梁，并相连成蝶翼样，称蝶形红斑，是本病特征性皮损。

（2）光过敏　患者在日光或紫外线照射后，面部或暴露部分皮肤出现红色斑疹、丘疹或片状皮疹，伴灼热、瘙痒或刺痛。有时为多形红斑、荨麻疹、盘状红斑或大疱性皮疹。

（3）大疱性红斑狼疮、盘状红斑、脱发等　较少见。

（4）黏膜溃疡　以口腔、硬腭、颊黏膜和唇部黏膜最易受累。

**3. 关节、肌肉痛**　游走性关节痛以指间关节、腕、膝关节多见，是本病常见的前驱症状。骨质损害少见，可发生无菌性骨坏死，以股骨头坏死最常见。

**4. 呼吸系统**　胸膜炎多见，表现为胸痛、呼吸困难、胸腔积液。狼疮性肺炎时患者发热、干咳、气急，肺部X线片可见片状浸润阴影，多见于双下肺。

**5. 肾**　27.9%～70.0%的患者表现为不同程度肾损害，表现为蛋白尿、血尿、管型尿、水肿、高血压或肾功能不全等。

**6. 心血管系统**　心包多发生纤维素性心包炎，也可出现心包积液。心肌可发生心肌炎，严重者发展为心力衰竭。

**7. 消化系统**　患者可有恶心、呕吐、腹痛、腹泻、食欲不振等。有少数患者发生胃、十二指肠溃疡，伴出血或穿孔。少数患者有肝大、黄疸、肝功能异常、血清氨基转移酶升高。少数患者可并发急腹症，如胰腺炎、肠坏死、肠梗阻，这些往往与SLE有关。

**8. 神经系统**　病情严重者可有中枢神经系统损害，可出现幻觉、妄想、定向力障碍、行为异常等，或为头痛、呕吐、偏瘫、意识障碍等，称为狼疮性脑病。

**9. 血液系统** 可发生贫血、白细胞减少及血小板减少，尤其是活动期。约半数患者出现无痛性淋巴结肿大，以颈部和腋下多见。少数患者出现脾大。

**10. 其他** 约半数患者出现无痛性淋巴结肿大。约30%患者有继发干燥综合征出现，表现为唾液腺和泪腺功能不全。15%患者有眼底变化，如出血、视乳头水肿、视网膜渗出物等。

## 三、辅助检查

### （一）一般检查

**1. 血常规** 贫血多为正细胞正色素性贫血，也可表现为溶血性贫血。部分患者白细胞减少，中性粒细胞和淋巴细胞减少，血小板减少。

**2. 尿常规** 有不同程度的蛋白尿、血尿或管型尿。

**3. 生化检查** 肝损害时可有血清氨基转移酶升高。肾功能不全时，血尿素氮、血肌酐升高。血清白蛋白降低，蛋白电泳示γ-球蛋白升高。

**4. 血沉** 活动期增快。

### （二）免疫血清检查

**1. 自身抗体** ①抗核抗体（ANA）：是机体针对细胞核的各种成分产生的相应抗体的总称，约有95%的患者为阳性。其敏感性强，特异性低，用作筛选试验，不能用于SLE与其他结缔组织病的鉴别。②抗ds-DNA抗体：特异性达95%，是SLE的标记性抗体，约70%患者阳性。一般只出现在SLE活动期，其滴度升降与病情活动相平行，对诊断和病情活动的判断有较大价值。③抗Sm抗体：是SLE的一种具有高度特异性的标志抗体，特异性高达99%，有25%～30%的患者阳性。

**2. 补体** 活动期患者血清补体值下降，C3、C4亦下降，特别是C3下降明显。

### （三）X线及影像学检查

X线及影像学检查有助于早期发现器官损害。例如，头颅MRI、CT对患者脑部的梗死性或出血性病灶的发现和治疗有帮助；高分辨率CT有助于早期肺间质性病变的发现。超声心动图对心包积液、心瓣膜病变、肺动脉高压等有较高敏感性而有利于早期诊断。

## 四、诊　　断

我国目前多采用1997年美国风湿病学会修正的诊断标准。该标准的11项中，符合4项或4项以上者，在除外感染、肿瘤和其他结缔组织病后可诊断为SLE。11项分类标准中，免疫学异常和高滴度抗核抗体更具有诊断意义。一旦发生免疫学异常，即使临床诊断不够条件，也应密切随访，以便尽早做出诊断和及时治疗。

**1. 颊部红斑** 为固定红斑，扁平或高起，在两颧突出部位。

**2. 盘状红斑** 为片状高于皮肤的红斑，黏附有角质脱屑和毛囊栓；陈旧病变可发生萎缩性瘢痕。

**3. 光过敏** 对日光有明显的反应，引起皮疹，从病史中得知或医生观察到。

**4. 口腔溃疡** 经医生观察到的口腔或鼻咽部溃疡，一般为无痛性。

**5. 关节炎** 为非侵蚀性关节炎，累及2个或更多的外周关节，有压痛、肿胀或积液。

**6. 浆膜炎** 为胸膜炎或心包炎。

**7. 肾脏病变** 尿蛋白＞0.5g/24h或+++，或管型尿（红细胞、血红蛋白、颗粒或混合管型）。

**8. 神经病变** 癫痫发作或精神病，除外药物或已知的代谢紊乱。

**9. 血液学疾病** 溶血性贫血，或白细胞减少，或淋巴细胞减少，或血小板减少。

**10. 免疫学异常** 抗ds-DNA抗体阳性，或抗Sm抗体阳性，或抗磷脂抗体阳性（包括抗心磷脂抗体、或狼疮抗凝物、或至少持续6个月的梅毒血清试验假阳性三者中具备一项阳性）。

**11. 抗核抗体** 在任何时候和未用药物诱发药物性狼疮的情况下，抗核抗体滴度异常。

## 五、治　疗

SLE目前不能根治，治疗主要着重于缓解症状和延缓进展。病情活动期应给予强力的药物控制治疗，缓解后继续长期维持治疗。

### （一）一般治疗

心理治疗很重要，应消除对SLE的误识和恐惧，树立乐观情绪。急性活动期应卧床休息，病情已稳定者可适当活动。患者应定期随访，避免接触诱发因素和刺激因素，避免皮肤直接暴露于紫外线下。育龄期妇女病情活动期应避孕，病情缓解半年以上方可考虑妊娠。

### （二）药物治疗

SLE的治疗药物包括糖皮质激素、免疫抑制药、抗疟药、非甾体抗炎药和丙种球蛋白。

**1. 糖皮质激素** 是目前治疗本病的最主要药物，具有强大的抗炎和免疫抑制作用。

对一般患者，可用泼尼松0.5～1.0mg/（kg·d），晨起顿服。如好转，连续服用6～8周后逐渐减量，每2周减量10%，直至维持量小于0.5mg/（kg·d），减药速度按病情适当调整。长期使用糖皮质激素会引起以下不良反应，如向心性肥胖、血糖升高、高血压、诱发感染、股骨头无菌性坏死和骨质疏松等，应予以密切观察。

对于急性或暴发性患者，如主要脏器心、脑、肺、肾、浆膜严重受累，或发生严重自身免疫性溶血时，应用糖皮质激素大剂量冲击疗法：甲泼尼龙500～1000mg溶于5%葡萄糖溶液250ml中缓慢静脉滴注，每日1次，连续3日为一个疗程，常可迅速控制病情，接着使用如上所述的大剂量泼尼松，如果病情需要，1周后可重复使用，这样能较快控制病情暴发。

**2. 免疫抑制药** 大多数SLE患者，尤其是在病情活动时需选用免疫抑制药联合治疗者，加用免疫抑制药有利于更好地控制SLE活动，保护重要脏器的功能，减少复发，以及减少长期激素的需要量和副作用。在有重要脏器受累的SLE患者中，诱导缓解期建议选用环磷酰胺或吗替麦考酚酯治疗，如无明显副作用，建议至少应用6个月。在维持治疗中，可根据病情选择1～2种免疫抑制药长期维持。目前认为羟氯喹应作为SLE的背景治疗药物，可在诱导缓解和维持治疗中长期应用。常用药物如下。

（1）环磷酰胺（CTX） 可静脉滴注或口服。主要不良反应有骨髓抑制、性腺抑制、出血性膀胱炎、肝损害、胃肠道反应、脱发等，尤其是血白细胞减少，应定期复查血常规。当血白细胞＜$3\times10^9$/L时，应暂停使用。

（2）硫唑嘌呤 适用于中等程度严重患者，脏器功能恶化缓解者。效果不及CTX，不良反应主要有骨髓抑制、肝损害、胃肠道反应等，但比CTX少。

（3）环孢素 主要不良反应为肝、肾损害，应用期间应予以监测。在应用CTX的患者，由于血白细胞减少而暂时不能使用者，亦可用本药暂时代替。

（4）吗替麦考酚酯（MMF） 是一种新型免疫抑制剂，不良反应相对较少，主要有胃肠道反应、感染等。

（5）羟氯喹 口服后主要聚集于皮肤，能抑制DNA与抗DNA抗体的结合，对皮疹、光敏感和关节症状有一定疗效。长期服用因在体内积蓄，可引起视网膜退行性变，应定期检查眼底。

（6）雷公藤多苷 具备抗炎及免疫抑制作用，每次20mg，每日2～3次口服，有一定疗效，不良反应较大，主要为对性腺的毒性，可发生停经、精子减少，尚有肝损害、胃肠道反应、白细胞减少等。

**3. 抗疟药** 所有无禁忌的SLE患者均应长期接受抗疟药羟氯喹治疗。羟氯喹治疗前应进行眼科检查，具有高风险[长期服用和（或）使用高剂量羟氯喹、伴有肝肾疾病、同时使用他莫昔芬、有视网膜或黄斑疾病史、高龄等]的SLE患者建议每年进行1次眼科检查，具有低风险的患者建议服药第5

年起每年进行1次眼科检查。

**4. 非甾体抗炎药** 能抑制前腺素合成，可用于发热、关节痛、肌痛的对症治疗。由于这类药物影响肾血流量，合并肾炎时慎用。

**5. 大剂量丙种球蛋白静脉注射（IVIG）** 是一种强有力的辅助治疗措施，价格昂贵。对危重、难治患者有效。

（三）血浆置换

血浆置换疗法通过去除患者血浆中所含的循环免疫复合物、自身游离抗体、免疫球蛋白及补体成分等，使血浆中抗体滴度降低，改善网状内皮系统的吞噬功能。适用于急重型患者或经多种治疗无效的患者，效果显著，但难持久，且价格昂贵。

（四）生物制剂

经激素和（或）免疫抑制药治疗效果不佳、不耐受或复发的SLE患者，可考虑加用生物制剂。目前治疗SLE的生物制剂可分为以下几类：①改变细胞因子活化和调节；②抑制T细胞活化并诱导T细胞耐受、阻断T细胞与B细胞相互作用；③作用于B细胞以减少B细胞产生抗dsDNA抗体；④抑制补体活化。目前用于临床和临床试验治疗SLE的药物主要有抗CD20单抗（利妥昔单抗）和贝利木单抗。

生物制剂的应用为SLE治疗尤其是难治性复发患者开辟了一条新途径。然而，目前报道或研究多为小样本量，其在SLE治疗中的定位还需大规模、长期随访研究。

## 六、预　后

随着早期诊断手段的增多和治疗水平的提高，缓解率和缓解期限有所增加，SLE预后已明显改善。目前，SLE患者的生存期已从20世纪50年代4年生存率50%提高至15年生存率80%；10年存活率也已达90%以上。急性患者主要死亡原因为肾衰竭、脑出血、继发细菌感染，其他尚有心力衰竭、中枢神经系统病变、肺出血、肺动脉高压等；慢性肾功能不全和药物（尤其是长期使用大剂量激素）的不良反应，冠状动脉粥样硬化性心脏病等，是SLE远期死亡的主要原因。

## 七、预　防

清除各种感染灶；避免应用和食用能诱发或加重本病的药物和食物；避免日光暴晒和紫外线照射，病情活动期可加涂防日光药物；节制生育，活动期避免妊娠。

# 第2节　类风湿关节炎

**案例12-2**

患者，女，45岁，6年前开始逐渐出现近端指间关节、掌指关节及双腕关节疼痛，晨起后感觉关节僵硬、胶着感，活动后可减轻，有时低热。曾间断服用雷公藤、布洛芬等药物治疗，效果不明显。现上述症状逐渐加重。查体：双腕关节、掌指关节及近指间关节和双膝关节肿胀，双手尺侧偏斜。实验室检查：血沉60mm/h，类风湿因子阳性。

**思考题：** 1. 患者可初步诊断为什么疾病？

2. 患者适宜采取何种治疗？

类风湿关节炎（rheumatoid arthritis，RA）是以关节和关节周围组织非化脓性炎症为主的自身免疫性结缔组织疾病，常伴关节外症状。本病多侵犯小关节，如手、足及腕关节等，常为多发性、对称性。临床表现为关节疼痛、肿胀、功能障碍，呈慢性经过，可有暂时性缓解。其病理改变主要为滑膜炎和血管翳形成。表现为关节腔滑膜渗液、细胞增殖、肉芽肿形成，软骨及骨组织破坏，关节强直及功能障碍。由于多系统损害，血清中可查到自身抗体，故本病常被认为是自身免疫性疾病。

## 一、病因和发病机制

RA的病因目前尚未完全阐明。可能与感染、遗传、免疫、内分泌、代谢、营养及物理因素等有关，尤其免疫紊乱及遗传因素是类风湿关节炎发病的重要因素。

**1. 环境因素** 未证实有导致本病的直接感染因子。一些病原体如细菌、支原体和病毒等可能通过被感染激活的T、B等淋巴细胞，分泌致炎因子，产生自身抗体，影响RA的发病和病情进展，感染因子的某些成分也可通过分子模拟导致自身免疫反应。有些证据表明，EB病毒感染在类风湿关节炎的发展中可能起到诱发作用。

**2. 遗传因素** 本病有遗传倾向，RA患者家族中本病的发病率比健康人群高2～10倍，同卵双生也较二卵双生者发病率高，这些都提示本病与遗传因素有关。

**3. 免疫紊乱** 免疫紊乱可能也是引起RA发病的重要机制，活化的$CD_4^+$T细胞和MHC-Ⅱ型阳性抗原提呈细胞浸润关节滑膜引起免疫性炎症。此外，活化的B细胞、巨噬细胞及滑膜成纤维细胞等作为抗原提呈及自身抗体来源细胞，在RA滑膜炎症性病变的发生及演化中也发挥了重要作用。

## 二、病　理

**1. 关节滑膜炎** RA的基本病理改变是关节滑膜炎。早期，滑膜红肿渗出大量液体，关节明显肿胀。滑膜炎继续发展，滑膜细胞由扁平变为柱状，由单层变为复层，致滑膜增厚及绒毛样增生。富有血管的肉芽组织从关节软骨边缘的滑膜向软骨面伸展，最后可将软骨面完全覆盖，阻断了软骨从滑液摄取营养，软骨发生溃疡、坏死。最后软骨表面的肉芽组织纤维化，使上下关节面互相融合，形成纤维性关节强直。关节附近的骨骼脱钙和骨质疏松，肌肉和皮肤萎缩，关节本身畸形或脱位。

**2. 血管炎** 可发生在关节外的任何组织，累及中小动脉和静脉。血管内膜增生，管壁淋巴细胞浸润、纤维素沉着，致管腔狭窄、阻塞。

**3. 类风湿结节** 是血管炎的一种表现，好发于关节伸侧受压部位的皮下组织，在内脏、周围神经鞘内和肌肉组织内也可形成小结节。小结节中间为坏死组织，旁边围有增生的大单核细胞，周围有一层结缔组织，淋巴细胞和浆细胞呈弥漫性或局灶性浸润。

## 三、临床表现

RA好发年龄在30～50岁，女性患者多见，男女发病比率约为1∶3。多数患者起病缓慢隐袭，但常有急性发作。在出现明显关节症状之前，常有数周的低热、乏力、体重下降、全身不适等症状。

### （一）关节表现

**1. 晨僵** 是指晨起之后或关节长时间静止后出现的关节发紧、僵硬、胶着感，活动不灵或受限，持续多在1小时以上。轻者活动或温暖后即可缓解或消失，重者甚至整日不缓解，关节炎症越严重，晨僵的持续时间越长。晨僵是RA最突出的表现，也是临床诊断的重要依据之一。

**2. 关节疼痛与压痛** 关节疼痛是类风湿关节炎患者最早出现的症状。疼痛为多发性、对称性、持续性，常伴压痛。近端指间关节、掌指关节及腕关节最常受累，其次为肘关节、肩关节、踝关节、膝关节等。关节疼痛程度常与关节肿胀轻重相关，肿胀越明显，疼痛越严重。

**3. 关节肿胀** 受累关节均可出现肿胀，多对称性累及近端指间关节、掌指关节、腕关节等部位。因关节腔积液、关节周围软组织炎症、滑膜肥厚而引起。

**4. 关节畸形与功能障碍** 多见于RA晚期患者。常见的畸形有：近指间关节梭形肿大、掌指关节半脱位、尺侧偏斜、“天鹅颈”样畸形等。

关节的肿胀、疼痛和畸形引起功能障碍。美国风湿病学会将本病影响生活的程度分为四级：①Ⅰ级：能照常进行日常生活和各项活动；②Ⅱ级：可进行一般的日常生活和某种职业工作，但参与其他项目活动受限；③Ⅲ级：可进行一般的日常生活，但参与某种职业工作或其他项目活动受限；④Ⅳ级：日常生活自理能力和参与工作的能力均受限。

（二）关节外表现

**1. 类风湿结节**　有20%～30%RA患者有类风湿结节。呈圆形或卵圆形，大小由几毫米至数厘米不等，质硬，可移动，无压痛，数目不定，对称分布。好发于关节隆突部位和经常受压部位，最常见于肘关节摩擦处、后枕部及手、膝、腕等部位。皮下结节多见于类风湿高度活动期。

**2. 类风湿血管炎**　是关节外损害的基础，可累及任何系统。具体表现有：①皮肤溃疡，以下肢多见；②缺血的皮肤可见棕色小斑点；③脏器及肢体末端供血不足，缺血坏死和微栓塞病变；④累及神经血管则引起急性对称性多发性神经炎。类风湿血管炎是重症类风湿的表现，除有严重关节症状外，往往出现高热、寒战、贫血、肝脾肿大、淋巴结肿大、白细胞增多，甚至出现全身性进行性衰竭。

**3. 心肺损害**　RA可累及心包、心肌和心内膜。其中以心包炎较常见，临床症状多较轻微，所以能确诊者较少。

**4. 神经系统损害**　神经受压是常见原因。周围神经因滑膜炎受压后出现感觉异常或迟钝、触觉减退、肌肉无力和萎缩；颈髓受压后出现双手感觉异常和肌力减退、腱反射亢进及病理反射阳性等。

**5. 其他表现**　贫血、白细胞减少和血小板减少；干燥综合征表现；脾肿肿大、淋巴结肿大；胃肠道反应及肾损害等。

## 四、辅助检查

**1. 血沉（ESR）和C反应蛋白**　二者均为非特异性指标。血沉增快、C反应蛋白升高提示风湿活动，病情缓解则逐渐下降。血沉的参考区间为：成年男性0～15mm/h，女性0～20mm/h。

**2. 自身抗体**　①成年患者类风湿因子（RF）阳性率70%～80%，但正常人中1%～5%可见RF阳性，其他疾病如系统性红斑狼疮、原发性干燥综合征、结核病、恶性肿瘤等，也可出现RF阳性；②抗瓜氨酸化蛋白抗体（ACPA）是一类针对含有瓜氨酸化表位自身抗原的抗体统称，包括抗核周因子（APF）抗体、抗角蛋白抗体（AKA）、抗环瓜氨酸肽（CCP）抗体等，其中抗CCP抗体敏感性和特异性均很高，约75% RA患者可检出，且具有很高的特异性，亦可在疾病早期出现，并与疾病预后相关，临床越来越重视该抗体。

**3. 关节滑液检查**　滑液中白细胞增多，以中性粒细胞为主。葡萄糖浓度低于血糖。

**4. 关节X线检查**　常选双手及双足进行检查，美国风湿病学会将X线表现分为四期。①Ⅰ期：正常或关节端骨质疏松；②Ⅱ期：关节端骨质疏松，偶有关节软骨下囊样破坏或骨侵蚀样改变；③Ⅲ期：明显的关节软骨下囊样破坏、关节间隙狭窄、关节半脱位等畸形；④Ⅳ期：除Ⅱ、Ⅲ期改变外，还有纤维性或骨性强直。

**5. 其他检查**　CT和MRI有助于诊断早期RA。类风湿结节活检典型的病理改变有助于诊断RA。

## 五、诊断及鉴别诊断

目前广泛采用1987年美国风湿病学会修订的诊断标准，具体诊断标准是：①每日晨僵至少持续1小时，≥6周；②3个或3个以上的关节肿胀，≥6周；③腕、掌指、近端指间关节肿胀，≥6周；④对称性关节肿胀，≥6周；⑤有皮下结节；⑥手X线检查改变（至少有骨质疏松和关节间隙的狭窄）；⑦类风湿因子阳性（滴度＞1∶32）。具备上述7项中的4项，即可诊断为类风湿关节炎。

应与以下疾病进行鉴别：系统性红斑狼疮、硬皮病、皮肌炎、风湿性关节炎、结核性关节炎、强直性脊柱炎、银屑病关节炎、骨性关节炎等。

## 六、治　疗

目前尚无根治的有效措施。治疗的目标主要是缓解临床症状、减缓病情进展、最大可能地保留和改善关节功能。在疾病的不同阶段采取不同的治疗方法，具体方法如下。

### (一) 一般治疗

急性期卧床休息，注意关节保暖，避免受凉、受潮，防止疲劳及关节损伤。给予高蛋白、高维生素饮食。缓解期适当锻炼，促进关节功能恢复。

### (二) 理疗

可辅助给予针灸、热浴、蜡浴、按摩、红外线照射等疗法。急性渗出性病变可用冷敷来减轻疼痛。红外线、超短波或短波透热疗法等也可增加局部血液循环，促使炎症及肿胀消退，减轻疼痛，并增强药物对局部的作用。

### (三) 药物治疗

治疗药物包括非甾体抗炎药（NSAID）、改善病情抗风湿药（DMARD）和糖皮质激素。

**1. 非甾体抗炎药**（NSAID） 是治疗RA的基本药物，控制病情作用较弱，可以控制关节肿痛症状，不能控制关节破坏的进展，一般需和DMARD联用。其作用机制主要是抑制环氧合酶，抑制花生四烯酸转化为前列腺素，以达到抗炎、镇痛、退热的效果。本类药物长期服用易发生胃黏膜损伤及食欲减退等消化道症状，长期大量应用可发生胃黏膜糜烂、溃疡和出血及肾损害等。不建议两种或两种以上NSAID同时应用，这样不仅不能增加疗效，反而容易导致更严重的不良反应。选择性环氧合酶抑制药如塞来昔布适用于有消化性溃疡的患者，临床应用越来越广泛。另外，NSAID 可增加心血管事件的发生率，应谨慎选择药物并以个体化治疗为原则。常见药物见表12-2。

**表12-2　常用非甾体抗炎药**

| 常用药物 | 代表药物 | 剂量和用法 |
|---|---|---|
| 水杨酸类 | 阿司匹林 | 0.1g，bid |
| 吲哚基和茚基乙酸类 | 吲哚美辛 | 25mg，bid |
| | 舒林酸 | 0.2g，bid |
| 芳基乙酸类 | 双氯芬酸缓释片 | 75mg，bid |
| 芳基丙酸类 | 布洛芬缓释胶囊 | 0.3g，bid |
| | 氟比洛芬 | 0.2g，qd |
| | 洛索洛芬分散片 | 60mg，tid |
| 二芳基吡唑类 | 吡罗昔康 | 20mg，qd |
| | 塞来昔布 | 0.1～0.2g，bid |
| 烯醇酸类 | 美洛昔康 | 7.5～15.0mg，bid |
| 二芳基呋喃酮类 | 罗非昔布 | 12.5～25.0mg，qd |

**2. 改善病情抗风湿药**（DMARD） 不仅能改善关节症状，尚可延缓关节结构的破坏，但镇痛和消炎作用较弱。患者一经确诊应尽快开始应用DMARD治疗。多数患者需至少两种DMARD联用来控制风湿活动及防止关节破坏。

（1）甲氨蝶呤（MTX） 是一种二氢叶酸还原酶抑制药，是目前治疗RA的首选药物，也是联合用药的基础用药。不良反应为肝损害、胃肠道反应、骨髓抑制等。

（2）柳氮磺吡啶 不良反应主要为恶心、上腹部不适。对磺胺类过敏者禁用。

（3）来氟米特 为选择性嘧啶合成抑制药，适于各期RA，疗效好且安全。不良反应主要为胃肠道反应、脱发、骨髓抑制等，妊娠期禁用。

（4）羟基氯喹 抗疟药，长期应用损害视网膜，需定期检查。

（5）金制剂和青霉胺 因不良反应较多，疗效一般，现很少用。

（6）雷公藤多苷 具有抗炎、镇痛及免疫抑制作用。不良反应为月经紊乱、精子数目减少、精子活力降低、皮肤色素沉着、胃肠道反应和肝损害等。

（7）硫唑嘌呤 注意监测血常规与肝肾功能。

（8）环孢素 为免疫抑制药，肾毒性明显，还可引起血压升高、皮疹、肝损害、胃肠道反应等。

**3. 生物制剂** 治疗靶点主要针对细胞因子和细胞表面分子。可治疗RA的生物制剂主要包括TNF-α拮抗药、IL-1和IL-6拮抗药、抗CD20单抗以及T细胞共刺激信号抑制药等。目前使用最普遍的是TNF-α拮抗药、IL-6拮抗药。为增加疗效和减少不良反应，本类生物制剂宜与MTX联合应用。

（1）TNF-α拮抗药 主要包括依那西普（etanercept）、英夫利西单抗（infliximab）和阿达木单抗（adalimumab）。与传统DMARD相比，TNF-α拮抗药的主要特点是起效快、抑制骨破坏的作用明显、患者总体耐受性好。依那西普、英夫利西单抗、阿达木单抗常皮下注射。这类制剂可有注射部位反应或输液反应，可能增加感染和肿瘤的发生风险，偶有药物诱导的狼疮样综合征及脱髓鞘病变等。用药前应进行结核筛查，除外活动性感染和肿瘤。

（2）IL-6拮抗药 托珠单抗（tocilizumab）主要用于中重度RA，对TNF-α拮抗药反应欠佳的患者可能有效。常见的不良反应是感染、胃肠道症状、皮疹和头痛等。

（3）IL-1拮抗药 阿那白滞素（anakinra）是目前唯一被批准用于治疗RA的IL-1拮抗药。其主要不良反应是与剂量相关的注射部位反应及可能增加感染概率等。

（4）抗CD20单抗 利妥昔单抗（rituxiab）主要用于TNF-α拮抗药疗效欠佳的活动性RA。常见的不良反应是输液反应，静脉给予糖皮质激素可将输液反应的发生率和严重度降低。其他不良反应包括高血压、皮疹、瘙痒、发热、恶心、关节痛等，可能增加感染概率。

（5）CTLA4（细胞毒性T淋巴细胞相关抗原4）-Ig 阿巴西普（abatacept）用于治疗病情较重或TNF-α拮抗药反应欠佳的患者。主要的不良反应是头痛、恶心，可能增加感染和肿瘤的发生率。

**4. 糖皮质激素** 具有强大的抗炎作用，能迅速缓解关节肿痛症状和全身炎症。激素治疗RA的原则是小剂量、短疗程使用，并且必须同时应用DMARD。激素可用于以下几种情况：①伴有血管炎等关节外表现的重症RA。②不能耐受NSAID的RA患者作为“桥梁”治疗。③其他治疗方法效果不佳的RA患者。④伴局部激素治疗指征（如关节腔内注射）。在激素治疗过程中，应补充钙剂和维生素D。关节腔注射激素虽有利于减轻关节炎症状，但过频的关节腔穿刺可能增加感染风险，并可发生类固醇晶体性关节炎。

### （四）外科治疗

病情稳定，关节畸形显著导致功能受限，或疼痛难以耐受的，可手术治疗，如滑膜切除术、腕管松解术、人工关节置换术、关节融合术、关节囊剥离术及伸侧肌腱重建术等。

## 七、预　　后

大多数RA患者病程迁延，在病程早期的2～3年内致残率较高，如未能及时诊断和及早合理治疗，3年内关节破坏达70%。积极、正确的治疗可使50%～80%以上的类风湿关节炎患者病情缓解。仅有少数（10%）在短期发作后可以自行缓解，不留后遗症。另外，治疗的早晚和治疗方案的合理性对预后有重要的影响。

# 自测题

## 一、名词解释

1. 蝶形红斑　2. 晨僵　3. 类风湿结节

## 二、填空题

1. SLE特征性皮肤损害是________________。
2. 目前治疗SLE最主要的药物是________________。
3. 类风湿关节炎最早出现的症状是________________。
4. 类风湿关节炎最常受累的关节是________、________、________。

## 三、选择题

【A型题】

1. 下列哪项因素与系统性红斑狼疮的发病不相关（　　）
   A. 遗传　B. 病毒感染　C. 紫外线照射　D. 雌激素　E. 输血
2. SLE的标志性抗体是（　　）
   A. 抗核抗体　B. 抗Sm抗体　C. 抗ds-DNA抗体　D. 抗磷脂抗体　E. 类风湿因子
3. SLE患者最典型的面部表现是（　　）
   A. 痤疮　B. 荨麻疹　C. 蝶形红斑　D. 色素沉着　E. 紫癜
4. SLE患者常选用的治疗药物是（　　）
   A. 环孢素　B. 非甾体抗炎药　C. 糖皮质激素　D. 雷公藤多苷　E. 环磷酰胺
5. 狼疮肾炎患者最适宜的治疗方案是（　　）
   A. 休息，支持疗法
   B. 血浆置换疗法
   C. 甲氨蝶呤合并糖皮质激素
   D. 糖皮质激素合并环磷酰胺冲击疗法
   E. 非甾体抗炎药合并糖皮质激素
6. 治疗类风湿关节炎疼痛宜选用（　　）
   A. 吗啡　B. 哌替啶　C. 山莨菪碱　D. 布洛芬　E. 地西泮
7. 治疗风湿性疾病的药物，下列哪项是错误的（　　）
   A. 布洛芬　B. 青霉胺　C. 环磷酰胺　D. 泼尼松　E. 前列腺素
8. 类风湿关节炎患者经阿司匹林、双氯芬酸治疗无效，你认为最适宜的是（　　）
   A. 继续使用阿司匹林半年，无效时加用DMARD
   B. 关节畸形后加用DMARD
   C. 立即加用DMARD
   D. 加用糖皮质激素
   E. 改理疗和中草药治疗
9. 下列控制RA病情发展、缓解病情的最佳药物是（　　）
   A. 泼尼松　B. 青霉胺　C. 柳氮磺吡啶　D. 环磷酰胺　E. 甲氨蝶呤
10. 治疗RA的基本药物是（　　）
    A. 泼尼松　B. 雷公藤　C. 甲氨蝶呤　D. 青霉胺　E. 羟基氯喹
11. 非甾体抗炎药的作用机制是（　　）
    A. 抑制胶原合成　B. 增加NK细胞活性　C. 抑制B淋巴细胞活化　D. 抑制T淋巴细胞增殖　E. 抑制前列腺素合成

【B型题】

（第12、13题备选答案）
A. 全身症状　B. 关节畸形　C. 心脏损害　D. 晨僵　E. 肾脏损害

12. 类风湿关节炎最突出的表现是（　　）
13. SLE最常见的脏器损害是（　　）

（第14、15题备选答案）
A. 糖皮质激素
B. 非甾体抗炎药
C. 免疫抑制药
D. 金制剂
E. 限制嘌呤类食物摄入

14. 治疗SLE主要用（　　）
15. 类风湿关节炎缓解疼痛主要用（　　）

【X型题】

16. 类风湿关节炎的临床表现包括（　　）
    A. 关节疼痛　B. 晨起后关节僵硬　C. 指间关节梭形肿胀　D. 手指掌指关节畸形　E. 高热
17. 目前治疗SLE的药物包括哪些（　　）
    A. 来氟米特　B. 泼尼松　C. 雷公藤　D. 环磷酰胺　E. 青霉素

## 四、简答题

1. 简述系统性红斑狼疮的主要临床表现。
2. 类风湿关节炎主要有哪些关节外表现？
3. 痛风的治疗药物包括哪些？

（王　玮）

# 第13章 精神神经科常见疾病

**学习目标**

**1. 知识目标：** 掌握精神分裂症、双相障碍和抑郁障碍、焦虑障碍、阿尔茨海默病、失眠障碍、原发性癫痫、帕金森病的临床表现、诊断和治疗方法；掌握各种类型急性脑血管病的临床特点及治疗原则；熟悉精神分裂症、双相障碍和抑郁障碍、焦虑障碍、阿尔茨海默病的病因和发病机制，了解精神分裂症，情感性障碍的临床分型，失眠症的病理机制和假说，继发性癫痫、帕金森病和急性脑血管病的病因。

**2. 能力目标：** 能运用临床思维，对患者进行初步正确的病情评估、健康宣教、合用合药。

**3. 素质目标：** 具备以人为本的职业价值观，树立敬畏生命、救死扶伤、人文关怀的职业素养和勇于探索的科学精神。

本章主要介绍精神障碍和神经系统常见疾病。精神障碍是指在各种生物、心理和社会环境等因素影响下，导致大脑功能失调，出现认知、情感、意志和行为等精神活动的异常，可伴有痛苦体验和（或）社会功能不良；神经疾病是由神经结构和功能障碍引起的一类疾病，它与精神障碍是有区别的，但是大脑半球的额叶和颞叶的损害也常伴有精神障碍。

## 第1节 精神分裂症

### 一、概　述

精神分裂症（schizophrenia）是一组病因未明的精神疾病，多起病于青壮年，常有感知、思维、情感、行为等多方面的障碍，精神活动与周围环境不协调。一般无意识障碍和智力缺损，病程多迁延。

**案例13-1**

患者，男，35岁，已婚，教师，因怀疑被毒害半年入院。病前个性：孤僻、多疑、沉默、敏感。父亲患精神病已20年。半年前患者在工作中与人发生过争论，后出现失眠、少食，怀疑单位领导在食物中放毒加害于他；为寻找“解毒剂”，翻阅很多医学书籍，近1个月来，怀疑单位医生用“中子射线”控制其思想和行为，有时听到“中子射线”说他“忠厚，知识渊博”，命令他“不许反抗”；走在街上感觉“处处有人跟踪”。身体检查和神经系统检查未发现异常。诊断为精神分裂症偏执型。

**思考题：** 1. 患者诊断为精神分裂症的主要依据有哪些？

2. 患者可以采用哪些方法进行治疗？

### 二、病因和发病机制

**1. 遗传因素**　是精神分裂症最可能的一种体质因素。血缘关系越近，患病率越高。近年来研究表明，单卵双生子同病率（56.7%），是双卵双生子同病率（12.7%）的4.5倍，是一般人口患病率的

35～60倍。

**2. 心理社会因素**

（1）环境因素　①家庭中父母的性格、言行、举止和教育方式（如放纵、溺爱、严厉）等都会影响子女的心身健康或导致个性偏离常态。②家庭成员间的关系及其精神交流的紊乱。③生活不安定、居住拥挤、职业不稳定、人际关系不良、噪声干扰、环境污染等均对发病有一定作用。

（2）心理因素　一般认为生活事件可诱发精神分裂症。诸如失学、失恋、学习紧张、家庭纠纷、夫妻不和、意外事故等均对发病有一定影响。

**3. 多巴胺活动过度学说**　近年来研究发现，苯丙胺能促使多巴胺释放进入突触间隙，使正常人产生一种类精神分裂症的临床表现；各种抗精神病药物能拮抗多巴胺敏感的环腺苷酶，阻断突触后多巴胺受体，药物的这种作用与其临床效价一致；精神分裂症的尾状核、壳核内多巴胺受体密度增大，因此，研究人员提出精神分裂症的发生与脑内某些部位内多巴胺受体活动过度有关。

## 三、临床表现

本症可发病于任何年龄，以青壮年多见，20～30岁发病者约占1/2。幼儿症状不典型，不易确诊。男女发病率大致相近。一般起病缓慢，起病日期难以确定，也有急性或亚急性起病的。

### （一）早期症状

初期可出现神经衰弱综合征或强迫症状，但不主动要求治疗；有的逐渐出现孤僻、冷淡、缺乏主动性；有的变得敏感多疑、过多思虑、恐惧等；也有的突然出现令人费解的奇异行为，如无目的开关电灯，在课堂叫喊，下雨时无故在室外站立不动，或突然冲动，毁物等。随着病情的发展，患者逐渐显露出精神分裂症的症状和病型的特点。

### （二）发展期症状

发展期症状多而明显，几乎涉及症状学中大部分内容，各人根据类型不同虽有所区别，但有共同特征。

**1. 思维障碍**　是精神分裂症的重要症状。思维障碍中有联想障碍及思维内容障碍。联想障碍开始多为联想松弛，谈话内容不紧凑，应答往往不切题，进而出现联想散漫，重则出现思维破裂、联想中断，或有象征性思维、造新字或新词等。思维内容障碍多为各种妄想，其逻辑推理荒谬离奇，缺乏系统性，脱离现实，且常有泛化，涉及众人。妄想内容以被害、嫉妒等多见，也可有夸大、罪恶等妄想。还可有被控制感、思维发散、思维插入或思维被夺。

**2. 感知障碍**　有幻觉、错觉和感知综合障碍等。幻觉以幻听最多见，常为言语性幻听，如评论性幻听、争议性幻听、命令性幻听，或思维化声。其他有幻视、幻嗅、幻味等。

**3. 情感障碍**　是精神分裂症最易引人注意的症状。情感表现与思维活动和意志行为互不协调，与周围环境也不相协调，是本症特征。情感障碍以迟钝、淡漠多见，对人对事多不关心。随着病情发展，情感障碍日益加重，终日茫然。其他可有无明显诱因的激怒、急躁、情感暴发、情感矛盾等。情感的变化令人感到与之前判若两人。

**4. 意志行为障碍**　多呈精神运动性抑制，表现为终日呆坐少动，沉默寡言，孤独退缩，独居一处，与关系密切的朋友也不交往，甚至呈木僵状态。相反的则出现不协调性兴奋，如躁动不安、冲动毁物、自伤、殴打他人或出现紧张综合征。有的表现为幼稚、傻气等。

**5. 智力障碍**　智力尚保持良好，但随着病情发展，于后期可有智力减退和人格改变。

### （三）后期症状

发展期症状如不缓解，或病情多次复发，迁延多年后，可呈所谓慢性期或衰退期精神分裂症，此时，发展期的症状大部分消退，出现人格幼稚化及精神活动减退，如思维贫乏、低声自语、情感淡漠或出现空笑，意志和行为缺乏自发性，孤独退缩，生活需他人照顾，其记忆力、计算力、病前的技能和某些知识虽尚能保持良好，但总会遗留某种程度缺陷，主要为主动性不足。

## 四、临床类型

根据临床表现，精神分裂症可分为偏执型、单纯型、青春型和紧张型等。分型对临床治疗及预后有一定指导意义。

**1. 偏执型**（妄想型） 最多见。发病年龄多在中年（25～35岁），起病缓慢或亚急性起病，症状以妄想为主，关系妄想和被害妄想多见，其次为夸大、自罪、影响、钟情和嫉妒妄想等。妄想可单独存在，也可伴有以幻听为主的幻觉。

**2. 单纯型** 在青少年期起病。初期常有头痛、失眠、记忆力减退等类似神经衰弱的症状。以精神活动逐渐减退为主要表现。情感淡漠，失去对家人及亲友的亲近感。学习或工作效率下降。行为变得孤僻、懒散、被动，甚至连日常生活都懒于自理。一般无幻觉和妄想。自动缓解者较少，治疗效果和预后差。

**3. 青春型** 多在青春期发病，起病较急。症状以精神活动活跃且杂乱多变为主。表现为言语增多，联想散漫，幻觉丰富，内容生动，妄想荒谬离奇，人格解体，象征性思维，情感多变，行为幼稚、怪异或冲动。虽可缓解，但易复发。

**4. 紧张型** 多在青春期或中年起病，以紧张性木僵和（或）紧张性兴奋为主要表现，两种状态可单独发生，也可交替出现。病程多呈发作性。预后较好。

## 五、诊　断

精神分裂症的主要特征为现实检验能力的显著损害及行为异常改变。临床上表现为阳性症状群、阴性症状群、意志行为异常。精神分裂症须在系统评估基础上依据临床表现进行诊断。患者应具有2项以上特征性精神病症状，包括思维鸣响、思维插入、思维被撤走及思维广播、特殊的妄想，持续至少1个月，且不能归因于其他疾病，也不是由于药物滥用或药物作用于中枢神经系统的结果，才考虑诊断为精神分裂症，并根据既往病程确定患者为首次发作、反复发作和持续性。

## 六、治　疗

目前精神分裂症尚无病因治疗方法，以缓解急性精神症状和改善慢性病情为主要目标。通常采用抗精神病药物治疗为主，辅以心理治疗的综合治疗措施。

### （一）抗精神病药物

抗精神病药物能有效地控制急性和慢性精神症状，提高精神分裂症的临床缓解率；缓解期内坚持治疗者多可避免复发。目前主要有两代抗精神病药物。

**1. 第一代抗精神病药物**（典型抗精神病药物） 指主要作用于中枢$D_2$受体的抗精神病药物，包括：①吩噻嗪类，如氯丙嗪、硫利达嗪、奋乃静、氟奋乃静及其长效制剂、三氟拉嗪等；②硫杂蒽类，如氯哌噻吨及其长效制剂、氯普噻吨等；③丁酰苯类，如氟哌啶醇及其长效制剂、五氟利多等；④苯甲酰胺类，如舒必利等。

（1）氯丙嗪 为中枢多巴胺受体的阻断药，有明显的镇静作用，迅速控制兴奋、躁狂等症状，使幻觉、妄想消失，理智恢复，生活自理。适用于有精神运动性兴奋和幻觉妄想症状的各种急性精神分裂症患者。对慢性精神分裂症患者疗效较差，对阴性症状效果不明显。对精神分裂症无根治作用，需长期服用，终身治疗。依治疗所需和耐受情况逐渐增加药量。不良反应有口干、上腹部不适、乏力、便秘、心悸，偶见泌乳、乳房肿大、肥胖、闭经等。剂量过大可产生直立性低血压。长期用药可引起锥体外系反应，表现为震颤、运动障碍、静坐不能、流涎等。

（2）奋乃静　适用于年老、躯体情况较差的患者。适应证同氯丙嗪。镇静作用比氯丙嗪轻，少见直立性低血压。长期用药可引起锥体外系反应。

（3）三氟拉嗪　抗精神病作用与镇吐作用均比氯丙嗪强，作用出现快而持久。除有抗幻觉妄想作用外，对阴性症状也有一定疗效，无镇静作用，有兴奋、激活作用。

（4）舒必利　具有兴奋、激活作用，同时具有抗抑郁作用，适用于治疗以阴性症状为主的慢性精神分裂症与精神分裂症紧张型。不良反应有睡眠障碍、兴奋、躁动、口渴、头痛、发热等。

（5）五氟利多　为口服长效制剂，适用于对治疗不合作、拒服药的精神分裂症患者。

（6）氟奋乃静癸酸酯　为注射长效制剂，适用于巩固疗效、预防复发的维持治疗，或有明显的精神症状而拒服药、对治疗不合作的患者。

（7）氟哌啶醇癸酸酯　为注射长效制剂，适应证与疗程同氟奋乃静癸酸酯。

**2. 第二代抗精神病药物**（非典型抗精神病药物）　具有较高的5-羟色胺（5-HT）2A受体阻断作用，对中脑边缘系统的作用比对纹状体系统的作用更具有选择性，包括氯氮平、利培酮、奥氮平、氨磺必利和阿立哌唑等。这类药物由于临床作用谱广、引发锥体外系反应（EPS）概率较小，在临床上有更广阔的应用前景。

（1）氯氮平　镇静作用比氯丙嗪强，能迅速控制急性兴奋症状和幻觉妄想，对慢性症状亦有一定疗效。可降低粒细胞水平，故治疗前及治疗过程中每2～3周检查一次血常规，出现白细胞减少时，应及时停药。

（2）奥氮平　药理特性与氯氮平相似，但基本上没有氯氮平所致粒细胞缺乏症的不良反应。研究显示奥氮平对中脑边缘与纹状体$D_2$受体均有阻断作用，只是某些非常敏感的患者可能会发生轻微EPS。

（3）利培酮　对阳性症状的疗效与典型药物相似，且低剂量时锥体外系不良反应较少，对阴性症状有较好的疗效，镇静作用小，没有明显的抗胆碱能不良反应。

（4）氨磺必利　可以通过增加$5\text{-}HT_{2A}$受体的活性，来改善患者的阴性症状，对于治疗阴性症状获得了较多专家的推荐。

### （二）非药物治疗

非药物治疗包括心理治疗和物理治疗，是药物治疗重要的辅助治疗策略。心理治疗包括支持性治疗、认知行为治疗、认知矫正治疗、家庭治疗、社交技能训练、心理健康教育、艺术治疗等一系列的治疗技术，有助于提高患者治疗依从性，针对患者个体的特征帮助患者提高社会功能和回归社会。物理治疗包括改良电休克治疗和重复经颅磁刺激，对于伴有紧张综合征、严重兴奋躁动、冲动行为、自杀企图、严重拒食的患者，可首选电休克治疗。

## 第2节　双相障碍和抑郁障碍

### 一、概　述

抑郁障碍（depressive disorder）也称抑郁症（depression），是指由各种原因引起的以显著而持久的心境低落为主要临床特征的一类心境障碍，伴有不同程度的认知和行为改变，部分患者存在自伤、自杀行为，甚至因此死亡。抑郁障碍的核心症状是与处境不相称的心境低落和兴趣丧失。在上述症状的基础上，患者常常伴有焦虑，甚至出现幻觉、妄想等精神病性症状。

双相障碍（bipolar disorder）也称双相情感障碍，指临床上既有躁狂或轻躁狂发作，又有抑郁发作的一类心境障碍。典型表现为心境高涨、精力旺盛和活动增加（躁狂或轻躁狂）与心境低落、兴趣减少、精力降低和活动减少（抑郁）反复或交替发作，可伴有幻觉、妄想或紧张症等精神病性症状及强迫、焦虑症状。

以往把双相障碍与抑郁障碍归入心境障碍大类。近年来的研究显示，抑郁障碍与双相障碍在临床表现、治疗、预后等方面存在明显的差异，遗传、影像等多方面的研究也提示这两类疾病具有明确的生物学异质性。因此，这两类疾病被分为抑郁障碍和双相障碍两个独立的疾病。

**案例13-2**

张某，25岁，被家人强行带来就诊，家人诉说叶某因生意失败受刺激，半年来情绪变得怪异，自闭家门，不肯外出，严重失眠，情绪低落，食欲不振，经常感觉头晕，无法工作，对一切事物都没有兴趣，胡思乱想，觉得活着没啥意思，生不如死。躯体检查和神经系统检查未发现异常。

**问题：**1. 患者初步诊断为什么疾病？

2. 在治疗过程中，患者突然表现为嗜睡，检查瞳孔散大，尿失禁，考虑何种原因？如何解救？

## 二、病因和发病机制

**1. 遗传因素** 是发病的重要因素之一。双相障碍有明显的家族聚集性，遗传度高达80%。抑郁症患者家族中一级亲属患病率是一般人口的2～10倍。患者的子女即使在出生后不久即寄养于正常人家中，日后患病率仍很高。

**2. 神经递质学说** 儿茶酚胺（CA）假说认为抑郁症患者脑内CA不足，多巴胺（DA）的代谢产物高香草酸（HVA）水平降低；躁狂时则增高。5-羟色胺（5-HT）假说认为脑内5-HT的增多与减少和躁狂症与抑郁症有关。

**3. 心理社会因素** 常作为一种促发因素而起作用。童年创伤（如童年期躯体和情感忽视及虐待、童年期性虐待）、负性生活事件（如丧偶、离婚、婚姻不和谐、失业、严重躯体疾病、家庭成员患重病或突然病故）及社会经济状况不良等因素与发病有明显的关系。

## 三、临床表现

**1. 抑郁障碍的临床表现** 可分为核心症状、心理症状群与躯体症状群三个方面。

核心症状包括心境低落、兴趣减退、快感缺失。心理症状群包括思维迟缓、认知功能损害、对自我的负性认知、自责自罪，有时还伴有焦虑、妄想，甚至自杀观念和行为。躯体症状群主要有睡眠障碍、头晕、心慌出汗、尿频尿急、性功能障碍及精力下降等。

**2. 双相障碍的临床表现** 可分为躁狂、抑郁发作和混合发作，伴或不伴抑郁发作。

（1）躁狂发作 临床特点是情感高涨、思维迅速、言语与动作增多的“三高”症状。情感高涨，喜悦、乐观、洋洋自得；思维迅速，联想奔逸、言多语快、高谈阔论、吹嘘夸大、内容丰富，但不荒谬也不脱离现实，言语风趣，描述生动且富于形容词，常引旁人发笑故具有“感染性”，话题常随境转移，有意念飘忽，重者有音联、意联。患者精力充沛，活动增多，行为积极主动，整日忙碌不停，但做事有始无终，好管闲事，爱提意见，凡事以自我为主，导致常与人争执，谩骂或殴打他人等。智力无障碍，自制力欠佳或缺乏。

（2）抑郁发作 临床特点是情感低落、思维缓慢、言语和动作减少。情感低落，抑郁忧虑，对人或事的兴趣变得淡漠或者消失；自觉联想缓慢、思考困难，消极意念沉重，感觉活着没有意思还不如死，且有自卑、自责或自罪感，甚至有罪恶妄想。意志减退，精神不振，缺乏主动性，有时连日常生活也需人督促，动作缓慢，重者终日呆立，愁容不展，泪流满面，有的卧床不起，呈木僵状态。有的自杀意念强烈，反复出现自杀企图及行为。

（3）混合发作 存在数个与躁狂发作和抑郁发作相一致的明显躁狂和抑郁症状，这些症状同时发生或快速转换（每天或1天之内），症状必须包括与躁狂和（或）抑郁发作相符的情绪状态改变（即情绪低落、烦躁不安、欣快或情绪高涨）。

**链接** 呵护青少年心理健康，共同守护美好未来

《2022年国民抑郁症蓝皮书》指出，18岁以下的抑郁症患者占总人数的30%；50%的抑郁症患者为在校学生。青少年抑郁症患病率已达15%～20%，接近于成年人。青少年抑郁症轻则会对学业、生活质量和人际交往造成阻碍，重则会影响到青少年的身体健康，因此，社会和家庭应帮助青少年树立自信心，关注青少年的感受，加强青少年抑郁症防治，早发现、早干预、早治疗尤为重要。

## 四、临床类型

临床上分为躁狂型、抑郁型、躁狂抑郁型等。在整个病程中只有躁狂或抑郁发作者称单相型发作；在病程中既有躁狂发作又有抑郁发作者称双相型发作，两者可呈规则的或不规则的交替发作。

## 五、诊　断

抑郁障碍和双相障碍的诊断主要应根据病史、临床症状、病程、体格检查和实验室检查，典型患者诊断一般不困难。

其中抑郁障碍的诊断标准包括三条核心症状和七条附加症状。三条核心症状：①心境低落；②兴趣和愉快感丧失；③导致劳累增加和活动减少的精力降低。七条附加症状：①注意力降低；②自我评价和自信降低；③自罪观念和无价值感；④认为前途暗淡悲观；⑤自伤或自杀的观念或行为；⑥睡眠障碍；⑦食欲减退。

## 六、治　疗

### （一）药物治疗

**1.治疗双向障碍的药物**

（1）治疗双相躁狂发作的药物 包括锂盐、丙戊酸盐、第二代抗精神病药（喹硫平、奥氮平、阿立哌唑、帕利哌酮、利培酮、齐拉西酮和氯氮平等）。第一代抗精神病药（氟哌啶醇、氯丙嗪、奋乃静等）可作为二线选择。在治疗1～2周后应评估疗效及耐受性，及时进行相应的调整。可使用锂盐和丙戊酸盐，应监测血药浓度，急性期治疗建议有效血锂浓度为0.8～1.2mmol/L、丙戊酸浓度为50～100μg/ml。

（2）治疗双相抑郁发作的药物 锂盐、抗惊厥药物（拉莫三嗪、丙戊酸盐）、第二代抗精神病药（喹硫平、鲁拉西酮、奥氮平等）可用于双相抑郁急性期治疗。血锂浓度建议0.6～1.2mmol/L。若患者对单药治疗疗效不佳，也可以在锂盐/丙戊酸盐/第二代抗精神病药充分治疗的基础上添加抗抑郁药，如选择性5-羟色胺再摄取抑制药、安非他酮、阿戈美拉汀。须注意双相障碍患者不应采用抗抑郁药单药治疗。

**2.治疗抑郁障碍的药物**

（1）选择性5-羟色胺再摄取抑制药（SSRI） 包括氟西汀、舍曲林、帕罗西汀、氟伏沙明、西酞普兰和艾司西酞普兰。整体疗效和可接受度良好，是一线抗抑郁药。

（2）5-羟色胺和去甲肾上腺素再摄取抑制药（SNRI） 包括文拉法辛、度洛西汀和米那普仑。SNRI也是一线抗抑郁药，尤其对伴有明显焦虑或躯体症状的抑郁障碍患者，SNRI具有一定优势。

（3）去甲肾上腺素能和5-羟色胺能抗抑郁药（NaSSA） 代表药物为米氮平。属于一线抗抑郁药，

对快感缺乏、精神运动性抑郁、睡眠欠佳（早醒）以及体重减轻均有疗效。

（4）去甲肾上腺素与多巴胺再摄取抑制药（NDRI） 代表药物为安非他酮。对提升正性情感的效应更佳，属于一线抗抑郁药。与 SSRI 相比，安非他酮更可能导致体重下降，且可以改善抑郁障碍患者的性功能。

（5）三环及四环类抗抑郁药（TCA） 如阿米替林、氯米帕明、多塞平、丙米嗪；四环类抗抑郁药的代表药物为马普替林和米安色林。三环及四环类抗抑郁药均属于传统抗抑郁药，其疗效强，但因抗胆碱能副作用、心脏毒性及较高的转躁率，故可接受度较差，属于二线抗抑郁药。

（6）可逆性 A 型单胺氧化酶抑制药（RIMA） 如吗氯贝胺。适用于内源性抑郁障碍及老年患者。由于其对饮食的限制以及药物相互作用导致的安全性问题，目前只作为三线抗抑郁药。

**链接** 新型抗抑郁药

目前临床上一些新型抗抑郁药主要是选择性5-羟色胺再摄取抑制药，包括氟西汀、帕罗西汀等。其药理作用为选择性抑制神经末梢突触前膜对5-羟色胺的再摄取，提高突触间隙5-羟色胺水平，来发挥其抗抑郁作用，因药物的高度选择性，所以副作用相对较少，患者对该药物的依从性较高，是具有广阔发展前景的一类新药。

### （二）物理治疗

物理治疗是抑郁障碍综合治疗手段之一，包括改良电休克治疗、重复经颅磁刺激。物理治疗对抑郁障碍疗效较显著，尤其适用于重症抑郁症，有顽固自杀企图和木僵状态患者，也适用于高度兴奋的双相障碍躁狂发作。

### （三）心理治疗

心理治疗是抑郁症不可缺少的方法，不论在病期或恢复期都要进行持续的心理治疗，尤其要特别注意患者是否有自杀企图的动向，以便做好预防措施。目前循证证据较多、疗效肯定的心理治疗方法包括认知行为治疗、人际心理治疗和行为心理治疗（如行为激活），但严重患者往往不能单独使用心理治疗，须在药物治疗的基础上联合使用，但心理治疗有助于改善慢性患者的社交技能及其与抑郁相关的功能损害。

# 第3节 焦虑障碍

## 一、概　述

焦虑是一种内心紧张不安，担心或者预感到将要发生某种不利情况同时又感到难以应对的不愉快情绪体验。并非所有焦虑都是病理的，在日常生活中，焦虑是每个人的防御性情绪，激励我们积极行动，达成更好的结果。

焦虑障碍（anxiety disorder）又称焦虑症，是一组以持续的紧张不安、无充分现实依据地感到将要大难临头的病理性焦虑为主的精神障碍的总称。按照临床表现和发病特点，焦虑障碍包括惊恐障碍（panic disorder，PD）、广泛性焦虑障碍（generalized anxiety disorder，GAD）、社交焦虑障碍（social anxiety disorder，SAD）、分离焦虑障碍、躯体疾病所致焦虑障碍。

**案例13-3**

刘某，女，26岁，在读研究生，未婚。因学业压力大，近一年反复出现无故紧张害怕、心慌胸闷，总是担心不能正常毕业，担心未来找不到工作，且时有肌肉紧张酸痛、失眠等症状，导致身体状况不佳，无法正常学习，多次入院检查均未发现任何器质性病变。

**思考题**：1. 患者初步诊断为什么疾病？
2. 如何治疗？

## 二、病因和发病机制

目前，焦虑障碍病因机制尚不清楚，可能与多种因素相关。

**1. 遗传因素** 研究结果不一，GAD患者亲属患GAD的风险率为19.5%，而双生子研究未发现GAD的同卵双胞胎与异卵双胞胎患病率有显著差异。

**2. 神经生物学因素** 脑电图显示焦虑症患者中存在α波活动的降低、α波频率的增加以及β波活动的增加。相关神经解剖区及其功能高警觉性在焦虑中扮演着重要角色，如由杏仁核、海马、伏隔核和下丘脑组成的边缘系统可通过去甲肾上腺素（NE）和5-羟色胺（5-HT）的传入信号对焦虑有诱导和调节作用。另外，γ-氨基丁酸（GABA）和促肾上腺皮质激素释放激素通路也与焦虑直接有关。

**3. 社会-心理学因素** 惊恐障碍的病因还存在社会心理学因素，消极的应对方式、早年的创伤性体验、家庭环境及父母教养方式等均可能成为惊恐障碍的发病因素。

精神分析理论认为焦虑是一种生理的紧张状态，起源于未获得解决的无意识冲突，自我不能运用有效的防御机制，便会导致病理性焦虑。认知理论则认为焦虑是对危险的一种反应，信息加工的持久歪曲导致对危险的误解和焦虑体验，病理性焦虑则与对威胁的选择性信息加工有关，对环境不能控制是使焦虑持续的重要因素。

## 三、临床表现

**1. 惊恐障碍**（PD） 又称急性焦虑障碍，其主要临床特点是反复出现突然发作、不可预测、强烈的惊恐体验，伴濒死感或失控感，患者常体验到濒临灾难性结局的害怕和恐惧，并伴有自主神经功能失调的症状。通常发作可在数分钟达到高峰，一般历时 5～20分钟。本病呈慢性化病程，存在自杀风险、共病及功能损害，需要持续关注。

**2. 广泛性焦虑障碍**（GAD） 是一种常见的焦虑障碍，其焦虑没有明确的客观对象，不局限于任何特定的外部环境，症状泛化、持续、波动，病程多呈慢性，常反复发作，又被称为慢性焦虑。患者常有一定人格基础，起病时常和生活应激事件相关，特别是有威胁性的事件，如人际关系、躯体疾病及工作问题等。GAD 的临床特征包括：过度担心、担忧的精神性焦虑；运动性不安与肌肉紧张，伴有疲乏感的躯体性焦虑；以及累及全身各个系统的自主神经功能紊乱症状和其他症状如睡眠障碍等。GAD 常与抑郁障碍、其他焦虑障碍以及各种躯体疾病共病。

**3. 社交焦虑障碍**（SAD） 又称为社交恐惧症，是焦虑障碍的重要亚型。SAD是诊断识别率相对较低的焦虑障碍亚型，经常被误解为“害羞”，临床表现为对社交的回避和害怕，如害怕在小组会议上讲话、进行公共演讲、与权威人士见面等。

**4. 分离焦虑障碍** 不同于普通的焦虑或恐惧，它专指被分离、离开亲近的人或熟悉的环境而产生的焦虑和恐惧，严重影响正常生活和社交功能。分离焦虑障碍根据临床特征可分为儿童分离焦虑障碍与成人分离焦虑障碍。儿童多发病于 6～7 岁，常常由于与父母分离引发，该病一般起病于6岁以前，儿童和青少年至少持续4周。成人多发病于青春期及成年早期，更多是与亲密关系改变有关，如恋人离去、子女离家等，至少持续 6 个月。

**5. 躯体疾病所致焦虑障碍** 是指患者有明确的躯体疾病，同时伴有焦虑或惊恐症状，这些症状达到了 GAD、惊恐障碍或其他焦虑障碍的诊断标准，并导致患者感到痛苦，对其生活、社交和职业等社会功能造成影响。

## 四、诊断及鉴别诊断

根据病因、临床表现、症状持续时间和焦虑障碍量表评估体系做出诊断。本病需与抑郁症、精神分裂症造成的焦虑症状相鉴别。

## 五、治　疗

### （一）心理治疗

心理治疗可提高患者服药依从性和疗效。常用认知治疗、行为治疗或认知-行为治疗等心理治疗方法。应用认知治疗改变患者对疾病性质的不合理和歪曲的认知，运用行为治疗，如放松训练、系统脱敏等处理焦虑引起的躯体症状，常可收到事半功倍之效。

### （二）药物治疗

治疗焦虑障碍的主要药物有苯二氮䓬类抗焦虑药、5-$HT_{1A}$受体部分激动药、三环类抗抑郁药。

**1. 苯二氮䓬类抗焦虑药**　常用药物及推荐剂量，阿普唑仑0.4～4.0mg/d，氯硝西泮0.5～6.0mg/d，劳拉西泮1～10mg/d。苯二氮䓬类起效快，可早期应用，但一般不超过4周，目前不推荐作为一线药物。此类药物容易出现过度镇静、记忆受损和精神运动性损害等不良反应，也可出现耐受、依赖，停药后易出现戒断症状。

**2. 5-$HT_{1A}$受体部分激动药**　常用药物有丁螺环酮和坦度螺酮，适合于各种焦虑症。丁螺环酮起始剂量为10～15mg/d，分2～3次服用，第2周可以增加到20～30mg/d，常用治疗剂量为20～40mg/d，最大剂量为60mg/d。坦度螺酮的成人剂量为10mg/次、3次/天，根据临床疗效和安全性增加剂量，最大60mg/d，老年人从小剂量开始，起始剂量5mg/次。此类抗焦虑药不良反应较小，具有无成瘾性、镇静作用轻、不易引起运动障碍、无呼吸抑制作用、对认知功能影响小等特点。但该类药物起效较慢，需要2～4周。常见不良反应有头晕、头痛、恶心、不安等。

**3. 三环类抗抑郁药**　常用的抗抑郁药为SSRI及SNRI两类。

SSRI类药物包括帕罗西汀、艾司西酞普兰，可治疗各种类型的抑郁症，包括伴有焦虑的抑郁症及反应性抑郁症，通常起始剂量10～20mg/d，治疗剂量20～50mg/d。此类药物可作为儿童分离焦虑障碍的一线治疗药物。

SNRI类药物包括文拉法辛、度洛西汀等。文拉法辛起始剂量37.5～75.0mg/d，单次服药，最大剂量可达225mg/d。度洛西汀起始剂量30～60mg/d，治疗剂量60～120mg/d。

**4. 其他药物**　多塞平用于治疗焦虑性神经症患者，曲唑酮用于治疗伴有抑郁症状的焦虑症，适合治疗有明显精神运动性激越、焦虑和失眠的患者，用法和用量应从小剂量开始，逐渐加量，多塞平50～250mg/d，分次服用，曲唑酮50～200mg/d，睡前服用。该类药物无成瘾性，整体不良反应较轻，常被推荐为治疗GAD的一线药物。

# 第 4 节　阿尔茨海默病

## 一、概　述

阿尔茨海默病（Alzheimer’s disease，AD），俗称老年性痴呆，是一种起病隐袭、呈进行性发展的神经退行性疾病，临床特征主要为认知障碍、精神行为异常和社会生活功能减退。一般在65岁以前发病为早发型，65岁以后发病为晚发型，有家族发病倾向被称为家族性阿尔茨海默病，无家族发病倾向被称为散发性阿尔茨海默病。

据世界卫生组织报告，目前全球超过5100多万人患有痴呆症，其中阿尔茨海默病是最常见的类型

（约占60%）。流行病学资料显示，老年女性患病率约为男性的2倍。据预测，2050年我国AD患者人数将达到2100万。近些年来由于人口的老龄化，该病发病率呈明显增高趋势，因此宣传普及AD的预防和治疗等知识非常有必要。

## 二、病因与发病机制

**1. 遗传因素** 应用分子遗传学和连锁分析方法发现，本病是一种家族性遗传性疾病，在某些患者的家庭成员中，患同样疾病的危险性高于一般人群。

**2. 神经病理学改变** 肉眼观察可见弥散性脑萎缩，显微镜下可见以老年斑、神经原纤维缠结和神经元减少为主要特征。尽管这种病理变化也见于一般老年人，但老年性痴呆患者的改变更加明显。

**3. 神经递质** 大部分神经肽类物质，如胆囊收缩素、促甲状腺激素释放激素及P物质等均在正常范围内，乙酰胆碱、5-羟色胺及去甲肾上腺素含量均下降，乙酰胆碱的下降以海马部位最为明显，而生长激素水平有所上升。

**4. 其他因素** 有关病因的假说有：正常衰老过程的加速，铝或硅等神经毒素在脑内蓄积；免疫系统的进行性衰竭；机体解毒功能减弱及慢性病毒感染等，可能与本病的发生有关。增龄、女性、低教育水平、吸烟、中年高血压与肥胖、听力损害、脑外伤、缺乏锻炼、社交孤独、糖尿病及抑郁障碍等均为本病的危险因素。

## 三、临床表现

AD患者不仅表现在记忆缺失，还包括认知力减退，如思维能力、理解力及行为改变。

**1. 记忆障碍** 记忆力下降是本病的首发症状，也是本病的突出症状。早期从近记忆力下降开始，常“说完就忘”，特别是对数字（如日期、年代、电话号码）、人名、地名和不常用的术语记忆很差。后期远记忆（过去发生的事件）发生障碍，最后连亲人也不认识。

**2. 计算力下降** 早期计算力变慢，复杂的计算不能完成，逐渐出现计算错误，连简单的也不会计算，临床上常让患者计算100−7、93−7等，来判断其计算力是否下降。

**3. 时间、空间定向障碍** 表现为不能准确说出时间，不能准确地判断物品位置，伸手取物时或未达该物而抓空，或伸手过远而将物品碰倒。回家时走错方向，经常迷路，甚至在自己家中找不到自己的房间，不知哪个床是自己的。穿衣时分不清上下左右和正反，甚至把裤腿当衣袖。

**4. 语言障碍** 部分患者以语言障碍为首发表现。早期词汇量减少，谈话中因找词困难而突然中断，不能说出物品的名称，或不适当地加入无关的词汇或变换主题，逐渐所说的话不能使人理解，写的信让人看不懂，也不能理解他人提出的问题，不能参与交谈。最后患者仅能发出别人不可理解的声音，终至缄默。

**5. 理解力和判断力下降** 表现为不能正确处理工作、生活中的问题，大事被忽略，小事却纠缠不清，工作能力下降。不能准确判断天气情况，如夏天穿着厚重的衣服。不能分清场合，如穿着浴衣去商店购物等。

**6. 情感或行为障碍** 表现为坐立不安、多疑、易激动、淡漠、抑郁、焦虑或欣快。可出现妄想、错觉、幻觉，而出现冲动性的伤人、毁物行为。有的患者一改以往的生活习惯，痴呆晚期很容易诊断，但早期难以发现。因此，当老年人出现记忆力下降及情感改变后，应尽早去医院检查，以免延误治疗时机。

**7. 缺乏主动性** 对繁重的家务、商务活动、社会责任有厌恶感是正常现象，且多数人会恢复兴趣。但老年期痴呆患者持续表现无欲状态。

**链接** 关爱老年人——黄手环行动

"黄手环行动"是中国人口福利基金会等机构共同发起的"把关爱带在身边"帮助阿尔茨海默病患者安全回家的行动。通过为患病老人免费佩戴黄手环，并在其中附上姓名、家庭住址、亲人联系方式等，以便随时关注并及时帮助阿尔茨海默病患者，当发现患者走失后能够及时报警或者将其护送回家。这是全社会关爱老年人的象征，也是传递爱与帮助的力量，让阿尔茨海默病患者及其家庭感受到来自社会的温暖，为那些身处危险的老年人提供及时的帮助，让每一个家庭拥有更多的安全和保障。

## 四、诊断及鉴别诊断

本病起病缓慢，以逐渐加重的认知障碍、精神行为异常和社会生活功能减退为主要临床症状，病情发展虽可暂时停顿，但不可逆转。根据病史、体检和实验室检查排除其他导致痴呆可能的原因外，需与老年期的其他精神病、可以引起痴呆的疾病相鉴别。

## 五、治　疗

目前无特异性的治疗方案。一般生活上的照顾和护理极为重要。注意患者的饮食、营养和日常的清洁卫生，尽量督促患者自己料理生活，鼓励患者参加适当活动，以减缓其精神衰退。避免让患者单独从事有可能发生危险的活动。对卧床的患者要严防发生压疮（褥疮）、合并感染和骨折等。

**1. 胆碱酯酶抑制药**（cholinesterase inhibitors，ChEI）增加突触间隙乙酰胆碱含量，是现今治疗轻中度AD的一线药物，主要包括多奈哌齐、卡巴拉汀、加兰他敏和石杉碱甲。ChEI除可改善AD患者认知功能、整体功能和日常功能外，对精神症状也有改善作用。

**2. 兴奋性氨基酸受体拮抗药** 盐酸美金刚是另一类AD治疗的一线药物，是美国食品药品监督管理局（FDA）批准的第一个用于中重度痴呆治疗的药物。明确诊断的中重度AD患者可以选用美金刚或美金刚与多奈哌齐、卡巴拉汀联合治疗，对出现明显精神行为症状的重度AD患者，尤其推荐ChEI与美金刚联合使用。

**3. 靶向治疗药物** 甘露特钠胶囊是中国原创、国际首个靶向脑-肠轴的AD治疗新药。通过靶向肠道菌群发挥其抗阿尔茨海默病作用，主要用于治疗轻度至中度AD。

**4. 中医药治疗** 中医药治疗AD目前常采用"早期补能为主并贯穿全程，中期化痰活血泻火，晚期解毒固脱"的序贯疗法，联合常规西药治疗AD痴呆有协同增效作用。

# 第5节 失眠障碍

## 一、概　述

失眠是指尽管有合适的睡眠机会和睡眠环境，依然对睡眠时间和（或）质量感到不满足，并且影响日间社会功能的一种主观体验。主要症状表现为入睡困难（入睡潜伏期超过30分钟）、睡眠维持障碍（整夜觉醒次数≥2次）、早醒、睡眠质量下降和总睡眠时间减少（通常少于6.5小时），症状每周至少出现3次，同时伴有日间功能障碍。

## 二、分　类

失眠根据病程分为：短期失眠（病程＜3个月）、慢性失眠（病程≥3个月）和其他失眠。有些患者失眠症状反复出现，应按照每次出现失眠持续的时间来判定是否属于慢性失眠。

## 三、病理机制和假说

失眠发生和维持的主要假说是过度觉醒假说和3P假说。

**1. 过度觉醒假说** 认为失眠是一种过度觉醒，这种过度觉醒横跨24小时的日周期，失眠患者在睡眠和清醒时表现出更快的脑电频率、日间多次小睡潜伏期延长、24小时代谢率增加、自主神经功能活性增加、下丘脑-垂体-肾上腺轴过度活跃及炎症因子释放增加等。

**2. 3P假说** 3P是predisposing（易感因素）、precipitating（促发因素）和perpetuating（维持因素）。该假说认为失眠的发生和维持是3P因素累积超过了发病阈值所致。

## 四、临床表现

患者一般进入睡眠的潜伏期延长，睡眠时间缩短，在入睡过程中生理性觉醒增多。

主要表现：轻者入睡困难，睡眠中易醒，并难于再次入睡；清晨过早醒来。重者彻夜难眠，常伴有头痛头晕、神疲乏力、心悸健忘、心神不安、多梦等，患者常对失眠感到焦虑和恐惧。

日间认知功能障碍：记忆功能下降、注意功能下降、计划功能下降，从而导致白天困倦、工作能力下降，在停止工作时容易出现日间嗜睡现象。

## 五、诊　　断

《中国成人失眠诊断与治疗指南（2023版）》制订了中国成年人失眠的诊断标准：①失眠表现为入睡困难，入睡时间超过30分钟；②睡眠质量下降，睡眠维持障碍，整夜觉醒次数≥2次、早醒、睡眠质量下降；③总睡眠时间减少，通常少于6小时。

在上述症状基础上同时伴有日间功能障碍。

失眠的临床评估包括病史采集、睡眠日记、量表评估和客观评估等手段。对于每一例患者都应仔细进行病史采集。推荐患者或家人记录睡眠日记。鉴别诊断和疗效评估时可以纳入量表和其他客观评估方法。

## 六、治　　疗

### （一）心理治疗

**1. 睡眠卫生教育** 通过解释、指导，使患者了解有关睡眠的基本知识，减少不必要的预期性焦虑反应。

**2. 行为治疗** 教会患者入睡前进行放松训练，加快入睡速度，减轻焦虑症状。

### （二）药物治疗

**1. 苯二氮䓬类** 常用药物：阿普唑仑、劳拉西泮和地西泮，可以改善失眠患者的入睡困难，增加总睡眠时间，不良反应包括日间困倦、头晕、肌张力减低、跌倒、认知功能减退等。持续使用后，在停药时可能会出现戒断症状和反跳性失眠。

**2. 抗抑郁剂** 如米安色林、阿米替林、多塞平、马普替林等。

**3.** 褪黑素和褪黑素受体激动药。

**4.** 食欲素受体拮抗药。

### （三）其他

**1. 生物反馈** 可加强自我放松训练，对于减轻焦虑症状有效。

**2. 体育锻炼** 适当进行体育锻炼，增强体质，加重躯体疲劳感，对睡眠有利，但运动量不宜过大，过度疲劳反而会影响睡眠质量。

**3. 调整生活习惯** 如取消或减少午睡，养成按时睡眠的习惯。

**4. 物理治疗** 如光照疗法、经颅电刺激、经颅磁刺激、经颅电磁联合刺激、生物反馈治疗等在失眠治疗中被广泛应用。

**5. 中医治疗** 中医治疗失眠的历史悠久，尚需现代循证医学模式进行评估。

**6. 其他** 饮食疗法、芳香疗法、按摩、顺势疗法等，可作为选择的补充治疗方式。

# 第6节 癫 痫

**案例13-4**

患者，女，25岁，3年来有发作性神志丧失，四肢抽搐，服药不规则。今晨又有发作，意识一直不清醒。

**思考题：** 1. 患者现在需要如何处理？
2. 患者清醒后需要如何处理？

## 一、概 述

癫痫（epilepsy）俗称羊痫风或羊癫风，是由多种原因引起脑部神经元阵发性异常放电所致的发作性的运动、感觉、意识、精神、自主神经（植物神经）功能异常的一种疾病。脑部兴奋性过高的神经元突然、过度的重复放电，导致脑功能突发性、暂时性紊乱，临床表现为短暂的感觉障碍，肢体抽搐，意识丧失，行为障碍或自主神经功能异常，称为癫痫发作。

## 二、分 类

根据癫痫的原因可以分为两类：原发性（功能性）癫痫和继发性（症状性）癫痫。

**1. 原发性癫痫** 又称真性或特发性或隐源性癫痫，病因不明。患者的脑病并无可以解释症状的结构变化或代谢异常，而与遗传因素有较密切的关系。

**2. 继发性癫痫** 又称症状性癫痫。指能找到病因的癫痫，常见于多种脑部病损和代谢障碍，如先天性疾病（染色体异常）、产前期和围生期疾病（如产伤）、高热惊厥后遗症、外伤、感染、中毒、颅内肿瘤、脑血管疾病、营养代谢性疾病等。

## 三、临床表现

### （一）临床发作类型

**1. 局灶性发作**（部分性发作） 可分为单纯部分性发作、复杂部分性发作、局部发作后继全身性发作。

（1）单纯部分性发作（意识不会受到影响） 发作时不会失去意识，但会有动作性的症状，如局部肌肉或肢体的抽动或皮肤、嗅觉、视觉等感觉出现异常，伴有心率加快、血压变化、大小便异常等自主神经症状，在精神情绪方面可能会有失落感、陌生、恐惧等症状。

（2）复杂部分性发作（意识会受到影响） 特点为发作时出现各种精神症状或特殊感觉症状，随后发生意识障碍，有时开始发作即为意识障碍，部分可伴有自动症，即患者在意识不清醒的情况下做一些无意识、没有任何目的、无意义的行为或语言，如不自主走动、比手画脚、手舞足蹈、奔跑、踢打、胡乱摸索、重复的咀嚼、喊叫、胡言乱语、狂笑等怪异行为，对发作无记忆。

（3）局部发作后继全身性发作 先出现单纯性或复杂性的局部发作后，继而出现全身性发作，或渐进式地先出现单纯性的局部发作，继而出现复杂性的局部发作，最后出现全身性发作。

**2. 全面性发作**（全身性发作） 常见以下类型。

（1）失神发作（小发作） 临床特点是在活动时出现瞬间意识障碍，活动突然停止，呼之不应，两眼瞪视不动，没有任何反应的失神状态，有时会有眨眼、咀嚼的动作，发作过后，又能继续之前没有完成的行为，对发作无记忆。

（2）强直-阵挛发作（大发作） 发作时会突然倒地，尖叫，意识丧失，牙关紧闭，眼睛上翻，口吐白沫，全身僵硬（头后仰，四肢呈僵硬伸直或弯曲，手握拳头），继而出现间歇性的抽搐而使全身抖动不止，有时会有大小便失禁。

**3. 发作类型不明** 如癫痫性痉挛、癫痫持续状态（SE）。SE是神经科常见的急危重症，是指全面性惊厥发作超过5分钟，或者非惊厥性发作或部分性发作持续超过15分钟，或者 5～30分钟内两次发作间歇期意识未完全恢复者。

### （二）癫痫辅助检查

1. 脑电图、脑电地形图、动态脑电图监测可见明确病理波、棘波、尖波、棘-慢波或尖-慢波。

2. 如为继发性癫痫应进一步行头颅CT、头颅MRI、DSA等检查，可发现相应的病灶。

## 四、诊　　断

根据临床表现和辅助检查可以做出初步诊断。

## 五、治　　疗

### （一）病因治疗

对于病因明确的癫痫，除有效控制发作外要积极治疗原发病：颅内占位性病变主张手术治疗；低血糖、低血钙需针对病因治疗。

### （二）药物治疗

**1. 根据癫痫发作类型选择安全、有效、价廉和易购的药物**

（1）强直-阵挛发作 丙戊酸是新诊断的全面强直-阵挛发作患者的一线用药。如果丙戊酸不适用则使用拉莫三嗪、左乙拉西坦或苯巴比妥。如果患者也有肌阵挛发作或疑诊青少年肌阵挛癫痫，拉莫三嗪可能会加重肌阵挛发作。卡马西平和奥卡西平可用于仅有全面强直-阵挛发作的患者。

（2）复杂部分性发作 苯妥英钠0.2～0.6g/d，卡马西平0.2～1.2g/d。

（3）失神发作 乙琥胺或丙戊酸是治疗失神发作的一线用药。如果出现全面强直-阵挛发作的风险高，且无禁忌证，应优先考虑丙戊酸。

（4）癫痫持续状态 地西泮10～20mg/次静脉滴注。

**2. 用药注意事项**

（1）从小剂量开始，逐渐增至能控制发作、而又无严重毒副作用为宜。

（2）给药次数和时间应根据药物特性及发作特点而定，如苯妥英钠有强碱性，适宜在饭后服用。

（3）在治疗期间，应注意药物的不良反应，给药前需做血常规、尿常规及肝功能、肾功能检测，以备对照。定期进行体格检查，每月复查血常规，每季做生化检查。

（4）做药物浓度监测，适时调整药物剂量，一般不随意更换或间断，癫痫发作完全控制2～3年后，且脑电图正常，方可逐渐减量停药。

### （三）手术治疗

对药物治疗无效的难治性癫痫可行立体定向术，破坏脑内与癫痫发作的有关区域，如胼胝体前部切开术或慢性小脑刺激术。

# 第7节 帕金森病

## 一、概 述

帕金森病（Parkinson' s disease）是一种中枢神经系统变性疾病，主要是因位于中脑部位黑质致密带的神经元缺失，多巴胺的合成减少，抑制乙酰胆碱的功能降低，乙酰胆碱的兴奋作用相对增强所导致。黑质细胞发生变性坏死的原因迄今尚未明了，可能与遗传和环境因素有关。目前较公认的学说为“多巴胺学说”和“氧化应激学说”。原因不明的多巴胺减少导致的震颤麻痹，即帕金森病。

## 二、临床表现

临床常表现为静止性震颤、肌强直、运动减少、姿势障碍等。

**1. 静止性震颤** 往往是发病最早期的表现，通常从某一侧上肢远端开始，以拇指、示指及中指为主，呈搓丸样运动。然后逐渐扩展到同侧下肢和对侧肢体，晚期可波及下颌、唇、舌和头部。以后发展为仅于肢体静止时出现，所以称为静止性震颤，这是帕金森病震颤的最主要的特征。

**2. 肌强直** 帕金森病患者的肢体和躯体变得很僵硬。病变的早期多自一侧肢体开始，有僵硬感，并逐渐加重，出现运动迟缓、铅管样、齿轮样感觉。

**3. 运动减少** 在早期，由于上臂肌肉和手指肌的强直，患者的上肢往往不能做精细的动作，写字也逐渐变得困难，笔迹弯曲，越写越小，称“小写症”。面部肌肉运动减少，患者很少眨眼睛，双眼转动也减少，表情呆板，呈“面具脸”。行走呈“慌张步态”。

**4. 姿势障碍** 表现为身体呈屈曲姿势，步行时无上肢伴随动作，小步或前冲状态。

**5. 其他表现** 可有自主神经功能紊乱现象，如唾液和皮脂腺分泌增多，汗腺分泌增多或减少，大、小便异常和直立性低血压等。少数患者可合并痴呆或抑郁等精神症状。

## 三、诊 断

根据患者有典型的静止性震颤或肌强直及运动减少即可诊断，左旋多巴治疗有效可支持原发性帕金森病的诊断。

## 四、治 疗

### （一）药物治疗

常用药物有多巴胺受体激动药、左旋多巴、单胺氧化酶抑制药等。

**1. 左旋多巴** 是多巴胺的代谢前体，可以通过血脑屏障，进入基底核后经脱羧而生成多巴胺，起着补充多巴胺神经递质缺乏的作用。左旋多巴作用较慢，一般连续服药2～3周才见临床症状好转，但作用维持时间久，且随用药时间延长而递增。首先改善的是运动过缓和肌肉僵直的症状，其后为面部表情、步态、手指运动的灵活性等症状。开始0.25～0.50g/次，3～4次/日，每隔3～4日增加0.125～0.500g。维持量3～6g/d，分3～4次服用，在剂量递增过程中如出现恶心等，应停止增量，待症状消失后再增量。与周围脱羧酶抑制药卡比多巴合用，剂量可降低50%。因为后者的降解代谢作用被阻滞，可减少不良反应（恶心、心悸、面部潮红），使更多的左旋多巴能有效地进入脑部。

**2. 多巴胺受体激动药** 如普拉克索、罗匹尼罗、吡贝地尔、罗替高汀和阿扑吗啡，作为早发型患者病程早期的常用药物，大多有嗜睡和精神不良反应发生的风险。

**3. 多巴胺释放促进药** 金刚烷胺可以促进多巴胺的合成和释放。

**4. 抗胆碱能制剂** 如苯海索可通过纠正多巴胺与乙酰胆碱的失衡而起治疗作用。

**5. 单胺氧化酶抑制药** 可以阻断自由基的生成及选择性地抑制多巴胺降解成高香草酸，增加多巴胺的蓄积。与复方左旋多巴合用有协同作用，早期患者可单用。常用药有盐酸司来吉兰片。

**6. 儿茶酚-*O*-甲基转移酶抑制药** 与复方左旋多巴制剂如多巴丝肼或卡比多巴合用可增强后者的疗效，减少症状波动反应，单独使用无效。常用药有托卡朋、恩他卡朋等。

### （二）外科治疗

对单侧震颤明显或对药物治疗效果差者可使用深部电极刺激或立体定向手术。

### （三）其他治疗

肉毒毒素注射是治疗局部痉挛和肌张力障碍的有效方法，运动与康复治疗、心理干预与照料护理适合于帕金森病全过程。

**链接** 帕金森病的外科新疗法

帕金森病早期对药物治疗效果显著，但随着疾病的进展，药物疗效明显减退，或并发严重的症状波动或异动症，这时可以考虑手术治疗。手术方法主要有神经核毁损术和脑深部电刺激术（deep brain stimulation，DBS），DBS因其相对无创安全和可调控性而成为目前的主要手术选择。脑深部电刺激术于20世纪70年代出现，是在脑内核团或特定脑区植入刺激电极，通过脉冲电刺激调控相关核团或脑区的功能，达到改善症状的目的。DBS手术包括颅内电极植入和神经刺激器植入两大部分。其中，颅内电极精准植入到预定神经核团是DBS成功的关键。该疗法于1998年在我国首次使用，目前在国内已得到广泛开展。DBS疗法可显著改善PD患者的运动症状，提高患者的生命质量。随着我国老龄人口的增长，需要接受DBS疗法的患者将进一步增加。

# 第8节　急性脑血管病

**案例13-5**

患者，男，45岁，干部。2年前出现头痛、头晕、健忘等症状，血压150/95mmHg，服用降压药后自觉上述症状缓解，2天前出现剧烈头痛，视物模糊，呕吐及右侧面神经麻痹及左侧上、下肢瘫痪，急性病容，血压140/90mmHg，双下肢水肿，颈静脉怒张，尿蛋白（+）。

**思考题**：1. 请做出临床诊断，给出诊断依据。

2. 分析各种病变的关系。

## 一、概　　述

脑血管病是由于各种原因引起脑血管受损而导致脑功能障碍的疾病总称。临床上可分为急性和慢性。急性脑血管病是指急性起病，迅速出现局限性或弥漫性脑功能障碍的脑血管疾病，是神经系统的常见病、多发病，是目前人类疾病的三大死亡原因之一，存活者中有半数以上的患者遗留瘫痪和失语等严重残疾，给社会和家庭带来沉重负担。

## 二、病　　因

病因可以是单一的，亦可由多种病因联合所致，常见的病因有：

**1. 血管壁病变** 主要有动脉粥样硬化，其次如动脉炎、动脉瘤、血管畸形及外伤、肿瘤、中毒等引起的血管损伤。

**2. 心脏病和血流动力学改变** 如高血压、低血压或血压的急骤波动，以及心功能障碍、心瓣膜病、心肌病和心律失常等，特别是心房颤动。

**3. 血液成分和血流动力学改变** 各种原因所致的高黏血症及凝血机制异常。

## 三、分类及临床特征

缺血性脑血管病包括短暂性脑缺血发作、脑血栓形成、脑栓塞、腔隙性脑梗死；出血性脑血管病包括脑出血、蛛网膜下腔出血；近年来CT和MRI检查发现少数患者脑内出血性和缺血性病变同时存在，称为混合性卒中，应予以注意。

### （一）短暂性脑缺血发作

短暂性脑缺血发作是指历时短暂并经常反复发作的脑局部供血障碍，导致供血区局限性神经功能障碍。每次发作持续数分钟至数小时，不超过24小时即完全恢复，但常有反复发作。本病是常见的脑血管病，也是缺血性卒中最重要的危险因素，近期频繁发作是脑梗死的特级警报。其临床特点如下。

**1. 一般特点** 好发于中老年人，男性多于女性，常突然发病，迅速出现局限性神经功能或视网膜功能障碍，持续时间短、恢复快，不留后遗症，可反复发作。

**2. 临床表现** 与缺血发生的部位有关。颈内动脉系统出现短暂性脑缺血发作，常有对侧肢体无力或轻偏瘫；眼动脉交叉瘫（病变侧单眼一过性黑矇或失明，对侧偏瘫及感觉障碍）；优势半球受累时可产生失语；椎-基底动脉系统短暂性脑缺血发作，主要症状为眩晕、平衡失调、跌倒发作、短暂性全面性遗忘症、双眼视力障碍发作。

### （二）脑血栓形成

脑血栓形成是脑梗死中最常见的类型，通常指脑动脉的主干或其皮层支因动脉粥样硬化及各类动脉炎等血管病变，导致血管管腔狭窄或闭塞，并进而发生血栓形成，造成脑局部供血区血流受阻，发生脑组织缺血、缺氧、软化坏死，出现相应的神经系统症状和体征。

**1. 一般特点** 多见于50岁以上原有脑动脉硬化史者，常有高血压、冠心病、糖尿病。部分患者发病前1～2天有头痛、头晕、眩晕及肢体麻木等前驱症状，多在安静、休息或睡眠时发病。

**2. 临床表现**

（1）颈内动脉系统血栓形成 病变侧单眼一过性黑矇或霍纳征；病变对侧偏瘫、偏身感觉障碍和同向偏盲（简称三偏征）；优势半球受累可有失语、病变侧颈动脉搏动减弱或消失。

（2）椎-基底动脉系统血栓形成 主要是脑干和小脑受累，以眩晕最多见，伴有感觉障碍、复视、眼肌麻痹、眼球震颤、共济失调、呛咳、吞咽困难、构音障碍、声音嘶哑、交叉性瘫痪或四肢瘫痪。

**3. 辅助检查** 脑脊液检查大多数正常，出血性梗死可有少量红细胞，大块梗死灶者脑脊液压力可升高。在发病后24～48小时CT可发现梗死灶，MRI可较早发现脑梗死。彩色多普勒超声检查、脑血管造影有助于脑闭塞血管情况的了解。

### （三）腔隙性脑梗死

腔隙性脑梗死指发生在大脑半球深部白质及脑干的缺血性微梗死，因微小的脑组织缺血、坏死、液化并由吞噬细胞移走而形成空隙。近年来CT和MRI发现病灶常位于大脑深部，呈直径2～15mm的组织坏死囊腔。

本病多发于40～60岁以上的中老年人，常伴有高血压，起病常较突然，部分患者以短暂性脑缺血发作起病，但持续时间超过数小时。多在白天活动中发病。临床表现多样，特点是症状较轻、体征单一、预后较好；无头痛、颅内高压和意识障碍。可表现为单纯的运动障碍如轻偏瘫；单纯偏身感觉障碍；或较轻的发音障碍、共济运动失调。反复发作出现多发性梗死时，患者可出现痴呆或类帕金森病、大小便失禁等。

### （四）脑出血

脑出血是指原发性非外伤脑实质出血。是脑卒中最严重的类型之一，是死亡和致残率最高的一种常见病。最常见的病因是高血压合并脑动脉硬化，较少见的原因有血液病、动静脉畸形、动脉瘤、脑动脉炎、抗凝或溶栓治疗等。

**1. 发病特点** 高血压脑出血发生在50～70岁，男性略多见，冬春季发病较多，有高血压病史。常在白天活动中或情绪激动时突然发病，数分钟或数小时内达高峰，大多数病前无先兆，少数可有头痛、头晕、肢体麻木等前驱症状。

脑脊液可呈血性，CT和MRI可早期准确诊断出血灶部位、数目、量等。

**2. 出血部位及相应的症状**

（1）内囊出血 内囊外侧部出血（壳核出血），称外侧型，表现为突发的病灶对侧偏瘫、偏身感觉障碍和同向偏盲；双眼球不能向病灶对侧凝视，优势半球病变可有失语，意识障碍可较轻。内囊的内侧部出血（丘脑出血）称内侧型，也表现为突发病灶对侧偏瘫、偏身感觉障碍甚至偏盲，可有特征性眼征，如上视障碍或凝视鼻尖、无反应性小瞳孔等，意识障碍较重。若内侧型出血严重或出血波及内囊的内外侧（称混合型），患者病情危重，发病后立即进入深昏迷、鼾声呼吸、反复呕吐咖啡色液体，面色潮红或苍白，两侧瞳孔大小不等，双眼凝视病灶侧，生命体征不稳定。瘫痪侧面颊随呼吸鼓起并有嘴角漏气，瘫痪肢体肌张力下降。巴宾斯基征阳性。极重者出现四肢强直性痉挛，病死率极高。

（2）脑叶出血 又称皮质下出血，常表现为头痛、呕吐等颅内高压症状和出血脑叶的局灶症状，如单瘫、失语、抽搐或精神症状、智能障碍等。

（3）脑桥出血 如出血量少仅限于一侧，可表现为交叉瘫。多数出血波及整个脑桥，患者迅速昏迷，四肢瘫痪，双侧病理反射阳性，双瞳孔针尖大小，中枢性高热，呼吸障碍，去大脑强直。多在数小时至48小时内死亡。

（4）小脑出血 轻症表现为眩晕、呕吐、枕部疼痛、共济失调、眼球震颤，无肢体瘫痪。重症者血液破入第四脑室，患者很快昏迷，常因急性枕骨大孔疝而迅速死亡。

（5）脑室出血 多为继发性，由脑实质出血破入脑室内所致，以侧脑室为多。起病急骤、头痛、呕吐、深昏迷、脑膜刺激征阳性、四肢弛缓性瘫痪，有阵发性强直性痉挛或去大脑强直状态。病情严重，预后极差。

### （五）蛛网膜下腔出血

蛛网膜下腔出血是多种病因所致脑底部或脑及脊髓表面血管破裂的急性出血性脑血管病，血液直接流入蛛网膜下腔，又称原发性蛛网膜下腔出血。病因以先天性脑动脉瘤最常见，其次是脑血管畸形、高血压动脉硬化性动脉瘤等。其临床特征如下。

**1. 一般特点** 任何年龄均可发病，但以青壮年多见，大多数无前驱症状，少数在发病前有头痛、恶心、呕吐等症状。发病前多有明显诱因，如剧烈运动、过度劳累等。

**2. 典型表现** 突然发生剧烈头痛、呕吐、脑膜刺激征及血性脑脊液。多在剧烈活动中或活动后出现爆裂样局限性或全头部疼痛，伴有短暂意识障碍、项背部或下肢疼痛、畏光等。发病后数小时内可出现脑膜刺激征，眼底可见视网膜出血、视乳头水肿，少数患者可见玻璃体膜下片块状出血。轻症患者症状不明显；老年患者头痛、脑膜刺激征可不明显而以意识障碍为主。

**3. 辅助检查** 颅脑CT可见蛛网膜下腔出血征象。脑脊液呈均匀一致的血性，压力增高，蛋白含量升高，糖和氯化物多正常。凝血功能、肝功能及免疫学检查有助于寻找出血的其他病因。

## 四、治　疗

主要分为缺血性脑血管病和出血性脑血管病的治疗。

（一）缺血性脑血管病的治疗

**1. 病因治疗** 有明确病因者应尽可能针对病因治疗，如防治动脉粥样硬化、心脏病、高血压、糖尿病、颈椎病等。

**2. 一般治疗** ①维持呼吸道通畅及控制感染。②进行心电监护以预防致死性心律失常或猝死；血压＞200/120mmHg者宜降压治疗，如卡托普利等；血糖水平宜控制在6～9mmol/L，过高或过低均可加重缺血性脑损伤，并注意维持水与电解质平衡。③脑水肿可给予20%甘露醇或呋塞米静脉滴注。

**3. 药物治疗**

（1）超早期溶栓治疗 最佳时间是起病4.5～6.0小时内。目的是溶解血栓，迅速恢复梗死区血流灌注，常用药物有重组组织型纤溶酶原激活剂（rt-PA）、尿激酶、链激酶等。可减少微栓子发生，降低复发风险。

（2）抗凝药物 预防卒中或防止血栓扩展和新血栓形成，可选用肝素静脉滴注或低分子肝素腹壁皮下注射，也可口服华法林。

（3）脑保护治疗 对频繁发作的患者，经影像学检查显示有缺血或脑梗死病灶者，可给予钙通道阻滞药，如尼莫地平、氟桂利嗪。另外还有抗氧化剂和自由基清除剂，如依达拉奉，以及细胞膜稳定剂，如胞磷胆碱。

（4）降纤治疗 通过降解血中纤维蛋白原，增强纤溶系统活性，抑制血栓形成，可选用降纤酶、巴曲酶、安克洛酶和蚓激酶。

（5）抗血小板凝集治疗 可选用阿司匹林或使用氯吡格雷。

**4. 恢复期治疗** 主要是促进神经功能的恢复。对已确定的脑卒中易患因素应尽早给予干预治疗。

（二）出血性脑血管病的治疗

**1. 脑出血治疗**

（1）急性期治疗 避免再出血，降低颅内压和减轻脑水肿，防治并发症。

1）一般处理：发病后宜就地治疗，尽量避免搬动，以免加重出血；要及时清除口腔内呕吐物，保持呼吸道通畅；严密观察生命体征；维持营养及水、电解质平衡，做好护理。

2）降低颅内压和控制脑水肿：常首选甘露醇快速静脉滴注脱水，或呋塞米静脉滴注，亦可用甘油果糖、白蛋白、地塞米松。

3）控制高血压：降低颅内压后，血压会随之下降，因此通常可不使用降压药，收缩压在150～220mmHg或舒张压在105～140mmHg时宜口服卡托普利，收缩压在160mmHg或舒张压在90mmHg以内，可观察而不用降压药。

4）并发症的防治：①防治感染，可酌情使用抗生素；②防治应激性溃疡，可用$H_2$受体阻断药如西咪替丁，亦可用质子泵抑制药如奥美拉唑等；③癫痫发作可选用地西泮或苯妥英钠；④中枢性高热宜选用物理降温，效果不佳者可用溴隐亭或丹曲林。

5）外科治疗：对于大脑半球出血量在30ml以上和小脑出血量大于10ml者，宜在早期手术时进行清除血肿治疗，对挽救重症患者的生命及促进神经功能恢复有益。

（2）恢复期治疗 脑出血后，只要患者的生命体征平稳、病情稳定、停止进展，宜尽早进行康复治疗。早期康复治疗对恢复患者神经功能、提高生活质量大有裨益，并应针对患者可能发生的抑郁情绪，及时给予药物治疗和心理治疗。

**2. 蛛网膜下腔出血治疗** 控制继续出血、防治迟发性脑血管痉挛、去除病因和预防复发。

（1）一般治疗 绝对卧床休息，保持环境安静、舒适和避光，避免情绪激动，保持大便通畅，不要用力咳嗽。头痛剧烈、烦躁不安者适当给予镇痛药和镇静药如布桂嗪、地西泮等。

（2）降低颅内压 用甘露醇脱水，配合使用呋塞米、白蛋白等。

（3）防治再出血　用抗纤维蛋白溶解药抑制纤维蛋白降解，推迟血块溶解，防止再出血的发生。常用药物有氨基己酸、氨甲苯酸（止血芳酸）、氨甲环酸（止血环酸）。

（4）防治迟发性血管痉挛　可用尼莫地平、盐酸氟桂利嗪扩张血管。

（5）手术治疗　可以去除病因、及时止血、预防再出血及血管痉挛，是防止复发的有效方法，应在发病后24～72小时进行。

**链接**　勇于探索——脑机接口为神经系统疾病治疗开辟新路径

用“意念”控制“动作”，这一场景并非科幻电影片段，在2024中关村论坛年会上展示了首都医科大学宣武医院赵国光团队与清华大学医学院洪波团队合作的脑机接口技术应用的创新成果。这是一项人机交互的前沿技术，研究团队通过将自主研发的两枚硬币大小的脑机接口处理器植入患者颅骨中，接收脑电信号，再将其“解码”成计算机语言，最终转化为驱动程序，为偏瘫患者人生带来了全新改变，也让更多患者看到了希望。脑机接口为脑神经系统疾病的治疗开辟了新路径。

## 五、预　防

流行病学的调查发现，脑血管病的危险因素有：①高血压；②心脏病；③糖尿病；④吸烟和酗酒；⑤高脂血症；⑥高龄；⑦其他：体力活动减少、盐摄入过多、高动物油摄入、超重、遗传等。

针对上述易患因素，应进行宣传教育，普及卫生知识，对高危人群，应定期进行健康检查，及早发现和及时治疗，避免严重并发症发生。提倡科学健康的生活方式，戒烟，合理膳食，不滥用药物，进行经常性的适当的体育锻炼和体力活动。保持良好的社会人际关系，避免不良情绪的产生。

## 自测题

### 一、名词解释

1. 精神分裂症　2. 焦虑障碍　3. 阿尔茨海默病
4. 腔隙性脑梗死　5. 蛛网膜下腔出血

### 二、填空题

1. 双相障碍的临床表现包括________、________、________等。
2. 失眠根据病程分为________、________和________。
3. 癫痫临床表现为短暂的________、________、________、________或自主神经功能异常，又称为癫痫发作。
4. 帕金森病的临床表现为________、________、________、________、________等。
5. 缺血性脑血管病包括________、________、________、________；出血性脑血管病包括________、________。

### 三、选择题

【A型题】

1. 属于第一代抗精神病药物的是（　　）
A. 氯丙嗪　B. 氯氮平
C. 奥氮平　D. 利培酮
E. 氨磺必利

2. 患者，女，25岁，病程3年，不上班，性格孤僻，将自己的东西都卖掉了，流浪街头，睡门洞，在饭店讨饭吃，时有自言自语，经常呼唤着因病过世的母亲的名字。躯体及神经系统检查无异常，该患者初步诊断为（　　）
A. 分裂人格　B. 抑郁障碍
C. 精神分裂症　D. 精神发育迟缓
E. 脑器质性精神障碍

3. 患者，男，20岁，病程2年，患者情感低落，抑郁忧虑，对任何事都提不起兴趣，学习困难，意念消极，感觉活着没有意思还不如死，经常自责，甚至有罪恶妄想，该患者最有可能的诊断是（　　）
A. 躁狂障碍　B. 抑郁障碍
C. 精神分裂症　D. 神经衰弱症
E. 失眠障碍

4. 在分离焦虑障碍中，害怕、焦虑或回避是持续性的，儿童和青少年至少持续（　　），成年人至少持续（　　）
A. 4周，6个月　B. 4周，1个月
C. 6周，1个月　D. 6周，6个月
E. 6周，9个月

5. 治疗原发性帕金森病最常用的药物是（　　）
A. 苯海索　B. 地西泮
C. 左旋多巴　D. 新斯的明
E. 利血平

6. 抢救癫痫持续状态的患者，常选用（　　）

A. 水合氯醛灌肠
B. 苯妥英钠静脉注射
C. 地西泮静脉注射
D. 氯丙嗪肌内注射
E. 苯巴比妥肌内注射

7. 阿尔茨海默病首发的症状是（　　）
A. 记忆障碍　B. 人格障碍
C. 语言障碍　D. 定向力障碍
E. 失眠健忘

8. 脑血栓形成最常见的病因是（　　）
A. 脑动脉粥样硬化
B. 脑动脉炎
C. 先天性血管畸形
D. 风湿性疾病
E. 高血压

9. 帕金森病主要病变在（　　）
A. 黑质　B. 壳核
C. 尾状核　D. 苍白球
E. 丘脑底核

10. 内囊出血典型表现的“三偏”症状是（　　）
A. 偏瘫、偏身感觉障碍和偏身疼痛
B. 偏瘫、偏身感觉障碍和偏侧面瘫
C. 偏瘫、偏身感觉障碍和同向偏盲
D. 偏瘫、偏身感觉障碍和伸舌偏
E. 以上均不是

【B型题】

（第11～15题备选答案）
A. 甘露醇　B. 尿激酶
C. 尼莫地平　D. 阿司匹林
E. 巴曲酶

11. 溶栓治疗应选择（　　）
12. 降纤治疗应选择（　　）
13. 脑保护治疗应选择（　　）
14. 抗血小板凝集治疗应选择（　　）
15. 脑水肿治疗应选择（　　）

【X型题】

16. 脑出血急性期的一般处理正确的是（　　）
A. 发病后宜就地治疗，尽量避免搬动
B. 严密观察生命体征
C. 要及时清除口腔内呕吐物，保持呼吸道通畅
D. 维持营养及水、电解质平衡
E. 作好护理

17. 脑血管疾病的危险因素包括（　　）
A. 高血压　B. 糖尿病
C. 高脂血症　D. 心脏病
E. 吸烟和酗酒

## 四、简答题

1. 帕金森病的主要临床表现有哪些？
2. 阿尔茨海默病主要的临床表现有哪些？
3. 脑血管疾病的危险因素有哪些？

（赖满香）

# 第14章
# 外科常见疾病

**学习目标**

**1. 知识目标：**掌握急性阑尾炎、胆囊炎与胆石症、肠梗阻、急性胰腺炎等常见外科疾病的临床表现、诊断和治疗；熟悉常见外科疾病的鉴别诊断及辅助检查，了解常见外科疾病的病因和发病机制。了解外科学的范畴及发展。

**2. 能力目标：**能用整体临床思维处理常见外科疾病的临床用药问题。

**3. 素质目标：**通过本章节的学习，帮助学生培养良好的职业素养。

## （一）概述

外科学是医学科学的一个重要组成部分，它的范畴是在整个医学的历史发展中形成，并且不断更新变化的。在古代，外科学的范畴仅仅限于一些体表的疾病和外伤；但随着医学科学的发展，对人体各系统、各器官的疾病在病因和病理方面获得了比较明确的认识，加之诊断方法和手术技术不断改进，现代外科学的范畴已经包括许多内部的疾病。按病因分类，外科疾病大致可分为五大类。

**1. 损伤** 由暴力或其他致伤因子引起的人体组织破坏，如内脏破裂、骨折、烧伤等，多需要手术或其他外科处理，以修复组织和恢复功能。

**2. 感染** 致病的微生物或寄生虫侵袭人体，导致组织器官的损害、破坏、发生坏死和脓肿，这类局限的感染病灶适宜于手术治疗，如化脓性阑尾的切除、肝脓肿的切开引流等。

**3. 肿瘤** 绝大多数的肿瘤需要手术处理。良性肿瘤切除有良好的疗效；对恶性肿瘤，手术能达到根治、延长生存时间或者缓解症状的效果。

**4. 畸形** 先天性畸形，如唇裂腭裂、先天性心脏病、肛管直肠闭锁等，均需施行手术治疗。后天性畸形，如烧伤后瘢痕挛缩，也多需要手术整复，以恢复功能和改善外观。

**5. 其他性质的疾病** 常见的有器官梗阻如肠梗阻、尿路梗阻等；血液循环障碍如下肢静脉曲张、门静脉高压症等；结石形成如胆石症、尿路结石等；内分泌功能失常如甲亢等，也常需手术治疗予以纠正。

现代外科学，不但包括上列疾病的诊断、预防及治疗知识和技能，而且还要研究疾病的发生和发展规律。为此，现代外科学必然要涉及实验及自然科学基础。

## （二）外科学与其他学科的关系

外科学与内科学的范畴是相对的。外科疾病一般需要手术或手法治疗，而内科疾病一般以应用药物治疗为主。然而，外科疾病也不是都需要手术的，而常是在一定的发展阶段才需要手术，如化脓性感染，在前期一般先用药物治疗，形成脓肿时才需要切开引流。而部分内科疾病发展到某一阶段也需要手术治疗，如胃十二指肠溃疡引起穿孔或大出血时，常需要手术治疗。

随着医学科学的进展，某些原来认为应当手术的疾病，现在可以改用非手术疗法治疗，如大部分的尿路结石可以应用体外冲击波，使结石粉碎排出。某些原来不能施行手术的疾病，现在已创造了有效的手术疗法，如大多数的先天性心脏病，应用低温麻醉和体外循环，可以用手术方法来纠正。

特别是近年来由于微创和内镜诊疗技术的迅速进展，外科与内科及其他专科更趋向于交叉和融合。

所以，随着医学科学的发展和诊疗方法的改进，外科学的范畴将会不断地更新变化。

## 第1节 水、电解质代谢紊乱和酸碱平衡紊乱

**案例14-1**

患者，男，32岁，因腹痛、呕吐5天入院。自诉口渴，乏力，尿少而黄。查体：体温38.4℃，脉搏87次/分，血压92/60mmHg，体重60kg。精神萎靡，眼窝轻度下陷，口唇干燥，呼吸深快。腹部可见肠型，无压痛，肠鸣音亢进，膝反射减弱。入院后胃肠减压抽出消化液约700ml。

**思考题：** 1. 该患者有哪些体液平衡失调？

2. 该患者在治疗中应补什么？补多少？怎么补？

### 一、概　述

体液（body fluid）的主要成分是水、电解质，广泛分布于细胞内外，具有相对稳定的总量、渗透压及酸碱度，其动态稳定状态为人体正常新陈代谢所必需。体液平衡受神经-内分泌调节，一般先通过下丘脑-垂体后叶-抗利尿激素系统恢复正常的渗透压，继而通过肾素-醛固酮系统恢复血容量。肾是调节体液平衡的重要器官，这种调节作用受垂体后叶释放的抗利尿激素（ADH）和肾上腺皮质分泌的醛固酮的影响。当体内水分丧失时，细胞外液渗透压增高，刺激下丘脑-垂体后叶-抗利尿激素系统，分泌ADH增多，机体产生口渴感而增加饮水，同时促使肾重吸收水分来恢复和维持体液的正常渗透压。另一方面，细胞外液减少，特别是血容量减少时，血管内压力下降，刺激肾素-醛固酮系统，使肾重吸收钠和水分来恢复和维持血容量。但是，当血容量锐减时，机体肾素-醛固酮分泌增多，将优先保持和恢复血容量，保证重要生命器官的血流灌注。损伤、感染等疾病及麻醉、手术等特殊治疗方法常会干扰或破坏体液平衡，导致细胞代谢紊乱，从而发生器官功能障碍，重者甚至危及生命。

### 二、水钠代谢失衡

由于体内$Na^+$产生的渗透压具有强大的吸水能力，故缺水和缺钠往往同时发生。根据丢失水、钠的比例不同，将缺水分为高渗性（以失水为主）、低渗性（以缺钠为主）和等渗性（失水与失钠比例相近）。

#### （一）病因

不同类型的水、钠代谢失衡患者的常见原因各有不同。

**1. 等渗性脱水**　又称为急性脱水，其特点是水钠成比例丢失，常见于急性呕吐、腹泻、胸水、腹水、烧伤引起的体液丢失等。

**2. 低渗性脱水**　又称为慢性或者继发性脱水，其特点是水钠同时丢失，但失钠多于失水，常见于体液的慢性丢失，如长期的胃肠减压、创面的慢性渗液等，或者见于脱水时补充相对过多的水分或长期使用排钠利尿药而未适当补充钠盐。

**3. 高渗性脱水**　又称为原发性脱水，其特点是水钠同时丢失，但失水多于失钠，常见于长期禁食、吞咽困难导致水分摄入不足；高热、气管切开、糖尿病酮症酸中毒等导致水分排出增加；鼻饲高浓度要素饮食或静脉注射大量高渗盐水溶液等导致高渗溶液摄取过多。

#### （二）临床表现

**1. 等渗性脱水**　等渗性脱水时，水与钠成比例丢失，故临床表现既有缺水症状，又有缺钠症状。

**2. 低渗性脱水**　以较早出现周围循环衰竭为特点，患者口渴不明显，而缺钠所致乏力、恶心呕吐、

表情淡漠、腓肠肌痉挛性疼痛较明显；患者可以出现站立性晕倒、血压下降甚至休克。早期尿量因为渗透压下降而略增多，后期由于血容量减少明显，尿量逐渐减少。

**3. 高渗性脱水** 早期以口渴为特点，随后出现唇舌干燥、皮肤弹性减退、眼窝凹陷、精神萎靡，脱水严重时出现神经系统功能障碍，如狂躁、抽搐、神志不清或昏迷。因体液渗透压升高，抗利尿激素分泌增多，患者表现为尿量减少。

### （三）辅助检查

**1. 等渗性脱水** 实验室检查可发现红细胞计数、血红蛋白量、血细胞比容明显增高；血清钠和氯一般无明显降低，血清钠浓度在正常范围内；尿比重基本正常。

**2. 低渗性脱水** 红细胞计数、血红蛋白和血细胞比容均有升高；血清钠浓度＜135mmol/L，血尿素氮升高；早期尿量正常或略增多，但尿比重低，尿钠、氯含量下降；后期缺水征象明显，尿少，但尿比重仍低。

**3. 高渗性脱水** 红细胞计数、血红蛋白和血细胞比容轻度升高；尿比重增高；血清钠浓度＞150mmol/L。

### （四）治疗

脱水患者积极控制原发疾病，限制水分的过多丢失，依据缺水的不同种类给予适当的液体支持，同时积极防治并发症。

**1. 补液总量** 补液总量一般由下列3部分液体量组成。

（1）生理需要量 即正常每日需要量。一般成人每日水分生理需要量为2000～2500ml。

（2）已经丧失量 即患者从起病到就诊时已经累积损失的体液量。临床上对高渗性脱水、等渗性脱水患者，可按脱水程度（轻、中、重度脱水）估计累积失水量（表14-1）。例如，一位60kg体重的中度脱水患者，失水量约是60×5% = 3kg（3000ml）。对低渗性脱水患者，按缺盐程度（轻、中、重度缺钠）估计累积失盐量（表14-2），再将其转化为等渗性盐水量，如60kg体重的中度缺钠患者，失盐量约是0.6×60＝36g（相当于0.9%氯化钠等渗盐水4000ml）。

**表14-1 脱水的分度**

| 脱水程度 | 身体状况 | 失水量（占体重） |
|---|---|---|
| 轻度脱水 | 口渴、尿少等缺水症状 | 2%～4% |
| 中度脱水 | 除烦渴外，出现缺水体征：唇舌干燥、皮肤弹性差，眼窝凹陷。常有精神萎靡或烦躁。尿少且尿比重高 | 4%～6% |
| 重度脱水 | 除缺水症状和体征外，出现中枢神经功能障碍：高热、狂躁、谵妄、抽搐、神志不清甚至昏迷；或出现循环功能障碍：血压下降、休克 | ＞6% |

**表14-2 缺钠的分度**

| 脱钠程度 | 身体状况 | 血清钠值（mmol/L） | 缺NaCl（g/kg体重） |
|---|---|---|---|
| 轻度缺钠 | 疲乏、头晕、手足麻木、尿量正常或稍多、尿比重低、尿$Na^+$、$Cl^-$下降 | 130～135 | 0.5 |
| 中度缺钠 | 除以上症状外，皮肤弹性差、眼窝凹陷、食欲不振、表情淡漠、血压下降、脉压小、尿少但尿比重仍低 | 120～130 | 0.5～0.75 |
| 重度缺钠 | 以上表现加重，少尿，并有休克，或出现抽搐、昏迷等 | ＜120 | 0.75～1.25 |

（3）继续损失量 是治疗过程中继续丢失的体液量，包括在液体疗法过程中，患者继续存在高热、出汗、呕吐、胃肠减压等体液丢失情况。

**2. 液体种类** 根据体液平衡失衡的类型，选用电解质、非电解质、胶体和碱性溶液（表14-3）。原则上"缺什么，补什么"，但要"宁少勿多"，充分发挥机体的调节代偿作用而达到生理平衡状态，避免矫枉过正所导致的更复杂的体液平衡紊乱。

表 14-3　常用液体的用途

| 溶液名称 | | 渗透压 | 用途 |
|---|---|---|---|
| 非电解质溶液 | 5%葡萄糖溶液 | 等渗 | 补充水分和热量 |
| | 10%葡萄糖溶液 | 高渗 | |
| 电解质溶液 | 0.9%氯化钠溶液 | 等渗 | 补充水分及钠盐 |
| | 5%葡萄糖氯化钠溶液 | 高渗 | 补充水分、热量及钠盐 |
| | 林格溶液 | 等渗 | 补充水分及多种电解质 |
| | 乳酸钠林格溶液、碳酸氢钠等渗盐水 | 等渗 | 称平衡盐溶液（或平衡液），用于扩充血容量 |
| | 细胞内液补充液 | 等渗 | 供一般缺水患者补充水分用 |
| | 5%氯化钠 | 高渗 | 用于纠正严重的低渗性脱水 |
| | 10%氯化钾 | 高渗 | 补充钾盐，防治低钾血症 |
| | 10%氯化钙 | 高渗 | 补充钙盐，防治低钙血症 |
| | 25%硫酸镁 | 高渗 | 纠正镁缺乏 |
| 碱性溶液 | 5%碳酸氢钠 | 高渗 | 纠正代谢性酸中毒 |
| 胶体溶液 | 血浆、右旋糖酐 | 等渗 | 扩充血容量，提高胶体渗透压 |

**3. 补液原则**　液体补充以口服最安全。若无法口服或口服不能满足患者需要，必须静脉输液时，可参考以下原则：先盐后糖，先晶后胶，先快后慢，液种交替，见尿补钾，并根据患者具体情况给以适当调节。

**4. 补液方法**　在临床上，静脉补液时应注意，估算出的已经丧失量要避免一次性输入，一般在第1天补给全量的1/2，第2天再补剩余的1/2；当天的继续损失量一般安排在次日补给。

## 三、钾代谢失衡

### （一）低钾血症

血清钾低于3.5mmol/L时即称为低钾血症。

**1. 病因**　导致低钾血症的常见原因如下。

（1）钾摄入不足　多因手术或疾病而禁饮食或长期进食不足。

（2）钾排出过多　多见于长期使用排钾利尿药、盐皮质激素或呕吐、腹泻、持续胃肠减压。

（3）钾体内分布异常　大量输入高渗葡萄糖和胰岛素时，使部分钾转移入细胞内；代谢性碱中毒时，部分钾离子从细胞外液转移入细胞内，导致细胞外液低钾。

**2. 临床表现**　低钾血症将引起神经-肌肉应激性降低和心功能障碍。肌无力为最早表现，一般先出现四肢软弱无力、眼睑下垂，以后累及躯干和呼吸肌，严重时出现软瘫、腱反射减退或消失。患者可有食欲不振、恶心、呕吐，且因影响胃肠道平滑肌的张力，可引起肠蠕动减退或消失，甚至导致肠麻痹，产生腹胀、便秘；膀胱壁平滑肌张力降低，易导致尿潴留。心脏受累主要表现为心动过速、血压下降、心室颤动和心脏停搏。

**3. 实验室及辅助检查**

（1）实验室检查　血清$K^+$低于3.5mmol/L。

（2）心电图检查　典型的心电图改变为早期出现T波降低、变宽或倒置，ST段降低，Q-T间期延长，严重时可出现U波。

**4. 治疗**　除控制原发病外，纠正低钾血症最安全、可靠的办法是尽早恢复患者的正常饮食；适当补充钾盐，其中以口服钾盐最安全，常选用氯化钾缓释片。不能口服者可经静脉滴注，常选用10%氯化钾注射液。静脉补钾时浓度一般不超过0.3%；滴注速度一般不宜超过60滴/分；每日补氯化钾总量一般为3～6g；每小时尿量要超过40ml方可补钾。

### （二）高钾血症

血清钾超过5.5mmol/L时，称为高钾血症。

**1. 病因** 导致高钾血症的常见病因如下。

（1）钾排出障碍 急性肾功能不全是引起高血钾的常见原因。

（2）钾摄入过多 静脉补钾过量、过快、过浓；大量输入保存较久的库存血等。

（3）钾体内分布异常 组织损伤、严重感染等，使细胞大量破坏，大量钾由细胞内释出；代谢性酸中毒时，部分钾离子从细胞内液转移到细胞外，导致细胞外液高钾。

**2. 临床表现** 主要表现在神经、心脏和骨骼肌等方面。患者出现四肢乏力、软瘫、麻木和异常感觉，从躯干向四肢发展，并可影响呼吸肌运动。血清高钾对心脏的主要影响是心肌应激性下降，出现心率缓慢、传导阻滞，严重时心搏徐缓，甚至发生舒张期心脏停搏。

**3. 辅助检查**

（1）实验室检查 血清$K^+$高于5.5mmol/L。

（2）心电图检查 心电图早期T波高而尖，Q-T间期延长，随后出现QRS波群增宽，P-R间期延长。

**4. 治疗** 高钾血症有心搏骤停的危险，故一经诊断应紧急处理。

（1）禁钾 严格限制使用含钾多的库存血、药物及含钾丰富的食物等。

（2）转钾 立即静脉推注5%碳酸氢钠溶液60～100ml。静脉滴注高渗葡萄糖溶液及胰岛素，促使钾随糖原合成进入细胞内；肌内注射丙酸睾酮或苯丙酸诺龙，促进蛋白质的合成，减少分解代谢。

（3）排钾 通过泌尿系（如利尿疗法）、消化系（如口服钠型阳离子交换树脂）、循环系途径（如透析疗法）将钾排出体外。血液透析是降低血清钾浓度的最有效方法。

（4）抗钾 钙与钾有相互拮抗作用，当发生心律失常时，可用10%葡萄糖酸钙20ml加等量5%葡萄糖溶液缓慢静脉推注。

## 四、酸碱平衡紊乱

临床上单纯性酸碱平衡紊乱有四种基本类型：代谢因素使体内酸性物质或碱性物质过多或过少，造成血$HCO_3^-$原发性减少或增多者，称代谢性酸或碱中毒；因呼吸功能的改变造成血$H_2CO_3$原发性增多或减少者，则称呼吸性酸或碱中毒（图14-1）。但在疾病发展过程中，有时两种或两种以上酸、碱失衡复合存在，形成混合型酸碱平衡紊乱。

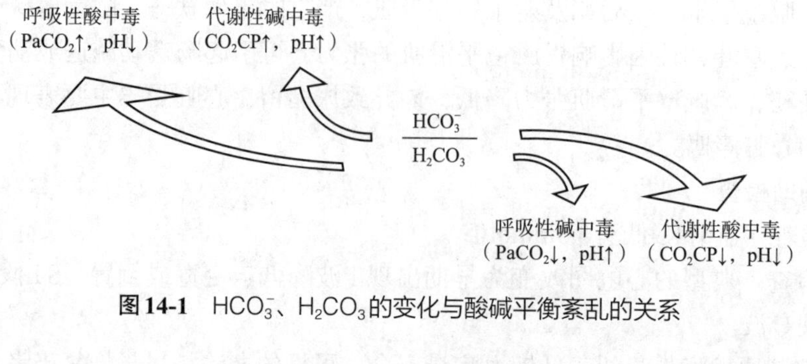


**图14-1** $HCO_3^-$、$H_2CO_3$的变化与酸碱平衡紊乱的关系

### （一）代谢性酸中毒

**1. 病因** 常见于以下几种情况。

（1）酸性物质生成过多 是最常见的原因，如组织缺血、缺氧、高热、休克、腹膜炎时，酸性代谢产物不断生成；长期不能进食而能量供应不足，体内脂肪分解过多形成酮体积聚。

（2）碱性物质丢失过多 见于腹泻、肠瘘、胆瘘和胰瘘等。

（3）肾小管泌$H^+$功能失常 如急性肾功能不全时，肾小管排$H^+$和重吸收$HCO_3^-$受阻。

**2. 病理生理** 代谢性酸中毒时，人体可以通过肺和肾调节，体内$H^+$浓度升高，刺激呼吸中枢，呼吸加快加深，加速$CO_2$排出，二氧化碳分压降低，$HCO_3^-$与$H_2CO_3$的比值接近20∶1；同时，肾小管上皮细胞的碳酸酐酶和谷氨酰胺酶活性增加，促进$H^+$和$NH_3$的生成，二者形成$NH_4^+$后排出，$H^+$排出增多。

**3. 临床表现** 轻症常被原发病的症状所掩盖，重症患者可出现以下表现。

（1）呼吸代偿的表现 酸中毒时，肺代偿调节加强，以加速体内$CO_2$排出，早期最突出的表现是呼吸加深加快[库斯莫尔（Kussmaul）呼吸]，有时呼气中有烂苹果气味。

（2）中枢神经系统的表现 酸中毒会抑制脑细胞代谢活动，患者有明显疲乏、眩晕、嗜睡，可有感觉迟钝或烦躁；对称性肌张力减退、腱反射减弱或消失；严重者神志不清，甚至昏迷。

（3）心血管功能异常的表现 酸中毒时$H^+$增高，且常伴高钾血症，二者皆可抑制心肌收缩力，出现心率加快、心音低弱、血压偏低。$H^+$增高可刺激毛细血管扩张，患者双颊、唇及舌潮红，但休克所致的酸中毒，因缺氧而发绀。

**4. 实验室检查** 尿液一般呈酸性反应，血pH小于7.35，碱剩余（BE）负值加大，而$PaCO_2$、$CO_2CP$、$HCO_3^-$均下降。

**5. 治疗** 轻度代谢性酸中毒患者，$HCO_3^- > 16mmol/L$时，经消除病因、静脉输液，尿量增多后可自行纠正。中、重度患者$HCO_3^- < 10 \sim 15mmol/L$时，可静脉补充5%碳酸氢钠进行治疗，但是应注意5%碳酸氢钠为高渗溶液，过快过多输入可出现高钠血症和高渗透压，应注意避免。

### （二）代谢性碱中毒

**1. 病因** 多见于以下几种情况。

（1）幽门梗阻、长期胃肠减压等使胃液丢失，体内$HCO_3^-$相应增高所致。

（2）低钾血症时，$K^+$从细胞内转移至细胞外液，细胞内每移出3个$K^+$，就有2个$Na^+$和1个$H^+$进入细胞内，造成细胞外液$H^+$和$Na^+$含量降低，形成缺钾性碱中毒。

（3）呋塞米等排钾利尿药，能抑制近曲肾小管对$Na^+$和$Cl^-$的吸收，但并不影响远曲肾小管内$Na^+$与$H^+$的交换，因此，随尿排出的$Cl^-$比$Na^+$多，重吸收入血液的$Na^+$和$HCO_3^-$增多，发生低氯性碱中毒。

（4）静脉补碱过量。

**2. 病理生理** 血浆$H^+$浓度下降，呼吸中枢抑制，$CO_2$排出减少，$PaCO_2$增高，$HCO_3^-$与$H_2CO_3$的比值接近20∶1；同时，肾小管上皮细胞的碳酸酐酶和谷氨酰胺酶活性降低，$H^+$的分泌和$NH_3$的生成减少，另一方面$HCO_3^-$的重吸收减少，血浆$HCO_3^-$减少。

**3. 临床表现** 一般无明显症状。较重的患者呼吸变浅变慢。碱中毒时氧不易与血红蛋白分离，组织缺氧症状明显。脑细胞供氧不足可出现头晕、嗜睡或谵妄。由于碱中毒时，血清钙减少，可出现手足抽搐等症状。

**4. 实验室检查** 血pH、$HCO_3^-$和$PaCO_2$增高，BE正值加大，尿呈碱性，但低钾所致的代谢性碱中毒则可出现反常性酸性尿。

**5. 治疗** 以治疗原发病为主。对于轻症患者只需补给等渗盐水和钾盐就可纠正，重症患者需使用稀盐酸或氯化铵溶液静脉滴注。

（三）呼吸性酸中毒

**1. 病因** 常见原因有以下几种。

（1）呼吸道梗阻 如异物吸入、喉头水肿等。

（2）肺部本身疾病 如肺炎、肺水肿、支气管哮喘等。

（3）呼吸中枢抑制 如镇静、麻醉、脑血管意外等。

（4）胸部活动受限 如脊柱侧弯、扁平胸、胸腔积液等。

**2. 病理生理** 呼吸性酸中毒时，机体主要靠血液中的缓冲系统进行调节，肾脏也发挥有效的代偿作用。

**3. 临床表现** 主要表现为缺氧和二氧化碳潴留。患者可有呼吸困难、发绀、头痛、胸闷，随着酸中毒的加重，患者可有血压下降、谵妄、昏迷等。

**4. 实验室检查** 血气分析显示pH下降不明显，$PaCO_2$增高，血浆$HCO_3^-$增多。

**5. 治疗** 治疗的根本措施是解除呼吸道梗阻，保持呼吸道通畅，改善肺的换气功能，使蓄积的$CO_2$从体内排出。必要时做气管插管或气管切开术，以改善肺的换气。

（四）呼吸性碱中毒

呼吸性碱中毒是指由于肺通气过度，排出$CO_2$过多，以致血$PaCO_2$降低所引起的低碳酸血症。

**1. 病因** 见于癔症、精神过度紧张、发热、疼痛和使用呼吸机不当等引起通气过度者。

**2. 病理生理** $PaCO_2$降低抑制呼吸中枢，使呼吸变浅、变慢，$CO_2$排出减少，代偿性血$CO_2$增高；肾的代偿作用表现为肾小管上皮细胞$H^+$的分泌和$NH_3$的生成减少，血$HCO_3^-$降低，$HCO_3^-$与$H_2CO_3$的比值接近正常值。

**3. 临床表现** 一般无症状。有时可有胸闷、头晕、呼吸由深快转为浅快或短促、肢体和口周麻木针刺感、手足抽搐、腱反射亢进等。危重患者发生急性呼吸性碱中毒，常提示预后不良。

**4. 实验室检查** 血气分析显示pH升高，$PaCO_2$和$HCO_3^-$降低。

**5. 治疗** 积极处理原发疾病。可指导患者屏气，或用纸袋、长纸筒罩住口鼻，以增加呼吸无效腔，减少$CO_2$排出；病情重者可用含5%二氧化碳的氧气吸入。如系呼吸机使用不当所造成的通气过度，应调整呼吸机参数。

## 第2节 急性阑尾炎

**案例14-2**

患者，女，26岁，因腹痛、腹泻、发热、呕吐20小时入院。患者于入院前24小时在路边餐馆吃饭，4小时后出现腹部不适，呈阵发性，伴有恶心，晚间腹痛加重，发热达38.6℃，腹痛由脐周移至右下腹部，腹部压痛以右下腹麦克伯尼点（麦氏点）周围为著。实验室检查：Hb 162g/L，WBC $24.6\times10^9$/L，中性分叶核86%，杆状核8%，尿常规（−）。

**思考题**：1. 患者可初步诊断为什么疾病？

2. 该患者目前主要的治疗方法是什么？

### 一、阑尾生理

阑尾位于右下腹盲肠的内后方，阑尾基部与盲肠关系恒定，并随盲肠的位置而变异，可高至肝下或低至盆腔内，少数可能在腹中线或左下腹。阑尾壁组织结构与结肠相似，阑尾黏膜上皮细胞能分泌少量黏液。

阑尾是一个淋巴器官，参与B淋巴细胞的产生和成熟，具有一定的免疫功能。阑尾壁内有丰富的淋巴组织，被认为与回肠末端派尔集合淋巴结（Peyer淋巴滤泡）一起可产生淋巴细胞和抗体，对防止病毒等的感染有一定作用。

现代医学研究对阑尾功能有许多新的认识，特别是免疫学和移植外科的发展，给临床外科医生警示：应该严格掌握阑尾切除术的适应证，对附带的阑尾切除更要持慎重态度。

## 二、病因及发病机制

急性阑尾炎（acute appendicitis）是外科常见病，是最多见的急腹症，急性阑尾炎虽然常表现为阑尾壁受到不同程度的细菌侵袭所致的化脓性感染，但其发病机制却是一个较为复杂的过程，归纳起来与下列因素有关。

**1. 阑尾管腔梗阻**　阑尾的管腔狭小而细长，远端呈一封闭盲端，管腔发生阻塞是诱发急性阑尾炎的基础。在阑尾狭窄的管腔内由于淋巴滤泡的明显增生、粪石、食物残渣、毛发团块、肠道寄生虫滞留，阑尾发生肿胀、扭曲。

**2. 细菌感染**　阑尾腔内存在大量细菌，包括需氧菌及厌氧菌两大类，菌种与结肠内细菌一致，主要为大肠埃希菌及脆弱类杆菌等。阑尾壁上有丰富的淋巴组织，病菌可经直接侵入、血源性感染或邻近脏器感染蔓延进入阑尾引起急性炎症。

**3. 胃肠道疾病影响**　饮食生冷和不洁食物、精神紧张等导致肠功能障碍时，引起内脏神经反射，导致肠管肌肉和血管痉挛，黏膜受损，阑尾的血液循环较差，为细菌感染创造了条件。

## 三、病理类型与结局

### （一）类型

急性阑尾炎在病理学上大致分为四种类型，代表着炎症发展的不同阶段。

**1. 急性单纯性阑尾炎**　阑尾轻度肿胀，浆膜充血，附有少量纤维蛋白性渗出。阑尾黏膜可能有小溃疡和出血点，腹腔内有少量炎性渗出。阑尾壁各层均有水肿和中性粒细胞浸润，以黏膜和黏膜下层最显著。阑尾周围脏器和组织炎症尚不明显。

**2. 急性化脓性阑尾炎**　阑尾显著肿胀、增粗，浆膜高度充血，表面覆盖有脓性渗出。阑尾黏膜面溃疡增大，腔内积脓，壁内也有小脓肿形成。腹腔内有脓性渗出物，形成局限性腹膜炎。

**3. 坏疽性及穿孔性阑尾炎**　阑尾壁的全部或一部分坏死，浆膜呈暗红色或黑紫色，局部可能已穿孔。穿孔的部位大多在血运较差的远端部分，也可在粪石直接压迫的局部，穿孔后或形成阑尾周围脓肿，或并发弥漫性腹膜炎。

**4. 阑尾周围脓肿**　急性阑尾炎化脓、坏疽或穿孔，若此过程进展较慢，大网膜可移至右下腹部，将阑尾包裹并形成粘连，形成炎性肿块或阑尾周围脓肿。

### （二）结局

急性阑尾炎的转归大致可分成三种可能。

**1. 炎症消散**　急性单纯性阑尾炎经非手术治疗可以使炎症消退，且治愈，但少数患者可遗留瘢痕，甚至可使管腔狭窄，成为再次发病的基础。急性化脓性阑尾炎部分患者经保守治疗后，可形成局限性脓肿，经吸收后治愈。

**2. 炎症局限**　急性化脓性阑尾炎和穿孔性阑尾炎，感染可局限于阑尾周围，或以局限性炎性肿块出现，或形成阑尾周围脓肿。大多数患者经治疗后可完全吸收，但也有的患者脓肿逐渐增大，甚至可破溃，引起严重后果。

**3. 炎症扩散**　急性阑尾炎在尚未被网膜包裹之前发生穿孔时，可引起弥漫性腹膜炎，如果治疗不当，轻者可形成腹腔内的残余脓肿如膈下脓肿，重者可危及生命。极少数患者细菌栓子可随血流进入门静脉而引起门静脉炎，更进一步可在肝内形成肝脓肿，患者出现严重的脓毒血症，伴有高热、黄疸、肝大等临床征象。

## 四、临床表现

大多数急性阑尾炎患者不论病理类型如何，早期的临床症状都很相似，诊断并无困难，大都能得到及时和正确的处理。

### （一）症状

**1. 腹痛** 是急性阑尾炎最主要的表现。腹痛常始于上腹部或脐周，呈持续性，数小时（6～8小时）后，疼痛逐渐转移并固定于右下腹部。70%～80%的阑尾炎患者有典型的转移性右下腹痛的特点，它是急性阑尾炎和其他急腹症鉴别的主要依据之一。单纯性阑尾炎仅为轻度的隐痛，化脓性阑尾炎可表现为持续性剧痛，当阑尾坏疽穿孔后，可因阑尾腔内压力骤降，腹痛可暂时减轻，但随后逐渐出现的腹膜炎可使腹痛再次出现或加重。

**2. 消化道症状** 常有恶心、呕吐等胃肠道症状。若阑尾的位置位于盆腔，炎症可刺激直肠和膀胱，则有排便时里急后重及排尿痛症状。

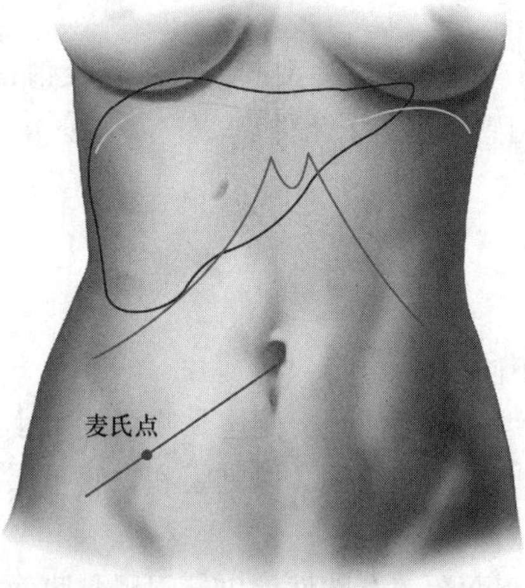

**图 14-2** 阑尾根部体表投影点

**3. 全身症状** 发热、口渴等。单纯性阑尾炎的体温多在37.5～38.0℃，化脓性和穿孔性阑尾炎时，体温较高，可达39℃左右，极少数患者出现寒战、高热，体温可升到40℃以上。

### （二）体征

右下腹压痛，是急性阑尾炎最常见的重要体征，压痛点通常位于麦氏点，麦氏点在脐与右侧髂前上棘连线的中外1/3交界处（图14-2），在发病早期，腹痛尚未转移到右下腹时，右下腹便可出现固定压痛。急性阑尾炎还常出现的体征有腹肌紧张和反跳痛、肠鸣音减弱或消失等，这是壁腹膜受到炎症刺激出现的防卫性反应。还有一些作为辅助诊断的其他体征，如腰大肌试验、结肠充气试验、闭孔内肌试验等，对协助阑尾炎的诊断和判断阑尾的部位有一定的帮助。

## 五、辅助检查

**1. 血、尿、便常规化验** 急性阑尾炎患者血液中的白细胞总数和中性粒细胞比例有不同程度升高。尿常规化验多数患者正常，但当发炎的阑尾直接刺激到输尿管和膀胱时，尿中可出现少量红细胞和白细胞。

**2. X线检查** 胸腹透视为常规检查项目。急性阑尾炎在腹部平片上有时可见阑尾区周围肠管胀气等肠麻痹征象。5%～6%的患者右下腹阑尾部位可见一块或数块结石阴影，1.4%的患者阑尾腔内有积气。

**3. B超检查** 可显示阑尾肿大或周围脓肿。

## 六、诊断与鉴别诊断

根据患者有转移性右下腹痛病史、右下腹有固定性压痛、消化道症状及辅助检查，一般即可确诊。大约20%的阑尾炎患者临床表现不典型，需要认真鉴别，尤其是阑尾穿孔发生弥漫性腹膜炎时鉴别诊断更为重要。

## 七、治　疗

**1. 非手术治疗**　主要适用于急性单纯性阑尾炎、有局限倾向的阑尾周围脓肿、高龄合并有主要脏器器质病变的阑尾炎。包括卧床休息、控制饮食、适当补液、控制感染和对症处理等。

**2. 手术治疗**　是阑尾炎主要的治疗方法，绝大多数急性阑尾炎一经确诊，应早期施行阑尾切除术。目前我们国家多数医院已经开展腹腔镜下阑尾切除术，其具有手术创伤小、术后恢复快的优势。

## 八、预后及预防

早期发现、早期治疗，预后良好。出现并发症后患者预后差。目前对急性阑尾炎缺乏有效的预防手段，但通过预防肠道感染、驱除肠道寄生虫、避免饮食不洁和餐后剧烈活动、养成规律的排便习惯、防治上呼吸道感染等对急性阑尾炎的预防可能有一定的作用。

# 第3节　胆囊炎与胆石症

**案例14-3**

患者，女，30岁，因右上腹痛伴发热、呕吐5小时入院。患者5小时前进油腻食物后出现右上腹绞痛、向右肩背部放射。追问病史，近3年以来患者上述症状偶有发生，且与进食有明显关系，尤其是进油腻食物时。查体：一般情况可，生命体征平稳，墨菲（Murphy）征阳性。B超：胆囊壁增厚，内有光团伴声影。

**思考题：** 1. 患者可初步诊断为什么疾病？

2. 需要用哪些药物或方法治疗比较合适？

胆囊炎（cholecystitis）与胆石症（cholelithiasis）是腹部外科常见疾病。在急腹症中仅次于急性阑尾炎而居于第二位。胆囊炎与胆石症关系密切，炎症可促使结石形成，而结石梗阻又可继发炎症，两者往往同时存在。在胆囊炎的患者中，约90%以上由胆囊结石引起，仅有少数为非结石引起的胆囊炎，两者在临床过程等方面有许多相同之处，故放在一起叙述。

## 一、病　因

胆囊炎多由细菌感染引起。胆石梗阻胆道，胆汁淤积浓缩，成分改变，刺激胆道黏膜，引起炎症，或手术、严重创伤，胰液反流进入胆道，被胆汁激活的胰消化酶侵蚀胆壁，引起急性胆囊炎。各种细菌如大肠埃希菌等自血液或淋巴进入胆囊，或蛔虫携带肠内细菌钻入胆道，均可引起胆囊炎。

胆汁淤积、胆道感染、胆固醇代谢失调是形成胆石的主要因素。

## 二、病理类型

### （一）急性胆囊炎

按其发展阶段可分为三类。

**1. 急性单纯性胆囊炎**　急性胆囊炎起始时胆囊管梗阻，胆囊内压力升高，胆囊黏膜层充血、水肿、渗出。

**2. 急性化脓性胆囊炎**　炎症累及胆囊壁全层，水肿增厚和血管扩张，浆膜面也有纤维性和脓性渗出物。

**3. 急性坏疽性胆囊炎**　胆囊内压力继续升高，压迫囊壁致血液循环障碍，引起局部组织坏死，即为急性坏疽性胆囊炎。如囊壁坏死穿孔，可导致胆汁性腹膜炎。急性胆囊炎时胆囊内脓液可波及胆管和胰管，导致胆管炎和胰腺炎。

（二）胆石征

按其所含成分可分为三类。

**1. 胆固醇结石** 组成成分以胆固醇为主，约占80%，淡黄色，圆形或多面体形，表面光滑或呈草莓状、质硬、切面放射状。X线片多不显影，主要位于胆囊内。

**2. 胆色素性结石** 主要为胆红素，大小不一、形状不定，一种呈泥沙样，也可呈铸管形，质软、易碎，主要存在于肝内和肝外胆管；另一种为黑色的胆色素结石，质硬，常见于胆囊内。

**3. 混合性结石** 由胆红素、胆固醇、钙盐等多种成分组成，60%在胆囊内，40%在胆管内。剖面中心呈放射状，外周为层状，含钙成分多的在X线片上可显影。

## 三、临床表现

胆囊炎与胆石症关系密切，临床表现相似，主要如下。

（一）急性胆囊炎

常因过饱饮食或进油腻食物而诱发，上腹部或右上腹部剧烈绞痛，阵发性加重，可放射至右肩背部或右肩胛骨下角区。常伴有恶心、呕吐、坐卧不安、大汗淋漓。可有不同程度的发热，有化脓性胆囊炎或并发胆管炎时，可出现寒战、高热、消化道症状，部分患者可出现不同程度的黄疸。急性胆囊炎者（结石和非结石），因其炎症波及胆囊周围和腹膜，表现为局部腹膜刺激征，有时可扪及肿大而有压痛的胆囊，墨菲征阳性。

（二）慢性胆囊炎

临床表现多不典型，多为急性胆囊炎反复发作、迁延不愈的结果。右上腹部或上腹部有不同程度的隐痛或刺痛，同时感到右肩胛下区疼痛，常伴有上腹饱胀、嗳气、恶心、呕吐等消化不良的症状，劳累后症状加重。胆囊管有梗阻时，可出现绞痛，很少出现黄疸、发热。体检时可无腹部阳性体征，或右上腹部有轻度压痛，无腹肌紧张。

（三）胆石症

**1. 胆囊结石** 大多数胆囊结石患者可无临床症状，而在其他检查、手术或尸体解剖时偶然被发现，称为静止性胆囊结石。单纯性胆囊结石无梗阻或感染时，常无临床症状，或者仅有轻微的消化道症状。当结石嵌顿时，则可有明显的症状和体征。

**2. 肝外胆管结石** 取决于有无感染及梗阻。当结石阻塞胆管并继发感染时，可出现腹痛、高热和黄疸，即夏科三联征（Charcot triad）。若感染进一步加重，则可形成急性梗阻性化脓性胆管炎，除具有一般胆道感染的夏科三联征外，还可出现休克、中枢神经系统受抑制的表现，即雷诺五联征（Reynold pentad）。

**3. 肝内胆管结石** 因存在于肝内的不同部位，其临床表现各异。一般患者的临床表现不如肝外胆管结石典型和严重。

## 四、辅助检查

**1. 血常规检查** 急性发作期，白细胞总数和中性粒细胞计数增高。

**2. 肝功能检查** 当有胆管梗阻时，肝功能测定显示有一定损害，血清胆红素、AKP、LDH、γ-GT等均有升高，而氨基转移酶升高不明显。一侧胆管梗阻，黄疸指数与血清胆红素水平多正常，但AKP、LDH、γ-GT往往升高。

**3. X线检查** 胆囊结石中10%～20%为阳性结石。急性胆囊炎时，可显示肿大的胆囊及其炎性包块的软组织影，胆囊下方肠管积气、扩张等反射性肠淤积征。经造影可明确胆道感染和胆结石的情况。

**4. 超声波检查**　B超对本病诊断具有重要价值，为胆囊结石首选的辅助诊断方法，诊断正确率可达96%。可以了解结石的部位、数目、大小，而且可以了解胆囊的大小和胆总管的情况。

## 五、诊断及鉴别诊断

根据胆囊炎和胆石症的典型临床表现，一般诊断并无困难。但须与胃十二指肠溃疡急性穿孔、急性阑尾炎（尤其是高位者）、急性腹膜炎、胆道蛔虫病、右肾结石、黄疸性肝炎及冠状动脉供血不足等相鉴别。

## 六、治　　疗

急性发作期宜先选用非手术治疗，待病情控制后，进一步检查，明确诊断，酌情选用合理治疗方法。如病情严重、非手术治疗无效，应及时进行手术治疗。

### （一）非手术治疗

**1. 适应证**　①初次发作的青壮年患者。②经非手术治疗症状迅速缓解者。③临床症状不典型者。④发病已逾三天，无紧急手术指征，且在非手术治疗下症状明显消退者。

**2. 常用的非手术治疗**　包括卧床休息；禁饮食或低脂饮食；解痉镇痛；补液，必要时输血，纠正水、电解质和酸碱平衡紊乱；应用广谱抗生素控制感染，尤其是对革兰氏阴性杆菌敏感的抗生素和抗厌氧菌的药物，最好按照细菌培养结果适当用药。经上述综合治疗后多能缓解，待度过急性期后4～6周，再决定是否手术。

**3. 对慢性患者的治疗**　可用利胆剂，如去氢胆酸、胆酸钠、消炎利胆片、羟甲烟胺、胆乐等，同时注意饮食调节，多能控制发作。

### （二）手术治疗

科学掌握手术指征、把握手术时机、防治并发症、预防癌变是胆囊炎外科治疗的基本原则。

**1. 适应证**　①发病在48～72小时以内者。②经非手术治疗无效且病情发展者。③伴急性并发症，如胆囊坏疽或穿孔、弥漫性腹膜炎、急性化脓性胆管炎、急性坏死性胰腺炎等。

**2. 常用的手术方法**

（1）胆囊切除术　是胆囊结石、急慢性胆囊炎的首选外科治疗方法，可彻底清除病灶，手术效果满意。

（2）胆囊引流术　包括经皮肝穿刺胆囊引流（PTGBD）、胆囊造瘘术等。其中PTGBD是首选的引流方式。胆囊引流术是病情危重者或年老体弱，全身情况衰竭不能耐受胆囊切除术者的临时替代治疗手段。

（3）胆肠内引流术　常用的有胆总管十二指肠吻合术、奥狄（Oddi）括约肌切开成形术、胆管空肠Roux-en-Y吻合术等几种方法。

（4）其他　还可内镜下行十二指肠乳头切开取石术、体外震波碎石术等。

## 七、预　　防

指导患者选择低脂、高糖、高维生素易消化的饮食，忌油腻食物及饱餐；非手术治疗患者，应遵医嘱坚持治疗，按时服药，定期复查。若出现腹痛、发热、黄疸时应尽早来院治疗。

# 第4节 肠 梗 阻

**案例14-4**

患者，男，25岁，因腹痛、腹胀2天入院。患者于48小时前无明显诱因出现腹痛，为阵发性疼痛，伴有逐渐加重的腹胀，患者感到恶心，呕吐3次，呕吐物有粪臭味。2天内无大便、无肛门排气。3年前曾做过阑尾切除术。查体：腹部膨隆，广泛轻压痛，无反跳痛，肠鸣音高亢，有气过水音。腹部X线平片可见多个液气平面。

**思考题：** 1. 患者可初步诊断为什么疾病？

2. 用哪些药物或方法治疗比较合适？

---

肠梗阻（intestinal obstruction）是指任何原因引起的肠腔内容物通过障碍，是腹部外科常见急腹症之一，肠梗阻不但会引起肠管本身的形态与功能改变，还会引起全身性的病理生理紊乱，如体液丧失、水电解质紊乱、酸碱平衡紊乱、感染与中毒、休克及呼吸循环障碍等。

## 一、病因与分类

### （一）按发病原因分类

**1. 机械性肠梗阻** 为临床最为常见类型，由于各种机械性原因引起的肠腔阻塞、肠管受压和肠壁病变，肠内容通过障碍所致。其主要原因包括：①肠腔阻塞，如蛔虫团、粪块、胆石、异物等。②肠管受压，如粘连带、肠管扭转、嵌顿疝、肿瘤压迫等。③肠壁病变，如先天性肠道闭锁、狭窄、肿瘤、套叠、炎症等。

**2. 动力性肠梗阻** 由于神经抑制或毒素刺激导致肠壁肌肉功能紊乱，肠内容物不能正常运行。可分为麻痹性肠梗阻和痉挛性肠梗阻。前者多见，由于急性弥漫性腹膜炎、腹部大手术后、腹膜后血肿或感染、低钾血症等引起的肠管蠕动功能减退所致。后者少见，由于肠道功能紊乱或慢性铅中毒、急性肠炎引起肠壁肌肉过度、持续收缩所致。

**3. 血运性肠梗阻** 肠系膜血管发生血栓或栓塞，引起肠管血液循环障碍，肠管失去蠕动能力而使肠内容物不能正常运行。

### （二）按肠壁有无血运障碍分类

**1. 单纯性肠梗阻** 只是肠内容物通过受阻，而无肠管壁血运障碍。

**2. 绞窄性肠梗阻** 指肠梗阻并伴有肠管壁血运障碍，如肠扭转、肠套叠等常合并肠系膜血管受压。如不及时解除、将迅速导致肠壁坏死、穿孔，进而造成严重的腹腔感染，可发生中毒性休克，病死率比较高。

### （三）按梗阻的部位分类

1. 高位（如空肠上段）肠梗阻。

2. 低位（如回肠末端和结肠）肠梗阻。

### （四）按肠梗阻的程度分类

1. 完全性肠梗阻。

2. 不完全性肠梗阻。

## 二、病理生理

### （一）局部改变

**1. 肠蠕动增强** 急性机械性肠梗阻时，梗阻以上肠管蠕动频率和强度增加，以克服肠内容物通过障碍。

**2. 肠腔积气、积液**　肠梗阻后梗阻以上的肠腔内积聚了大量的气体和体液而扩张、膨胀。梗阻部位越低，时间越长，症状越明显。梗阻以下肠管则瘪陷或仅积存少量粪便。

**3. 肠壁血运障碍**　随着肠腔内压力不断升高，肠壁变薄并压迫肠管，肠壁血运逐渐发生障碍。最初为静脉回流受阻，肠壁淤血、水肿、增厚，呈暗红色，并有血性渗出液渗入肠腔和腹腔。若肠腔内压力继续增高，可出现动脉血运受阻，肠壁缺血坏死呈紫黑色。由于肠壁通透性增加，肠腔内出现粪臭的渗出液，肠管可出现缺血性坏死而破溃穿孔。

### （二）全身变化

**1. 体液丧失**　肠梗阻患者，尤其高位肠梗阻患者，由于不能进食及频繁呕吐，胃肠液大量丢失，水分及电解质大量丢失。低位肠梗阻时，肠内液体不能吸收而潴留在肠腔内，肠管过度膨胀，可导致体液外渗，从而造成严重性脱水、电解质紊乱及代谢性酸中毒。

**2. 细菌繁殖和毒素吸收**　由于梗阻以上部位的肠腔内细菌大量繁殖，并产生大量毒素以及肠壁血运障碍，血管通透性增加，细菌和毒素渗入肠腔，引起严重的腹膜炎和全身性感染中毒症状。

**3. 呼吸和循环功能障碍**　肠腔内大量积气积液引起腹内压增高，膈肌上抬，腹式呼吸减弱，影响肺的通气和换气功能。同时腹内压增高会阻碍下腔静脉血液回流，使心排血量减少，从而导致呼吸、循环功能障碍。

## 三、临床表现

### （一）症状

肠梗阻的主要临床表现是腹痛、呕吐、腹胀，无排便和无肛门排气。这些症状的出现和梗阻发生的急缓、梗阻部位的高低、肠腔堵塞的程度有密切关系。

**1. 腹痛**　单纯机械性肠梗阻由于梗阻部位以上的肠管强烈蠕动，常表现为腹部阵发性绞痛，肠鸣音亢进，自觉有“气块”在腹中串动。若阵痛频发，腹痛转成持续性的剧烈疼痛，应警惕是否已由机械性的单纯性肠梗阻转变为血运性的绞窄性肠梗阻。麻痹性肠梗阻的肠壁肌肉呈瘫痪状态，没有有效的收缩，因此无阵发性腹痛，只有全腹持续性胀痛或不适。

**2. 呕吐**　呕吐与肠梗阻的部位、类型等有关。高位肠梗阻呕吐出现早而频繁，呕吐物主要为胃及十二指肠内容物。低位肠梗阻呕吐出现晚而少，呕吐物有粪臭味。绞窄性肠梗阻呕吐物常为血性或棕褐色。麻痹性肠梗阻呕吐呈溢出性。

**3. 腹胀**　高位肠梗阻虽呕吐频繁，但腹胀不明显。低位肠梗阻或动力性的麻痹性肠梗阻，腹胀明显。若全腹部膨隆不均匀或不对称，很可能是肠管两端都堵塞不通的“闭袢性”的结肠梗阻或肠扭转，病情凶险。

**4. 肛门停止排气、排便**　完全性肠梗阻患者多停止排气、排便，但有时残留在肠管远端的气体和粪便仍可自行排出或灌肠后排出，故不能因此而否定肠梗阻的存在。绞窄性肠梗阻如肠套叠，发生肠系膜血管栓塞或血栓形成，可排出血性黏液样粪便。

### （二）体征

**1. 腹部体征**　机械性肠梗阻常可见肠型和蠕动波。肠扭转时腹胀多不对称。麻痹性肠梗阻可见均匀性全腹胀；单纯性肠梗阻肠管膨胀，有轻度压痛。绞窄性肠梗阻，可有固定压痛和腹肌紧张，少数患者可触及包块；绞窄性肠梗阻当腹腔有渗液时，可出现移动性浊音；机械性肠梗阻，肠鸣音亢进，有气过水声或金属音。麻痹性肠梗阻时，则肠鸣音减弱或消失。

**2. 全身体征**　单纯性肠梗阻早期多无明显全身症状；梗阻晚期或绞窄性肠梗阻时可出现体温升高、脉搏细速、血压下降、四肢发冷等休克和中毒征象。

## 四、辅助检查

### （一）实验室检查

**1. 血常规** 肠梗阻患者因体液不足、血液浓缩，可出现血红蛋白、血细胞比容及尿比重增高；肠梗阻伴发感染可有白细胞计数及中性粒细胞比例升高。

**2. 血气分析及血生化检查** 了解是否合并有电解质紊乱及酸碱平衡失调。

### （二）X线检查

肠梗阻发生4～6小时后，腹部立位X线检查可见多个气液平面及胀气肠袢。空肠胀气时平片可呈鱼肋骨刺状；回肠扩张的肠袢多，可以见到阶梯状的液平面；结肠胀气时可显示结肠袋形；麻痹性肠梗阻时X线片示小肠、结肠均扩张；绞窄性肠梗阻可见孤立、突出胀大的肠袢，不因时间而改变位置。

## 五、诊　　断

根据腹部疼痛、呕吐、腹胀、肛门停止排便排气四大典型症状，结合肠型、蠕动波、肠鸣音变化及腹部X线平片检查，一般可以做出诊断。

## 六、治　　疗

肠梗阻的治疗原则是纠正因肠梗阻所引起的全身生理紊乱和解除梗阻，恢复肠道功能。治疗方法的选择要根据肠梗阻的原因、部位、性质及全身情况而定。

### （一）纠正全身生理紊乱

**1. 禁饮食、胃肠减压** 通过禁饮食、胃管吸出聚集在梗阻以上肠管内的气体和液体，减轻腹胀，减少肠腔内细菌和毒素的吸收，有利于改善局部和全身情况。

**2. 纠正水、电解质紊乱和酸碱平衡失衡** 根据呕吐情况、脱水体征、血液浓缩和尿量、尿比重，结合血清电解质和血气分析结果，补液和纠正电解质紊乱及酸碱平衡紊乱，必要时给予静脉营养，甚至输血等全身支持疗法。

**3. 控制感染和中毒** 全身联合使用有效抗生素，防治细菌感染与中毒。

**4. 其他** 可以给予吸氧，必要时可给予生长抑素以减少胃肠液的分泌。

### （二）解除梗阻

**1. 非手术治疗** 主要适用于单纯性粘连性肠梗阻，麻痹性或痉挛性肠梗阻，蛔虫或粪块、异物堵塞引起的肠梗阻，炎症性肠病所致的不完全性肠梗阻和肠套叠早期，以及需要手术治疗肠梗阻的术前准备。

**2. 手术治疗** 主要适用于绞窄性肠梗阻；先天性肠道畸形如新生儿肠道闭锁、肛门直肠闭锁，以及肿瘤等所致肠梗阻者；非手术治疗无效者。具体手术方式应根据梗阻病因、性质、部位及患者全身情况决定。

## 七、预　　防

依据肠梗阻发生的原因，针对性采取某些预防措施，可有效减少甚至防止肠梗阻的发生。例如，腹部手术术中精心操作是预防粘连性肠梗阻的有效措施；预防和治疗肠蛔虫病、及时治疗腹壁疝，可避免因嵌顿造成肠梗阻。

## 第5节 急性胰腺炎

**案例14-5**

患者，男，28岁，昨晚会餐饮酒后出现左上腹部隐痛，2小时后疼痛加剧，疼痛持续呈刀割样，向左腰背部放射，伴发热、恶心、呕吐，吐后疼痛仍不缓解。检查左上腹部轻度压痛。采用Somogyi法测定血清淀粉酶为572苏氏单位。

**思考题**：1. 患者可初步诊断为什么疾病？

2. 需要用哪些药物或方法治疗比较合适？

---

急性胰腺炎（acute pancreatitis）是一种常见的消化系统疾病，它是由胆石症、高甘油三酯血症和饮酒等多种病因引发胰腺分泌的胰酶在胰腺内被激活，导致胰腺及胰周组织自我消化，出现胰腺局部水肿、出血甚至坏死的炎症反应。临床上以急性腹痛、腹胀、恶心、呕吐、腹膜炎体征及血尿淀粉酶增高为特点，是常见消化系统急腹症之一，可分为急性水肿型胰腺炎与急性出血坏死性胰腺炎两种。水肿型胰腺炎病变较轻，较常见。出血坏死性胰腺炎，病变严重，易发生休克，并发症较多，病死率高，但少见。

### 一、病　　因

急性胰腺炎的病因尚未完全明确。约80%的急性胰腺炎患者有胆石症、高甘油三酯血症和过量饮酒史，引起本病的常见原因如下。

**1. 胆道疾病**　胆总管结石、胆道蛔虫病和胆道炎症等因素，可使胆总管阻塞，胆汁反流入胰管，激活胰腺的酶原而消化胰腺组织；因结石、蛔虫、乙醇所致的十二指肠炎症及水肿等，均可引起胰管阻塞，使胰液流通不畅。

**2. 暴饮暴食和过量饮酒**　急性胰腺炎20%～60%发生于暴饮暴食后。饱餐或酗酒可使胰液大量分泌，胰管内压力增高，导致腺泡破裂，胰酶原进入间质而被组织间液激活发生胰腺炎。

**3. 医源性因素**　腹部手术、内镜逆行胰胆管造影可导致急性胰腺炎的发生。

**4. 感染**　伤寒、猩红热、败血症和某些病毒感染（腮腺炎等）。

**5. 其他**　某些药物，如促肾上腺皮质激素、肾上腺皮质激素、利尿药（如呋塞米、噻嗪类）及硫唑嘌呤等也可致急性胰腺炎。但尚有20%的患者病因不明，临床上称为特发性急性胰腺炎。

### 二、临床表现

**1. 腹痛**　为本病的主要症状。常突然发作，呈持续性刀割样疼痛，阵发性加剧。腹痛多在腹中部或偏左侧，并可向肩、腰及背部放射，以左侧为著。

**2. 恶心和呕吐**　出现腹痛时，即有频繁的恶心与呕吐。呕吐后症状不缓解。

**3. 腹膜炎体征**　水肿型胰腺炎时，仅有上腹部压痛和轻度肌紧张。出血坏死性胰腺炎，有明显的压痛、反跳痛和肌紧张，甚至出现腹水，移动性浊音阳性。伴有麻痹性肠梗阻时，出现腹胀、肠鸣音减弱或消失。

**4. 休克**　出现表情淡漠或烦躁、面色苍白、脉搏细数、血压下降、四肢湿冷。

**5. 其他**　大多数患者有中度发热，超过39℃者较少见，并在3～5天内退热。高热不退，应怀疑有继发感染（如出现胰腺脓肿、腹膜炎等）。少数患者可出现黄疸，多因胆道炎症或胰腺炎症、水肿压迫胆总管所致。

### 三、辅助检查

**1. 血常规检查**　常有白细胞数量增多，中性粒细胞核左移。

**2. 淀粉酶测定** 血清淀粉酶一般在发病后6～12小时开始上升，24小时达高峰，48小时后开始下降，持续3～5天，一般超过正常值的3倍即大于500U/dl（用Somogyi法测定血清淀粉酶，正常参考区间为40～180U/dl），可考虑本病诊断。但要注意淀粉酶的升高程度与病变的严重程度常常不一致，如出血坏死性胰腺炎，由于胰腺细胞广泛破坏，淀粉酶可正常或低于正常。尿淀粉酶升高较晚，一般在24小时才开始升高，下降缓慢，可持续1～2周。

**3. 血清脂肪酶测定** 血清脂肪酶常在发病后24～72小时升高，具有特异性，也是比较客观的诊断指标。

**4. 其他生化检查** 可有血钙降低、血糖升高的表现。若血钙＜1.87mmol/L、血糖＞11.1mmol/L则提示病情严重。部分患者可出现血清AST、LDH增加、血清白蛋白降低等。

**5. 影像学检查** 腹部X线平片可见左膈肌抬高，左胸腔积液，肠麻痹或麻痹性肠梗阻征象；腹部B超与CT显像可见胰腺弥漫性增大，其轮廓与周围边界模糊不清，坏死区呈低回声或低密度图像，对并发胰腺脓肿或假性囊肿的诊断有帮助。

## 四、诊　断

根据急性胰腺炎的主要临床症状和血清淀粉酶等生化测定，结合胰腺CT扫描，一般可明确诊断。

## 五、治　疗

根据急性胰腺炎的分型、分期和病因选择恰当的治疗方法。轻症急性胰腺炎治疗重点是缓解症状、阻止病情加重，尽早恢复饮食。

### （一）非手术治疗

非手术治疗适用于轻症胰腺炎和尚无外科干预指征的重症胰腺炎。

**1. 禁食及胃肠减压** 食物及胃液进入十二指肠可刺激胰腺分泌，故禁食及胃肠减压可以防止呕吐，减轻腹胀，降低腹内压。

**2. 应用抑制胰腺分泌的药物**

（1）抗胆碱能药物 可以用阿托品、溴丙胺太林、乙酰唑胺等药物。

（2）$H_2$受体拮抗药 可以用西咪替丁、雷尼替丁等药物，抑制胃肠液分泌，降低胃酸含量，间接抑制胰腺分泌。

（3）质子泵抑制药 临床常用的药物有奥美拉唑、泮托拉唑等。

（4）生长抑素 减少胰腺的内外分泌，以及胃、小肠和胆囊的分泌，降低酶活性，对胰腺细胞有一定的保护作用。

（5）胰蛋白酶抑制药 常用的药物是抑肽酶，能抑制胰蛋白酶及糜蛋白酶，阻止胰腺中其他活性蛋白酶原的激活及胰蛋白酶原的自身激活。

**3. 解痉镇痛** 在诊断明确的情况下给予解痉药和镇痛药，常用的解痉药有山莨菪碱、阿托品等，若效果不明显，可予以其他镇痛药，如弱阿片类中枢镇痛药、解热镇痛药。

**4. 抗生素** 急性水肿型胰腺炎虽为化学性炎症，但早期给予广谱抗生素，可防止继发感染，缩短病程，减少并发症。常用青霉素、庆大霉素、氨苄西林与氯霉素等。出血坏死型应加大剂量。

**5. 抗休克及纠正水电解质平衡紊乱** 应积极补充体液及电解质（钾、镁、钠、钙离子）以维持有效血循环量。持续胃肠减压时，尚需补足引流的液体量，对休克患者可酌情予以输全血、或血浆代用品，必要时加用升压药物。

**6. 中医中药治疗** 采用清热化湿、解毒活血，通里攻下的治疗方法，以大承气汤，清胰汤为代表的通里攻下法，可促进胃肠道运动功能恢复。其他如膏剂外敷、针刺治疗等也有一定疗效。

**7. 其他** 有血糖升高者可给予小剂量胰岛素治疗，在急性坏死性胰腺炎伴休克或急性呼吸窘迫综合征者，可酌情短期使用肾上腺皮质激素，如氢化可的松200～300mg或地塞米松10～20mg加入葡萄糖溶液内滴注。

### （二）手术治疗

**1. 手术适应证**　诊断不明确，难以排除溃疡病穿孔、绞窄性肠梗阻等急腹症，应及早剖腹探查；继发于胆总管下端梗阻或胆道感染者；胰腺和胰周组织坏死继发感染者。

**2. 手术方式**　最常用的是胰腺坏死组织清除加引流术。

## 六、预　　防

消除或避免可能诱发胰腺炎的各种因素，如酗酒、暴饮暴食；积极治疗胆道疾病。

## 自测题

### 一、名词解释

1. 低钾血症　2. 麦克伯尼点　3. 夏科（Charcot）三联征　4. 肠梗阻

### 二、填空题

1. 人的血清钾浓度正常值为________，每天需要量为________。
2. 脱水患者的补液总量一般包括________、________、________三部分。
3. 根据急性阑尾炎的临床病理过程可分为________、________、________、________。
4. 胆石症按其所含成分可分为________、________、________三类。
5. 肠梗阻按其病因可分为________、________、________。其中以________肠梗阻最为常见。
6. 急性胰腺炎可分为________与________两种。
7. 急性胰腺炎的诊断依据主要依靠________和________。

### 三、选择题

【A型题】

1. 外科患者最常见的缺水类型是（　　）
   A. 高渗性脱水　B. 低渗性脱水
   C. 等渗性脱水　D. 原发性脱水
   E. 慢性脱水
2. 高渗性缺水早期的主要表现是（　　）
   A. 尿量减少　B. 血压下降
   C. 口渴　D. 神志淡漠
   E. 烦躁
3. 缺水患者第一天补液时，对已丧失液量的补充应是（　　）
   A. 先补充1/2　B. 一次补足
   C. 先补充2/3　D. 先补充1/3
   E. 先补充1/4
4. 对重度高渗性缺水的患者应首先输入（　　）
   A. 平衡液　B. 5%葡萄糖溶液
   C. 林格氏液　D. 右旋糖酐
   E. 3%～5%盐水
5. 静脉补钾时，以下错误的是（　　）
   A. 尿量须在30ml/h以上
   B. 输液中氯化钾浓度＜0.3%
   C. 滴速＜60滴/分
   D. 每日补充钾总量＜6～8g
   E. 可先静脉推注少量10%氯化钾
6. 呼吸深而快是以下哪种酸碱平衡紊乱的特征（　　）
   A. 代谢性酸中毒　B. 代谢性碱中毒
   C. 呼吸性酸中毒　D. 呼吸性碱中毒
   E. 混合性碱中毒
7. 正常阑尾的体表投影为（　　）
   A. 脐与右髂前上棘连线中点
   B. 脐与右髂前上棘连线中外1/3交界处
   C. 脐与右髂前上棘连线中内1/3交界处
   D. 脐与右腋中线中外1/3交界处
   E. 脐与左髂前上棘连线中外1/3交界处
8. 急性阑尾炎的病因不包括（　　）
   A. 淋巴滤泡明显增生致管腔狭窄
   B. 粪石阻塞
   C. 革兰氏阴性杆菌侵入
   D. 黏膜停止分泌黏液
   E. 食用不洁食物
9. 患者，男，43岁，突然右上腹绞痛，并出现寒战高热，于16小时后出现明显黄疸。检查：意识尚清楚，巩膜及周身黄染，BP130/70mmHg，体温38.5℃，右上腹轻度压痛，此病的临床表现可以描述为（　　）
   A. Courvoisier征　B. Murphy征
   C. Charcot三联征　D. Grey-Turner征
   E. Psoas征
10. 急腹症手术治疗的适应证，下列哪项是错误的（　　）
    A. 腹膜刺激征严重或有扩大趋势或抗炎治疗无效者
    B. 腹内脏器破裂或穿孔
    C. 急性机械性完全性肠梗阻

D. 急性水肿性胰腺炎
E. 急性阑尾炎

11. 高钾血症的常见病因中，下列哪一项是错误的（ ）
A. 输入钾盐过多、过快
B. 大量输入保存期较久的库存血
C. 大量组织破坏使细胞内的钾外移
D. 代谢性碱中毒
E. 肾衰竭，致少尿或无尿

12. 高钾血症患者出现心律失常时，应首先给予（ ）
A. 5%碳酸氢钠
B. 10%葡萄糖酸钙
C. 利尿药
D. 5%葡萄糖+胰岛素
E. 11.2%乳酸钠

13. 单纯性肠梗阻与绞窄性肠梗阻的主要区别是（ ）
A. 梗阻的病因
B. 梗阻的时间
C. 梗阻的严重程度
D. 肠管壁有无血运障碍
E. 有无并发症

14. 肠梗阻患者的共同临床特征是（ ）
A. 腹痛、腹胀、呕吐、停止排便排气
B. 腹痛、呕吐、肠鸣音亢进、腹胀
C. 腹部阵发性绞痛、排黏液血便、肠型、恶心
D. 腹部胀痛、肠鸣音消失、肌紧张、溢出性呕吐
E. 腹胀、恶心呕吐、肠型、停止排便排气

15. 大多数急性阑尾炎患者腹痛开始时的部位是（ ）
A. 右下腹　　B. 上腹或脐周
C. 右上腹　　D. 右腰部
E. 耻骨上部

16. 诊断急性阑尾炎最重要的体征是（ ）
A. 结肠充气试验阳性
B. 腰大肌试验阳性
C. 右下腹固定而明显压痛点
D. 直肠指检发现直肠右前方触痛
E. 闭孔肌试验阳性

17. 急性阑尾炎患者的典型症状为（ ）
A. 右下腹痛
B. 右下腹痛并伴有轻度胃肠功能紊乱
C. 腹膜刺激征
D. 右下腹固定性压痛性包块
E. 转移性右下腹痛

18. 急性胆囊炎典型的体征为（ ）
A. 麦氏点压痛
B. Murphy征阳性
C. 腹膜刺激征
D. 移动性浊音
E. 腰背部叩痛

19. 胆道疾病首选的检查方法是（ ）
A. 口服胆囊造影术
B. 经皮穿刺肝胆道成像
C. ERCP
D. B超
E. 腹部平片

20. 在我国，急性胰腺炎最常见的病因是（ ）
A. 胆道疾病　　B. 饮食因素
C. 过量饮酒　　D. 高脂血症
E. 创伤

【B型题】

（第21～24题备选答案）
A. 高渗性脱水　　B. 等渗性脱水
C. 低渗性脱水　　D. 低钾血症
E. 高钾血症

21. 急性肠梗阻易发生（ ）
22. 长期禁食患者，每天静脉滴注5%葡萄糖等渗盐溶液可致（ ）
23. 大量出汗可致（ ）
24. 肾衰竭时可致（ ）

（第25～27题备选答案）
A. 绞窄性肠梗阻　　B. 机械性肠梗阻
C. 粘连性肠梗阻　　D. 血运性肠梗阻
E. 痉挛性肠梗阻

25. 早期蛔虫性肠梗阻属于（ ）
26. 肠系膜血管栓塞属于（ ）
27. 阑尾切除术后容易引起（ ）

【X型题】

28. 急性胆囊炎腹痛的特点是（ ）
A. 与饮食有关的上腹部或右上腹部剧烈的疼痛，阵发性加剧
B. 疼痛可放射至右肩背部或右肩胛骨下角区
C. 常伴有恶心、呕吐及发热
D. 上腹部胀痛，常有束带感
E. 有化脓性胆囊炎或并发胆管炎时，可出现寒战、高热

29. 急性胰腺炎治疗的药物包括哪些（ ）
A. 抗胆碱能药物如阿托品
B. 碳酸酐酶抑制药如乙酰唑胺
C. $H_2$受体拮抗药如西咪替丁
D. 镇痛药如吗啡
E. 抗生素如青霉素、庆大霉素

## 四、简答题

1. 静脉补钾的原则包括哪些？
2. 急性阑尾炎患者的手术适应证有哪些？
3. 胆囊炎与胆石症的临床表现有哪些？
4. 单纯性肠梗阻与绞窄性肠梗阻如何鉴别？
5. 急性胰腺炎的临床表现有哪些？急性胰腺炎的非手术治疗方式有哪些？

（孟　松）

# 第15章 妇产科常见疾病

学习目标

**1. 知识目标**：掌握外阴及阴道炎、盆腔炎、子宫肌瘤、多囊卵巢综合征、宫颈癌、绝经综合征的临床表现及药物治疗；熟悉早期妊娠的临床表现、生育规划的方法；了解本章常见疾病的发病因素及诊断。

**2. 能力目标**：培养学生的临床思维能力，通过对病情的分析，能做出初步诊断，对患者进行合理的用药指导，能评估预后，做好健康宣教。

**3. 素质目标**：培养学生敬畏生命、医者仁心的职业素养，树立关爱女性的意识。

妇产科学主要研究女性生殖器官疾病的病因、病理、诊断、防治，以及妊娠、分娩、产褥的生理和病理变化，女性生殖内分泌，生育规划及妇女保健等。

**链接** 林巧稚

林巧稚（1901年12月23日—1983年4月22日），福建厦门人，是中国科学院学部委员（院士）、北京协和医院妇产科主任、北京妇产医院院长。她是中国现代妇产科学的奠基者和开拓者。20世纪30年代，她研究胎儿宫内呼吸窘迫、女性生殖道结核；40年代，她研究滋养细胞肿瘤和其他妇科肿瘤；50年代，她提出和组织北京地区大规模的宫颈癌普查普治，成功诊治新生儿溶血症，并创造出用脐静脉换血的医疗方法；80年代，她主持编纂《妇科肿瘤》；她亲手接生了5万多个孩子，筹建了北京妇产医院，开辟了产科、妇科、妇科肿瘤、生殖内分泌、计划生育等妇产科学的亚专业，为我国妇产科学界培养一代又一代优秀接班人。

## 第1节 早期妊娠诊断

**案例15-1**

某女，28岁，已婚，平素月经规律，周期为28天，经期4天，现已停经35天，其余未见异常，到医院就诊。

**思考题**：1. 该女性最有可能是什么情况？

2. 患者如何诊断？

临床上根据妊娠（pregnancy）不同阶段的特点，将妊娠全过程分为三个时期：妊娠12周末以前为早期妊娠，妊娠13～27周末为中期妊娠，妊娠28周及其以后为晚期妊娠。

### 一、临床表现

**1. 停经** 生育年龄的妇女，月经既往规律，一旦月经过期10日以上，应首先考虑为早期妊娠的可能。

**2. 早孕反应** 约半数的妇女，多在妊娠6周出现恶心、晨起呕吐、食欲不振、择食及困乏无力等症状，称早孕反应。于妊娠12周左右自行消失。

**3. 尿频** 多因增大的子宫压迫膀胱而引起，妊娠12周后，增大的子宫进入腹腔，尿频症状自然消失。

**4. 妇科检查** 外阴色素加深，阴道黏膜与宫颈充血呈紫蓝色，子宫峡部极软，感觉宫体与宫颈似不相连，称黑加征（Hegar sign）。宫体逐渐增大变软，呈球形。12周左右时，宫底多已超出骨盆腔，可于耻骨联合上方触及。

**5. 乳房变化** 乳房增大，乳头及乳晕着色加深，有蒙氏结节出现，孕妇自觉乳房轻度胀痛。

### 二、诊　　断

**1. 妊娠试验** 妊娠后胎盘的绒毛滋养层细胞产生大量绒毛膜促性腺激素，通过检测血、尿标本中人绒毛膜促性腺激素（hCG）升高，呈阳性，可作为早孕的辅助诊断。

**2. 超声检查** B型超声是诊断早期妊娠快速准确的方法，最早在妊娠5周时，在增大的子宫轮廓内可见圆形光环，边界清楚，其内无回声的妊娠囊，妊娠6～8周后可见胚芽和胎心搏动。超声多普勒在子宫位置可听到有节律单一高调胎心率150～160次/分，可确诊为早孕、活胎。

**3. 其他辅助检测** 测量基础体温、宫颈黏液检查及黄体酮试验可作为诊断早期妊娠的辅助手段。

根据以上病史及检查，一般可确诊为早孕，确诊早孕不应单纯依靠妊娠试验阳性。对临床表现不典型者，更应注意与卵巢囊肿、子宫肌瘤、尿潴留等进行鉴别。

## 第2节　外阴及阴道炎

外阴及阴道炎是妇科最常见疾病，各年龄组均可发病。外阴阴道与尿道、肛门毗邻，局部潮湿，易受污染；外阴阴道是性交器官，生育期女性性活动较活跃，且外阴阴道是经阴分娩、子宫腔操作的必经之道，容易受到损伤及外界病原体的感染；绝经后女性及婴幼儿雌激素水平低，局部抵抗力下降，也易发生感染。外阴及阴道炎可单独存在，也可两者同时存在。

**案例 15-2**

患者，女，32岁，近日阴道分泌物增多，有异味，呈凝块样，外阴瘙痒，尤其是夜间加重，同时还伴有尿频、尿急、尿痛。妇科检查发现：阴道黏膜水肿、红斑，有白色块状物。

**思考题：** 1. 患者可初步诊断为什么疾病？

2. 患者用哪种药物治疗比较合适？

### 一、外阴阴道假丝酵母菌病

外阴阴道假丝酵母菌病（vulvovaginal candidiasis，VVC）是由假丝酵母菌（又称阴道念珠菌）引起的外阴阴道炎症，是临床常见阴道炎症。约75%的女性一生中至少患过1次外阴阴道假丝酵母菌病。

**1. 临床表现** 主要症状为外阴瘙痒，可有尿痛、性交痛，分泌物增多、呈豆腐渣样。

妇科检查可见外阴充血，伴抓痕，阴道黏膜红肿，黏膜附有白色块状物，急性期可见糜烂及溃疡。

**2. 诊断** 阴道分泌物中找到假丝酵母菌的孢子或假菌丝，即可确诊。

**3. 治疗**

（1）局部用药　药物置于阴道深部。

1）克霉唑制剂：克霉唑阴道片1粒（0.5g），单次用药；或克霉唑栓剂1粒（0.15g），每晚1次，连用7日；或1%克霉唑乳膏5g，每日1次，连用7～14日。

2）咪康唑制剂：咪康唑1粒（1.2g），单次用药；或每晚1粒（0.4g），连用3日；或每晚1粒（0.2g），连用7日。

3）制霉菌素：1粒（10万U），每晚1次，连用14日。

（2）全身用药　常用氟康唑0.15g，顿服。

**4. 预防**　注意外阴清洁，避免交叉感染，合理使用抗生素及激素。有糖尿病者积极治疗原发病。

## 二、阴道毛滴虫病

正常情况下，阴道分泌物呈酸性（宫颈管内黏液栓则呈碱性），因而能抑制致病菌的活动、繁殖和上行，炎症一般不易出现。当阴道分泌物酸碱度发生改变，或有特殊病原体侵入时，即可引起炎症反应。

阴道毛滴虫病（trichomoniasis vaginalis）又称毛滴虫阴道炎，是常见的阴道炎，也是常见的性传播疾病。

**链接**　阴道毛滴虫的特点

阴道毛滴虫能在3～5℃生存21日；在46℃时能生存20～60分钟；在半干燥环境中约生存10小时；在普通肥皂水中也能生存45～120分钟。在pH5以下或7.5以上的环境中则不生长，滴虫阴道炎患者的阴道pH一般为5.0～6.5。滴虫不仅可寄生于阴道，还可侵犯泌尿道及寄生于男性的包皮、前列腺中。

**1. 传染途径**　主要通过公共浴池、浴具、游泳池、坐便器、性交及消毒不彻底的医疗器械等传染。

**2. 临床表现**　主要症状为阴道分泌物增多，外阴瘙痒。典型的阴道分泌物呈灰黄色、稀薄泡沫状，有臭味。分泌物刺激外阴皮肤可引起瘙痒。少数可侵犯尿道、膀胱，而有尿频、尿急、尿痛，甚至血尿等症状。滴虫能吞噬精子，而阴道分泌物可妨碍精子的存活，因而有时可引起不孕。少数患者阴道内有滴虫感染而无炎症反应。

妇科检查可发现阴道内有较多黄绿色或灰黄色带泡沫的分泌物，阴道黏膜充血，重者可出现出血点，子宫颈形成“草莓样”子宫颈。

**3. 诊断**　典型患者诊断较容易，在阴道分泌物中找到滴虫即可确诊。

**4. 治疗**

（1）全身用药　甲硝唑400mg，每日2次，共7天。也可用替硝唑2g，单次顿服。

（2）治疗中注意事项　此病主要由性行为传播，所以性伴侣应同时治疗，治疗期间禁止性交。甲硝唑可通过胎盘，对胎儿可能有致畸作用，孕20周前禁用；甲硝唑还能通过乳汁排泄，哺乳期间及用药后24小时内不宜哺乳；因治疗后易复发，故连续3次月经后检查分泌物滴虫阴性者，方可认为治愈。

（3）治疗失败后用药　首先口服甲硝唑或替硝唑2g，每日1次，连服7日。若再次失败，可采用替硝唑2g口服，每日1次，联合替硝唑0.5g阴道用药，每日2次，共14日。

**5. 预防**　滴虫性阴道炎易于传播，治疗后也易复发，必须重视预防，加强卫生消毒。

# 第3节　盆腔炎性疾病

盆腔炎性疾病（pelvic inflammatory disease，PID）是女性上生殖道感染引起的一组疾病，包括子宫内膜炎、输卵管炎、输卵管卵巢脓肿和盆腔腹膜炎。性传播感染的病原体如淋病奈瑟球菌、沙眼衣原体是主要的致病微生物，也有其他病原微生物参与PID的发生，多呈混合感染，由阴道上行感染所致。PID的临床表现多样，下腹痛是最常见的症状。25～44岁女性为高发人群。

## 一、病　　因

各种原因如性活动不洁、宫腔镜手术后感染等引起的下生殖道感染，病原体上行蔓延感染是引起盆腔炎性疾病的主要原因。当盆腔周围组织发生炎症，如阑尾炎、腹膜炎时，病原体也可能蔓延至盆腔引起炎症。

## 二、临床表现

### （一）症状

下腹痛、阴道分泌物增多是最常见症状，下腹痛常呈持续性，活动或性交后加重；月经量增多、经期延长；若有腹膜炎，可有消化系统症状，如恶心、呕吐、腹胀、腹泻等；若子宫后方形成脓肿，可有直肠刺激症状，如腹泻或便秘；伴泌尿系统感染可有尿急、尿频、尿痛等症状；若子宫前方有脓肿，可出现排尿困难。病情严重时可出现头痛、寒战、发热甚至高热等全身症状。

### （二）体征

患者体征差异较大，轻者无明显异常，或妇科检查仅发现子宫颈举痛或子宫体压痛。严重患者呈急性面容，体温升高，心率加快，下腹部有压痛、反跳痛及肌紧张，甚至出现肠鸣音减弱或消失。

盆腔检查：阴道内可有脓性分泌物。子宫颈充血、水肿，急性感染时有脓性分泌物从宫颈口流出；子宫颈举痛、压痛；子宫两侧若有明显压痛可为单纯输卵管炎、输卵管积脓或输卵管卵巢脓肿，后者可触及不活动的包块。若形成盆腔脓肿且位置较低时，可扪及后穹隆有包块且有波动感，三合诊常能协助进一步了解盆腔情况。

## 三、诊　　断

临床诊断准确度不高，通过妇科检查有子宫颈举痛或压痛可初步诊断，若出现发热、宫颈或阴道有脓性分泌物可作为附加诊断进一步明确诊断，若还有阴道超声或MRI等影像学证据，即可以明确诊断。

## 四、治　　疗

### （一）治疗原则

以抗菌药物治疗为主，正确、规范使用抗菌药物可使90%以上的PID患者治愈，必要时行手术治疗。

### （二）抗菌药物治疗

**1.静脉给药**

（1）以β-内酰胺类抗菌药物为主

1）β-内酰胺类：头孢替坦2g，静脉滴注，1次/12小时；或头孢曲松1g，静脉滴注，1次/天。

2）如所选药物不覆盖厌氧菌，需加用硝基咪唑类药物，如甲硝唑0.5g，静脉滴注，1次/12小时。

3）为覆盖非典型病原微生物，需加用多西环素0.1g，口服，1次/12小时；或阿奇霉素0.5g，静脉滴注或口服，1次/天，1～2天后改为口服0.25g，1次/天，5～7天。

（2）可选方案　①以喹诺酮类抗菌药为主；②β-内酰胺类+酶抑制药类联合抗菌药；③克林霉素。

**2. 非静脉给药**

（1）常用方案

1）β-内酰胺类抗菌药物：头孢曲松0.5g或头孢西丁2g，肌内注射，单次给药，之后，改为其他二代或三代头孢菌素类药物，如头孢唑肟、头孢噻肟等，口服给药，至少14天。

2）如所选药物不覆盖厌氧菌，需加用硝基咪唑类药物，如甲硝唑0.4g，口服，1次/12小时。

3）为覆盖非典型病原微生物，需加用多西环素0.1g，口服，1次/12小时；或阿奇霉素0.5g，1次/天，1～2天后改为0.25g，1次/天，5～7天。

（2）备选方案

1）氧氟沙星0.4g，口服，2次/天，或左氧氟沙星0.5g，口服，1次/天；加用甲硝唑0.4g，口服，2次/天。

2）莫西沙星0.4g，口服，1次/天。

静脉给药治疗者应在临床症状改善后继续静脉给药至少24小时，然后转为口服药物治疗，总治疗时间至少持续14天。

（三）手术治疗

原则上以切除病灶为主。年轻妇女应尽量保留卵巢功能；年龄大、双侧附件受累或附件脓肿屡次发作者，行子宫全切除术及双附件切除术。

## 五、预　防

加强公共卫生教育，提高公众对PID重要性的认识；注意女性卫生及性生活卫生；对高危女性的子宫颈分泌物进行沙眼衣原体感染筛查和治疗，能有效降低PID的发生率。

# 第4节　多囊卵巢综合征

多囊卵巢综合征（polycystic ovary syndrome，PCOS）是一种以雄激素水平过高的临床表现或生化表现、极少排卵或持续不排卵、卵巢呈多囊样改变的内分泌代谢异常综合征，常伴有肥胖和胰岛素抵抗。临床表现为月经失调、多毛、肥胖、不孕和卵巢多囊样改变。它是导致生育期妇女月经紊乱最常见原因之一。PCOS的病因尚未阐明，目前认为可能是由遗传因素与环境因素共同作用导致。

**案例15-3**

患者，女，27岁，已婚，职员。月经稀发7年，结婚2年未孕。患者15岁月经初潮，月经周期35～40天，经期4～5天，无明显痛经。近7年来月经稀发，月经周期延长至60～70天，最长闭经4个月，月经量时多时少，应用黄体酮肌内注射后有撤药性出血。雌激素、孕激素序贯周期治疗有效，但停止治疗后仍月经稀发。近5年来体重增加5kg，并伴有毛发浓密。结婚3年，夫妻生活正常，未避孕，至今未孕。既往史：无特殊。

**思考题：**1. 该患者的诊疗思路是怎样的？

2. 该患者应如何治疗？

## 一、发病机制

PCOS的主要内分泌特征：①高雄激素血症和雄激素抵抗；②高胰岛素血症和胰岛素抵抗（insulin resistance，IR）；③促性腺激素的比率失常；④雌酮过多。机制尚未阐明，可能与以下三方面有关。

**1. 下丘脑-垂体-卵巢轴调节功能异常**　由于垂体对GnRH敏感性增加，分泌过量黄体生成素（LH），刺激卵巢间质、卵泡膜细胞产生过量雄激素，从而抑制卵泡成熟，但小卵泡能分泌少量雌二醇（E2），同时雄烯二酮转化为雌酮（E1），形成高雌酮血症。E1和E2作用于下丘脑及垂体，使LH持续高水平分泌，无周期变化，导致不排卵。同时，雌激素对卵泡刺激素（FSH）分泌呈负反馈，使FSH分泌减少，小卵泡发育迟缓，无优势卵泡形成。

**2. 胰岛素血症和胰岛素抵抗** 约50%的PCOS患者存在胰岛素抵抗及高胰岛素血症。过量胰岛素作用于垂体的胰岛素受体，使LH释放增强，雄激素分泌增加，导致卵泡无法成熟形成优势卵泡；同时高胰岛素能抑制肝脏性激素结合球蛋白（SHBG）合成，使游离睾酮增加。

**3. 肾上腺内分泌功能异常** 肾上腺细胞对促肾上腺皮质激素（ACTH）敏感性增加和功能亢进，分泌过量雄激素。

## 二、临床表现

**1. 月经失调** 为PCOS最主要症状。多表现为月经稀发或闭经；也可表现为不规则子宫出血、月经频发或无规律性。

**2. 不孕** 是生育期PCOS女性的常见问题，主要与排卵障碍有关。

**3. 多毛、痤疮** 是高雄激素血症最常见的临床表现。出现不同程度多毛，以性毛为主。油脂性皮肤及痤疮也常见，与体内雄激素积聚刺激皮脂腺分泌旺盛有关。

**4. 肥胖** 超过50%的PCOS女性合并肥胖（BMI≥28kg/m$^2$），以腹型肥胖（腰围≥85cm）为主。

**5. 黑棘皮症** 是指皮肤皱褶部位出现灰褐色色素沉着，呈对称性，皮肤增厚，质地柔软，常出现在阴唇、颈背部、腋下、乳房下和腹股沟等部位。

## 三、诊 断

目前较多采用鹿特丹标准进行诊断：①稀发排卵或无排卵；②高雄激素的临床表现和（或）高雄激素血症；③超声检查为多囊卵巢形态（polycystic ovary morphology，PCOM），定义为超声下检测单侧或双侧卵巢内直径2～9mm卵泡数目≥12个，和（或）卵巢体积≥10ml。3项中符合2项并排除其他可能引起高雄激素和排卵异常的疾病。

## 四、治 疗

PCOS应实行多学科管理、长期系统的个体化治疗。

### （一）调整生活方式

生活方式调整是PCOS的基础治疗手段。肥胖型PCOS患者，应鼓励科学饮食、合理运动以减轻体重和改善肥胖，增加胰岛素敏感性，降低胰岛素、睾酮水平，从而恢复排卵及生育功能。

### （二）药物治疗

**1. 调节月经周期**

（1）复方短效口服避孕药 是暂无生育需求且合并高雄激素血症的PCOS患者常用的治疗药物。临床上多使用含环丙孕酮或屈螺酮的复方短效口服避孕药。治疗痤疮需3～6个月见效，治疗多毛需用药6～12个月。

（2）孕激素 是青春期、肥胖型及围绝经期PCOS患者的常用药。常用地屈孕酮口服制剂。

（3）雌孕激素序贯治疗 适用于少数因内源性雌激素不足致子宫内膜薄的PCOS患者，亦适用于PCOS合并围绝经期症状的患者。

**2. 降低血雄激素水平**

（1）复方短效口服避孕药 同前。

（2）螺内酯 在复方短效口服避孕药疗效欠佳或使用禁忌等情况下使用。剂量为40～100mg/d，见效需至少6个月。螺内酯为保钾利尿药，使用期间需监测血钾水平。

（3）糖皮质激素类药物 适用于肾上腺来源或肾上腺来源的雄激素过多患者。常用药物为泼尼松或地塞米松，但长期使用不良反应明显。目前较少应用。

**3. 改善胰岛素抵抗**　二甲双胍能抑制肝脏合成葡萄糖，增加外周组织对胰岛素的敏感性。通过降低血胰岛素水平达到纠正高雄激素状态。常用剂量为每次口服500mg，每日2～3次。

**4. 诱导排卵**　有生育要求的患者在进行一系列基础治疗之后，可进行促排卵治疗。临床上常用氯米芬和来曲唑作为一线治疗药物。氯米芬用药从月经或撤退性出血的第2～5日开始，50mg/d，共5日；若无排卵则每周期增加50mg/d，直至150mg/d。诱导排卵过程应警惕卵巢过度刺激综合征（ovarian hyperstimulation syndrome，OHSS），需严密监测。

### （三）腹腔镜下卵巢打孔术

腹腔镜下卵巢打孔术（laparoscopic ovarian drilling，LOD）不作为常规的治疗方式，LOD能间接调节垂体-卵巢轴，使LH及睾酮水平下降，促进排卵，增加妊娠机会。但LOD后可能出现盆腔粘连及卵巢功能不全。

### （四）心理治疗

PCOS患者易发生焦虑/抑郁，应关注患者身心健康，给予积极引导，必要时可转诊至心理医学科进一步干预治疗。

# 第5节　子宫肌瘤

子宫肌瘤（uterine myoma）是主要由子宫平滑肌组织增生而形成的良性肿瘤，是女性生殖器官中最常见的良性肿瘤。发病率在50%以上，在30～50岁女性中发病率较高。

**案例15-4**

患者，女，48岁，因月经周期缩短，经期延长及经量增多1年就诊。

患者既往月经正常，3～4/30天，经量中等，无痛经。近1年来月经周期缩短，经期延长7/24天，经量明显增多，不伴痛经。$G_2P_2$，均为足月顺产。带环已15年。妇科检查：外阴（-），阴道（-），宫颈光滑，子宫如孕8周大小，表面凸凹不平，质硬，无压痛，双侧附件（-）。

实验室检查：WBC $6.8\times10^9$/L，Hb 85g/L，PLT $190\times10^9$/L。

**思考题：** 1. 患者可初步诊断为什么疾病？

2. 用哪种治疗方式比较合适？

## 一、病　因

确切病因不明，可能与年龄、性激素水平、遗传因素等有关。

1. 偶见于初潮后妇女，多见于中年妇女，年龄＞40岁是高危因素之一，绝经后肌瘤多停止生长并逐渐萎缩。

2. 卵巢颗粒细胞瘤、卵泡膜细胞瘤（可分泌雌激素）患者常合并子宫肌瘤。

3. 妊娠时雌激素、孕激素水平增高，肌瘤有增大倾向。

4. 外源性雌激素可加速肌瘤生长。

## 二、分　类

子宫肌瘤按与子宫壁各层的关系可分为三类（图15-1）。

**1. 肌壁间肌瘤**　最常见，占60%～70%。肌壁间肌瘤常为多发，数目不定，往往有一个或数个大小不等的肌瘤。由于子宫体积增大，内膜面积增加，故常引起月经过多、过频及经期持续时间延长。

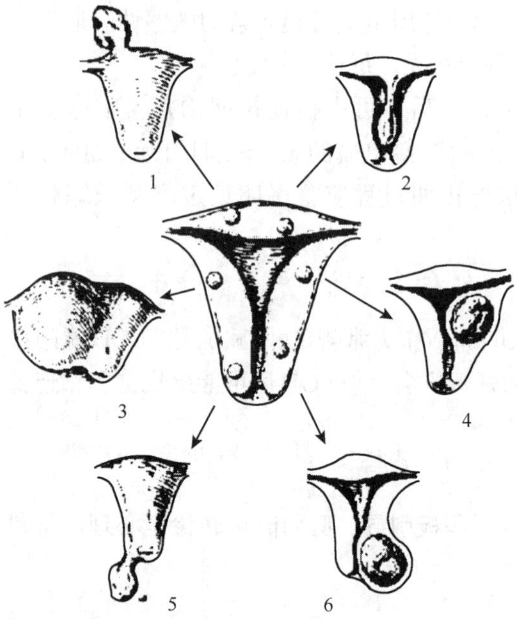


**图15-1** 不同类型肌瘤

1. 浆膜下肌瘤；2. 黏膜下肌瘤；3. 阔韧带肌瘤；4. 肌壁间肌瘤；5、6. 宫颈肌瘤

**2. 浆膜下肌瘤** 占20%～30%。肌瘤发生于子宫体侧壁向阔韧带两叶腹膜之间伸展者，称为阔韧带肌瘤，属于浆膜下肌瘤的一种类型。但还有一种阔韧带肌瘤，系由阔韧带中子宫旁平滑肌纤维生长而成，与子宫壁完全无关。

**3. 黏膜下肌瘤** 约占10%。肌瘤在生长发展过程中，常向阻力较小的方向发展。当其突向子宫腔后，其表面仅覆盖一层子宫内膜，称为黏膜下子宫肌瘤，黏膜下肌瘤由于瘤带血运较差，并常伸入阴道内，故易感染、坏死、出血。

子宫肌瘤按所在部位分为宫体肌瘤和宫颈肌瘤。肌瘤多发生于子宫体部，故宫体肌瘤约占95%。子宫颈肌瘤较少见，肌瘤在子宫颈部位生长，因生长部位低，可嵌顿于盆腔内，产生压迫症状，手术切除困难，易损伤输尿管、膀胱。

子宫肌瘤常为多发性，并且以上不同类型肌瘤可同时发生在同一子宫上，称为多发性子宫肌瘤。

## 三、临床表现

子宫肌瘤的临床表现常随肌瘤生长的部位、大小、生长速度，以及有无继发变性及并发症等而异。肌瘤小或浆膜下肌瘤的患者多无明显症状，常于妇科检查时或B超检查时偶然发现。主要临床表现是月经改变、腹部包块、疼痛、邻近器官的压迫症状、阴道分泌物增多、不孕、贫血和心脏功能障碍等。

### （一）症状

**1. 月经改变** 为子宫肌瘤的主要症状，表现为月经过多、经期延长或不规则阴道流血。由于长期流血，患者常有不同程度的贫血。

**2. 腹部肿块** 患者常自感下腹部肿块，可自己扪及包块而去医院就诊，伴有下坠感。

**3. 疼痛** 肌瘤本身并不会引起疼痛，主要因肌瘤对周围组织的刺激或压迫而产生疼痛，如刺激神经引起宫缩痛、压迫宫颈引起痛经等。

**4. 压迫症状** 子宫前壁肌瘤、子宫颈部肌瘤或子宫体下段肌瘤压迫膀胱可出现尿频、排尿困难、尿潴留等。子宫后壁的肌瘤可压迫直肠，引起便秘，甚至排便困难。压迫输尿管，可致肾盂积水、肾盂肾炎，盆腔静脉受压可出现下肢水肿。

**5. 分泌物增多** 宫腔增大，子宫内膜腺体增多，伴有盆腔充血或炎症均能使分泌物增加，多见于黏膜下肌瘤，当黏膜下肌瘤发生溃疡、感染、出血、坏死时，则产生血性或脓臭性分泌物。

**6. 不孕与流产** 30%子宫肌瘤患者可有不孕。

### （二）体征

子宫不规则或均匀性增大，较大瘤体可经下腹触及包块，一般在下腹中部，质硬，多不平整。肌瘤居子宫前壁或后壁者，则前壁或后壁较突出，多发性肌瘤则可在子宫上触及多个光滑、硬球形块状物；子宫明显一致增大，且较硬，可能为藏于宫腔内或颈管内的黏膜下肌瘤，如宫颈口松弛，伸入手指往往可触及光滑球形的瘤体，有的则已露于宫颈口，甚或突入阴道内。肌瘤的生长部位也可影响子宫体和宫颈的位置。

## 四、诊　断

根据病史、临床表现和影像学检查，诊断多无困难。超声检查能初步区分子宫肌瘤与其他盆腔包块，超声造影术有助于识别黏膜下子宫肌瘤。

## 五、治　疗

应根据患者的年龄、症状、肌瘤大小、生育情况及全身健康状况等进行全面考虑后再做决定。一般采取下列不同治疗措施。

（一）随访观察

对肌瘤较小，无明显症状或近绝经期妇女，每3～6个月复查一次，一般在绝经后肌瘤可逐渐萎缩。在随访期间发现肌瘤增大或症状明显时，应考虑手术治疗。

（二）药物治疗

**1. 促性腺激素释放激素激动药**（gonadotropin releasing hormone agonist，GnRH-a） 可抑制垂体FSH和LH分泌，降低患者雌激素水平，缩小瘤体，缓解症状，但停药后病情可反复。一般用于手术前，或近绝经期女性，不推荐长期使用。

**2. 促性腺激素释放激素拮抗药**（gonadotropin releasing hormone antagonist，GnRH-ant） 可抑制FSH和LH分泌，从而发挥治疗作用。

**3. 选择性孕激素受体调节药**（selective progesterone receptor modulator，SPRM） 如米非司酮片，可缩小肌瘤体积，改善患者症状，作为术前用药或提前绝经使用。不宜长期使用。

**4. 性激素类药物**　如复方口服避孕药、左炔诺孕酮宫内释放系统（LNG-IUS）等，可缓解月经过多等症状，但缩小肌瘤体积的作用不明显。

**5. 其他药物**　止血药、非甾体抗炎药和中药制剂对减少子宫出血有一定治疗效果。

（三）手术治疗

经长期保守治疗无效，或症状明显、肌瘤较大、合并贫血及肌瘤生长迅速者，应考虑手术治疗。

**1. 肌瘤剜除术**　适于年轻并希望生育的患者。浆膜下、肌壁间，甚至黏膜下肌瘤均可经腹剜除，保留子宫；脱出至阴道内的带蒂黏膜下肌瘤可经阴道将蒂切断，残端缝扎，或用长弯止血钳夹住残留蒂部，留置24小时后取出。

**2. 子宫全切术**　对年龄较大、症状明显，无生育要求的子宫肌瘤患者应做子宫全切术。年龄在50岁左右可保留一侧正常卵巢以维持其内分泌功能。

# 第6节　宫　颈　癌

**案例15-5**

患者，女，39岁，因为同房出血1月余，到医院就诊。月经规律，食欲、大小便均正常，其余无异常。妇科检查：外阴（-），阴道（-），宫颈欠光滑，质硬，手套上有血迹；子宫附件（-）。

**思考题：** 1. 该患者考虑什么疾病？

2. 该患者如何诊断？

宫颈癌（cervical cancer）又称子宫颈癌，系指发生在宫颈阴道部或移行带的鳞状上皮细胞及宫颈管内膜的柱状上皮细胞交界处的恶性肿瘤。宫颈癌是最常见的女性生殖器官恶性肿瘤，发病年龄分布呈双峰状，多见于40～50岁、60～70岁，中位发病年龄为51岁，发病率随年龄而增长，绝经期后发病率逐渐下降。近40年来由于国内普遍开展防癌宣传和普查，宫颈癌得以被早期发现、早期诊断、早期治疗，其病死率和发病率均明显下降。

## 一、病　　因

人乳头瘤病毒（human papilloma virus，HPV）与宫颈癌有着密切关系，其中高危型HPV持续感染是宫颈癌主要病因，其他高危因素包括多个性伴侣、免疫功能低下、吸烟、口服避孕药和营养不良等。

## 二、临床表现

早期宫颈癌常无明显症状，也无特殊体征，最早的症状主要是接触性出血，常在性生活或妇科检查后出现。老年患者表现为阴道流血及分泌物增多。

**1. 阴道流血**　约有81.4%的患者有阴道流血症状。表现为性交、排便、活动或妇科检查后出血，初期出血量多为少量，并经常自行停止；晚期病灶较大则表现为出血量增加，甚至量多而危及生命。

**2. 阴道分泌物增多**　约有82.3%的患者有各种不同情况和不同程度的分泌物增多，呈白色、淡黄色、血性或脓血性等，稀薄似水样或米泔水样，腥臭。晚期患者并发感染则呈恶臭或脓性。

**3. 压迫症状**　宫颈癌至晚期，由于肿瘤增大，可出现各种压迫症状。疼痛是常见的压迫症状之一，转移灶压迫输尿管、直肠和坐骨神经时，常表现为下腹痛、腰痛、尿频、尿急、肛门坠胀感、里急后重、坐骨神经痛等。

**4. 全身症状**　晚期患者除继发如尿毒症等全身症状外，往往出现消瘦、贫血、发热、全身衰竭、恶病质等表现。

**5. 转移症状**　除淋巴转移外，肺转移、肝转移及骨转移较多见，出现相应的转移症状。

## 三、诊　　断

根据病史、症状和检查并进行宫颈活组织检查可以确诊。目前常用的诊断妇科肿瘤的检查方法，主要有HPV检测和液基细胞学检查、宫颈和宫颈管活体组织检查和宫颈锥切术，以及宫颈影像学检查，如盆腔超声、CT、MRI、PET-CT等，也会应用检查肿瘤标志物来协助诊断。

宫颈癌的治疗方法根据不同分期有不同方案，目前采用的是国际妇产科联盟（FIGO）2018年会议修改的宫颈癌临床分期标准，共分为Ⅰ～Ⅳ期。

### （一）Ⅰ期

肿瘤严格局限于宫颈。

**1. ⅠA**　仅能在显微镜下诊断的浸润癌，所测量的最大浸润深度≤5.0mm。

（1）ⅠA1所测量间质浸润深度＜3.0mm。

（2）ⅠA2所测量间质浸润深度≥3.0mm且≤5.0mm。

**2. ⅠB**　所测量的最大浸润深度＞5.0mm的浸润癌（病变范围超过ⅠA期），病变局限于宫颈。

（1）ⅠB1间质浸润深度＞5.0mm且最大径线≤2.0cm的浸润癌。

（2）ⅠB2最大径线＞2.0cm且≤4.0cm的浸润癌。

（3）ⅠB3最大径线＞4.0cm的浸润癌。

### （二）Ⅱ期

宫颈肿瘤侵犯超出子宫，但未达盆壁且未达阴道下1/3。

**1. ⅡA**　肿瘤侵犯限于阴道上2/3，无宫旁浸润。

ⅡA1最大径线≤4.0cm的浸润癌。

Ⅱ A2 最大径线＞4.0cm 的浸润癌。

**2. Ⅱ B**　有宫旁浸润，但未扩展至盆壁。

（三）Ⅲ期

肿瘤扩展到骨盆壁和（或）累及阴道下 1/3 和（或）导致肾盂积水或肾无功能和（或）侵犯盆腔和（或）腹主动脉旁淋巴结。

**1. Ⅲ A**　肿瘤累及阴道下 1/3，没有扩展到骨盆壁。

**2. Ⅲ B**　肿瘤扩展到骨盆壁和（或）引起肾盂积水或肾无功能。

**3. Ⅲ C**　肿瘤侵犯盆腔和（或）腹主动脉旁淋巴结（包括微转移）。

（1）Ⅲ C1 仅有盆腔淋巴结转移。

（2）Ⅲ C2 腹主动脉旁淋巴结转移。

（四）Ⅳ期

肿瘤侵犯膀胱或直肠黏膜（病理证实）或肿瘤播散超出真骨盆。泡状水肿不能分为Ⅳ期。

**1. Ⅳ A**　肿瘤侵犯膀胱或直肠黏膜。

**2. Ⅳ B**　肿瘤播散至远处器官。

## 四、治　　疗

根据患者的临床分期、年龄、生育要求和全身情况确定治疗方案，以手术和放射治疗为主。

一般早期以手术治疗为主，中晚期采用放射治疗或放射治疗与化学药物治疗相结合的综合治疗为主。中医中药治疗宫颈癌亦有显著疗效，特别是对早期宫颈癌的治疗，以及中晚期配合放射治疗和化学药物治疗都有较好的效果。

（一）放射治疗

宫颈癌绝大部分是鳞癌，对放射治疗相对敏感，因此适用于各期癌症的患者，尤其是晚期不能手术的患者。

（二）手术治疗

对Ⅱ A期及以前的早期宫颈癌患者可采用手术治疗。其优点：开腹时可以进一步估计肿瘤侵犯的范围，故可以较彻底地切除局部肿瘤，防止复发；年轻患者还可以选择性地保留卵巢组织；手术治愈率高，且手术技术不断提高，并发症较少。

**1. 原位癌**　可采用子宫颈锥形切除术或子宫全切术。

**2. 宫颈浸润癌**　仅适用于Ⅰ A～Ⅱ A期患者。手术范围Ⅰ A1期可做子宫全切术，Ⅰ A2～Ⅱ A期均应采用宫颈癌根治术。

（三）化学药物治疗

放射治疗和手术治疗疗效肯定。抗癌化学药物治疗缓解率低，且单独使用不能达到治愈目的。化学药物治疗可与手术或放射治疗联合使用，可达到扩大手术适应证、防止转移、提高放射治疗的敏感性、提高疗效的作用；也可用于对患者进行姑息治疗。主要用药有顺铂、紫杉醇、氟尿嘧啶、异环磷酰胺等。推荐在一线治疗失败后的宫颈癌二线治疗中，对PD-L1阳性的患者应用帕博利珠单抗；帕博利珠单抗联合化学药物治疗 ± 贝伐珠单抗，患者死亡风险降低了36%，显著延长了总生存时间。目前临床上推荐帕博利珠单抗+化学药物治疗 ± 贝伐珠单抗作为复发或转移性宫颈癌的一线治疗方案。

**链接**　宫颈癌疫苗（HPV 疫苗）

引发宫颈癌的最大元凶——HPV病毒，目前已被证实与宫颈癌的发生有着密切联系，高危型HPV感染是引起宫颈癌的主要原因之一。

宫颈癌疫苗（HPV疫苗）是人类第一个预防恶性肿瘤的疫苗。已研制成功的宫颈癌疫苗包括三种：针对HPV16、18型的二价疫苗（葛兰素史克公司），针对HPV6、11、16、18型的四价疫苗（默沙东公司）和针对6、11、16、18、31、33、45、52、58型的九价疫苗（默沙东公司）；这三种疫苗均已在中国上市。国内首个2价疫苗也已获批上市。

目前三种疫苗在中国的接种策略如下：二价HPV疫苗第0、1、6个月接种，共3剂；四价及九价HPV疫苗第0、2、6个月接种，共3剂。五种疫苗接种对象均为9～45岁女性。

---

## 第7节　绝经综合征

绝经指月经的永久性停止；40岁以上的女性停经12个月及以上，排除妊娠及其他可能导致闭经的疾病后，即可临床诊断为绝经。

围绝经期是女性自生育期过渡到绝经的一段时期，从卵巢功能开始衰退至末次月经后1年。

绝经综合征（menopausal syndrome，MPS）是指女性绝经前后出现因性激素波动或减少所致的一系列躯体及精神心理症状。

中国女性开始进入围绝经期的平均年龄为46岁，绝经年龄多在48～52岁，中位绝经年龄49岁，约90%的女性在45～55岁绝经。40～45岁绝经称为早绝经。绝经年龄受多种因素影响，与遗传、医源性因素、社会环境与生活习惯等有关。

### 一、发病机制

绝经期病理生理变化主要是卵泡数量与质量同步下降，同时下丘脑-垂体-卵巢轴的活性及其所调控激素发生改变。围绝经期雌激素波动较大；黄体功能不良，孕酮分泌减少，卵泡发育不良；总体雄激素在绝经后水平下降，其中雄烯二酮下降明显，睾酮反而升高；FSH水平呈波动性升高，LH在绝经后升高，维持在较高水平；抗米勒管激素（AMH）明显下降，甚至无法检测到。

### 二、临床表现

常见症状包括月经紊乱、潮热出汗、乏力虚弱、肌肉骨骼关节疼痛和阴道干涩等躯体症状，情绪障碍、睡眠障碍和认知改变等精神神经症状。女性在围绝经期易发生代谢障碍，血脂改变、糖代谢异常和骨质丢失等将产生长期影响。

**1. 月经改变**　表现为月经周期不规则、经期持续时间长及经量增多或减少。

**2. 血管舒缩症状**　主要表现为潮热、多汗，是雌激素降低的特征性症状。潮热起自前胸，涌向头颈部，然后波及全身。潮红的区域患者感到灼热，皮肤发红，持续数秒至数分钟不等，潮热严重时可影响工作、生活和睡眠。

**3. 精神心理症状**　常表现为注意力不易集中，并且情绪波动大，如激动易怒、焦虑不安或情绪低落、抑郁、不能自我控制等情绪症状。记忆力减退及入睡困难、易醒等睡眠障碍也是常见表现。

**4. 骨质疏松**　绝经早期的骨量快速丢失和骨关节的退行性变可导致腰背、四肢、关节等周身骨骼疼痛。绝经后骨质疏松症发生风险明显增加，最常见部位是椎体。

**5. 绝经生殖泌尿综合征**　主要表现为外阴或阴道干涩、烧灼、瘙痒、分泌物异常，可有性欲减低、性交痛等，和（或）泌尿道常见症状。

**6. 心血管症状**　动脉硬化、冠心病的发病风险较绝经前明显增加。

## 三、诊　断

根据病史及临床表现不难诊断，结合血清激素检测及卵巢功能评价等有助于诊断。

## 四、治　疗

治疗目标：缓解绝经相关症状，有效预防、早期发现并积极处理骨质疏松症、动脉硬化等老年性疾病。

### （一）健康指导

加强对绝经过渡期及绝经后期女性的科普宣教，给予心理疏导、饮食、运动方面等各方面的健康管理指导，可有效帮助大部分女性平稳度过围绝经期。

### （二）药物治疗

**1. 绝经激素治疗**（menopausal hormone therapy，MHT） 是对绝经相关症状最有效的治疗方法。MHT应在适应证明确且无禁忌证，本人有主观治疗意愿时，尽早开始。

（1）适应证　①绝经相关症状明显；②有泌尿生殖道相关症状；③低骨量、骨质疏松症及有骨折风险；④过早的低雌激素状态。

（2）禁忌证　①已知或可疑妊娠；②原因不明的阴道流血；③已知或可疑患有乳腺癌、与性激素相关的其他恶性肿瘤；④有动静脉血栓风险；⑤严重肝肾功能不全。

（3）常用药物及用药方案

1）单雌激素方案：适用于已切除子宫的女性，需连续用药。可口服或经皮、经阴道用药。口服雌激素有天然雌激素，如17β-雌二醇、戊酸雌二醇；合成雌激素，如尼尔雌醇。

2）单孕激素方案：适用于绝经过渡期早期尚未出现低雌激素症状，调整月经周期者。口服天然孕激素，如微粒化孕酮；合成孕激素，如地屈孕酮。也可使用左炔诺孕酮宫内释放系统（LNG-IUS），其含左炔诺孕酮52mg，每天可向宫腔释放20μg，维持5～7年。

3）雌孕激素序贯方案：17β-雌二醇片/17β-雌二醇地屈孕酮片，每盒28片，前14片仅含17β-雌二醇，后14片每片含17β-雌二醇和10mg 地屈孕酮。

4）雌孕激素连续联合方案：可避免周期性出血，适用于绝经1年以上，有子宫但不愿意有月经样出血的绝经后期女性。常用雌二醇屈螺酮片，每片含雌二醇1mg和屈螺酮2mg。

5）替勃龙方案：替勃龙，其在体内的3种口服后代谢物分别表现出雌激素、孕激素及弱雄激素活性。适用于绝经1年以上，不愿意有月经样出血的绝经后期女性。口服1.25～2.5mg/d，应用过程中无须添加孕激素。

（4）不良反应及风险　可出现子宫出血；性激素副作用，如烦躁、抑郁、乳房胀痛等，通常不严重；生殖系统肿瘤发病风险升高；引起血栓性疾病风险增高。

**2. 非激素类药物治疗**　该类药物主要用于有治疗需求但有MHT禁忌证或不接受MHT者。非激素类治疗药物包括选择性5-羟色胺再摄取抑制药、镇静药及中药等，被用于治疗和缓解绝经综合征症状，其他包括针灸、减压疗法也可作为辅助治疗。

# 第8节　生育规划

《中国妇女发展纲要（2021—2030年）》提出，生殖健康和优生优育知识全面普及，促进健康孕育，减少非意愿妊娠。提倡科学备孕和适龄怀孕，保持适宜生育间隔。做好避孕方法的知情选择是生育规划的重要内容。

**链接** 我国孕产妇及新生儿死亡率数据

截至2018年底，全国孕产妇死亡率下降到18.3/10万，婴儿死亡率下降到6.1‰，5岁以下儿童死亡率下降到8.4‰；国家卫生健康委员会发布公报显示，2022年中国5岁以下儿童死亡率为6.8‰，婴儿死亡率为4.9‰，全国孕产妇死亡率为15.7/10万，相比2018年有明显下降。《中国妇女发展纲要（2021—2030年）》中妇女健康的主要目标包括，孕产妇死亡率下降到12/10万以下城乡、区域差距缩小。我国15岁以下少女的孕产死亡风险最大，妊娠和分娩并发症是大多数发展中国家少女死亡的主要原因。为了避免孕产妇死亡，还必须防止意外怀孕和过早怀孕。所有妇女，包括少女在内，都需要做好生育规划。

## 一、工具避孕法

利用工具防止精子进入阴道，或阻止进入阴道内的精子进入宫腔，或通过改变宫腔内环境，达到避孕目的，称工具避孕法。

**1. 避孕套** 系男用避孕工具，由优质乳胶制成，呈筒状，筒径有35mm、33mm、31mm、29mm四种。顶端呈小囊状，作用是使射精时精液排在套内，阻止其进入阴道，达到避孕目的。每次性交时均应更换新的阴茎套。阴茎套还具有防止性传播疾病传染的作用，故应用甚广。使用前后应充气检查其有无破损。避孕可靠性在95%以上。

**2. 子宫帽** 由具有弹性的金属圈覆以半球形薄橡皮隔膜制成，有50～80mm等型号，较常用的为70mm。

**3. 宫内节育器**（intrauterine device，IUD） 是一种安全、有效、简便、经济、可逆的节育器，是目前我国育龄妇女的主要避孕措施。

（1）种类

1）惰性IUD 由惰性原料如金属、硅胶、塑料或尼龙等制成，由于金属单环脱落率及带器妊娠率高，1993年已停止生产使用。

2）活性IUD 其内含有活性物质如金属、激素、药物及磁性物质等，借以提高避孕效果，减少副作用。常用的有以下几种：①含铜IUD：是我国目前应用最广泛的IUD，避孕有效率均在90%以上，是目前国际公认的性能最佳的IUD。从形态上分为T形、V形、宫形等多种形态。②含药IUD：将药物储存在节育器内，通过每日微量释放提高避孕效果，减少副作用。目前我国主要应用含孕激素和含吲哚美辛的节育器。

（2）适应证 凡育龄妇女要求放置IUD器而无禁忌证者均可给予放置。

（3）禁忌证 妊娠或妊娠可疑；生殖道急、慢性炎症；生殖器官肿瘤；子宫畸形；宫颈过松、重度陈旧性宫颈裂伤或子宫脱垂；严重全身性疾病。月经过多、过频。

（4）放置时间 ①一般选择在月经干净后3～7日放置；②小于妊娠十周的人工流产术后可以直接放置；③产后42天子宫复旧正常可放置；④剖宫产后可放置；⑤哺乳期放置应先排除早孕。

## 二、激素避孕

激素避孕是一种用人工合成的雌激素、孕激素复合制剂进行避孕的方法。避孕原理为抑制排卵、阻碍受精或受精卵着床。优点为安全、有效、经济、方便。主要成分是三大类甾体激素：①睾酮类衍生物，如炔诺酮、双醋炔诺醇等；②黄体酮类衍生物，如甲地孕酮、甲羟孕酮、氯地孕酮等；③雌激素类衍生物，如炔雌醇、炔雌醚等。

### （一）常用短效口服避孕药

常用短效口服避孕药应用普遍，有效率＞90%。制剂有糖衣片、纸型片及滴丸三种。

**1. 常用药物** ①复方炔诺酮（口服避孕片Ⅰ号）；②复方甲地孕酮（口服避孕片Ⅱ号）；③复方18炔诺孕酮。

**2. 适应证** 适用于生育期妇女，要求避孕者。

**3. 禁忌证**

（1）因避孕药通过肝及肾代谢排泄，故患有肝病、肾病及糖尿病需用胰岛素治疗者禁用。

（2）心脏病、高血压以及有血栓性疾病史者慎用或不用。

（3）哺乳期服药会影响泌乳量，最好在婴儿满周岁后再用。

（4）恶性肿瘤、癌前病变、子宫或乳房有肿块者禁用。

（5）月经稀少或年龄大于45岁者禁用。

（6）年龄大于35岁的吸烟妇女禁用。

### （二）常用长效口服避孕药

常用长效口服避孕药主要通过缓慢释放出储存于脂肪组织内的炔雌醇，对“性腺轴”起抑制作用，从而抑制排卵，发挥长效避孕作用，其所含的孕激素使子宫内膜出现分泌现象后剥脱，引起撤退性出血，类似人工周期。此类药物激素含量大，不良反应较多。

**1. 常用药物** ①复方炔雌醚；②复方18-甲基炔诺酮片；③醋酸甲羟孕酮片。

**2. 适应证及禁忌证**

（1）适应证 适应于生育期妇女，要求避孕者。

（2）禁忌证 哺乳期服药，乳儿可发生可逆性乳房增大，女婴可同时出现阴道分泌物增多，故此期忌服。

### （三）探亲避孕药

探亲避孕药适用于分居两地的夫妇临时服用，且不受经期限制，其主要通过作用于宫颈黏膜、子宫内膜、输卵管，并抑制精子获能，从而防止受孕。现常用药物：①炔诺酮探亲片；②甲地孕酮探亲避孕片。

### （四）注射用长效避孕药

注射用长效避孕药为长效雌激素、孕激素复方制剂，有效率达98%以上。肌内注射一次可避孕1个月，作用机制与短效避孕药相同。尤其适合对口服避孕药有明显胃肠道反应者。

### （五）缓释避孕药

**1. 避孕贴片** 避孕药放在特殊贴片内，粘贴在皮肤上，每日释放一定数量避孕药通过皮肤吸收，达到避孕的目的。

**2. 皮下埋植剂** 将装有孕激素的硅胶囊，植入皮下，有效期可达1～2年。

**3. 缓释阴道避孕环** 为含孕激素的硅橡胶阴道环，一次放入，可避孕一年。经期不需取出，避孕效果也较好。

## 三、其他避孕方法

**1. 安全期避孕法** 根据月经周期、宫颈黏液变化及基础体温来判断排卵时间，排卵前后4～5天为易孕期，其余时间为相对安全期。因无准确的排卵测试法，且排卵时间易受外界多种因素的影响，可能提前或推迟，故此法失败率较高。

**2. 输卵管绝育术** 对世界范围内控制人口问题发挥重要作用，是一种安全、永久性节育措施。它通过手术将输卵管结扎或用药物使输卵管腔粘连堵塞，阻止精子与卵子相遇而达到绝育的目的。

## 自测题

### 一、填空题

1. 滴虫阴道炎是由________所引起。在局部用药前，用________性溶液冲洗阴道。
2. 按肌瘤与子宫壁各层的关系，子宫肌瘤可分为________、________、________。

### 二、选择题

【A型题】

1. 某女，40岁。经量增多半年，超声提示宫腔内低回声团块，直径4cm，该患者最佳的处理措施是（　　）
A. 口服避孕药　B. 口服止血药
C. 雄激素治疗　D. 子宫切除术
E. 宫腔镜检查及手术
2. 外阴阴道假丝酵母菌病治疗用（　　）
A. 青霉素V钾片　B. 红霉素软膏
C. 克霉唑软膏　D. 利巴韦林片
E. 阿昔洛韦片
3. 阴道毛滴虫病治疗用（　　）
A. 克霉唑软膏　B. 甲硝唑片
C. 甲紫（龙胆紫）擦洗　D. 温水擦洗
E. 红霉素软膏
4. 外用咪康唑可治疗（　　）
A. 痔　B. 口腔炎
C. 阴道炎　D. 牙龈炎
E. 肺炎
5. 下列假丝酵母菌性阴道炎的诱发因素不正确的是（　　）
A. 糖尿病　B. 脚气
C. 妊娠期　D. 长期服用抗生素
E. 长期服用激素类药物
6. 宫颈癌的早期临床表现是（　　）
A. 米汤样分泌物　B. 阴道大出血
C. 接触性出血　D. 腰骶部疼痛
E. 血尿
7. 以下与宫颈癌的发生有关的是（　　）
A. 人乳头瘤病毒　B. EB病毒
C. 巨细胞病毒　D. 狂犬病毒
E. 柯萨奇病毒
8. 子宫肌瘤最常见的临床表现是（　　）
A. 月经的改变　B. 腹痛
C. 不孕　D. 腹部包块
E. 分泌物增多
9. 关于围绝经期不正确的是（　　）
A. 从出现绝经趋势的迹象开始一直到月经停止12个月内的一段时期
B. 从出现绝经趋势的迹象开始一直到月经停止3年内的一段时期
C. 妇女从生育功能旺盛走向衰退的过渡时期
D. 妇女绝经前后的一段时期
E. 包括临床特征、内分泌学及生物学的改变
10. 关于出现围绝经期症状的最根本原因是（　　）
A. 血管舒缩功能失调　B. 自主神经功能紊乱
C. 雌激素水平的波动　D. 精神心理因素
E. 个体差异
11. 口服避孕药有（　　）
A. 复方炔诺酮片　B. 复方新诺明片
C. 复方对乙酰氨基酚片　D. 雄激素
E. 肾上腺素

【B型题】

（第12、13题备选答案）
A. 滴虫性阴道炎　B. 外阴阴道假丝酵母菌病
C. 老年性阴道炎　D. 外阴炎
E. 子宫肌瘤

12. 某女，39岁，诉阴道分泌物多伴外阴痒，质地稀薄，有时呈脓性，妇科检查：阴道黏膜充血，其内有稀薄泡沫状分泌物，其最可能的诊断是（　　）
13. 某患者，诉外阴奇痒，阴道分泌物异常。妇科检查：阴道黏膜充血，阴道分泌物呈豆渣样，最可能的诊断是（　　）

【X型题】

14. 易引起外阴阴道假丝酵母菌病的因素是（　　）
A. 孕妇　B. 糖尿病患者
C. 接受大量激素治疗者　D. 长期使用抗生素
E. 老年妇女
15. 预防宫颈癌的措施中，下列哪些正确（　　）
A. 提倡晚婚晚育少育　B. 有接触性出血应及早就医
C. 定期开展防癌普查　D. 积极防治慢性宫颈炎
E. 普及宣传防癌知识

### 三、简答题

1. 外阴阴道假丝酵母菌的临床表现有哪些？
2. 多囊卵巢综合征的药物治疗方案有哪些？
3. 宫颈癌的常用化疗药物有哪些？
4. 子宫肌瘤的临床表现是什么？
5. 常用避孕药物有哪些？

（陈　千）

# 第16章 儿科常见疾病

**学习目标**

**1. 知识目标：** 掌握儿童生长发育及婴儿喂养基础知识，常见儿科疾病的临床表现、诊断及治疗用药；理解常见儿科疾病的产生原因，了解儿科常见疾病的预防措施。

**2. 能力目标：** 具备指导儿童生长发育及喂养的基本能力；能对儿科常见疾病进行诊治。

**3. 素质目标：** 敬佑生命，具有爱心、耐心、细心和责任心的职业素养和良好的医患沟通能力。

## 第1节 儿童保健

儿科学是专门研究儿童健康问题的一门综合性医学学科。儿童时期是人体生长发育的重要阶段，同时生长发育是儿童时期基本的生理和心理特征，因此掌握儿童正常的生长发育规律才能认识到异常，才能及时予以诊治。生长是指体格的增长和器官形态的增大，发育是指细胞组织结构的成熟和生理功能的完善，生长与发育两者关系密切，不能截然分开，故一般统称为生长发育。

### 一、儿童年龄分期及其意义

儿童生长发育是一个连续的过程，又具有一定的阶段性。据此，可划分为不同的年龄期。不同的年龄期各具有一定的特点，了解各年龄期的特点及保健措施，将有助于制订保健措施。儿童时期大致划分为7个年龄期，各年龄期的主要特征和保健教育措施如下。

**1. 胎儿期** 妊娠前8周为胚胎期，第9周到分娩为胎儿期。自孕期28周至出生后1周为围产期。遗传因素、孕期感染、中毒、孕妇营养和心理状态均为影响胎儿发育的因素。

保健措施：给予孕妇充分营养供应，预防感染，保持良好的精神状态，定期检查，均有助于胎儿的发育。

**2. 新生儿期** 为从胎儿娩出、脐带结扎后至满28天。新生儿期是胎儿出生后生理功能进行调节并适应宫外环境的时期，其问题多由于适应不良所引起，如环境过冷、过热等。

保健措施：合理喂养，最好使用母乳喂养，保护隔离，预防感染。

**3. 婴儿期** 为自出生后至满1周岁，此期包含新生儿期。此期生长发育迅速，如身长增长50%，体重增加200%，头围增加30%，开始长出乳牙，能坐，会爬并开始学走，其生理功能仍在发育中。以乳类为主食。

保健措施：提供母乳喂养，合理人工喂养，及时添加辅食，有计划地进行各种预防接种，注意预防呼吸道感染，促进正常生长发育。

**4. 幼儿期** 为1周岁后到满3周岁前。该期生长发育速度减慢，大脑皮质功能进一步完善，语言表达能力逐渐丰富，模仿性增强，智能发育快，要求增多，能独立行走、活动，见识范围迅速扩大，接触事物增多，但仍缺乏自我识别能力。感染性疾病及传染病发病多。

保健措施：进行合理喂养并养成良好的饮食及卫生习惯，进行语言训练及早期教育，注意安全护理及预防传染病。

**5. 学龄前期** 为满3周岁至6～7周岁。该期儿童的体格发育速度减慢，智能发育进一步加快，求知欲强，好问，好奇心强，自我控制能力仍差。

保健措施：本期应重视潜在智能的开发，但应循序渐进，避免强求，以适应其发育速度，是进行学前教育的重要时期。应培养热爱劳动、热爱集体的共产主义思想，仍应注意供应充分营养及安全护理。

**6. 学龄期** 为从上小学（6～7周岁）至青春期。该期儿童除生殖系统以外大部分器官已发育成熟，脏器功能特别是大脑发育更加完善，记忆力强，智力发育迅速，基本接近成人，机体抵抗力增强，感染性疾病减少，但变态反应性疾病如结缔组织病、肾炎、过敏性紫癜等增多，疾病的表现基本上与成人相似。保健措施更应重视思想教育，加强体格锻炼，并宜参加适当劳动。

**7. 青春期** 一般为11～20岁。该期是体格发育的第二个高峰，第二性征开始出现并逐渐发育完全。生理发育很快接近成人，但心理、行为和社会学等方面发育相对滞后，出现第二个执拗期。除了合理营养、积极参加身体活动，还要给予正确的性教育，重视心理卫生的咨询，避免粗暴的教育。

## 二、婴儿喂养

婴儿喂养是指婴儿期母乳喂养、人工喂养、混合喂养等各种喂养方式的统称。婴儿期是儿童生长发育最快的时期，需要摄入适量的营养素，才能保证正常的生长发育，并预防营养不良、佝偻病、贫血等。但此时消化与吸收功能尚不够完善，与摄入需要很不适应，因此易发生腹泻等消化系统疾病，并导致儿童生长发育障碍，因而这一时期的喂养及合理添加辅食极为重要。

### （一）人乳喂养的优点

1. 人乳营养丰富、热量高、营养素比例适合小儿消化能力与需要，尤其最初4～6个月最为适宜，在此时期单独母乳喂养即可满足婴儿的营养需要。

2. 人乳含丰富的免疫成分，有抗感染作用，此点是牛乳无法相比的。

3. 人乳可直接喂哺，一般不会感染变质，且方便经济，乳量会随小儿生长而增加。

4. 喂哺母乳可增进母子感情，并可密切观察小儿微细变化。

5. 母亲产后即哺乳，有助于子宫收缩，促使其早日恢复，推迟月经复潮。

**链接** 你知道“5.20”是什么日子吗？

1990年5月10日，卫生部在北京举行了母乳喂养新闻发布会，确定每年5月20日为“全国母乳喂养宣传日”，2024年5月20日是第34个“全国母乳喂养宣传日”。这是由国家卫生健康委员会为保护、促进和支持母乳喂养而设立的一项重要活动，也是献给所有哺乳母亲与她们孩子的节日。呼吁全社会都来关注和支持“母乳喂养”的观念，让母亲和宝宝建立更紧密的关系。世界卫生组织提倡母乳喂养24个月。新生儿应在出生后早开奶，早吸吮，这是提高母乳喂养率的关键。母乳喂养是最经济、最安全、最营养的，对新生儿生长发育也最有益。“5.20”既是母亲与孩子之间最真情的爱的传递与告白，更是国家对儿童健康的高度重视。

### （二）辅食添加的重要意义

随着婴儿体格生长、消化道功能和神经心理的逐渐成熟，以及对营养素需要量的增加，婴儿期食物需要由出生时的纯乳类向成人固体食物转换。这一过程从婴儿满6月龄开始，到24月龄时完成。顺应婴幼儿需求的喂养，有助于健康饮食习惯的形成。

### （三）辅食添加的原则

辅食添加的过程是婴儿消化道不断适应食品的过程，从而完成由单纯的乳类到食物的转变。辅食的添加原则是由单一到混合，由少量到适量，由稀到稠，由细到粗。

（四）辅食的种类

满6～8月龄：首先补充含铁丰富、易消化且不易引起过敏的食物，如稠粥、蔬菜泥、水果泥、蛋黄、肉泥、肝泥等，逐渐达到每天能均衡摄入蛋类、肉类和蔬果类。由尝试逐渐增加到每日1～2餐，以母乳喂养为主。9～12月龄：在8月龄基础上引入禽肉（鸡肉、鸭肉等）、畜肉（猪肉、牛肉、羊肉等）、鱼、动物肝脏和动物血等，逐渐达到每天能均衡摄入蛋类、肉类和蔬果类，每日2～3餐，并继续母乳喂养。1～2岁：食物种类基本同成人，逐渐增加辅食种类，每日3餐，2次加餐，最终达到每天摄入七类常见食物中的四类及以上，继续母乳喂养。

# 第2节 小儿肺炎

小儿肺炎是小儿最常见的一种呼吸道疾病，四季均易发生，3岁以内的婴幼儿在冬、春季节患肺炎较多。如治疗不彻底，易反复发作，引起多种并发症，影响孩子发育。小儿肺炎临床表现为发热、咳嗽、气促、呼吸困难和肺部固定的中细湿啰音，也有不发热而咳喘重者。小儿肺炎有典型症状，也有不典型的，新生儿肺炎尤其不典型。由细菌和病毒引起的肺炎最为多见。目前可通过疫苗预防小儿肺炎。

**案例 16-1**

患儿，男，1岁6个月。发热、咳嗽3天，加重伴气喘1天。

病史：3日前患儿发热，体温38.5℃，咳嗽，痰少，今日就诊，咳嗽加剧，伴气喘，精神食欲欠佳，大便呈黄色稀糊状，3～4次/日，偶有吐奶，自服“阿莫西林”“小儿止咳糖浆”3天，无效。查体：T 38.3℃，P 120次/分，R 40次/分，神志清楚，急性热病容，精神萎靡，咽部充血，双侧扁桃体Ⅰ°肿大，双肺呼吸音粗，腋下及肺底部可闻及中小水泡音及哮鸣音。腹稍胀，质软，脾未触及。

**思考题：** 1. 患者初步诊断为什么疾病？

2. 患者需要用什么药物治疗？

## 一、病　因

**1. 羊水吸入** 胎儿在子宫内发生缺氧（如脐带绕颈、胎心改变、胎动异常）而吸入羊水，引起吸入性肺炎；或在分娩过程中，胎儿吸入细菌污染的羊水或产道分泌物，引起细菌性肺炎；或羊水被胎粪污染，胎儿吸入肺内引起胎粪吸入性肺炎。

**2. 病原体** 主要为细菌和病毒。常见的有肺炎链球菌、金黄色葡萄球菌、流感嗜血杆菌、溶血性链球菌、呼吸道合胞病毒、腺病毒、流感病毒、副流感病毒及肠道病毒等。

**3. 环境因素** 如小儿接触带菌者（如感冒患者），易受到传染而引起肺炎；新生儿可因败血症或脐炎、肠炎，进而细菌侵入血液循环导致肺炎，这种感染通常由细菌引起。

**4. 内在因素** 小儿免疫功能低下及呼吸道解剖生理特点，是肺炎发病率较高的重要因素。

## 二、临床表现

（一）轻型肺炎

**1. 发热** 大多数患者体温较高。

**2. 咳嗽** 开始为频繁的刺激性干咳，随之咽喉部出现痰鸣音，咳嗽时可伴有呕吐、呛奶。

**3. 呼吸道症状** 呼吸表浅增快，鼻翼扇动，部分患儿口周、指甲轻度发绀。

**4. 全身症状** 除呼吸道症状外，患儿可伴有精神萎靡、烦躁不安、食欲不振、腹泻等全身症状。

（二）重型肺炎

**1. 呼吸系统症状** 呼吸表浅、急促、每分钟可达80次以上，鼻翼扇动，有三凹征，呼气呻吟，颜面部及四肢末端有明显发绀，甚者面色苍白或青灰。两肺可闻及密集的细湿啰音。

**2. 循环系统症状** 婴儿肺炎时常伴有心功能不全。

**3. 神经系统症状** 确诊肺炎后出现下列症状，考虑出现缺氧中毒性脑病：①烦躁、嗜睡、凝视、斜视、眼球上窜。②昏睡，甚至昏迷、惊厥。③球结膜水肿。④瞳孔改变，对光反应迟钝或消失。⑤呼吸节律不整。⑥前囟门膨胀，有脑膜刺激征，脑脊液除压力增高外，其他检查均正常称为中毒性脑病，严重者可出现脑疝。

**4. 消化系统症状** 患儿食欲下降、呕吐、腹泻、腹胀，严重者呕吐物为咖啡色或便血，肠鸣音消失，出现中毒性肠麻痹及中毒性肝炎。

**5. 酸中毒** 可出现代谢性酸中毒、呼吸性酸中毒等，也可出现混合性酸中毒。

## 三、辅助检查

**1. 血常规检查** 细菌性肺炎时，白细胞总数增高，可达（15～20）×$10^9$/L，重症金黄色葡萄球菌肺炎和流感杆菌肺炎，有时白细胞总数反而减少。病毒性肺炎的白细胞数正常或减少，淋巴细胞比例增加，中性粒细胞数无增高。

**2. C反应蛋白试验** 细菌性感染、败血症时，C反应蛋白值上升，升高值与感染的严重程度呈正比，病毒及支原体感染时，C反应蛋白值不增高。

**3. 血液中性粒细胞碱性磷酸酶活性测定** 此法对鉴别病毒性与细菌性肺炎有参考意义。

**4. X线检查** 早期肺纹理增强，以后可见两肺中下野有大小不等的点片状阴影，或融合成片状阴影，亦可伴有肺气肿或肺不张。

## 四、诊 断

根据临床表现、胸部X线检查，即可做出诊断。

## 五、治 疗

**1. 一般治疗** 保持室内空气流通，室温在20℃左右为宜，及时清除上呼吸道分泌物，常拍背以利于痰液排出。

**2. 抗感染治疗** 按不同病原体选择药物。抗生素主要用于细菌性肺炎，肺炎链球菌肺炎首选青霉素类抗生素，若效果不佳或过敏，可用林可霉素、头孢噻肟（凯福隆）。轻者可口服抗生素如阿莫西林；支原体、衣原体肺炎用红霉素或阿奇霉素；病毒性肺炎可用抗病毒药物，但目前由于药物疗效与安全性问题，使用时受到很大制约，部分中药制剂有一定抗病毒作用。

**3. 对症处理**

（1）氧疗 有缺氧表现者给予吸氧。

（2）气道管理 及时清除鼻痂、鼻腔分泌物和吸痰，可给予雾化吸入，严重患者可短期使用机械通气。

（3）腹胀的治疗 低钾血症者补充钾盐，中毒性肠麻痹时，应禁食和胃肠减压，或使用酚妥拉明。

（4）其他 高热者可给予对乙酰氨基酚或布洛芬，2月龄以下婴儿禁用解热镇痛药。伴烦躁不安者给予水合氯醛或苯巴比妥每次5mg/kg肌内注射。糜蛋白酶雾化吸入。发生严重喘憋、中毒症状明显或脑水肿者可用糖皮质激素。合并心力衰竭者给予利尿药、强心药及血管活性药物酚妥拉明治疗。

# 第3节 腹 泻 病

腹泻病（diarrhea），是一组由多病原、多因素引起的，以大便次数增多和大便性状改变为特点的消化道综合征，是我国婴幼儿最常见的疾病之一，6个月至2岁婴幼儿发病率高，1岁以内约占半数。

## 一、病 因

### （一）感染因素

腹泻病分为消化道内与消化道外感染，以前者为主。

**1. 消化道内感染** 可由病毒、细菌、真菌、寄生虫引起，以前两者多见，尤其是病毒。

**2. 消化道外感染** 消化道外的器官、组织受到感染也可引起腹泻，常见于中耳炎、咽炎、肺炎、泌尿道感染和皮肤感染等。

**3. 肠道菌群紊乱** 长期较大量地应用广谱抗生素，如氨苄西林、头孢霉素，特别是两种或以上并用时，除可直接刺激肠道或刺激自主神经引起肠蠕动增快、葡萄糖吸收减少、双糖酶活性降低而发生腹泻外，更严重的是可引起肠道菌群紊乱。此时正常的肠道大肠埃希菌（大肠杆菌）消失或明显减少，同时耐药性金黄色葡萄球菌、变形杆菌、铜绿假单胞菌、难辨梭状芽孢杆菌或白念珠菌等可大量繁殖，引起药物较难控制的腹泻。

### （二）非感染因素

**1. 饮食因素**

（1）喂养不当可引起腹泻。婴儿胃肠道发育不够成熟，酶的活性较低，但营养需要相对较多，胃肠道负担重。进食过量或突然改变食物品种，或过早喂给大量淀粉或脂肪类食品、果汁，特别是那些含高果糖或山梨醇的果汁，可产生高渗性腹泻。

（2）过敏性腹泻，如对牛奶或大豆等过敏而引起的腹泻。

（3）原发性或继发性双糖酶（主要为乳糖酶）缺乏或活性降低，肠道对糖的消化吸收不良而引起腹泻。

**2. 气候因素** 气候突然变化、腹部受凉使肠蠕动增加；天气过热，消化液分泌减少或由于饮奶过多等，都可能诱发消化功能紊乱而导致腹泻发生。

## 二、临床表现

临床主要表现为大便次数增多、排稀便和水电解质紊乱。根据病程可分为急性腹泻、迁延性腹泻和慢性腹泻。在2周以内的腹泻为急性腹泻；2周至2个月为迁延性腹泻；病程在2个月以上的为慢性腹泻。

### （一）急性腹泻

**1. 轻型** 常由饮食因素及肠道外感染引起。起病可急可缓，以胃肠道症状为主，食欲不振，偶有溢乳或呕吐，大便次数增多，多在10次以内。便量不多，稀薄或带水，呈黄色或黄绿色，有酸味，常见奶瓣和泡沫。无脱水及全身中毒症状，多在数日内痊愈。

**2. 重型** 多由肠道内感染引起。常急性起病，也可由轻型逐渐加重转变而来，除有较重的胃肠道症状外，还有较明显的脱水、电解质紊乱和全身感染中毒症状。脱水分度见表16-1。

表16-1 婴幼儿各种程度脱水的临床表现

| 临床症状和体征 | 脱水程度 | | |
|---|---|---|---|
| | Ⅰ度 | Ⅱ度 | Ⅲ度 |
| 精神神志 | 稍烦躁 | 萎靡、烦躁 | 神志欠清 |
| 前囟 | 稍凹陷 | 凹陷 | 深凹陷 |
| 眼窝 | 无或稍凹陷 | 凹陷 | 深凹陷 |
| 口腔黏膜 | 稍干 | 干燥 | 明显干燥 |
| 皮肤弹性 | 尚可 | 差 | 极差 |
| 四肢末梢 | 暖 | 凉 | 厥冷、发绀 |
| 尿量 | 略减 | 显著减少 | 极少 |

脱水的性质常常反映了水和电解质的相对丢失量。腹泻会丢失大量碱性物质，脱水时多伴有不同程度的代谢性酸中毒。

### （二）迁延性、慢性腹泻

迁延性、慢性腹泻的病因复杂，感染、营养物质过敏、酶缺陷、免疫缺陷、药物因素、先天性畸形等均可引起。

## 三、辅助检查

大便常规检查通常仅见脂肪滴、不消化食物和少量白细胞。

## 四、诊　　断

根据发病季节、病史、临床表现及实验室检查即可做出临床诊断。

**链接** 食物止泻

**1. 焦米汤** 将米粉或奶膏研磨成粉，炒至焦黄色，再加水和适量的糖，煮沸成稀糊状即可。焦米汤易于消化，它的碳化结构还有较好的吸附止泻作用。

**2. 胡萝卜汤** 胡萝卜是碱性食物，所含果胶能使大便成形，吸附肠道致病细菌和毒素，是良好的止泻抑菌食物。每天2～3次，每次100～150ml，腹泻好转后停用。

**3. 苹果泥** 苹果也是碱性食物，含有果胶和鞣酸，有吸附、收敛、止泻的作用。取一个新鲜、质地酥软的苹果切成两半，用调匙刮成泥状即可。

## 五、治　　疗

治疗原则：调整饮食，预防和纠正脱水，合理用药，预防并发症。

### （一）急性腹泻的治疗

**1. 饮食疗法** 应强调继续饮食，满足生理需要。婴儿继续哺乳，暂停辅食；由米汤、粥、面条等逐渐过渡到正常饮食。有严重呕吐者可暂禁食4～6小时（不禁水，最好饮糖盐水）。病毒性肠炎可出现继发性双糖酶缺乏，对疑似患者可暂时改喂豆类、淀粉类食物或去乳糖配方奶粉以减轻腹泻。

**2. 液体疗法**

（1）补充累积损失量　轻、中度脱水无呕吐，可使用口服补液盐（oral rehydration salt，ORS），中度以上脱水或吐泻严重伴腹胀者采用静脉输液。补液量和性质根据脱水程度和性质决定，轻度脱水30～50ml/kg（体重），中度脱水50～100ml/kg，重度脱水100～120ml/kg；低渗性脱水补2/3张含钠液，等渗性脱水补1/2张含钠液，高渗性脱水补1/5～1/3张含钠液。如脱水性质判断困难可先按等渗性脱水补充。补液速度原则上先快后慢，对于伴有循环不良和休克的重度脱水患儿，应先快速输入等张含钠液，按20ml/kg，于30分钟至1小时内输入，其余累积损失量8～12小时内完成。在循环改善、出现排尿后应及时补钾。

（2）补充继续损失量　在开始补充累积损失量后，腹泻、呕吐、胃肠引流等损失大多继续存在，导致体液继续丢失，应及时补充以免造成新的累积损失。丢失量依据原发病和病情而不同，应予评估后补充。

（3）补充生理需要量　一般按每代谢100kcal热量需要100～150ml水计算，年龄越小，需水相对越多。生理需要量应尽量口服补充。如脱水纠正，第2天以后补充继续损失量和生理需要量。

**3. 补钙、补镁治疗**　补液过程中如出现惊厥、手足搐搦，可用10%葡萄糖酸钙加等量葡萄糖溶液缓慢推注。如补钙后手足搐搦不改善或加重，可测定血镁浓度后肌内注射补充。

**4. 药物治疗**　包括控制感染、肠道微生态疗法、肠黏膜保护剂、抗分泌治疗和补锌治疗，注意避免使用止泻剂。

#### （二）迁延性和慢性腹泻治疗

**1. 饮食治疗**　调整饮食，必要时给予静脉营养。

**2. 药物治疗**　有感染依据者使用抗生素，补充微量元素和维生素，应用微生态调节剂和肠黏膜保护剂等，辅以中医治疗。

## 第4节　维生素D缺乏性佝偻病

维生素D缺乏性佝偻病（vitamin D deficiency rickets），是由于维生素D缺乏导致钙、磷代谢紊乱，以骨骼的钙化障碍为主要特征的疾病。是一种慢性营养缺乏病，发病缓慢，影响生长发育。多发生于3个月至2岁的小儿。

**案例16-2**

患儿，男，11个月。近2个月夜间时有哭闹，出汗较多，且至今未出乳牙。

查体：一般情况尚好。轻度方颅，颅骨有乒乓球感，毛发黄而稀疏，枕秃，前囟门3cm×3cm，无乳牙。双侧肋缘外翻，哈氏沟阳性，可触及肋骨串珠，站立时双腿呈X形。

**思考题：**1. 患者可诊断为什么疾病？

2. 患者需要用哪种药物治疗？

### 一、维生素D的来源

**1. 皮肤的光照合成**　是人类维生素D的主要来源，由日光中的紫外线照射皮肤，使皮肤内的7-脱氢胆固醇转变为维生素$D_3$。

**2. 膳食摄入**　蛋黄、动物肝脏、鱼肝油等都是维生素$D_2$的良好来源。而植物性食物中含维生素D较少。

**3. 母体-胎儿的转运**　胎儿可通过胎盘从母体获得维生素D。

维生素D进入人体内后，需在肝、肾的作用下，转变为1，25-$(OH)_2D_3$，才具有高度的生物活性。

### 二、病　　因

**1. 日光照射不足**　因日光照射不足而使内源性维生素$D_3$减少，是维生素D缺乏的主要原因。而冬季缺乏户外活动，空气污染阻止紫外线通过，普通玻璃阻挡紫外线穿透均可导致日光照射不足。对于婴儿及儿童来说，日光浴是促使机体合成维生素$D_3$的重要途径。

**2. 维生素D摄入不足** 天然食物中所含的维生素D不能满足婴幼儿对它的需要。

**3. 围产期维生素D不足** 母亲妊娠期，特别是妊娠后期维生素D营养不足，如母亲严重营养不良、肝肾疾病、慢性腹泻，以及早产、双胎均可使得婴儿体内维生素D储存不足。

**4. 需要量增多** 早产儿因生长速度快和体内储钙不足而易患佝偻病；婴儿生长发育快，对维生素D和钙的需要量增多，故易引发佝偻病；2岁后因生长速度减慢且户外活动增多，佝偻病的发病率逐渐减小。

**5. 疾病和药物影响** 肝、肾疾病及胃肠道疾病通过影响维生素D、钙、磷的吸收和利用而导致佝偻病。长期使用苯妥英钠、苯巴比妥钠等药物，可加速维生素D的分解和代谢而引起佝偻病。

## 三、临床表现

维生素D缺乏性佝偻病临床主要表现为骨骼的改变、肌肉松弛及非特异性的精神神经症状。重症佝偻病患者可影响消化系统、呼吸系统、循环系统及免疫系统，同时对小儿的智力发育也有影响。在临床上分为初期、激期、恢复期和后遗症期。初期、激期和恢复期，统称为活动期。

**1. 初期** 多数从3个月左右开始发病，此期以精神神经症状为主，患儿有睡眠不安、好哭、易出汗等现象，出汗后头皮痒而在枕头上摇头摩擦，出现枕部秃发。

**2. 激期** 除初期症状外，患儿以骨骼改变和运动功能发育迟缓为主，用手指按在3～6个月患儿的枕骨及顶骨部位，感觉颅骨内陷，随手放松而弹回，称乒乓球征。8～9个月以上的患儿头颅常呈方形，前囟大及闭合延迟，严重者18个月时前囟尚未闭合。两侧肋骨与肋软骨交界处膨大如珠子，称肋骨串珠。胸骨中部向前突出形似“鸡胸”，或下陷成“漏斗胸”，胸廓下缘向外翻起称为肋缘外翻；脊柱后突、侧突；会站立行走的小儿两腿会形成向内或向外弯曲的畸形，即O形或X形腿。患儿的肌肉韧带松弛无力，因腹部肌肉软弱而使腹部膨大，平卧时呈“蛙状腹”，因四肢肌肉无力学会坐站走的年龄都较晚，因两腿无力容易跌跤。出牙较迟，牙齿不整齐，容易发生龋齿。大脑皮质功能异常，条件反射形成缓慢，患儿表情淡漠，语言发育迟缓，免疫力低下，易并发感染、贫血。

**3. 恢复期** 经过一定的治疗后，各种临床表现均消失，肌张力恢复，血液生化改变和X线表现也恢复正常。

**4. 后遗症期** 多见于2岁以后的儿童。因婴幼儿期患病残留有不同程度的骨骼畸形。

## 四、辅助检查

### （一）实验室检查

**1. 血生化检查** 测定血钙、磷、碱性磷酸酶，血清25-（OH）$D_3$（正常10～80g/L）和1，25-（OH）$_2D_3$（正常0.03～0.06g/L）在佝偻病活动早期就明显降低，为可靠的早期诊断指标，血浆中碱性磷酸酶升高。

**2. 尿钙测定** 尿钙测定也有助于佝偻病的诊断，尿中碱性磷酸酶的排泄量增高。

### （二）X线检查

**1. 长骨骨骺端X线摄片** 发现长骨骨骺端佝偻病的特异X线表现，早期X线长骨骺部钙化预备线模糊；激期钙化预备线消失，骨骺端增宽，骺端呈杯状或毛刷状改变，骨质稀疏、骨干弯曲变形或骨折。

**2. X线骨龄摄片** 发现骨龄落后。

## 五、诊　断

诊断依据为维生素D缺乏的病因、临床表现、血生化及骨骼X线检查。血生化与骨骼X线的检查为诊断的金标准，不论婴儿还是儿童，血清25-(OH)$D_3$浓度应当≥50nmol/L（20ng/ml）。

## 六、治　疗

预防和治疗均需补充维生素D并辅以钙剂，防止骨骼畸形和复发。

### （一）一般治疗

坚持母乳喂养，及时添加含维生素D较多的食品（动物肝脏、蛋黄等），多到户外活动，增加日光直接照射的机会。激期阶段勿使患儿久坐、久站，防止骨骼畸形。

### （二）药物治疗

**1. 维生素D**　以口服维生素D为主，维生素D 2000IU/d为最小治疗剂量，疗程至少3个月，治疗3个月后评估治疗反应，确定是否需要进一步治疗。口服困难或腹泻等影响吸收时，采用大剂量突击疗法，维生素D15万～30万IU（3.75～7.50mg）/次，肌内注射，1个月后再以400～800IU/d维持口服。用药期间注意复查血生化、骨骼X线。

**2. 钙剂**　早产儿、低出生体重儿、巨大儿、户外活动少及生长过快的儿童在使用维生素D治疗的同时，联合使用钙剂更为合理。

### （三）其他治疗

**1. 补充微量元素**　及时适量补充铁、锌等微量元素。

**2. 矫形治疗**　采取主动和被动运动，矫正骨骼畸形。轻度骨骼畸形在治疗后或在生长过程中可自行矫正，应加强体格锻炼，可做些主动或被动运动进行矫正，如选择俯卧撑或扩胸动作使胸部扩张，纠正轻度鸡胸及肋外翻。严重骨骼畸形者可采取外科手术矫正。

**链接**　维生素D补得越多越好吗？

维生素D并非补得越多越好。如果儿童补钙过量可能限制大脑发育，并影响生长。血钙浓度过高，钙如果沉积在眼角膜周边将影响视力，沉积在心脏瓣膜上将影响心脏功能，沉积在血管壁上将加重血管硬化。其实，对于不明显缺钙的孩子可以通过食物来补充，并且配合阳光的紫外线作用，晒太阳和户外运动是最好的天然钙制剂。

## 七、预　防

预防应从孕妇妊娠后期（7～9个月）开始，此时胎儿对维生素D和钙、磷需要量不断增加，要鼓励孕妇多晒太阳，食用富含维生素D和钙、磷及蛋白质的食品，对有低钙血症和骨软化症的孕妇应积极治疗。对冬春妊娠或体弱多病的孕妇，可于妊娠7～9个月给予维生素D10万～20万IU，一次或多次口服或肌内注射，同时服用钙剂。提倡母乳喂养，新生儿在生后1～2周开始，母乳喂养或部分母乳喂养、人工喂养配方奶每日＜1L/d的婴儿，每日应补充维生素D 400IU。婴幼儿期生长发育速度较快，应尽早带婴儿参加户外活动，逐步达到每日1小时以上。

## 自测题

### 一、名词解释

1. 枕秃　2. 乒乓球征

### 二、填空题

1. 佝偻病颅骨软化多发生于________年龄的婴儿；辅食添加是针对________年龄的婴儿而言的。

2. 佝偻病典型临床分期为________、________、________、________。

### 三、选择题

【A型题】

1. 以下对婴幼儿使用抗生素叙述正确的是（　　）

A. 因庆大霉素无须做皮试，方便，故儿童感染性疾病可首选
B. 大部分婴幼儿感染性腹泻使用抗生素既不能缩短病程也不能减轻症状
C. 喹诺酮类抗生素应作为儿童的主导抗菌药
D. 儿童可安全使用四环素
E. 儿童感冒可普遍使用抗生素

2. 肺炎链球菌肺炎首选抗生素为（　　）
A. 青霉素类　　B. 红霉素类
C. 抗病毒类　　D. 四环素类
E. 氨基糖苷类

3. 可用于儿童腹泻时预防脱水及纠正轻、中度脱水的药物为（　　）
A. 15%葡萄糖注射液
B. 10%氯化钠溶液
C. 口服补液盐
D. 口服矿泉水
E. 维生素C片

4. 下列有关急性腹泻时，饮食疗法的错误做法是（　　）
A. 严格禁食禁水，待吐泻缓解后逐步恢复饮食
B. 病毒性肠炎暂时改喂豆类、淀粉类食物或去乳糖配方奶粉
C. 继续饮食，满足生理需要
D. 呕吐严重者可暂禁食，不禁水
E. 不提倡饮食限制过严或禁食过久

5. 小儿腹泻的药物治疗需避免使用的是（　　）
A. 控制感染药物　　B. 止泻剂
C. 锌剂　　D. 蒙脱石散
E. 抗分泌治疗药物

6. 补充维生素D预防佝偻病，妇女一般开始于（　　）
A. 孕后1个月　　B. 孕后12周左右
C. 产后4周　　D. 产后6～7周
E. 孕后7～9个月

7. 下列因素均为可引起维生素D缺乏的原因，除了（　　）
A. 长期服用苯巴比妥
B. 日光照射充足
C. 维生素D及钙剂摄入不足
D. 长期服用苯妥英钠
E. 生长过速、需要量增加

8. 人体维生素D主要来源于（　　）
A. 皮肤合成的内源性维生素D
B. 牛奶
C. 蛋黄
D. 猪肝
E. 口服补钙制剂

9. 小儿肺炎可发生的季节是（　　）
A. 春季　　B. 夏季
C. 秋季　　D. 冬季
E. 四季均可

10. 支原体肺炎治疗用（　　）
A. 阿奇霉素　　B. 利巴韦林
C. 青霉素　　D. 四环素
E. 苯巴比妥

【B型题】

（第11～13题备选答案）
A. 喹诺酮类抗生素　　B. 青霉素
C. 维生素D　　D. 维生素E
E. 解热镇痛类药物

11. 小儿服用后，可引起骨骼损伤的是（　　）
12. 出现方颅、肋骨串珠时需补充的营养素是（　　）
13. 小儿细菌性肺炎时选用（　　）

（第14～16题备选答案）
A. 维生素$D_3$　　B. 佝偻病
C. 小儿肺炎　　D. 口服补液盐
E. 50%葡萄糖溶液

14. 可用于小儿腹泻时预防脱水及纠正轻、中度脱水的是（　　）
15. 小儿日光浴可使机体合成（　　）
16. 婴儿生长发育快对维生素D和钙的需要量增多，故易引起（　　）

【X型题】

17. 长期较大量地应用广谱抗生素，可引起肠道菌群紊乱（　　）
A. 氯霉素　　B. 卡那霉素
C. 庆大霉素　　D. 氨苄西林
E. 各种头孢霉素

18. 佝偻病的矫形治疗包括（　　）
A. 俯卧位抬头展胸运动
B. 肌肉按摩
C. 口服维生素D
D. 多接受阳光照射
E. 多运动

## 四、简答题

1. 小儿脱水的临床表现有哪些？
2. 佝偻病的临床表现有哪些？如何治疗？

（张小娟）

# 第17章 五官科常见疾病

**学习目标**

**1. 知识目标：** 掌握急性咽炎、急性扁桃体炎、急性化脓性中耳炎、急性卡他性结膜炎的病因、临床表现和治疗；理解慢性咽炎、常见口腔溃疡的病因、临床表现及治疗；了解沙眼、淋菌性结膜炎的病因、传播途径及防治知识。

**2. 能力目标：** 能对常见五官科疾病进行初步诊治；能开展常见五官科疾病的健康教育和知识宣传。

**3. 素质目标：** 有独立思考、批判性思维、不断追求医学真理的奋斗精神；具有同理心、不歧视患者、关爱患者的医学职业精神。

## 第1节 急性咽炎

**案例17-1**

患者，男，30岁，因受凉后出现咽部疼痛不适，吞咽加重，伴有头痛，轻度畏寒2天。检查：体温38.5℃，咽部黏膜充血，咽后壁散在淋巴滤泡，血常规检查发现白细胞计数增高。

**思考题：** 1. 患者初步诊断为什么疾病？

2. 如何指导该患者正确用药？

3. 如何对该患者进行健康教育？

急性咽炎是咽黏膜、黏膜下及淋巴组织的急性炎症，可为上呼吸道感染的组成部分。秋冬与冬春之交多见。可通过飞沫和密切接触而传染。本病也可以是全身疾病的局部表现或急性传染病的前驱症状。

### 一、病　因

常由病毒感染引起，可继发葡萄球菌、链球菌、肺炎链球菌等细菌感染。全身抵抗力减弱，如疲劳、受凉、烟酒过度等常是本病的诱因。此病亦可继发于感冒或急性扁桃体炎。

### 二、临床表现

起病急、初起时咽部干燥、灼热，继之疼痛，吞咽时加重，并可放射至耳部。有时出现全身不适、关节酸痛、头痛、食欲不振，并有不同程度的发热。检查口咽及鼻咽黏膜弥漫性充血、肿胀，腭弓及腭垂水肿，咽后壁淋巴滤泡和咽侧索红肿；表面有黄白色点状渗出物，颌下淋巴结肿大并有压痛。体温可升高至38℃，根据病原体的不同白细胞计数可增多、正常或减少。

### 三、诊　断

根据发病急，咽部疼痛，咽黏膜弥漫性充血，本病诊断不难。对儿童患者应注意某些急性传染病

（如麻疹、猩红热、流感和百日咳等）的前驱期有类似急性咽炎的症状和体征，应注意鉴别。

本病如治疗不及时可向邻近蔓延，引起中耳炎、鼻炎、鼻窦炎、喉炎、气管及支气管肺炎等并发症。

### 四、治　疗

**1. 一般治疗**　注意休息、多饮水、清淡饮食，通畅大便。

**2. 对症治疗**　若发热体温超过38℃时应及时采取物理降温（如温水或75%乙醇擦浴，头部放置冰袋等）及药物等退热措施。常用退热药物为口服对乙酰氨基酚0.25～0.50g，或复方氨林巴比妥2ml，肌内注射等。

**3. 局部用药**　保持口腔清洁，用碱性含漱剂可适当溶化咽部的黏稠分泌物，常采用复方硼砂溶液含漱。在发病初期，可用1%碘甘油或1%弱蛋白银涂擦咽壁，有促进炎症消退的作用。亦可选用清咽利喉中药含片如草珊瑚含片、西瓜霜含片等。颈部淋巴结肿胀者，可采用热敷疗法。

**4. 抗感染治疗**　若炎症侵及喉部或气管，可选用适当的抗生素或抗生素和糖皮质激素雾化吸入治疗。病情严重者，首选青霉素肌内注射或静脉滴注。并随时更换效力强的抗生素。

**5. 中医中药治疗**　恶寒重，发热轻，无汗，脉浮者可用麻黄汤内服。发热重，恶寒轻者则用银翘散内服，亦可选用牛黄解毒丸、解毒消炎丸、六神丸内服。

## 第2节　慢性咽炎

慢性咽炎是指慢性感染所引起的弥漫性咽部病变，多发生于成年人，常伴有其他上呼吸道疾病。常因急性咽炎反复发作、鼻炎、鼻窦炎的脓液刺激咽部，或鼻塞导致张口呼吸，导致慢性咽炎的发生。

### 一、病　因

**1. 外界因素**　如果生活地域气候寒冷、干燥，工作环境空气被粉尘、化学气体污染，或者咽喉长期受烟酒、辛辣食物的刺激，就易得慢性咽炎。

**2. 身体因素**　慢性咽炎也可以是某些全身性疾病的局部表现，如贫血、消化不良、大便长期秘结、心脏病、支气管炎、哮喘、肝脏病变、糖尿病及慢性肾炎等。

**3. 职业因素**　主要多发于嗓音工作者，如教师、演员等。长期言语过多或高强度演唱，可刺激咽部，引起慢性充血而致病。

### 二、临床表现

全身症状不明显，以咽部不适感为主，可有咽干、灼热、异物感等。常有透明黏稠痰块咳出，故患者常有清嗓动作。患者症状不影响进食，但在精神状态不佳时有所加重。患者可有咽反射敏感，在晨起漱口时明显。临床以慢性单纯性咽炎和慢性肥厚性咽炎为多；慢性萎缩性咽炎较少。

检查口腔见咽黏膜充血或肥厚，咽后壁淋巴滤泡增生，可有咽侧索增厚等表现。萎缩性咽炎则有咽黏膜萎缩、干燥且苍白，可合并萎缩性鼻炎。

### 三、诊　断

依据临床表现及检查，排除其他器质性疾病后可做出诊断。但本病需和咽异感症、邻近器官恶性肿瘤的早期症状尤其是食管癌早期症状相鉴别。特别是中老年患者，除详细了解病史外，还要进行必要的相关检查，以免误诊。

## 四、治　疗

本病以局部治疗及结合中医药治疗为主，除急性发作外，不宜全身使用抗生素。

**1. 病因治疗**　消除各种致病因素，如治疗全身性疾病，治疗鼻窦炎。注意营养，增强体质锻炼。避免刺激性食物及烟酒，少说话。在有粉尘或刺激性气体环境中工作者应戴口罩。

**2. 局部治疗**　咽黏膜肥厚者局部可用复方硼砂溶液、呋喃西林、2%硼酸溶液、3%NaCl溶液等漱口，3%碘甘油涂咽，有收敛及消炎作用。咽后壁淋巴滤泡增生及咽侧索肥厚者，可用冷冻、微波或激光等疗法以消除增生的病变组织。

**3. 中医中药治疗**　中医认为慢性咽炎为阴虚火旺，虚火上扰所致，以“益阴清热理气”为准则，如元参、麦冬、生地、双花、射干、甘草煎服。

# 第3节　急性扁桃体炎

急性扁桃体炎是腭扁桃体（图17-1）的非特异性急性炎症，常伴有一定程度的咽黏膜和咽淋巴组织的急性炎症及程度不同的急性咽炎。本病在季节、气温变化时多发生于儿童及青少年，有传染性，经飞沫和接触传染。

## 一、病　因

本病由病毒及细菌感染引起。病毒可为腺病毒、鼻病毒等。细菌主要是乙型溶血性链球菌，其次为非溶血性链球菌、葡萄球菌、肺炎链球菌等。当机体在受凉、过度疲劳、烟酒过度等情况下，可导致机体免疫力下降，使病原体乘虚而入，导致感染。

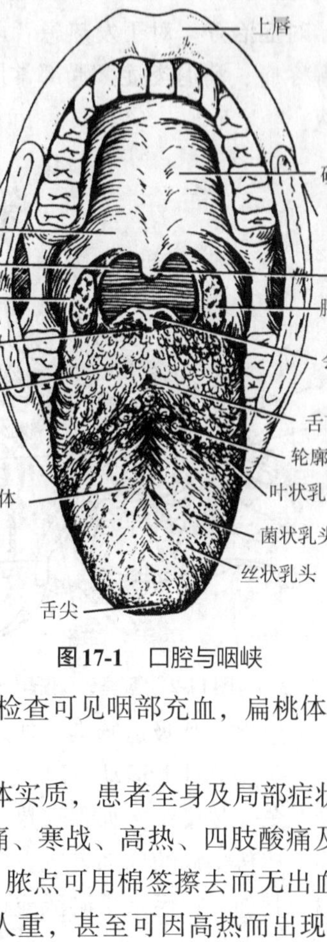

图17-1　口腔与咽峡

## 二、临床表现

本病发病急，临床上常见者为以下两种类型。

**1. 急性卡他性扁桃体炎**　多为病毒感染引起，炎症局限于扁桃体表面黏膜。可有程度不同的咽痛及吞咽疼痛，并伴有全身不适、畏寒、低热等症状。病情相对较轻，并发症少。检查可见咽部充血，扁桃体充血、肿大，表面可无分泌物。

**2. 急性化脓性扁桃体炎**　多为细菌感染所致，因炎症累及扁桃体实质，患者全身及局部症状均较重。患者咽痛明显，吞咽加重，并向耳根部放射。全身症状可有头痛、寒战、高热、四肢酸痛及全身乏力等。检查可见扁桃体明显充血、肿大，表面有黄色脓点附着，脓点可用棉签擦去而无出血。可有颌下淋巴结肿大及压痛。如发生在儿童，全身及局部症状较成人重，甚至可因高热而出现惊厥、抽搐。

急性扁桃体炎患者应做血常规检查，病毒感染显示淋巴细胞分类增高，细菌感染显示白细胞总数显著增加，中性粒细胞分类增高。必要时做咽拭子涂片检查和细菌培养。

## 三、并 发 症

急性扁桃体炎，尤其是化脓性扁桃体炎在患者抵抗力低或治疗不及时时可引起局部及全身并发症。

**1. 局部并发症**　最常见的为扁桃体周围脓肿，其他也可有急性颈淋巴结炎、急性中耳炎、急性鼻炎、急性喉炎等。

**2. 全身并发症** 急性化脓性扁桃体炎可引起风湿热、急性关节炎、急性肾炎、急性心肌炎、亚急性心内膜炎、败血症等全身并发症。

## 四、诊断及鉴别诊断

急性扁桃体炎一般都具有典型临床表现，故不难诊断。血常规、尿常规检查及咽拭子涂片检查和细菌培养，对于与其他疾病的鉴别诊断有重要意义。须注意与咽白喉、猩红热、樊尚咽峡炎、单核细胞增多症性咽峡炎、粒细胞缺乏症性咽峡炎及白血病性咽峡炎等相鉴别。

## 五、治　　疗

**1. 一般治疗** 与急性咽炎相同，注意休息，多饮水，通便等。忌食油腻、辛辣刺激、烧烤的食物等。休息处应注意通风。

**2. 抗生素治疗** 包括静脉滴注，肌内注射或口服（头孢丙烯等）抗生素。

**3. 对症治疗** 对于发热患者可给予物理降温治疗。高热者可给予非甾体抗炎药，其还可一定程度上缓解疼痛、消退炎症。局部常用复方硼砂溶液、复方氯己定含漱液（口泰）或是1∶5000呋喃西林漱口液。

# 第4节　急性化脓性中耳炎

急性化脓性中耳炎是细菌感染引起的中耳黏膜的急性化脓性炎症。感染主要发生在鼓室，但常累及中耳其他部位（图17-2）。主要致病菌为肺炎链球菌、流感嗜血杆菌、溶血性链球菌、葡萄球菌、变形杆菌等。前两者在小儿多见。本病常见于儿童及哺乳期婴幼儿。临床上以耳痛，鼓膜充血、穿孔，耳内流脓为主要特点。

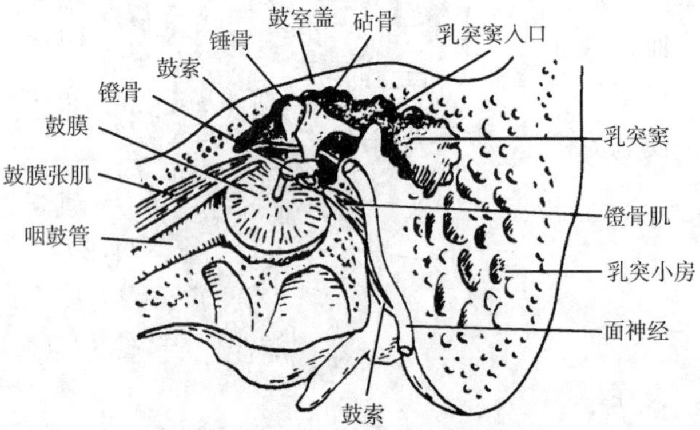

图17-2　鼓室外侧壁（右侧）

## 一、感染途径

**1. 咽鼓管途径** 为主要感染途径。

（1）急性上呼吸道感染　如急性鼻炎、急性鼻咽炎等，炎症向咽鼓管蔓延。咽鼓管咽口及管腔黏膜充血、肿胀、纤毛运动障碍，致病菌乘虚侵入中耳。

（2）急性传染病　如猩红热、麻疹、百日咳等，可通过咽鼓管途径并发本病。急性化脓性中耳炎亦可为上述传染病的局部表现。

（3）其他　在污水中游泳或跳水、不适当的咽鼓管吹张、擤鼻或鼻腔治疗等均可导致细菌循咽鼓管侵入中耳。

婴幼儿基于其解剖生理特点，比成人更易经此途径引起中耳感染。婴幼儿的咽鼓管短、宽而平直，如哺乳位置不当，平卧吮奶，乳汁或呕吐物可经咽鼓管反流入中耳。

**2. 外耳道鼓膜途径** 鼓膜外伤、鼓膜穿刺、鼓膜置管时，致病菌可由外耳道直接侵入中耳。

**3. 血行感染** 极少见。

**链接** 小儿急性中耳炎的预防

临床上急性化脓性中耳炎多见于哺乳期婴幼儿，常由于喂养姿势不当、进食过快等导致溢乳或呛咳，食物经咽鼓管反流入中耳所致。在喂养时体位宜采用头高足低位，进食勿急快，喂完后应抱起婴儿轻拍后背，使其呃逆（打嗝）排气。可以减少中耳炎的发生。

---

## 二、临床表现

主要症状为耳痛、耳流脓和听力减退，全身症状轻重不一，婴幼儿不能陈述病情，常表现为发热、哭闹不安、抓耳摇头，甚至出现呕吐、腹泻等胃肠道症状。因此，要详细检查鼓膜，以明确诊断。

临床症状及检查所见随病理改变而不同，一般分为以下四期。

**1. 早期**　鼓室黏膜充血水肿、血管扩张，腺体分泌增加，鼓室内有浆液性炎性渗出物。自觉耳堵塞感、轻度听力减退和轻微耳痛，一般无明显全身症状，或有低热。

检查：鼓膜松弛部充血、紧张部周边及锤骨柄可见放射状扩张的血管，此期为时不久，常被忽视，特别是小儿更不易觉察。

**2. 中期**　炎症继续发展，症状随之加重，耳痛剧烈，呈搏动性跳痛或刺痛，可向同侧头部或牙齿放射。听力减退显著。全身症状亦明显，可有畏寒、发热、怠倦、食欲减退。小儿哭闹不安，体温可高达40℃。惊厥，伴呕吐、腹泻等消化道症状。

检查：鼓膜弥漫性充血，伴肿胀，向外膨出，初见于后上部，后渐全部外凸。正常标志难以辨认。血常规：白细胞总数增多，中性粒细胞比例增加。

**3. 晚期**　鼓室积脓增加，鼓膜毛细血管受压，出现小静脉血栓性静脉炎，局部坏死溃破。致鼓膜穿孔，脓液由此外泄。由于脓液得以引流，局部症状和全身症状亦随之改善，耳痛减轻，体温下降。耳漏初为血水样，后为黏脓性或脓性。

检查：鼓膜穿孔前，局部先出现小黄点。穿孔开始一般甚小，不易看清，彻底清洁外耳道后，方可见到鼓膜穿孔处有闪烁搏动的亮点，有脓液自该处涌出。听力检查呈传导性耳聋。

**4. 恢复期**　鼓膜穿孔引流通畅后，炎症逐渐消退，鼓室黏膜恢复正常，耳流脓逐渐消失，小的穿孔可自行修复。

检查：可见鼓膜紧张部小穿孔，外耳道内有脓性分泌物或干燥。

## 三、治　疗

治疗原则为控制感染、通畅引流及病因治疗。

### （一）全身治疗

**1. 及早应用足量抗生素控制感染**　直至症状消退后5～7日再停药，务求彻底治愈，防止发生并发症或转为慢性。一般可用青霉素、磺胺异噁唑、头孢菌素类药物等。鼓膜穿孔后取脓液做细菌培养及药敏试验，可参照其结果改用针对性抗生素。用1%麻黄碱滴鼻。

**2. 控制感染前提下可适当理疗**　如红外线、超短波等，有助于炎症吸收。

**3. 其他**　全身支持疗法，注意休息，调节饮食。

### （二）局部治疗

**1. 鼓膜穿孔前**

（1）2%苯酚甘油滴耳，可消炎镇痛。鼓膜穿孔的应立即停药，因该药遇脓液后会释放出苯酚，可腐蚀鼓室黏膜及鼓膜。

（2）鼓膜切开术　如全身局部症状较重，鼓膜明显膨出，经治疗后可明显减轻；或穿孔太小，引流不畅；或有并发症可疑，但并非立即进行乳突手术时，应在无菌操作下行鼓膜切开术，以利通畅引流。

**2. 鼓膜穿孔后**

（1）先以3%过氧化氢清洗，并拭净外耳道脓液，以便药物进入中耳发挥作用。

（2）局部用药以抗生素滴耳液为主，每日3～4次，避免使用耳毒性的滴耳液。恢复期，可选用0.3%氧氟沙星滴耳液、1%氯霉素溶液、复方利福平滴耳液、0.5%金霉素溶液等滴耳，便于消肿、干耳。

（3）感染完全控制后，鼓膜穿孔长期不愈合者，可行鼓膜修补术。

（三）病因治疗

积极治疗鼻部及咽部慢性疾病，如腺样体肥大、慢性鼻窦炎、慢性扁桃体炎等。

## 四、预　防

锻炼身体，提高身体素质，积极预防和治疗上呼吸道感染。广泛开展各种传染病的预防接种工作。陈旧性鼓膜穿孔或鼓室置管者禁止游泳。

**链接** 如何正确使用滴鼻药水

在鼻腔内滴药，是治疗鼻炎、鼻窦炎等疾病的常用方法。正确的滴鼻方法能使药物到达病变部位，提高疗效。

1. 滴鼻前先压紧一侧鼻翼，轻轻擤出对侧鼻腔内分泌物。

2. 患者取仰卧位，肩下垫枕，伸颈垂头或仰卧时头后仰并悬于床缘外，使头与身体垂直，再将药液滴入鼻腔，每侧3～5滴，滴药后轻捏鼻翼数次，保持3～5分钟。对于高血压患者，应采用侧卧垂头体位滴鼻。

3. 注意不宜用坐位或站立位抬头滴鼻，否则药液会经鼻流至鼻咽部，再从口腔吐出，起不到应有的治疗作用。

# 第5节　细菌性结膜炎

**案例17-2**

患者，男，16岁，双眼先后出现发痒、发红、异物感2天，自述眼部分泌物多，晨起时明显。检查：双眼结膜明显充血，以穹隆部结膜为甚，角膜透明。

**思考题：** 1. 患者初步诊断为什么疾病？

2. 如何指导该患者正确用药？

3. 如何对该患者进行健康教育？

## 一、急性卡他性结膜炎

急性卡他性结膜炎是由细菌感染引起的一种常见的急性流行性传染性眼病，俗称红眼病或火眼。其主要特征为眼结膜充血、脓性或黏膜脓性分泌物，有自愈倾向。接触患者的眼分泌物或泪水沾过的物品（如毛巾、手帕、脸盆等），与患者握手或用脏手揉擦眼睛等都会被传染。夏秋季节，因天气炎热，细菌容易生长繁殖，非常容易造成大流行。

（一）病因

常见的致病菌有科-韦氏（Koch-Weeks）杆菌、表皮葡萄球菌、流感嗜血杆菌、金黄色葡萄球菌及链球菌等。后两种细菌通常寄生于结膜囊内，不引起结膜炎，但在其他结膜病变或全身抵抗力降低时，可引起急性结膜炎的发作。

（二）临床表现

1. 潜伏期1～3天，急性发病，两眼同时或先后相隔1～2天发病。患者自觉刺痒及异物感，进而烧灼、畏光，眼睑因肿胀而难以睁开。有时因分泌物过多感到视物模糊，除去分泌物后，视力立即恢复。

2. 分泌物为黏液或黏液脓性，可黏着睑缘及睫毛，晨起封闭睑裂。重者分泌物中的纤维蛋白凝成乳白色假膜，附着在睑结膜的表面，很易用镊子剥离，留下轻微的出血面，但无组织缺损。检查时，应与真膜区别，后者呈灰黄色，由白喉杆菌引起，为大量的纤维蛋白与坏死的结膜凝结而成，不易剥离，如强行除去，其下露出溃疡面，引起出血及组织损伤，临床上称作假膜性结膜炎。

3. 眼睑球结膜充血，以睑结膜及穹隆结膜最明显，有时尚可合并球结膜水肿、眼睑红肿。由科-韦氏杆菌、肺炎链球菌及流感嗜血杆菌引起者，结膜下常有出血点，球结膜水肿。

4. 发病3～4天病情达到高潮，以后逐渐减轻，约2周痊愈，可并发边缘性角膜浸润或溃疡。

（三）治疗

1. 使用抗生素滴眼液或眼膏，根据不同的致病菌可选用氯霉素、氧氟沙星、妥布霉素等滴眼液或眼膏，初期频率1～2小时一次，症状减轻后频率可逐渐减小。必要时早期做分泌物涂片或结膜刮片检查致病菌并进行药敏试验。

2. 分泌物过多，可用生理盐水或3%硼酸溶液冲洗，每日2～3次。

3. 禁忌包扎及热敷。

4. 治疗必须及时、彻底，在症状基本消退后，尚应继续点药1～2周，以防转成慢性或复发。

（四）预防

如果发现本病，应及时隔离，所有用具均应单独使用，最好能洗净晒干或消毒后再用。要养成勤洗手的好习惯，不要用脏手揉擦眼睛，不共用毛巾、脸盆等。

## 二、慢性卡他性结膜炎

慢性卡他性结膜炎是由多种原因引起的结膜慢性炎症，多双侧发病。根据病因不同，自觉症状和眼部表现各不相同，患者自觉眼部异物感、干涩感、痒、刺痛及视物疲劳等。

（一）病因

**1. 感染因素**　急性卡他性结膜炎未完全治愈而转为慢性卡他性结膜炎；亦有开始时感染细菌数量不大，病菌毒力不强，或患者抵抗力强，在发病初期症状轻微，未及时治疗，迁延为慢性。莫-阿（Morax-Axenfeld）双杆菌、卡他球菌、大肠埃希菌、链球菌等均可引起此病。

**2. 非感染因素**　是本病最常见的原因。不良环境的刺激，如异物、风沙、烟尘、强光等；其他眼病的影响，如倒睫、泪道堵塞、睑板腺分泌旺盛、睑缘炎、屈光不正、隐斜视等；另外不良的生活习惯如睡眠不足、烟酒过度或长期应用某些刺激性眼药或化妆品，均可引起结膜的慢性炎症。

（二）临床表现

**1. 症状**　患眼刺痒、刺痛，有灼热感、异物感。晚间或阅读时较显著，且有眼疲劳感。分泌物不多，常为黏液性，晨起时易将眼睑黏着。也有感觉眼部干燥者。患者自觉症状往往较客观检查所见严重，但也有无任何不适者。

**2. 体征**　轻者仅有结膜稍充血，但持续日久者，泪阜部及睑结膜略显肥厚，睑缘轻度充血，白天眦部有白色泡沫状分泌物。

（三）治疗

首先是去除病因。其次是使用抗生素滴眼液或眼膏。久治不愈者，应做屈光及眼底检查，并给予适当矫正。

## 三、淋菌性结膜炎

淋菌性结膜炎是一种极为剧烈的急性化脓性结膜炎，传染性强。可严重影响视力。临床特点是眼睑和结膜高度充血水肿，分泌大量脓性分泌物，如不及时治疗，可在短时间内发生角膜溃疡及穿孔。

（一）病因

本病由淋病奈瑟球菌引起。成年人主要为淋菌性急性尿道炎的自身感染，单眼多于双眼。新生儿则为产道感染，常双眼同时发病。

（二）临床表现

潜伏期2～4天，表现为急性化脓性结膜炎，因分泌物特多且为脓性故又称脓漏眼。眼睑高度红肿和疼痛，结膜水肿，病情发展急速，4～5天达高潮，3～6周才渐消退，可并发角膜溃疡和穿孔。一般新生儿的病情较成年人为轻。

（三）治疗

由于淋菌性结膜炎病情凶险，发展迅速，后果严重，所以应采取积极有效的治疗方法，在一般结膜炎局部抗菌药物治疗的同时，强调全身用药，以更加快速、有效地抑制病原菌。

**1. 全身治疗** 成人：头孢曲松1g肌内注射或静脉给药，每日1次，共3天；或大观霉素2g肌内注射，每日1次，共3天。同时应用0.9%氯化钠溶液冲洗眼部，1次/小时。新生儿，头孢曲松25～50mg/kg（总量不超过125mg）静脉或肌内注射，每日1次，连续3天；儿童，体重≥45kg者按成人方案治疗，体重＜45kg者予头孢曲松50mg/kg（最大剂量1g）肌内或静脉注射，每日1次，共3天。

**2. 局部治疗** ①结膜囊冲洗：脓性分泌物多时，用生理盐水或1∶10 000高锰酸钾溶液冲洗结膜囊，冲洗时患者头歪向患眼侧以防健眼被传染。②局部可点0.3%诺氟沙星、0.1%利福平、0.25%氯霉素等滴眼液，开始时每分钟点眼1次，半小时后3～5分钟点眼1次，1小时后每30分钟点眼1次。病情缓解后，可适当延长点眼间隔时间，直至炎症消退为止，不可间断。亦可用环丙沙星及妥布霉素眼药水或红霉素眼膏。

（四）预防

1. 患者严格隔离，一眼患病，健眼戴透明眼罩，眼鼻侧要封严，颞侧开放透气。
2. 被污染的医疗器械要严格消毒并专用，用过的敷料要烧掉。
3. 患者不能到公共场所如游泳池、浴池等，小便或接触眼后手要消毒以防传染给他人及健眼。
4. 患淋菌性尿道炎的孕妇，产前应治愈，婴儿出生后应立即用抗生素滴眼液或1%硫酸银点眼，以预防新生儿淋菌性结膜炎的发生。
5. 医护人员在诊治患者时应戴防护眼镜。接诊后应及时用消毒液洗手。

**链接** 守护人类健康的英雄——抗生素

在医学领域中，抗生素无疑是一位非同寻常的英雄。它以独特的力量，为人类抵抗疾病、保障健康立下了赫赫战功。1928年，英国科学家亚历山大·弗莱明发现了青霉素，这是人类历史上第一种真正意义上的抗生素。青霉素的发现，为后来抗生素的研究打开了大门，开启了人类抗击细菌感染的新纪元。随着科学技术的不断进步，越来越多的抗生素被研发出来，如链霉素、四环素、头孢菌素等。这些抗生素各具特色，对不同类型的细菌具有不同的抗菌作用。它们的问世，极大地提高了人类对抗细菌感染的能力，挽救了无数生命。

然而，随着抗生素的广泛使用，一些细菌逐渐产生了对抗生素的抵抗力，这使得原本有效的抗生素变得无效，因此，加强抗生素的合理使用和监管、提高公众对抗生素的认识和理解、推动新型抗生素的研发，以应对耐药细菌的挑战等显得尤为重要。

## 第6节　沙　眼

沙眼是指由沙眼衣原体引起的一种慢性传染性结膜角膜炎，因其在睑结膜表面形成粗糙不平的外观，形似沙粒，故名沙眼。本病潜伏期为5～14天，双眼患病，多发生于儿童或少年期。病程长，可达数年或数十年。其发病与环境和个人卫生条件有关，严重者可致盲。

### 一、病　因

沙眼的病原体是沙眼衣原体，患者的眼部分泌物是传染源，通过接触患者眼部分泌物传染。

### 二、临床表现

沙眼急性期的表现主要是异物感、流泪、畏光伴眼部黏液性分泌物。检查可见结膜充血，乳头增生及穹隆结膜大量滤泡。此期如及时治愈，可不留瘢痕，如未治愈则在数周后进入慢性期。

慢性期患者的自觉症状多不明显或仅有轻微的异物感、干涩感、发痒感。检查可发现患者有结膜和角膜病变，以结膜病变常见。其结膜病变表现为活动性病变和退行性病变；活动性病变是指上睑结膜出现血管模糊、滤泡形成、乳头增生。退行性病变是指结膜上瘢痕形成，瘢痕早期为网纹状，逐渐发展使结膜全部瘢痕化。角膜病变是指由于炎症使角膜周围血管侵入角膜，称沙眼角膜血管翳，如血管翳继续发展则影响视力。

后期沙眼患者可出现慢性泪囊炎、睑内翻倒睫、角膜混浊、实质性干眼症、上睑下垂、睑球粘连等并发症。

### 三、治　疗

**1. 局部治疗**　沙眼衣原体对四环素类、大环内酯类及喹诺酮类抗菌药物敏感。以局部用药为主，可选用0.1%利福平、10%～15%磺胺醋酰钠、0.3%氧氟沙星、四环素滴眼液等，每天3～4次。或者每晚睡前涂四环素或红霉素眼膏。一般应坚持用药1～3个月。

**2. 手术治疗**　重症沙眼除局部用药外，可辅以机械疗法。乳头多者表面麻醉后用无菌棉签或无菌海螵蛸棒蘸磺胺类或利福平滴眼液摩擦患处，滤泡多者可用滤泡挤压术。

**3. 全身治疗**　急性期和病情严重者，在局部用药同时可以适量口服抗生素，如红霉素1g/d，分3～4次服用，连用3周，或阿奇霉素，口服500mg，之后每日250mg，4周为1个疗程。

### 四、预　防

做好沙眼的防治卫生知识宣传，加强对理发店、公共浴室、旅店等公共场所的卫生管理，养成良好的个人卫生习惯，防止沙眼传播。

## 第7节　复发性口腔溃疡

复发性口腔溃疡又称复发性阿弗他溃疡、复发性口疮，是口腔黏膜疾病中发病率最高的一种疾病，普通感冒、消化不良、精神紧张、郁闷不乐等情况均能偶然引起该病的发生，好发于唇、颊、舌缘等，在黏膜的任何部位均能出现。发病年龄一般在10～30岁，女性较多，一年四季均能发生。该病具有周期性、复发性及自限性等特点。病程多在10天左右自愈。

## 一、病　因

目前病因尚不清楚，可能与内分泌紊乱、免疫力降低、胃肠功能障碍、病毒感染、局部刺激、发热、睡眠不足、过度疲劳、工作压力大等多种因素有关。

## 二、临床表现

**1. 轻症**　多见于青壮年，女性多于男性，好发于唇内侧及口角区黏膜，初起病变处敏感或出现针尖样大小或稍大的充血区，短期内即形成直径在2～4mm，圆形或椭圆形，边界清晰的浅小溃疡。中心微凹陷，表面覆有一层淡黄色假膜，溃疡周围黏膜充血呈红晕状，其底扪之不硬。溃疡数目一般为2～3个。溃疡形成后有较剧烈的烧灼痛。经7～10天溃疡可逐渐自愈，不留瘢痕。但经长短不一的间歇期后又可复发。

**2. 重症**　又称复发性坏死性黏膜腺周围炎，溃疡较大，直径可达1.0～2.0cm，深可及黏膜下层甚至肌层，边缘不规则且稍隆起，中央凹陷疼痛剧烈，口腔黏膜各部均可发生，尤其多发于口腔后部、颊、软腭、扁桃体周围、咽旁等处，病程可长达数月，预后留有明显瘢痕。

## 三、治　疗

治疗包括全身治疗与局部治疗。基本原则是缩短病程，减轻患者痛苦，减少复发，治疗中要尽可能地去除各种诱发因素。以局部用药为主。

### （一）全身治疗

1. 泼尼松、地塞米松等类固醇激素能降低毛细血管壁与细胞膜的通透性，具有抗炎、抗过敏作用，可酌情选用。

2. 免疫抑制药对部分患者有一定疗效，如氯喹、沙利度胺等。

3. 对疑有免疫功能减退的患者可酌情选用免疫增强剂进行治疗，如口服转移因子等药物；左旋咪唑50mg，一日三次，连服3天，停4天，1～2个月为1个疗程，用药期间定期查白细胞和肝功能。

4. 适当补充维生素和微量元素。

### （二）局部治疗

主要目的是消炎、镇痛，促进溃疡愈合。治疗方法较多，可根据病情选用。

1. 含漱剂如0.05%氯己定。

2. 散剂如冰硼散、锡类散、青黛散、养阴生肌散等是中医治疗口腔溃疡的主要用药。此外，复方倍他米松撒布亦有消炎、镇痛、促进溃疡愈合作用。

3. 药膜类如其基质中含有抗生素及可的松等药物。贴于溃疡上，有减轻疼痛、保护溃疡面、促进溃疡愈合的作用。

4. 镇痛药有复方苯佐卡因凝胶、0.5%～1.0%普鲁卡因液、0.5%～1.0%达克罗宁液、0.5%～1.0%丁卡因液，用时涂于溃疡面上，连续2次，用于进食前暂时镇痛。

5. 局部封闭治疗，适用于重型复发性阿弗他溃疡。以2.5%醋酸泼尼松龙混悬液0.5～1ml加入1%普鲁卡因液1ml注射于溃疡下部组织内，每周1～2次，共用2～4次。有加速溃疡愈合作用。

## 四、预　防

口腔溃疡在很大程度上与个人身体素质有关，尽量避免诱发因素，可降低发生率。

1. 注意口腔卫生，避免损伤口腔黏膜，避免辛辣性食物和局部刺激。
2. 保持心情舒畅，乐观开朗。
3. 保证充足的睡眠时间，避免过度疲劳。
4. 注意生活规律性和营养均衡性，养成一定排便习惯，防止便秘。

## 自测题

### 一、名词解释

1. 沙眼　2. 急性化脓性中耳炎

### 二、填空题

1. 急性化脓性中耳炎的感染途径有________、________、________。
2. 急性化脓性扁桃体炎最常见的局部并发症为________，还可引起________、________、________等全身并发症。
3. 沙眼的并发症有________、________、________、________、________。

### 三、选择题

【A型题】

1. 导致沙眼的病原体是（　　）
   A. 葡萄球菌　B. 衣原体
   C. 肺炎链球菌　D. 病毒
   E. 真菌
2. 关于细菌性结膜炎的描述，错误的是（　　）
   A. 结膜周边充血明显
   B. 眼部脓性分泌物多
   C. 角膜正常
   D. 耳前淋巴结压痛明显
   E. 分泌物有传染性
3. 除下列哪项外，均可用于沙眼治疗（　　）
   A. 红霉素眼膏　B. 利福平滴眼液
   C. 可的松滴眼液　D. 磺胺醋酰钠滴眼液
   E. 氧氟沙星滴眼液
4. 关于急性化脓性扁桃体炎治疗，正确的是（　　）
   A. 首选青霉素类　B. 首选抗病毒类
   C. 糖皮质激素类　D. 及时手术
   E. 首选镇痛药
5. 关于慢性咽炎，下列选项错误的是（　　）
   A. 口服抗生素　B. 呋喃西林漱口
   C. 复方硼砂溶液　D. 碘喉片含化
   E. 薄荷喉片含化
6. 急性化脓性中耳炎，耳部流脓，下列用药哪项错误（　　）
   A. 2%氯霉素甘油　B. 3%过氧化氢
   C. 3%酚甘油　D. 口服青霉素
   E. 口服镇痛药
7. 急性中耳炎的感染途径哪项多见（　　）
   A. 血液途径　B. 咽鼓管途径
   C. 鼓膜外伤途径　D. 淋巴管途径
   E. 以上都不对
8. 下列哪项不是沙眼的并发症（　　）
   A. 泪囊炎　B. 睑内翻倒睫
   C. 青光眼　D. 实质性干眼症
   E. 睑球粘连
9. 关于“红眼病”错误的做法是（　　）
   A. 氯霉素滴眼液　B. 氧氟沙星滴眼液
   C. 2%硼酸洗眼　D. 患眼遮盖
   E. 庆大霉素滴眼液
10. 下列哪项除外均可以是扁桃体炎全身并发症（　　）
    A. 风湿热　B. 肾炎
    C. 扁桃体周围脓肿　D. 关节炎
    E. 心肌炎

【B型题】

（第11～15题备选答案）
A. 乙型溶血性链球菌
B. 肺炎链球菌
C. 淋病奈瑟球菌
D. 病毒
E. 真菌
F. 衣原体

11. 沙眼的病原体是（　　）
12. 急性咽炎常见的病原体是（　　）
13. 急性化脓性中耳炎常见的病原体是（　　）
14. 急性扁桃体炎细菌感染常见的病原体是（　　）
15. 淋球菌性结膜炎的病原体是（　　）

【X型题】

16. 结膜炎的治疗中哪些是错误的（　　）
    A. 冲洗结膜囊　B. 热敷
    C. 局部点用抗生素　D. 全身应用抗生素
    E. 遮盖患眼
17. 急性扁桃体炎的致病菌包括下列哪些（　　）
    A. 溶血性链球菌　B. 白念珠菌
    C. 肺炎链球菌　D. 葡萄球菌
    E. 腺病毒

（张小娟）

# 第18章
# 皮肤科常见疾病

**学习目标**

**1. 知识目标**：掌握常见皮肤病的临床表现、药物治疗的方法、外用药物使用原则；理解常见皮肤病的病因；了解常见皮肤病的诊断依据。

**2. 能力目标**：培养学生的临床思维和实践能力，为患者提供有效的药事服务。

**3. 素质目标**：培养学生良好的职业道德，树立全心全意为患者服务的医德医风。

## 第1节　皮肤科疾病概述

皮肤是人体最大的器官，具有屏障、吸收、感觉、分泌和排泄、调节体温、物质代谢及免疫功能。和机体其他器官一样，皮肤也会受到诸多因素的影响而发生疾病。例如，各种病原体感染引起的病毒性皮肤病、细菌性皮肤病、真菌性皮肤病；理化因素刺激引起的物理性皮肤病、职业性皮肤病；免疫功能紊乱引起的各种皮炎、湿疹、荨麻疹、药疹、结缔组织病；原因不明的瘙痒性皮肤病、红斑及红斑鳞屑性皮肤病；动物性皮肤病；遗传性皮肤病以及皮肤附属器的疾病等。

皮肤病的临床表现一般为瘙痒、感觉异常（疼痛、麻木等）。多种多样的皮肤损害是皮肤病的重要特点，如斑疹、丘疹、荨麻疹、脓疱、糜烂、溃疡、苔藓样变、瘢痕等。严重的皮肤病还会伴有发热、关节疼痛、食欲减退等全身症状。

皮肤病的治疗主要包括内用药物治疗、外用药物治疗、物理治疗和皮肤外科治疗。尤其是外用药物治疗，因为在皮损局部药物浓度高，全身吸收少，具有疗效高和不良反应少的特点，是皮肤病治疗的重要手段。

外用药物的使用原则如下。

**1. 正确选择药物种类**　根据病因、发病机制进行选择。例如，细菌性皮肤病选用抗生素；真菌性皮肤病选用抗真菌药物；超敏反应性皮肤病用抗组胺药或糖皮质激素；角化不全者选用角质促成剂；瘙痒患者选用止痒剂等。

**2. 正确选择药物剂型**　主要根据皮损特点进行选择。①急性皮炎仅有红斑、丘疹而无渗液时一般选用粉剂或洗剂；糜烂有大量渗出时用溶液湿敷；糜烂但渗出物不多时用糊剂。②亚急性皮炎渗出物不多者宜用糊剂或油剂；无糜烂的可用乳剂或糊剂。③慢性皮炎时可用乳剂、软膏、硬膏、酊剂、涂膜剂等。④单纯瘙痒并无皮损者可使用乳剂、酊剂等。

**3. 注意事项**　①面部及皮肤黏膜交界处，不宜使用刺激性强的外用药。②向患者详细介绍用药的时间、方法、范围、可能出现的不良反应及处理方法。

## 第2节　浅部真菌病

**案例18-1**

患者，男，45岁，因腹部、臀部出现红疹伴瘙痒2个月就诊。患者2个月前出现腹部、臀部渐起红疹并伴瘙痒，自购“皮炎平”外搽，瘙痒稍减轻，但皮损范围广。

体格检查：腹部及右臀部可见大片皮损，中央为暗红色斑及色素沉着，边缘有多个丘疹及丘疱疹，上附少许鳞屑，边界清楚。

**思考题**：1. 该患者应诊断为何种疾病？其病原体是什么？

2. 试述该患者的治疗原则和具体措施。

---

## 一、病因及发病机制

浅部真菌病又称皮肤癣菌病，简称癣。是由红色毛癣菌、大小孢子菌、絮状表皮癣菌等浅部真菌侵犯表皮、毛发、甲板所致的一种感染性皮肤病。感染途径为直接接触或间接接触，还可发生自身感染即先患手癣、足癣、甲癣，再患体癣或股癣。病理变化是由真菌的增殖及其代谢产物刺激宿主引起的反应。

## 二、临床表现

依据发病部位不同，可分为头癣、体癣、股癣、手癣、足癣和甲癣等。

### （一）头癣

头癣（tinea capitis）是累及头发和头皮的浅部真菌病。多见于少年儿童，成人少见。根据致病真菌和临床表现不同分黄癣、白癣、黑点癣和脓癣。

**1. 黄癣** 俗称瘌痢头、秃疮。自觉症状较轻，皮疹初起为红色小丘疹或小脓疱，脓疱干涸后变成周边翘起中央紧附着头皮形如蝶状的黄色痂，除去痂后其下为潮红色糜烂面，有特殊臭味。患黄癣处的毛囊被破坏，毛发脱落，形成永久性秃发，愈合后遗留萎缩性瘢痕。

**2. 白癣** 皮疹初起为圆形灰白色鳞屑性斑片，边缘清楚，病发一般于距头皮2～4mm处折断，外围绕以白色的菌鞘。有不同程度瘙痒。到青春期可自愈，一般不造成永久性秃发，愈合后不留瘢痕。

**3. 黑点癣** 较少见。皮疹初起为散在鳞屑性灰白色斑片，病发一出头皮即折断，毛囊口处断发呈黑点状。皮疹炎症反应轻，稍痒。病程缓慢，可久病不愈。有局灶性脱发和点状瘢痕。

**4. 脓癣** 由亲动物性皮肤癣菌引起。皮损初为成群的炎性毛囊丘疹，渐融合为隆起的炎性肿块，表面有蜂窝状排脓小孔，继发细菌感染后可形成脓肿。能破坏毛囊，痊愈后有永久性秃发和瘢痕。

### （二）体癣和股癣

体癣是指发生于除头皮、毛发、掌跖和甲部以外其他部位的皮肤癣菌感染。皮疹初起为红色丘疹、丘疱疹或小水疱，继之形成附有鳞屑的红色斑片，境界清楚。皮疹不断向周围扩展，中央趋于消退，呈境界清楚的环状或多环状，边缘可见红色丘疹或丘疱疹。自觉瘙痒，可因反复搔抓呈湿疹样和苔藓样变。多见于面部、躯干和四肢。

股癣是指腹股沟、会阴、肛周和臀部的皮肤癣菌感染，是特殊部位的体癣。皮疹基本与体癣相同。

### （三）手癣和足癣

手癣，俗称鹅掌风，是指皮肤癣菌侵犯指间、手掌、掌侧皮肤引起的感染。足癣，俗称脚气，是指足趾间、足跖、足跟、足侧缘的皮肤癣菌感染。手癣和足癣是最常见的浅部真菌病，夏秋季发病率高，多累及成年人。根据临床特点，可分为三种类型。

**1. 水疱鳞屑型** 好发于指（趾）间、掌心、足跖及足侧部。皮疹初起为针尖大小的深在水疱，疱壁厚，不易破溃，散在或群集分布，瘙痒明显。皮疹可不断向周围蔓延。病情稳定时以脱屑为主。

**2. 角化过度型** 好发于足跟及掌跖部。皮损处为角质增厚，表面粗糙脱屑，易发生皲裂、出血。一般无瘙痒，有皲裂时疼痛。

**3. 浸渍糜烂型** 好发于趾缝，尤以第3～4趾和第4～5趾间多见。手部的通风较好，故此型少见。

表现为局部皮肤浸渍发白，表面松软易剥脱露出潮红糜烂面。有不同程度瘙痒。足癣继发细菌感染甚至会引起脓疱、淋巴结炎、蜂窝组织炎、丹毒。

（四）甲癣

甲癣俗称“灰指甲”，特指由皮肤癣菌所致的甲感染，常继发于手癣和足癣。属于甲真菌病中的一种。某些患者同一病甲偶可同时感染念珠菌或其他非皮肤癣菌性真菌。

## 三、辅助检查

**1. 真菌直接镜检** 取病发、鳞屑、甲屑在显微镜下检查有无真菌的菌丝或孢子。

**2. 真菌培养** 用以鉴别致病性真菌的菌种。

**3. 滤过紫外线灯检查头癣的病发** 黄癣病发呈暗绿色荧光；白癣病发呈亮绿色荧光；黑点癣病发无荧光。

## 四、诊　断

根据病史和临床表现特点，诊断比较容易。必要时可进行真菌显微镜检查或真菌培养等辅助检查。

## 五、治　疗

（一）头癣

采用综合治疗方案，服、搽、洗、剪、煮五项综合措施联合实施。

**1. 服药** 伊曲康唑儿童3～6mg/（kg·d），成人200mg/d，进餐时口服，疗程4～6周。

**2. 搽药** 2%碘酊、5%～10%硫黄软膏、1%联苯苄唑霜等外用药任选一种，外用于头皮，每天2次，连用60天。

**3. 洗头** 用硫黄皂或2%酮康唑洗剂洗头，每天1次，连用60天。

**4. 剪发** 尽可能将病发剪除，每周1次，连用8周。

**5. 煮沸消毒** 对患者用过的毛巾、帽子、枕巾、梳子等生活用品及理发工具进行煮沸消毒。

（二）体癣和股癣

**1. 外用药物治疗** 局部搽抗真菌的酊剂和乳剂，如3%水杨酸酊、复方土槿皮酊、2%酮康唑霜、3%克霉唑霜等。每天1～2次，连续2周以上或皮损消退后继续1～2周，以免复发。

**2. 内用药物治疗** 皮疹广泛或局部治疗效果不佳者，口服伊曲康唑100mg/d，顿服，疗程2周。

（三）手癣、足癣

**1. 外用药物治疗** ①水疱鳞屑型宜选用刺激性小的霜剂和水剂，如1%联苯苄唑霜或溶液。②角化过度型用复方苯甲酸软膏或酊剂，有皲裂时选用较温和的特比萘芬软膏。③浸渍糜烂型渗液较多时先用3%硼酸溶液等浸泡或湿敷，待皮疹干燥后再用抗真菌的霜剂、水剂。

**2. 内用药物治疗** 对于反复发作或局部治疗效果不佳者，可口服伊曲康唑100mg/d，顿服，疗程2周，或特比萘芬250mg/d，疗程4周。足癣继发细菌感染时使用抗生素。

（四）甲癣

**1. 外用药物治疗** 常用于病变表浅和未累及甲根的甲癣。甲癣先用温水将甲板泡软，用小刀或指甲锉尽量刮薄病甲，再搽30%冰醋酸或3%～5%碘酊，每天2次，疗程3～6个月，直到新甲生成为止。亦可用40%尿素软膏封包使病甲软化剥离，再外用抗真菌制剂如8%环吡酮胺、5%阿莫罗芬搽剂，能在甲表面形成药膜，有利于药物穿透甲板。除了正确选用药物外，坚持用药、用足疗程是甲癣治疗有效的基本保证。

**2. 内用药物治疗** 伊曲康唑间歇冲击疗法，400mg/d，分2次口服，每月服药1周为1个疗程。指甲病变需2～3个疗程，趾甲病变需3～4个疗程。或特比萘芬250mg/d，口服，指甲病变需4周，趾甲病变需6周。

（五）用药注意事项

1. 少数患者局部使用克霉唑制剂、联苯苄唑制剂时会出现过敏症状，表现为瘙痒、红斑、灼热感、脱皮等，应立即停用，并遵医嘱，局部涂抹止痒剂、保护剂等，避免发生继发感染。

2. 咪康唑局部外用时对皮肤有刺激性，如出现皮疹、发红、水疱、烧灼感等，可考虑换药。局部皮损处理同上。

3. 口服酮康唑、伊曲康唑、氟康唑等药物时，应注意胃肠道反应，服药时间较长者应定期检查肝功能。

## 六、预　防

1. 普及浅部真菌病防治知识，及早发现患者和患病动物，一经确诊及时治疗。
2. 注意个人卫生，勤洗澡，勤换内衣，保持皮肤清洁干燥。
3. 注意公共环境卫生。公共浴室、游泳馆的浴池、拖鞋，以及理发室的毛巾、理发工具等定期消毒。
4. 尽量避免互穿拖鞋和互用毛巾，不与患者共用日常生活用品。

# 第3节 湿　疹

**案例18-2**

患者，女，50岁，因双下肢皮疹、瘙痒反复发作5年，前来就诊。

患者双下肢反复出现红疹、瘙痒，挠抓后有渗液或出血。经常自购止痒药物外涂，症状有一定缓解。但5年来反复发作。每次发生均无明显诱因。

体格检查：双下肢多处皮肤增厚、粗糙、有色素沉着，并呈苔藓样变，且散在暗红色丘疹、抓痕、血痂，皮损上有少量鳞屑，皮损呈对称分布，界线不清。

**思考题**：1. 该患者的诊断是什么？说出诊断依据。
2. 该患者选用什么药物进行治疗？

## 一、病因及发病机制

湿疹（eczema）是由多种内、外因素引起的真皮浅层及表皮炎症。以皮疹损害处具有渗出潮湿倾向而得名。皮疹呈多形性，瘙痒剧烈，易复发。病因及发病机制尚不完全清楚。常发生于具有过敏体质的个体，是一种迟发型超敏反应。

## 二、临床表现

根据病程和临床特点，分为急性、亚急性和慢性三种类型。

**1. 急性湿疹** 好发于面、耳、手、足、前臂、小腿等外露部位，严重者可弥漫全身，常对称分布。皮损呈多形性，初期为红斑，自觉灼热、瘙痒。继之在红斑上出现散在或密集的丘疹或小水疱，剧烈瘙痒，搔抓或摩擦之后形成糜烂面、渗液。若继发感染则会发展为脓疱、脓液，甚至出现发热等全身症状。

**2. 亚急性湿疹** 因急性湿疹炎症减轻或处理不当使病程延长而形成。红肿和渗出虽有减轻，但仍有丘疹及少量丘疱疹，皮损呈暗红色，可有少量鳞屑。始终伴有瘙痒感。

**3. 慢性湿疹** 是由急性、亚急性湿疹迁延而来，或是开始即呈现慢性炎症。常以局限于某一相同部位经久不愈为特点，表现为皮肤逐渐增厚，皮纹加深、浸润，色素沉着，有不同程度的苔藓样变等。自觉明显瘙痒。常为阵发性，病情时轻时重，延续数月或更久。

## 三、辅助检查

过敏因素导致的湿疹可有外周血嗜酸性粒细胞增高。继发细菌感染者中性粒细胞数增高。

## 四、诊　断

根据急性期多形性、对称性皮损，有渗出倾向、瘙痒剧烈等特点；慢性期苔藓样变皮损等特征，本病一般不难诊断。

## 五、治　疗

### （一）外用药物治疗

多选具有止痒、促使局部血管收缩、减轻渗出和浸润、发挥消炎作用的角质促成剂或糖皮质激素。急性期无渗液或渗出不多者可用炉甘石洗剂，渗出多者可用3%硼酸溶液作湿敷，每天2～3次，每次20分钟。渗出减少后用糖皮质激素霜剂如1%氢化可的松霜等，并和油剂交替使用。亚急性期可用糖皮质激素乳剂、糊剂，为防止和控制继发性感染，可加用抗生素制剂。慢性期可选用软膏、硬膏、涂膜剂。对顽固性局限性皮损可用糖皮质激素做皮损内注射。

### （二）内用药物治疗

**1. 抗组胺药**（$H_1$受体阻断药） 如马来酸氯苯那敏（扑尔敏）4mg/次，3次/日；赛庚啶2～4mg/次，2～3次/日；西替利嗪10mg/次，1次/日或早晚各5mg。

**2. 镇静剂** 常用于瘙痒剧烈者，可以与抗组胺药联用。常用地西泮2.5～5mg/次，3次/日，1日总量不超过25mg。

**3. 钙剂、硫代硫酸钠、普鲁卡因、维生素C等** 对急性湿疹或全身泛发者最为适宜。可用10%葡萄糖酸钙10ml或5%硫代硫酸钠10～20ml，缓慢静脉注射；1%普鲁卡因静脉封闭，用药前应做皮肤过敏试验；维生素C静脉滴注，成人100～250mg/次。一般不提倡使用糖皮质激素。

**4. 中医中药治疗** 急性湿疹以祛风、清热、利湿为治则，常用消风散或胃苓汤加减。但发生于下肢者应用四妙散效果更好；在阴部选龙胆泻肝汤为妥。慢性湿疹以养血祛风、养血润燥或生津润燥为宜，多用当归饮子、养血润肤饮等加减。

## 六、预　防

避免各种可疑的致病因素。发病期间忌辛辣、酒类食物；保持皮肤清洁；避免过度洗烫、肥皂及各种有害因子的刺激；治疗全身性疾病，发现病灶应积极清除。

# 第4节　荨　麻　疹

**案例18-3**

患者，女，32岁。全身皮肤反复起风团1年余。

患者每次打扫卫生或吹冷风时，全身皮肤即起风团，伴有剧烈瘙痒。1年来时常发生。今日上午接触冷水后，再次出现风团，剧痒。

检查：胸背、四肢散在大小不等的淡白色风团，稍隆起，部分风团连成片，可见新鲜抓痕。

**思考题:** 1. 该患者的诊断可能是什么？分析致病的原因。
2. 试述该患者治疗的措施。

## 一、病因与发病机制

荨麻疹（urticaria）是由于皮肤、黏膜小血管反应性扩张及渗透性增加而产生的一种以风团为主要表现的暂时性、局限性水肿反应。

病因复杂，有的患者并不能找到明确原因。可能的病因有食物和药物过敏、感染、物理因素、动植物因素、精神因素、全身性疾病。发病机制大多为Ⅰ型超敏反应。

## 二、临床表现

**1. 急性荨麻疹** 起病急，突发瘙痒，皮肤出现大小不等、圆形或不规则形风团，色淡红或苍白，局部水肿呈橘皮样。数小时后水肿减轻，风团变为红斑并在数小时后逐渐消失，不留痕迹。一日内可反复发生多次。累及胃肠道黏膜时可发生恶心、呕吐、腹痛、腹泻；累及呼吸道时可有喉头水肿，引起窒息，会危及生命；少数患者可有心慌、胸闷甚至血压下降等过敏性休克症状。

**2. 慢性荨麻疹** 风团时多时少，反复发生超过6周以上者称为慢性荨麻疹，有的病程可长达数年。一般全身症状轻。

## 三、辅助检查

1. 血常规显示嗜酸性粒细胞升高。有感染时白细胞总数及中性粒细胞数升高。
2. 皮肤划痕试验阳性。

## 四、诊　断

根据迅速发生和消退的风团这一特征，且皮损不留痕迹，不难诊断。血常规显示嗜酸性粒细胞数升高，皮肤划痕试验阳性也是诊断依据。

## 五、治　疗

能够明确过敏原，避免再次接触或脱敏治疗，是最重要的方法。

**1. 外用药物治疗** 氢化可的松洗剂或炉甘石洗剂起止痒及保护皮肤作用。冬季可涂苯海拉明霜止痒。

**2. 内用药物治疗**

（1）急性荨麻疹 选用第一代或第二代抗组胺药或者$H_1$受体阻断药联合$H_2$受体阻断药使用。苯海拉明25～50mg/次，3次/日；氯雷他定10mg/次，1次/日；或西替利嗪10mg/次，1次/日，加服西咪替丁200mg/次，3次/日。山莨菪碱可用于腹痛明显者，5～10mg口服或肌内注射。

伴有喉头水肿、呼吸困难或休克患者，立即抢救。给予0.1%肾上腺素0.5～1.0ml皮下或肌内注射，同时将地塞米松10～20mg和维生素C 2.0～3.0g加入5%葡萄糖盐水中静脉点滴。酌情使用血管活性药物。窒息未有改善者行气管切开术。

（2）慢性荨麻疹 以抗组胺药为主。如氯雷他定10mg/次，1次/日或西替利嗪10mg/次，1次/日，加服西咪替丁200mg/次，3次/日。风团控制后继续用药并逐渐减量。

## 六、预　防

积极寻找一切可能的发病因素，加强体质锻炼，保持情绪稳定，避免理化因素的刺激，治疗感染病灶等都有助于预防荨麻疹的发生。

# 第5节　痤　疮

**案例18-4**

患者，男，20岁，额部、面颊反复出现粉刺3年余。

查体：面部有数个米粒大小的白头粉刺或绿豆大小的丘疹，有的丘疹色红，上端为小脓疱。局部消毒后白头粉刺中挤压出白色豆渣样物质。

**思考题**：请指导该患者该如何治疗和预防。

## 一、病因与发病机制

痤疮（acne）俗称为青春痘或粉刺，是一种累及毛囊皮脂腺的慢性炎症性皮肤病，好发于皮脂溢出部分。

病因比较复杂，主要与雄激素、皮脂分泌过多，毛囊皮脂腺导管异常角化，痤疮丙酸杆菌增殖等有关。此外，遗传、内分泌紊乱、饮食不当、理化因素刺激等会影响痤疮的形成或加重痤疮。

## 二、临床表现

患者年龄以15～30岁为主，好发于面颊、额部，其次是胸背部及肩胛处等。一般无症状或有瘙痒不适的感觉，严重时有疼痛。基本损害为毛囊性丘疹，早期皮脂淤积在皮脂腺开口处形成白头粉刺（闭合性粉刺）或黑头粉刺（开放性粉刺），白头粉刺里可挤压出白色豆渣样物质，黑头粉刺中含有被氧化成黑色的脂栓。常伴有局部炎症，粉刺发红，顶部发生小脓疱，痊愈后可有暗红色印痕称为痘印，痘印一般会消退。若炎症加剧，会变为炎症性结节或囊肿甚至形成脓肿，有波动感，破溃后遗留瘢痕及色素沉着。

## 三、辅助检查

出现炎症性脓肿时血常规示白细胞可增多。部分患者皮损处蠕形螨虫检查为阳性。

## 四、诊　断

根据年龄、皮损的好发部位和性质不难诊断。

## 五、治　疗

外用药物治疗是痤疮的基础治疗，轻度及轻中度痤疮可以以外用药物治疗为主，中重度及重度痤疮在系统治疗的同时辅以外用药物治疗。

### （一）外用药物治疗

**1. 维A酸类**　如0.1%阿达帕林凝胶，通过使毛囊上皮细胞正常分化而减少粉刺形成，用药后可出现轻度刺激反应，如局部潮红、脱屑等，一般会逐渐消失，采取隔日涂抹会减少刺激性。宜在晚上使用，可避免光敏作用。

**2. 过氧苯甲酰**　能缓慢地释放出氧，有明显地杀灭痤疮丙酸杆菌及溶解粉刺等作用。有2.5%、5%

和10%不同浓度凝胶制剂，从低浓度开始使用，每日1～2次。在制剂中加入3%红霉素可提高疗效。

**3. 其他** 2.5%二硫化硒洗剂、5%硫黄洗剂、1%～2%水杨酸酊等具有抑制细菌、螨虫及降低皮肤游离脂肪酸含量的作用。

（二）内用药物治疗

**1. 抗生素** 能抑制细菌生长，减轻炎症反应。米诺环素50mg/次，2次/日；红霉素0.25g/次，4次/日；罗红霉素0.15g/次，2次/日等。按疗程服用。注意对肝肾功能的影响。

**2. 维A酸类** 口服制剂能减少皮脂腺分泌，控制异常角化和黑头粉刺形成。维胺酯胶囊50mg/次，3次/日或异维A酸10mg/次，2～3次/日。症状好转后改为维持量。女性患者停药半年后才能生育。

**3. 其他** 维生素$B_2$10mg/次，3次/日，可预防脂溢性皮炎；硫酸锌50mg/次，3次/日。锌是人体必不可少的微量元素，它不仅能增强机体的免疫功能，而且还可参与皮肤的正常代谢，使上皮细胞正常分化，减轻毛囊皮脂腺导管口的角化，有利于皮脂腺分泌物排出。

**4. 抗雄激素药物和糖皮质激素** 不作为常规用药，只适用于某些重度患者短期使用，应注意相应的副作用。

## 六、预 防

1. 不吃过甜、多油及刺激性食物，多喝水、多吃蔬菜水果，保持大便通畅。
2. 保持皮肤清洁。勿用霜类、油类化妆品。
3. 采用科学、健康的生活方式，避免抽烟、喝酒、熬夜等不良习惯。
4. 不用手挤压粉刺、脓疱，避免感染，加重皮损。

# 第6节 脓 疱 疮

**案例18-5**

患儿，9天。家人发现其颈部、胸背部出现多个大疱，周围发红。体表有散在红色小丘疹。遂前来就诊。体温38.8℃，皮损为薄壁大疱，内有浑浊液体，四周绕以红晕。腹股沟等处有散在红色丘疹。诊断为新生儿脓疱疮。

**思考题：**1. 该病的病因可能是什么？
2. 为该患儿拟定治疗方案。

## 一、病因与发病机制

脓疱疮（impetigo）是由金黄色葡萄球菌和（或）乙型溶血性链球菌引起的一种急性化脓性皮肤病，俗称黄水疮。以夏秋季节多见，常通过密切接触感染或自体接种感染，为儿童的常见病。在患痱子、湿疹、疥疮等瘙痒性皮肤病时，搔抓破坏了皮肤的屏障作用而有利于细菌感染。

## 二、临床表现

根据临床表现不同分为三种类型，以寻常型脓疱疮最为常见。

**1. 寻常型脓疱疮** 多由金黄色葡萄球菌或乙型溶血性链球菌感染所致，或两者混合感染引起，传染性很强，常在幼儿园中流行。好发于四肢、口周、鼻孔附近，严重者可泛发全身。自觉瘙痒。皮疹初起为点状红斑或小丘疹，迅速发展成脓疱，粟粒至黄豆大小，疱壁薄，周围有红晕，脓疱破溃后露出糜烂面，脓液干涸形成蜜黄色厚痂。6～10日后痂脱自愈，一般不留瘢痕。重症者可伴高热、淋巴结或淋巴管炎，甚至败血症，链球菌感染可诱发急性肾小球肾炎。

**2. 深脓疱疮** 主要由乙型溶血性链球菌感染所致，多累及营养不良的儿童或老年人。好发于下肢，疼痛明显。皮疹初起为脓疱，渐向皮肤深部发展，表面有坏死和蛎壳状黑色厚痂，周围炎症明显，去除痂后可见边缘陡峭的碟状溃疡。病程2～4周或更长。

**3. 大疱型脓疱疮** 主要由金黄色葡萄球菌引起。多见于儿童。好发于面部、躯干和四肢。皮疹初起为米粒大小水疱或脓疱，迅速变为大疱，直径1cm左右，疱内有半月状积脓，疱周红晕不明显，疱壁薄，易破溃形成糜烂、结痂。痂壳脱落后有暂时性色素沉着。发生于新生儿时又称新生儿脓疱疮，发病急，传染性强，皮损很快累及全身，可伴有高热，重者并发败血症、肺炎、脑膜炎而危及生命。噬菌体Ⅱ组71型金黄色葡萄球菌易造成3个月内婴儿感染，病情更严重，在大片红斑的基础上，出现皮肤棘层松解坏死现象，即皮肤触诊时尼氏征阳性。皮肤大面积剥脱、糜烂，似烫伤样外观，故称为葡萄球菌性烫伤样皮肤综合征，有2%～3%的病死率。

### 三、辅助检查

白细胞总数和中性粒细胞数增高。脓液中可分离培养出金黄色葡萄球菌或乙型溶血性链球菌。

### 四、诊　断

根据典型临床表现，结合细菌学检查脓液中可分离培养出金黄色葡萄球菌或乙型溶血性链球菌，不难诊断。

### 五、治　疗

**1. 外用药物治疗** 以杀菌、消炎、收敛、干燥为原则。脓疱未破者外用10%硫黄炉甘石洗剂；脓疱较大时应用无菌方法抽取疱液；脓疱破溃者可用1∶5000高锰酸钾溶液或0.5%新霉素溶液清洗湿敷，再外用2%莫匹罗星软膏或红霉素软膏等。

**2. 内用药物治疗** 皮损广泛、全身症状较重者给予抗生素治疗，宜选择对金黄色葡萄球菌敏感的头孢类抗生素如头孢氨苄，儿童40～100mg/(kg·d)，4次/日。必要时依据药敏试验结果选择用药。瘙痒剧烈者，加用抗组胺药口服，如氯雷他定片剂，2～12岁儿童，体重＞30kg者，10mg/次，1次/日；体重≤30kg者，5mg/次，1次/日。对重症患儿，要注意水、电解质平衡，必要时输注血浆、全血或丙种球蛋白。

### 六、预　防

1. 注意个人卫生，勤洗澡，勤换衣服，保持皮肤的清洁干燥，经常修剪指甲，避免抓破皮肤。

2. 及时治疗瘙痒性皮肤病。

3. 幼儿园、托儿所等集体场所儿童公用的餐具、玩具、床铺、被褥等应定期消毒处理，保持室内空气清洁。

4. 患者不去幼儿园、托儿所等集体场所，不到公共浴室洗澡，避免传给他人。

## 第7节 冻　疮

**案例18-6**

患者，女，21岁，学生。近3年来每年冬天双脚趾患冻疮，受热后瘙痒，夜间尤甚。双脚趾有水肿性红斑，可触及小结节数个，压之褪色，并有痒感和胀感。

**思考题：**怎样治疗和预防冻疮？

## 一、病因和发病机制

冻疮（pernio）是一种发生于寒冷季节的末梢部位皮肤局限性、淤血性、炎症性疾病。

皮肤长期暴露于寒冷、潮湿的空气中，且末梢血液循环较差为主要发病因素，缺乏运动、手足多汗、营养不良、贫血、鞋袜过紧、户外工作及慢性消耗性疾病等为诱发因素。受冻部位的皮下动脉由于寒冷的刺激而收缩，导致血流淤滞、组织缺氧引起细胞损伤，如受冻时间较长，动脉持续痉挛，导致血管麻痹而出现静脉淤血，毛细血管扩张，渗透性增加，血浆渗入组织间隙而引发本病。

## 二、临床表现

本病易发于初冬、早春季节。各年龄组均可发生，但以儿童、青年妇女或末梢血液循环不良者多见。好发于肢端、耳郭、鼻尖等部位。皮损初起为蚕豆至指甲盖大小的水肿性紫红色肿块或硬结，边缘鲜红，中央青紫，触之冰冷，压之褪色，去压后恢复较慢，自觉局部有胀感、瘙痒，遇热后更甚。严重者可有水疱，破溃后形成溃疡、经久不愈，伴有疼痛。部分患者皮损部位有固定现象，年年复发。

## 三、辅助检查

创面有继发性细菌感染时，外周血白细胞总数和中性粒细胞数可增高。

## 四、诊　断

根据季节、典型临床表现容易诊断。

## 五、治　疗

**1. 外用药物治疗**　皮损未破溃可用5%樟脑软膏或冻疮膏、辣椒制剂等外涂，促进血液循环；已破溃者先用3%硼酸湿敷，待渗液停止后，外敷10%鱼石脂软膏；或抗生素软膏或10%硼酸软膏。

**2. 内用药物治疗**　口服烟酸50～100mg/次，1～3次/日；硝苯地平20mg/次，3次/日等扩血管药物。皮损破溃者必要时口服抗生素。

**3. 物理治疗**　可用红外线局部照射、氦氖激光局部照射、二氧化碳激光照射等。

## 六、预　防

注意保暖，尤其避免末梢部位暴露于湿冷环境中。寒冷季节易发部位应坚持每天按摩。体育锻炼可促进血液循环，提高机体对寒冷的耐受性。

# 第8节　水痘和带状疱疹

**案例18-7**

患者，男，70岁，农民。3天前无明显诱因出现低热，2天后患者自觉右侧腰部和季肋区皮肤瘙痒、刺痛、灼热感，继而局部皮肤出现大小不一的红斑，在红斑上出现簇集性粟粒大小的丘疹、水疱、丘疹疱。

**思考题：** 1. 该患者的诊断是什么？

2. 该患者选用什么药物进行治疗？

水痘（varicella）和带状疱疹（herpes zoster）由同一病毒即水痘-带状疱疹病毒（varicella-zoster virus，VZV）引起，原发感染为水痘，潜伏在神经系统中的病毒被再度激活后则引起带状疱疹。

## 一、病因和发病机制

人是VZV唯一自然宿主。VZV具有嗜皮肤和神经特性，经呼吸道感染后可在局部黏膜复制，入血后形成病毒血症，继而出现水痘；由于病毒血症呈间歇性，故可形成分批出现的皮损，病后可获得牢固的免疫力，但部分病毒可长期潜伏于脊髓后根神经节或脑神经的感觉神经节，在机体抵抗力下降时再度激活，至成年后发生带状疱疹。带状疱疹痊愈后可获得较持久的免疫力，一般不会再复发。

## 二、临床表现

**1. 水痘** 儿童多见，平均潜伏期14天，皮损首先发生于头面部，然后扩展到躯干和四肢近端，呈向心性分布，可累及口腔、呼吸道和泌尿生殖道黏膜。皮损最初为红色斑疹，逐渐变为丘疹、丘疱疹、水疱、脓疱，1～2周结痂脱落。患者可有发热、头痛等全身症状，严重者可表现为肺炎、脑炎、变异性水痘综合征等。

**2. 带状疱疹** 发疹前常有轻度全身不适，在即将出现皮损的部位往往先有神经痛、瘙痒或皮肤感觉过敏，易误诊为肋间神经痛、胸膜炎或急腹症。1～4天后局部皮肤初起不规则的红斑，继之出现数片成群但不融合的粟粒至绿豆大小的丘疹、丘疱疹，迅速变为水疱，疱液清亮，疱壁紧张、发亮，周围有红晕，沿神经近端向远端发展。皮损常发生在身体的一侧，一般不超过躯干中线，多见于肋间神经或三叉神经第一分支，亦可见于腰腹部、四肢及耳部等。全身表现轻微或无，但可并发局部淋巴结肿痛。

## 三、辅助检查

疱底刮取物涂片可找到多核巨细胞和核内包涵体，可用PCR检测VZV DNA和病毒培养。

## 四、诊　断

根据水痘和带状疱疹的典型临床表现即可做出诊断。

## 五、治　疗

### （一）水痘

病程有自限性，治疗以抗病毒和对症治疗为主。早期（出疹后24～72小时）使用抗病毒药物可减轻水痘的严重程度并缩短病程，2岁以上儿童可选用阿昔洛韦。对症治疗包括退热、止痒等。外用药物可选用炉甘石洗剂，继发感染可用抗生素乳膏。

### （二）带状疱疹

应以严密隔离、止痒和防止继发细菌感染为原则。

局部以干燥、止痒、消炎为主。疱液未破时可外用炉甘石洗剂、阿昔洛韦乳膏或喷昔洛韦乳膏；疱疹破溃后可酌情用3%硼酸溶液或1∶5000呋喃西林溶液湿敷，外用0.5%新霉素软膏或2%莫匹罗星软膏。

早期、足量抗病毒治疗，特别是50岁以上患者，有利于减轻神经痛，缩短病程。通常在发疹后48～72小时内开始抗病毒治疗。可选用核苷类抗病毒药物如阿昔洛韦、伐昔洛韦、泛昔洛韦，或溴夫定（brivudine）。

可口服糖皮质激素（如泼尼松20～30mg/d，连服5～7天）以抑制炎症过程和减轻神经节的炎症后纤维化，可降低神经痛的发生率。

## 六、预 防

水痘可以通过VZV疫苗免疫接种预防感染，有效率达到80%，特别是高危人群接种可以有效降低水痘和带状疱疹的发生率。隔离水痘患者是控制水痘传播的有效手段。

# 第9节 单纯疱疹

**案例18-8**

患儿，男，4岁。面部皮肤有簇集性水疱，颜色潮红，灼热疼痛伴有瘙痒感3天。

**思考题：**1. 该患者的诊断是什么？

2. 该患者可选用什么药物进行治疗？

单纯疱疹（herpes simplex）是由单纯疱疹病毒（herpes simplex virus，HSV）感染所致的病毒性皮肤病，临床上以皮肤、黏膜发生局限性簇集性水疱为特征。本病有自限性，但有复发倾向，是世界范围内流行最广泛的感染性疾病之一。

## 一、病因和发病机制

人是HSV唯一宿主，幼年时对此病毒普遍易感，故人群普遍感染过HSV；患者和病毒携带者的疱液、唾液和粪便中可排出病毒，故可成为传染源；HSV-1初发感染多发生在5岁以下幼儿，主要通过皮肤黏膜的直接接触如抚摸、接吻等和空气飞沫传播，HSV-2初发感染多发生在成人，主要通过性接触传播。

HSV进入人体后首先产生初发感染，随着机体产生免疫应答而痊愈，但病毒常潜伏在感觉神经节内，在一定因素作用下活化而形成复发性感染。

## 二、临床表现

### （一）初发型

**1. 疱疹性龈口炎** 本型较为常见，绝大多数由HSV-1引起，多见于1～5岁儿童，好发于口腔、牙龈、舌、硬腭、咽等部位。皮损表现为迅速发生的群集性小水疱，很快破溃形成表浅溃疡，也可开始即表现为红斑、浅溃疡。疼痛较明显，可伴有发热、咽痛及局部淋巴结肿痛。自然病程1～2周。

**2. 新生儿单纯疱疹** 70%患者由HSV-2所致，多经产道感染。一般出生后5～7天发病，表现为皮肤（尤其头皮）、口腔黏膜、结膜出现水疱、糜烂，严重者可伴有发热、呼吸困难、黄疸、肝脾肿大、意识障碍等。

**3. 疱疹性湿疹** 又名卡波西（Kaposi）水痘样疹，常发生于特应性皮炎的婴幼儿，表现为特应性皮炎的皮损处突然发生的簇集脐窝状水疱或脓疱为特征。病情严重者可泛发全身，并伴有发热等全身症状。

**4. 接种性疱疹** 皮损限于接触部位，表现为群集性水疱。发生于手指者，表现为位置较深的疼痛性水疱，称疱疹性瘭疽。

### （二）复发型

部分患者原发感染消退后，在同一部位反复发作。好发于口周、鼻周、外阴，也可见于口腔黏膜等部位。发作早期局部常自觉灼热，随后出现红斑、簇集状小丘疹和水疱，可融合，数天后水疱破溃形成糜烂、结痂愈合。病程1～2周。

## 三、辅助检查

病毒培养鉴定是诊断HSV感染的金标准；皮损处刮片做细胞学检查，可见到多核巨细胞和核内嗜酸性包涵体，准确率60%～90%。

## 四、诊　断

根据疱疹形态特点及发疹部位结合流行病学资料，可做出临床诊断。

## 五、治　疗

治疗原则为缩短病程、防止继发细菌感染和全身播散、减少复发和传播机会。

**1. 外用药物治疗**　以抗病毒、收敛、干燥和防止继发感染为主。可选用3%阿昔洛韦软膏、1%喷昔洛韦乳膏或炉甘石洗剂；继发感染时可用夫西地酸乳膏、莫匹罗星软膏；对疱疹性龈口炎应保持口腔清洁，可用口腔含漱溶液。

**2. 系统药物治疗**　初发型可选用阿昔洛韦、伐昔洛韦或泛昔洛韦，疗程7～10天。复发型采用间歇疗法，最好出现前驱症状或皮损出现24小时内开始治疗，选用药物同初发型，疗程一般为5天。新生儿单纯疱疹早期应用较大剂量的阿昔洛韦，可以有效降低患儿的病死率，有助于改善预后。

## 六、预　防

通过锻炼、合理饮食、充足睡眠等方式增强机体抵抗力，有助于预防单纯疱疹的感染。避免与患有单纯疱疹的人接触，避免使用患有单纯疱疹的人使用过的物品，如毛巾、碗筷等。保持个人卫生，勤洗手、洗脸、洗澡等，避免过度疲劳和紧张情绪。

## 自测题

### 一、名词解释

1. 浅部真菌病　2. 湿疹　3. 荨麻疹　4. 痤疮　5. 脓疱疮　6. 冻疮　7. 带状疱疹　8. 单纯疱疹

### 二、填空题

1. 皮肤有______、______、______、______、______等功能。
2. 常见的皮损现象有______、______、______、______、______等。
3. 单纯瘙痒并无皮损者，可选用的外用制剂如______、______；慢性皮炎则可使用______、______、______、______、______等制剂。
4. 甲癣治疗有效的措施是______、______、______等。
5. 治疗湿疹的内用药物有______、______、______、______、______、______等多种，一般不提倡使用______。
6. 荨麻疹内用药物治疗时，以______药为主，严重时可联合使用______阻断药和______阻断药。
7. 维A酸类外用制剂宜在晚上使用，是因为______。维A酸类口服制剂的作用机制是______。
8. 脓疱疮创面的治疗原则是______、______、______、______。
9. 冻疮破溃创面选用3%硼酸湿敷，目的是______，待渗液停止后，外敷10%鱼石脂软膏或抗生素软膏，是起______作用。

### 三、选择题

【A型题】

1. 不属于$H_1$受体阻断药的是（　　）
   A. 赛庚啶　B. 西咪替丁　C. 苯海拉明　D. 阿司咪唑　E. 异丙嗪
2. 不属于第二代$H_1$受体阻断药的是（　　）
   A. 阿司咪唑　B. 西替利嗪　C. 氯苯那敏　D. 特非那定　E. 氯雷他定
3. 水疱鳞屑型手、足癣宜选用（　　）
   A. 1%联苯苄唑霜或溶液　B. 复方苯甲酸软膏　C. 特比萘芬软膏　D. 3%硼酸溶液　E. 抗真菌的霜剂

4. 湿疹的皮损特点不包括（　　）

A. 多形性、对称性　B. 有渗出

C. 伴剧烈痒感　D. 慢性期苔藓样变

E. 风团

5. 关于荨麻疹的治疗，不妥的是（　　）

A. 避免接触过敏原

B. 维生素C和钙剂可降低血管通透性，与抗组胺药有协同作用

C. 严重者可联合使用$H_1$受体阻断药和$H_2$受体阻断药

D. 风团控制后停药

E. 皮损处可使用氢化可的松洗剂

6. 可用于治疗痤疮的药物不包括（　　）

A. 镇静剂　B. 维A酸类药物

C. 抗生素　D. 抗雄激素制剂

E. 维生素类药物

7. 脓疱疮局部治疗药物中一般不包含哪种制剂（　　）

A. 抗菌剂　B. 保护剂

C. 收敛剂　D. 干燥剂

E. 糖皮质激素

8. 冻疮的治疗，下列哪项不妥（　　）

A. 注意全身和局部保暖

B. 出现水肿性斑块或硬结时用热水烫，提高局部温度

C. 皮损未破溃的可用5%樟脑软膏

D. 有破溃者用抗生素软膏

E. 红外线局部照射

9. 以下关于带状疱疹描述正确的是（　　）

A. 由水痘-带状疱疹病毒（VZV）所引起

B. 侵犯儿童可引起带状疱疹

C. 以弥散性小水疱为特征

D. 沿双侧周围神经分布

E. 通常伴有明显的神经痛

10. 单纯疱疹的好发部位是（　　）

A. 面部或生殖器　B. 腰部

C. 四肢　D. 腹背部

E. 臀腿部

【B型题】

（第11～13题备选答案）

A. 间擦型　B. 体癣型

C. 鳞屑型　D. 角化型

E. 水疱型

11. 常发生在足趾、足缘部，常有成群或散在的水疱（　　）

12. 常发生在足趾，损害以鳞屑为主，伴有稀疏而干燥的小水疱（　　）

13. 常发生在足背部，以弧形或者环形的体癣改变为典型损害（　　）

（第14～16题备选答案）

A. 红霉素/过氧苯甲酰

B. 2.5%～5%过氧苯甲酰

C. 0.1%阿达帕林凝胶+米诺环素

D. 维胺酯胶囊

E. 克林霉素磷酸酯凝胶

14. 治疗痤疮伴感染显著的非处方药为（　　）

15. 中、重度痤疮伴感染显著可选药物为（　　）

16. 囊肿型痤疮可选（　　）

【X型题】

17. 诱发荨麻疹的病因包括（　　）

A. 异种蛋白

B. 化工制品

C. 冷、热、光等物理因素

D. 某些药物

E. 精神紧张

18. 根据组织损伤轻重，冻疮分为（　　）

A. 红斑型　B. 皮疹型

C. 水疱型　D. 坏疽型

E. 疱疹型

19. 由同一种病毒引起的病变是（　　）

A. 单纯疱疹　B. 水痘

C. 疣　D. 带状疱疹

E. 手足口病

## 四、简答题

1. 浅部真菌病常见哪几种？治疗用药中有什么注意事项？
2. 请比较湿疹和荨麻疹皮损的特点，选择内用治疗药物时的区别。
3. 简述几种常用痤疮治疗药物的作用机制及注意事项。

（周文龙）

# 主要参考文献


陈灏珠，2017. 实用内科学. 15版. 北京：人民卫生出版社.

陈家伦，2011. 临床内分泌学. 上海：上海科学技术出版社.

陈孝平，汪建平，赵继宗，2018. 外科学. 9版. 北京：人民卫生出版社.

葛均波，徐永健，王辰，2018. 内科学. 9版. 北京：人民卫生出版社.

葛均波，王辰，王建安，2024. 内科学. 10版. 北京：人民卫生出版社.

黄国英，孙锟，罗小平，2024. 儿科学. 10版. 北京：人民卫生出版社.

黄选兆，汪吉宝，孔维佳，2008. 实用耳鼻咽喉科学. 2版. 北京：人民卫生出版社.

李兰娟，任红，2018. 传染病学. 9版. 北京：人民卫生出版社.

石红，胡丽娜，2022. 妇产科学. 2版. 北京：科学出版社.

万学红，卢雪峰，2018. 诊断学. 9版. 北京：人民卫生出版社.

王卫平，孙锟，常立文，2018. 儿科学. 9版. 北京：人民卫生出版社.

吴孟超，吴在德，2021. 黄家驷外科学. 8版. 北京：人民卫生出版社.

吴肇汉，秦新裕，丁强，2017. 实用外科学. 4版. 北京：人民卫生出版社.

谢幸，孔北华，段涛，2018. 妇产科学. 9版. 北京：人民卫生出版社.

於平，2010. 临床医学概要. 4版. 北京：人民卫生出版社.

张学军，2013. 皮肤性病学. 8版. 北京：人民卫生出版社.

张学军，郑捷，2018. 皮肤性病学. 9版. 北京：人民卫生出版社.

中国抗癫痫协会，2015. 临床诊疗指南：癫痫病分册. 2版. 北京：人民卫生出版社.

中华人民共和国国家卫生健康委员会，2020. 婴幼儿辅食添加营养指南（WS/T 678—2020）.

# 自测题（选择题）参考答案

第1章

1. C　2. E　3. B　4. E　5. D

第2章

1. D　2. C　3. B　4. E　5. E　6. E　7. D　8. E
9. D　10. B　11. B　12. D　13. E　14. C　15. C
16. D　17. D　18. B　19. C　20. E　21. D　22. D
23. C　24. E　25. A　26. C　27. E　28. D　29. A

第3章

1. D　2. C　3. C　4. D　5. A　6. B　7. A　8. B
9. E　10. A　11. D　12. ADE

第4章

1. D　2. B　3. C　4. A　5. D　6. B　7. A　8. C
9. E　10. D　11. ABC　12. CE

第5章

1. B　2. A　3. B　4. B　5. C　6. D　7. D　8. C
9. C　10. A　11. D　12. B　13. A　14. ABCDE
15. ABCDE

第6章

1. A　2. D　3. E　4. E　5. E　6. C　7. C　8. A
9. C　10. B　11. C　12. B　13. D　14. A　15. E
16. ACDE　17. AC　18. ABCDE　19. ABCDE

第7章

1. A　2. D　3. D　4. D　5. A　6. E　7. A　8. E
9. D　10. B　11. D　12. C　13. E　14. B　15. E
16. D　17. C　18. B　19. A　20. ABCE　21. ABCDE

第8章

1. A　2. B　3. C　4. C　5. D　6. B　7. C　8. E
9. A　10. A　11. E　12. A　13. B　14. A　15. E
16. C　17. B　18. ACD

第9章

1. B　2. A　3. C　4. E　5. B　6. D　7. D　8. A
9. A　10. B　11. A　12. D　13. C　14. AC
15. ABCE

第10章

1. B　2. C　3. B　4. B　5. C　6. C　7. E　8. C
9. A　10. B　11. D　12. A　13. E　14. B　15. E
16. A　17. B　18. C　19. C　20. D　21. C　22. A
23. BCDE　24. ABC

第11章

1. A　2. B　3. C　4. D　5. D　6. A　7. E　8. D
9. B　10. E　11. A　12. E　13. A　14. D　15. A
16. B　17. C　18. ABCE　19. AE

第12章

1. E　2. B　3. C　4. C　5. D　6. D　7. E　8. C
9. E　10. C　11. E　12. D　13. E　14. A　15. B
16. ABCD　17. ABCD

第13章

1. A　2. C　3. B　4. A　5. C　6. C　7. A　8. A
9. A　10. C　11. B　12. E　13. C　14. D　15. A
16. ABCDE　17. ABCDE

第14章

1. C　2. C　3. A　4. B　5. E　6. A　7. B　8. D
9. C　10. D　11. D　12. B　13. D　14. A　15. B
16. C　17. E　18. B　19. D　20. A　21. B　22. D
23. A　24. E　25. B　26. D　27. C　28. ABCE
29. ABCE

第15章

1. E　2. C　3. B　4. C　5. B　6. C　7. A　8. A
9. A　10. C　11. A　12. A　13. B　14. ABCD
15. BCDE

第16章

1. B　2. A　3. C　4. A　5. B　6. E　7. B　8. A
9. E　10. A　11. A　12. C　13. B　14. D　15. A
16. B　17. ABCDE　18. AB

第17章

1. B　2. D　3. C　4. A　5. A　6. C　7. B　8. C
9. D　10. C　11. F　12. D　13. B　14. A　15. C
16. BE　17. ACDE

第18章

1. B　2. C　3. A　4. E　5. D　6. A　7. E　8. B
9. E　10. A　11. E　12. C　13. B　14. A　15. C
16. D　17. ABCDE　18. ACD　19. BD